D1750883

EATING
clean

Der 21-Tage-Plan zum Entgiften, gegen Entzündungen und für einen Neustart Ihres Körpers

Amie Valpone

VORWORT VON MARK HYMAN

FOTOS VON LAUREN VOLO

riva

Bei den Rezepten wurde die US-Maßeinheit Tasse (cup) beibehalten:
1 Tasse = 240 ml; ¾ Tasse = 180 ml; ½ Tasse = 120 ml; ¼ Tasse = 60 ml

Bibliografische Information der Deutschen Nationalbibliothek:
Die Deutsche Nationalbibliothek verzeichnet diese Publikation in der Deutschen Nationalbibliografie; detaillierte bibliografische Daten sind im Internet über http://d-nb.de abrufbar.

Für Fragen und Anregungen:
info@rivaverlag.de

Wichtiger Hinweis
Sämtliche Inhalte dieses Buchs wurden – auf Basis von Quellen, die die Autorin und der Verlag für vertrauenswürdig erachten – nach bestem Wissen und Gewissen recherchiert und sorgfältig geprüft. Trotzdem stellt dieses Buch keinen Ersatz für eine individuelle Ernährungsberatung und medizinische Beratung dar. Wenn Sie medizinischen Rat einholen wollen, konsultieren Sie bitte einen qualifizierten Arzt. Der Verlag und die Autorin haften für keine nachteiligen Auswirkungen, die in einem direkten oder indirekten Zusammenhang mit den Informationen stehen, die in diesem Buch enthalten sind.

1. Auflage 2017

© 2017 by riva Verlag, ein Imprint der Münchner Verlagsgruppe GmbH
Nymphenburger Straße 86
D-80636 München
Tel.: 089 651285-0
Fax: 089 652096

Die Originalausgabe erschien 2016 bei Houghton Mifflin Harcourt unter dem Titel *Eating Clean*.
Copyright © by Amie Valpone.
Published by special arrangement with Houghton Mifflin Harcourt Publishing Company

Alle Rechte, insbesondere das Recht der Vervielfältigung und Verbreitung sowie der Übersetzung, vorbehalten. Kein Teil des Werkes darf in irgendeiner Form (durch Fotokopie, Mikrofilm oder ein anderes Verfahren) ohne schriftliche Genehmigung des Verlages reproduziert oder unter Verwendung elektronischer Systeme gespeichert, verarbeitet, vervielfältigt oder verbreitet werden.

Übersetzung: Christa Trautner-Suder
Redaktion und Satz: bookwise GmbH
Umschlaggestaltung: Marc-Torben Fischer, in Anlehnung an das Originallayout von Tara Long
Umschlagabbildungen und Abbildungen im Innenteil: © 2016 by Lauren Volo
Foodstyling: Marina Velasquez
Requisiten: April Valencia
Layout: Tara Long
Druck: Firmengruppe APPL, aprinta Druck, Wemding
Printed in Germany

ISBN Print 978-3-7423-0053-9
ISBN E-Book (PDF) 978-3-95971-438-9
ISBN E-Book (EPUB, Mobi) 978-3-95971-439-6

Weitere Informationen zum Verlag finden Sie unter
www.rivaverlag.de
Beachten Sie auch unsere weiteren Verlage unter www.m-vg.de

*Für meine Eltern, die mich gepflegt haben, wenn ich krank war,
und deren bedingungslose Liebe ich für immer in meinem Herzen tragen werde.
Für meinen Körper, der mich auf diese unglaubliche Reise mitgenommen hat und der tapfer durchgehalten hat,
während ich herausfand, was für uns am besten ist.
Für meine Schwester, die mir Anregungen gibt und meine beste Freundin ist.
Und für alle, die den Mut haben, diesen neuen Lebensstil anzunehmen:
Ich glaube an euch.
Glaubt an euch selbst, stellt euern Arzt infrage, esst giftfrei, lebt giftfrei und
akzeptiert künftig nichts anderes mehr als euer bestmögliches Leben.*

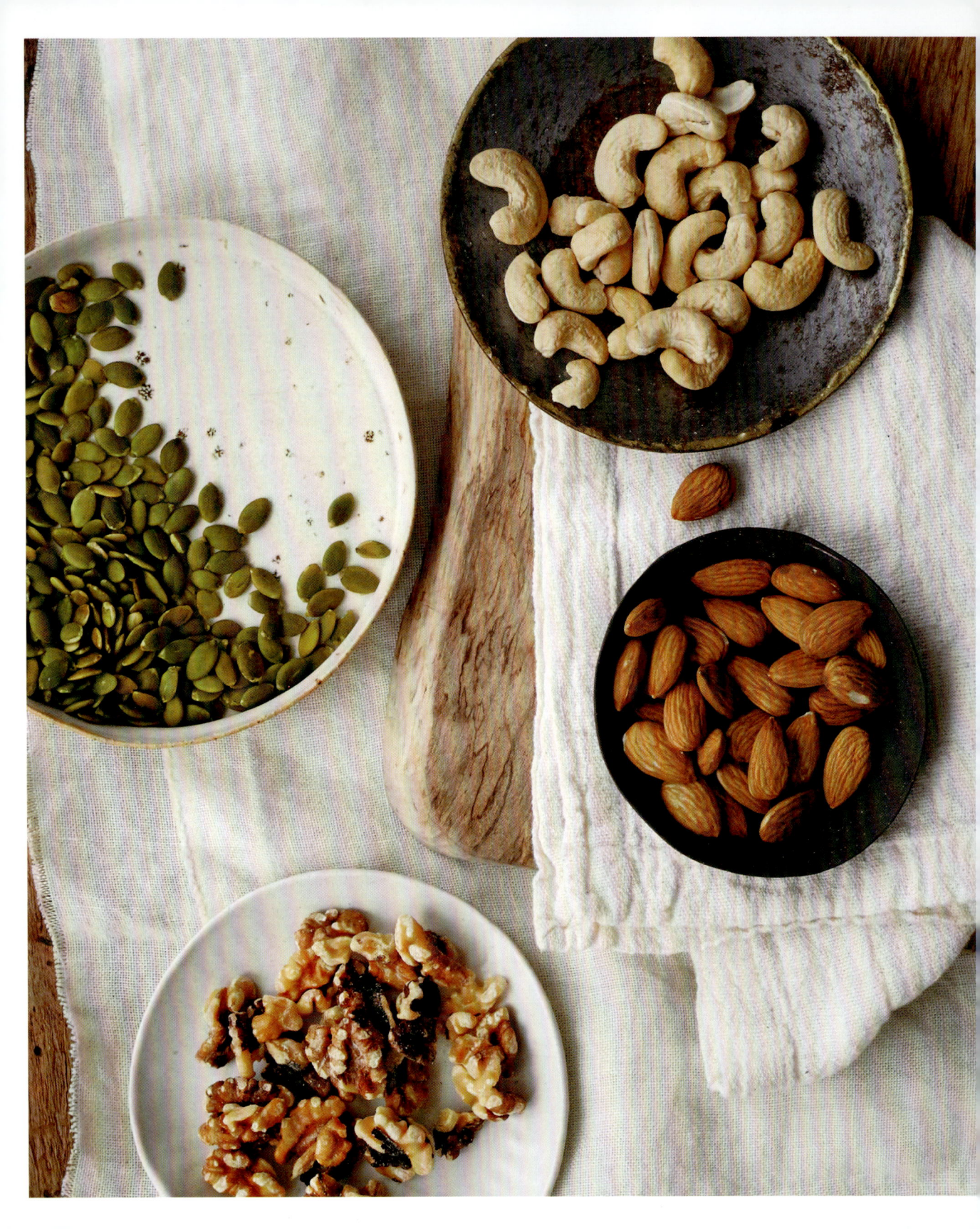

Inhalt

Vorwort 7

Wie Sie Ihre Ernährung und Ihr Leben entgiften können 9

Selbst brave Mädchen können todkrank werden 11
Amies Eating-Clean-Manifest 18
Warum ist Entgiftung wichtig 22
Die 21-Tage-Eliminationsdiät 30
8 Schritte zur Reinigung und zum Aufbauen von Energiereserven 41
Wiedereinführung von guten Lebensmitteln 61
Reisen, im Restaurant essen und Gäste bewirten 67
Entgiften Sie Ihre Pflegeprodukte 76
Entgiften Sie Wohnung und Büro 87

Wie vorbereitet und gekocht wird und Essen (wirklich) lecker schmeckt 99

Leckere, köstliche Rezepte zum Entgiften 117

Guten Morgen: Frühstück und Brunch 119
Kleine Häppchen 147
Vorspeisen und Suppen 171
Schnelle Salate 207
Hauptgerichte 226
Mehr als nur eine Beilage 267
Erfrischende und stärkende Getränke 296
Dips, Aufstriche und Dressings 308
Süße Leckereien 338

Anhang 377

Essensplan für die 2-Wochen-Entgiftung 379
Vorratsliste für entzündungsbekämpfende Lebensmittel 383
Tests der Ganzheitlichen und Funktionellen Medizin 385
Danksagung 389

Register 390

Vorwort

Es gibt vermehrte Hinweise auf einen bisher meist unbeachteten Auslöser für Adipositas und chronische Krankheiten: Umweltchemikalien, denen wir in unserer Umgebung ständig ausgesetzt sind. Ein Neugeborenes hat im Durchschnitt bereits 287 chemische Substanzen im Nabelschnurblut. Wir werden also schon voller Gift geboren, und von diesem Augenblick an wird es immer schlimmer. Die Folgen sind verheerende Schäden für unsere Gesundheit.

Toxizität manifestiert sich auf verschiedene Weisen, die uns nicht immer bewusst sind. In einer Studie nahmen Ratten, denen toxische Chemikalien verabreicht wurden, an Gewicht zu und vergrößerten ihren Fettspeicher, obgleich sie weder mehr Kalorien erhielten noch weniger aktiv waren. Innerhalb von sechs Monaten wurden diese Ratten um 20 Prozent schwerer und hatten 36 Prozent mehr Körperfett als Ratten, die diesen Chemikalien nicht ausgesetzt waren.

Wenn Sie mit Übergewicht zu kämpfen haben, sind Sie wahrscheinlich toxinbelastet. Das heißt, Sie nehmen zu, ohne mehr Kalorien aufzunehmen oder körperlich weniger aktiv zu sein. Toxine steigern Ihren Appetit und verschleiern die Signale des Gehirns, die den Hunger kontrollieren, wodurch der Stoffwechsel verlangsamt wird. Dies trägt zu Gewichtszunahme und Diabetes bei. Ich bezeichne dies als epidemische *Diabesity*, eine fortlaufende Folge von gesundheitlichen Problemen, die von leichter Insulinresistenz und Übergewicht bis zu Adipositas und Diabetes reichen. *Diabesity* ist die größte globale Epidemie unserer Zeit, die zu Herzkrankheiten, Demenz, Krebs und sogar Tod führen kann.

Zahlreiche Faktoren begünstigen eine *Diabesity*. Dazu gehören eine zuckerreiche Ernährung mit industriell verarbeiteten Lebensmitteln, Bewegungsmangel, schlechter Schlaf und chronischer Stress. Umweltfaktoren sind jedoch Übeltäter, die häufig übersehen werden und schwer reparierbaren Schaden zur Folge haben. Letztlich heißt dies: Wenn Sie toxinbelastet sind, werden Sie krank und dick. Wir können die toxische Belastung, der wir ausgesetzt sind, daher nicht länger ignorieren.

Viele Patienten kommen stark toxinbelastet zu mir. Sie fühlen sich miserabel, sind übergewichtig und haben mit zahlreichen Problemen zu kämpfen – wie mangelnde Lust auf Sex und Müdigkeit. Diese Patienten sind verständlicherweise frustriert. Sie haben zahlreiche Ärzte aufgesucht, die ihnen Medikamente verschrieben haben oder die wirkungslose Behandlungen an ihnen ausprobiert haben. Die Schulmedizin hilft meinen Patienten nicht. In einigen Fällen verschlimmert sie die Situation sogar.

Als praktizierender Arzt der Funktionellen Medizin gehe ich anders an die Toxizität mit all ihren Auswirkungen heran. Die Funktionelle Medizin ist eine individuell abgestimmte Medizin, die sich auf die zugrunde liegenden Krankheitsursachen konzentriert. Es ist anders gesagt die Medizin des WARUM, nicht des WAS. Anstatt also zu fragen, welche Krankheit Sie haben und welches Medikament Sie zur Behandlung einnehmen sollten, müssen wir fragen, WARUM diese Krankheit aufgetreten ist. Welche Ursachen haben zu dieser Erkrankung geführt, und wie können wir unter die Oberfläche blicken, um herauszufinden, was dort vor sich geht? Häufig entdecke ich mit meinen Patienten, dass Veränderungen in der Ernährung oder im Lebensstil – einschließlich eines Entgiftungsprogramms – ihre Gesundheit radikal verbessern. Diese Verbesserung tritt nicht über Nacht ein. Oft erfordert sie Herumprobieren und etwas Detektivarbeit. Letztlich fühlen sich diese Patienten jedoch besser, sehen besser aus und können ihr Risiko für *Diabesity* und andere chronische Krankheiten wieder aufheben.

Wenn auch Sie mit Toxizität zu kämpfen haben, würde ich gerne mit Ihnen in meiner Praxis arbeiten, aber mir ist klar, dass dies nicht immer möglich ist. Daher möchte ich Ihnen Amie Valpones Buch *Eating Clean* »verordnen«. Es ist die zweitbeste Option nach einem Besuch bei einem Arzt, der Funktionelle Medizin praktiziert.

Amie hat einen authentischen Zugang zur Entgiftung und optimalen Gesundheit gefunden. Sie hat selbst mit der Toxinbelastung und vielen ihrer Auswirkungen zu kämpfen gehabt. Dabei hat sie eine Art »Fahrplan« entwickelt, den sie Ihnen in diesem bahnbrechenden Buch weitergibt. Dieses Buch kann auch Ihnen helfen, Ihre Gesundheit, Ihr Gewicht und Ihr Leben zu verbessern.

Ich war Zeuge ihrer Verwandlung und bin zuversichtlich, dass die Hilfsmittel, die in diesem Buch erläutert werden, auch Ihnen helfen werden. Sie finden auf diesen Seiten einen wirksamen, einfach umsetzbaren »Fahrplan«, der Lebensmittelintoleranzen, industriell verarbeitete Lebensmittel, Zuckerzusätze und weitere minderwertige Zutaten reduziert, sodass Sie Ihr Gewicht und Ihre Gesundheit wiedergewinnen können. Bei *Eating Clean* geht es vor allem um Selbsthilfe. Leckere, nahrhafte, leicht zubereitete Rezepte bilden das Kernstück dieses Buches. Neben Snacks, Vorspeisen und Beilagen, die mit Sicherheit auch den wählerischsten Esser zufriedenstellen werden, finden Sie erfrischende Getränke und sogar dekadente Desserts, die Ihren Körper nähren, entgiften und Ihnen helfen, schlank, vital und gesund zu werden. Diese Rezepte sind einfach lecker. Es ist gar nicht so leicht, ein Lieblingsrezept zu wählen, aber momentan liebe ich vor allem Amies Snacks zum Mitnehmen wie ihre »Reichhaltigen Mango-Kardamom-Walnuss-Riegel«. Als äußerst beschäftigter Arzt schätze ich es sehr, gesunde Snacks zur Verfügung zu haben, die Hunger und Essensgelüste in Schach halten.

Dieses Buch ist jedoch mehr als ein Kochbuch, denn Amie skizziert einen umfassenden Plan, der Ihnen dabei helfen kann, wie Sie sich fühlen, wie Sie denken und leben. Amie schreibt: »In diesem Buch zeige ich Ihnen, wie Sie es schaffen können, sich nicht länger müde, schmerzgeplagt und elend zu fühlen, sondern besser als je zuvor. Mir ist es gelungen, und Ihnen kann es ebenso gelingen!« Entgiften, schlank werden und das Krankheitsrisiko senken – mit einem Leckerbissen nach dem anderen.

—*Mark Hyman, MD,*
neunfacher #1 New York Times *Bestseller-Autor*

Wie Sie
IHRE ERNÄHRUNG UND IHR LEBEN ENTGIFTEN KÖNNEN

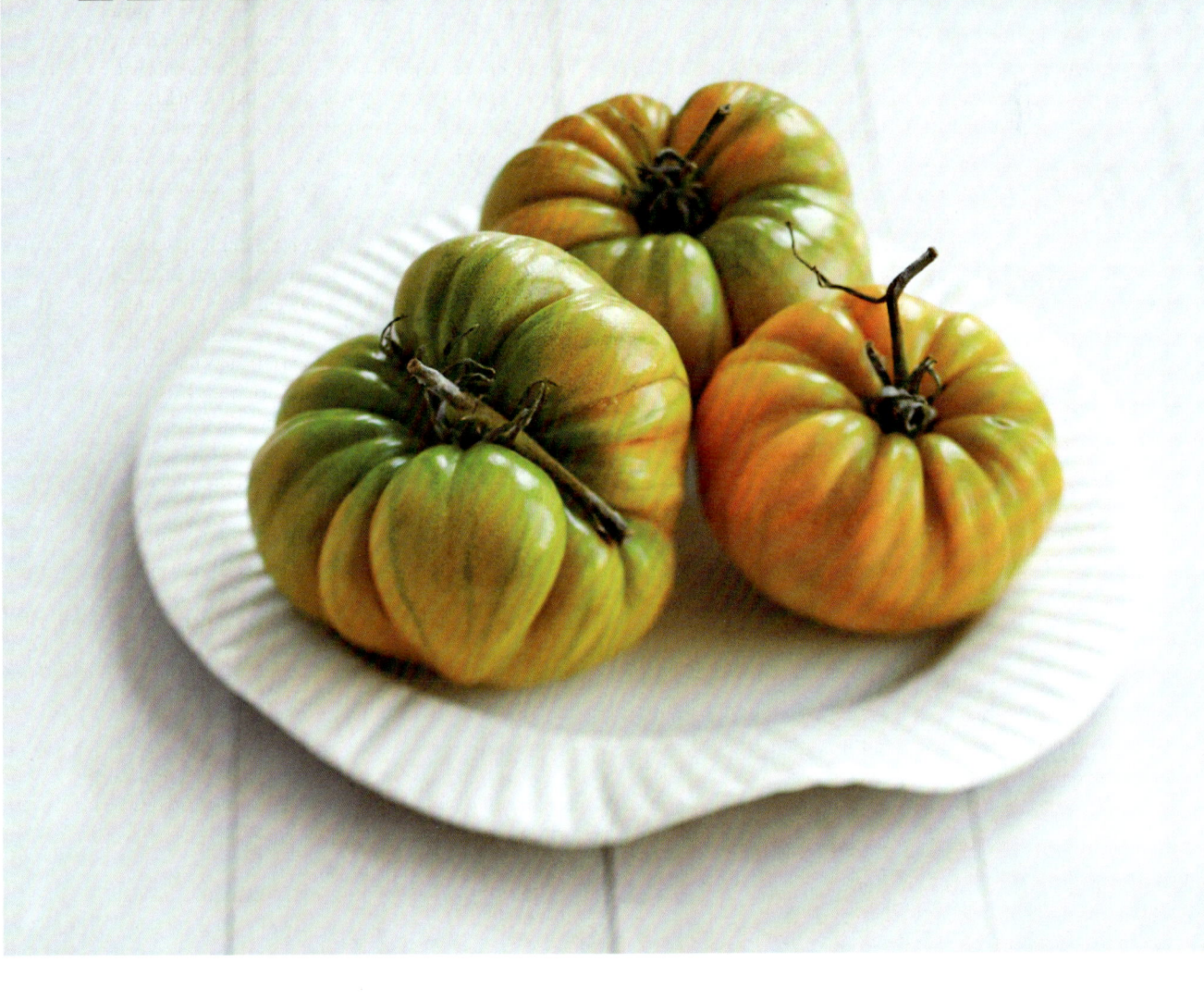

Selbst brave Mädchen können todkrank werden

Ich war Mitte 20 und bettlägerig. Meine Beine waren geschwollen, meine Muskeln schmerzten, mein Bauch war ein Ballon, und obwohl ich einmal einen gesunden Appetit gehabt hatte, wog ich nur noch 44 Kilogramm. Mein Darm war ein einziges Durcheinander, mein Immunsystem war kaputt, und meine einstige Energie war verschwunden. Mein Leben war völlig zum Stillstand gekommen. Ich war so krank, dass ich meinen Job kündigen musste und meine gesamte Zeit und mein Geld dafür aufwand, von Arzt zu Arzt, von Krankenhaus zu Krankenhaus zu laufen, um herauszufinden, was mit mir nicht stimmte.

Ich konnte es einfach nicht verstehen. Ich war immer so ein braves Mädchen gewesen. Ernsthaft! Ich hatte nie geraucht oder Drogen genommen. Abgesehen davon, dass ich während des Studiums etwas getrunken hatte, war ich, soweit es meine Gesundheit betraf, eine Heilige. Ich mied industriell verarbeitete Lebensmittel und Fast Food. Ich aß fettarmes Eiweiß und Grüngemüse. Ich trieb Sport. Ich trug *Neutrogena*-Sonnencreme auf, um meine Haut »gesund« zu erhalten, verwendete *Off!*, um von Insekten übertragene Krankheiten zu vermeiden, und trank meine tägliche Ration ungefiltertes Leitungswasser. Auch meine Kindheit war völlig normal gewesen. Ich war in einem schönen Badeort in New Jersey aufgewachsen. Zum Abendessen aß ich meist Hühnchen und Spinat. Meine Mutter wusch unsere Kleidung mit dem Waschmittel *Tide* und putzte die Böden mit Bleichmittel, und mein Vater verwendete für den Rasen

Unkrautvernichter. Es gab keine familiäre Vorbelastung von chronischen Krankheiten oder Allergien. Ich hatte nur eine Laktose-Intoleranz. Ich glaubte, alles richtig zu machen. Warum passierte mir so etwas?

EINE DIAGNOSE, DIE DAS LEBEN VERÄNDERT

Ich war eine 25-jährige Marketing-Fachkraft in Manhattan und hatte beruflich einige Erfolge erzielt. Ich hatte für Ralph Lauren und das Magazin *Vogue* gearbeitet und etablierte mich gerade in meinem neuen Job bei der NBA (National Basketball Association), als ich etwas Merkwürdiges feststellte: Meine Beine schwollen an. Ich meine keine kleine prämenstruelle Wasseransammlung. Ich spreche von 18 kg Wasser in meinen Beinen. Morgens wachte ich auf, und alles war noch gut. Aber je weiter der Tag voranschritt, desto mehr Wasser sammelte sich, bis ich meine Knie kaum noch beugen oder überhaupt nur meine Hose ausziehen konnte.

Vollkommen verängstigt ging ich schließlich in die Notaufnahme. Dort wurden alle lebenswichtigen Werte gemessen. Dabei stellte sich heraus, dass meine weißen Blutkörperchen einen Wert von 1,1 ergaben (normal ist 4,0). Wie Sie sich denken können, war diese Diagnose sehr beunruhigend. Da sonst aber alles gut zu sein schien, ließ man mich nach Hause gehen, um die restlichen Testergebnisse abzuwarten.

Am nächsten Tag aß ich gerade am Schreibtisch mein Mittagessen, als mein Arzt anrief und sagte, ich müsse sofort aufhören zu arbeiten. Er gab mir eine Adresse in der Stadt. Ich ging dorthin und fand mich bei einer Krebsklinik in Manhattan wieder. Ich rief den Arzt an und sagte, er müsse mir eine falsche Adresse gegeben haben. »Nein,« sagte er, »genau dort sollen Sie hingehen. Sie haben Leukämie.« Wie bitte?

ODER VIELLEICHT DOCH NICHT

Ich war, milde gesagt, schockiert. Ich dachte, ich hätte mich gut ernährt und würde einen guten Lebensstil pflegen – und jetzt? Krebs? Das konnte nicht sein. Ohne viel mehr als »Guten Tag« zu sagen, ließ mich das medizinische Personal nach vorne beugen, um mich einer Knochenmarkbiopsie zu unterziehen. Es war die schmerzhafteste Prozedur, die ich je erlebt habe (stellen Sie sich vor, Ihnen wird ein Korkenzieher ins Steißbein gedreht). Die ganze Zeit über sagte ich mir jedoch: »Amie, du kennst deinen Körper am besten. Du weißt, dass es nicht stimmt. Halte durch.«

Wie sich herausstellte, war es falscher Alarm. Bei weiteren Tests zeigte sich, dass ich keine Leukämie hatte. Dennoch war irgendetwas mit meinem Knochenmark nicht in Ordnung. Es war wie Gel – normalerweise ein Zeichen für eine Mangelernährung. Im Grunde resorbierte mein Körper nichts von dem, was ich aß – ob gesund oder nicht. Darüber hinaus konnten meine Zellen Flüssigkeiten nicht festhalten, weshalb diese durch mich hindurchliefen und sich in meinen Beinen sammelten. Ich war erleichtert, keine Leukämie zu haben. Das Problem war nur, dass ich noch immer krank war und niemand wusste, warum.

DIE SCHULMEDIZIN MACHT AUS MIR EIN VERSUCHSKANINCHEN

Da ich so dünn war, vermuteten die Ärzteteams in der Mayo Clinic und in anderen Krankenhäusern von New York, ich hätte Magersucht, Bulimie oder beides. Das stimmte natürlich nicht! Ich aß, was die meisten eine gesunde amerikanische Ernährung nennen würden, und hatte schon immer einen sehr gesegneten Appetit gehabt. Der Ernährungsberater sagte mir, ich solle mehr Kuhmilch trinken, mehr Weizenvollkornbrot (Gluten) essen und mehr konventionelles rotes Fleisch essen (das mit Entzündungen in Zusammenhang gebracht wird), und es sei egal, ob es bio wäre oder nicht.

Inzwischen blieben meine weißen Blutkörperchen chronisch auf niedrigen Werten. Im Lauf der folgenden zwei Jahre wurden mir jede zweite Woche 24 Blutproben abgenommen, um meine Blutwerte zu kontrollieren. Ich kam mir vor, als lebte ich nur noch im Krankenhaus.

Man schickte mich zudem zu vielen Fachärzten: Leberspezialisten, Nierenspezialisten, Gefäßchirurgen, Rheumatologen und Hämatologen. Ich lernte jeden Gastroenterologen an der amerikanischen Ostküste kennen. Sie hatten keine Antworten, sie hatten nur Vermutungen. Und diese stellten sich alle als falsch heraus.

Man sagte mir, ich hätte eine Unterfunktion der Schilddrüse. Daher verabreichte man mir Synthroid, ein die Schilddrüse regulierendes Medikament. Nichts änderte sich. Inzwischen war mein Immunsystem schwer geschädigt, mit dem Ergebnis, dass ich in meinem Darm keine guten Bakterien mehr hatte, nur noch viel zu viele »schlechte« Bakterien. Mein Bauch schwoll so stark an wie bei einer Schwangeren. Viele dachten tatsächlich, ich sei schwanger, und fragten mich, wann es denn so weit wäre! Die Ärzte verordneten mir die stärksten Antibiotika, um die bakterielle Überwucherung zu bekämpfen. Dies strapazierte mein Immunsystem weiter, da die Antibiotika alles vernichteten. Als ich fragte, ob ich Probiotika einnehmen sollte, um die Darmflora wieder aufzubauen, sagten sie nein. Dies waren Ärzteteams der besten Krankenhäuser des Landes – wie hätte ich sie da infrage stellen können?

ICH FING AN, DIE URSACHE HERAUSZUFINDEN, ABER MEINE ÄRZTE LACHTEN MICH AUS

Da ich mich kränker und erschöpfter fühlte denn je, tat ich, was jeder tun würde: ich recherchierte im Internet. Ich begann, über meine Symptome nachzulesen. Je mehr ich nachforschte, desto mehr erfuhr ich. Schließlich konnte ich vermuten, dass ich – zusätzlich zu meinen anderen Erkrankungen – ein Leaky Gut Syndrom (durchlässige Darmwand) entwickelt hatte. Dabei werden die Darmwände so geschädigt, dass Bakterien und Teile unverdauter Nahrung in den Rest des Körpers gelangen. Dies wiederum führt zu Autoimmunproblemen, Entzündungen und mehr. Außerdem hatte ich eine chronische *Candida*-Besiedlung entwickelt, ein übermäßiges Wachstum von Hefen in meinem Darm.

Von meinen Ärzten bekam ich dabei keine Hilfe. Durchlässige Darmwand und *Candida*? Sie lachten mich aus. Genauso gut hätte ich ihnen erzählen können, dass in meinem Dickdarm böse Elfen wohnen.

Inzwischen entwickelte ich eine Myositis (Entzündung meiner Beinmuskeln), wodurch ich unter Krämpfen litt, die so schmerzhaft waren, dass ich kaum noch gehen konnte. Der Rheumatologe verordnete mir Steroide. Diese linderten zwar tatsächlich die Schmerzen. Was ich zu diesem Zeitpunkt jedoch nicht wusste, war, dass sie ihren Preis hatten: Sie beeinflussten meinen Cortisolspiegel (Stresshormon) und verstärkten die Symptome der Nebennierenschwäche und des *Candida*-Befalls.

VERRÜCKT UND HYPOCHONDER?

Schließlich wurde ich so krank, dass mein bisheriges Leben zum Erliegen kam. Ich konnte nicht mehr arbeiten und musste den Behindertenstatus beantragen. Mein soziales Leben ging den Bach runter. Was noch schlimmer war: Meine Freunde, Kollegen und andere Menschen in meinem Leben, von denen ich gedacht hatte, sie würden mich unterstützen, hielten mich für verrückt. Ihre Meinung war: Wenn ein Arzt nicht feststellen konnte, was bei mir nicht stimmte, musste alles in Ordnung sein, oder? Soweit man es beurteilen konnte, spielte sich das alles nur in meinem Kopf ab.

Aber ich wusste es besser. Ich spielte das alles nicht vor. Zu dem Zeitpunkt, als ich in ein Krankenhaus in Philadelphia eingeliefert wurde, hatte ich eine sogenannte *C. diff.*-Colitis entwickelt. Bei dieser potenziell tödlichen Erkrankung wuchert eine Bakterienart, genannt *Clostridium difficile*, im Dickdarm. Dies ist besonders gefährlich, wenn das Immunsystem geschwächt ist, wie es bei mir der Fall war. Wenn außer *C. diff.* keine anderen Bakterien vorhanden sind, übernehmen diese praktisch das Kommando und zerstören alles auf ihrem Weg. Die amerikanischen Zentren für Krankheitskontrolle und Prävention (CDC) verzeichnen in den USA jährlich 14 000 Todesfälle in Zusammenhang mit dieser Erkrankung. Man gab mir noch 24 Stunden zu leben.

VERSICHERUNGSSCHUTZ ABGELEHNT – ZEIT ZU GEHEN

Was tut man, wenn man diese grauenvolle Prognose erhält? Eine letztes Feinschmeckermahl zu sich nehmen? Sich verabschieden? Beten oder meditieren?

Ich konnte nichts anderes tun, als im Bett liegen und lamentieren. Das Morphium verschaffte mir kaum Erleichterung von den wiederholten Stichen in den Bauch, die ich empfand. Meine Eltern schauten wie im Schock zu – sie konnten nicht glauben, dass dies alles war, was von ihrer einst temperamentvollen, lebensfrohen Tochter übrig geblieben war. Ich war fünf Tage im Krankenhaus. Erstaunlicherweise gingen nach einer Intensivbehandlung meine chronischen Bauchschmerzen und weitere Symptome zurück. Ich war von *C. difficile* geheilt. Tests zeigten, dass die Bakterien meinen Darm nicht mehr zerstörten. Es bestand Hoffnung!

Meine Beine waren jedoch noch immer geschwollen. Ich litt weiterhin unter chronischer Müdigkeit und wog nur 43 kg. Nach einem solchen Leidensweg erschien das nicht überraschend, aber auch mit fortschreitender Zeit gelang es mir nicht, zuzunehmen. Die Bakterien waren weg, aber mein Blutbild war noch immer schrecklich. Laboruntersuchungen zeigten, dass noch immer eine starke Entzündung in meinem Körper war, was sich in den Blutplättchen, dem Hämoglobin, den weißen Blutkörperchen, der Leber und den Nieren widerspiegelte.

Mein Ärzteteam experimentierte (und vermutete) weiter, aber nach mehrfachen CTs, MRTs, Röntgenuntersuchungen und immer weiteren Blutuntersuchungen hatten sie weiterhin keine Antworten. Sie sagten mir: »Wir haben jede mögliche Blutuntersuchung durchgeführt, Frau Valpone. Wir können nichts finden, was nicht in Ordnung ist. Wir können nichts mehr tun.« Ohne offizielle Diagnose bestand für meine Versicherung kein Grund, die Krankenhauskosten weiter zu übernehmen. Man sagte mir, ich müsse nach Hause gehen.

Ich stieg mit meiner Mutter ins Auto. Es war der absolute Tiefpunkt meines Lebens. Was hatte ich noch vor mir, außer einer Zukunft voller Krankheit und Schmerzen?

AUF DER SUCHE NACH MENSCHEN, DIE MIR WIRKLICH HELFEN KÖNNEN

Der Grund, warum ich Ihnen meine Geschichte erzähle, ist, weil ich glaube, Sie könnten eine ähnliche Erfahrung hinter sich haben. Vielleicht waren Sie nicht so schwer krank wie ich – oder haben noch etwas Schlimmeres erlebt. Aber vielleicht haben auch Sie sich am Ende der Fahnenstange befunden, im Stich gelassen von der westlichen Schulmedizin, ohne einen Ort oder Menschen, an den Sie sich wenden konnten.

Ich wuchs auf wie die meisten Amerikaner. Ich verehrte Ärzte und glaubte an die Schulmedizin. Nach Jahren des Leidens jedoch wurde mir etwas klar: Sie konnte mir nicht helfen. Ich war in einigen der besten Krankenhäuser des Landes behandelt worden, aber es ging mir tatsächlich schlechter als zuvor.

Nach drei Jahren Krankheit fand ich eine Frau, die alles veränderte: Susan Blum, Ärztin und Master of Public Health vom Blum Center in Westchester, New York. Als Ärztin für Funktionelle Medizin war Dr. Blum anders als jeder Arzt, den ich bisher kennengelernt hatte. Sie sprach eine Stunde lang mit mir, gegenüber den üblichen zehn Minuten. Sie prüfte nicht nur meine Laborwerte und händigte mir ein Rezept aus, sondern stellte mir Fragen darüber, was ich aß und wann ich aß. Sie befragte mich zu meinem Lebensstil, meinem Stresspegel, meinen Schlafgewohnheiten und meiner Arbeit. Sie interessierte sich sogar dafür, was für Rohrleitungen es bei mir zu Hause gab. Anders als Ärzte der westlichen Schulmedizin, die nach einem Krankheitsmodell vorgehen (d. h., das Problem in einem Bereich des Körpers suchen), wollte sie ein umfassendes Bild gewinnen.

Dr. Blums Untersuchungen ergaben, dass ich zahlreiche Parasiten hatte, unter chronischer Müdigkeit litt, eine signifikante bakterielle Darmüberwucherung vorlag und dass ich zahllose Krankheitskeime in mir trug, die bei den konventionellen Untersuchungen nicht erkannt worden waren. Zudem hatte ich eine starke Schwermetallbelastung, die außer Kontrolle war und einen chronischen *Candida*-Befall.

Ihre Diagnose überraschte mich. Demnach hatte ich die ganze Zeit über eigentlich an gar keiner Krankheit gelitten. Vielmehr wurde mein Körper von Toxinen überschwemmt, was durch den schulmedizinischen Ansatz noch verschlimmert wurde, der mich ständig durch Medikamente noch weiter belastete.

Ich fing an, mit dem Arzt Jeffrey Morrison zu arbeiten, einem Entgiftungsspezialisten in Manhattan. Er unterzog mich einer vollständigen Entgiftung, einschließlich einer intravenösen Chelattherapie, bei der die Metalle im Verlauf mehrerer Behandlungen über einen Zeitraum von zwei Jahren aus meinem Körper ausgeleitet wurden. Sogar meine Amalgamfüllungen mussten von einem Facharzt entfernt werden, da jegliches Quecksilber, das ich während der Behandlung hätte einatmen können, zu einem Gehirn- und Leberversagen hätte führen können.

Richard Horowitz, ein weiterer Arzt der Funktionellen Medizin, stellte fest, dass ich auch unter Lyme-Borreliose litt, obgleich entsprechende Tests über mehr als zehn Jahre hinweg negativ gewesen waren (es stellte sich heraus, dass die Ergebnisse der bisherigen Labors falsch negativ gewesen waren). Er fand heraus, dass ich möglicherweise als Kind durch einen Zeckenbiss Lyme-Borreliose bekommen hatte, da keine Wanderröte zu sehen war.

Zwei Monate nach der Diagnose stellte der Arzt Alan Warshowsky fest, dass meine Eierstöcke voll großer schwarzer Zysten waren. Ich bekam die Diagnose polyzystisches Ovarialsyndrom (PCOS), was in jedem Krankenhaus und bei jedem Arzt übersehen worden war – trotz zahlreicher Ultraschalluntersuchungen.

Die vielen Medikamente, die ich eingenommen hatte, waren für keine dieser Krankheiten geeignet gewesen. Sie hatten sie wahrscheinlich sogar verschlechtert. Fazit: Ich brauchte keine weiteren Medikamente. Ich brauchte genau das Gegenteil – eine vollständige Entgiftung.

ENDLICH DIE RICHTIGE DIAGNOSE

Es wurde Zeit für eine weitere Blutuntersuchung. Bis zu diesem Punkt hatte ich bereits Hunderte davon gehabt, aber die Ärzte der Ganzheitlichen und Funktionellen Medizin untersuchen mehr als die Allgemeinärzte (Schulmedizin) und führen eine genauere Analyse durch, um anhand umfassender Urin-, Speichel- und Bluttests ein genaues Bild dessen zu gewinnen, was im Körper vorgeht. Dazu gehören Untersuchungen auf ein Gen mit einem langen Namen, abgekürzt unter der Bezeichnung MTHFR (*Methylenetetrahydrofolatreductase*) bekannt.

Für Laien ausgedrückt bedeutet dies: Wenn an Ihrem MTHFR-Gen eine genetische Veränderung vorliegt (und dies ist bei 35 Prozent der Menschen der Fall), können Sie nicht so wirksam entgiften wie jemand ohne dieses Enzym. Aus diesem Grund sammeln sich Toxine an, die Wechselwirkungen mit den Körperfunktionen haben können und letztlich zu ernsten Krankheiten führen können wie Reizdarmsyndrom, Arthritis und Krebs. Es wird nach zwei verschiedenen Genmutationen gesucht, der C667T- und der A1298C-Mutation. Derzeit haben Ergebnisse gezeigt, dass C667T für die Entgiftung und Methylierung medizinisch von größerer Relevanz ist. Die Methylierung ist ein biochemischer Prozess, den unser Körper braucht, um funktionieren zu können. Sie hilft, Entzündungen in Schach zu halten, repariert die DNA und trägt dazu bei, die zur Entgiftung benötigten Moleküle wieder aufzubereiten. Sie können die Methylierung in Ihrem Körper auf ein Höchstmaß bringen, indem Sie folatreiche Lebensmittel essen (Blattgemüse, Obst, Vollkorn und Bohnen, um angemessene Konzentrationen der Vitamine B6 und B12 zu erhalten), die Darmbakterien gesund erhalten, industriell verarbeitete Lebensmittel und Konserven meiden, Koffein und Alkohol meiden und den Verzehr von tierischem Eiweiß, Zucker und gesättigten Fetten möglichst gering halten. Weitere Informationen zur Methylierung finden Sie auf meiner Website *TheHealthyApple.com*. Ich kann gar nicht genug betonen, wie wichtig die Methylierung für die Entgiftung, Krankheitsvorbeugung und das Wohlbefinden ist (siehe Seite 387 für weitere Informationen über MTHFR).

Bei einer MTHFR-Mutation sind Sie auch anfälliger für Umweltgifte, insbesondere Schwermetalle, Pestizide, Herbizide, Antibiotika und Wachstumshormone im Essen. Folglich entfalten diese Substanzen, die sich an Fettrezeptoren binden, bei Ihnen mehr toxische Wirkungen als bei jemandem ohne MTHFR-Mutation. Das bedeutet auch, dass chemische Substanzen im Leitungswasser, in konventionellen Lebensmitteln, Haushaltsreinigern und Schönheitsprodukten eine größere Bedrohung darstellen können. Toxische Substanzen, Medikamente, verminderte Magensäure, Rauchen, schlechte Ernährung, Malabsorption und genetische Faktoren können alle den Prozess der Methylierung beeinflussen.

Ich litt in hohem Maße unter toxischen Effekten – hauptsächlich durch Schwermetalle wie Quecksilber, Blei und Cadmium. Meine Werte sprengten alle Dimensionen, und dies trug zu meiner Schilddrüsenunterfunktion, dem durchlässigen Darm, dem *Candida*-Befall, dem polyzystischen Ovarialsyndrom, der Lyme-Borreliose und dem stark geschwächten Immunsystem bei. Zusätzlich war meine Methylierung eine Katastrophe, sodass ich keines dieser Toxine aus meinem Körper eliminieren konnte.

DIE GROSSE ENTGIFTUNG

Inzwischen machte ich meine Hausaufgaben und ergriff Maßnahmen, um mein Leben zu entgiften, vom Essen und Wasser bis zu den Reinigungsprodukten und der Hautpflege. Am wichtigsten war die grundlegende Ernährungsumstellung. Während mir Ärzte der westlichen Schulmedizin, basierend auf nahezu einem Dutzend Darmspiegelungen und Magenspiegelungen, gesagt hatten, ich solle konventionelle Milchprodukte essen, um Kalzium aufzunehmen, und mir versichert hatten, Gluten sei gesund – obgleich ich mich nach glutenhaltigem Getreide aufgebläht, lethargisch und krank gefühlt hatte –, kamen meine ganzheitlichen Ärzte zu einem entgegengesetzten Ergebnis. Tatsächlich trugen Gluten und Milchprodukte – zusätzlich zu Soja, raffiniertem Zucker, Mais, Auberginen, Eiern, Erdnüssen, industriell verarbeiteten Lebensmitteln etc. – zu meinen Problemen bei.

Wenige Monate nach Beginn meiner Entgiftung machte ich eine Eliminationsdiät (siehe Seite 30). Durch die 21-Tage-Eliminationsdiät konnte ich herausfinden, welche Lebensmittel in meinem Körper Entzündungen hervorriefen. Aus meiner Ernährung verbannte ich auch alle verarbeiteten und abgepackten Lebensmittel. Ich vermied wortwörtlich alles Verpackte wegen der Konservierungs- und Farbstoffe. Selbst scheinbar harmlose Dinge wie Emulgatoren und Füllstoffe in Lebensmittelqualität kann der Körper nur schwer eliminieren. Ebenfalls verboten waren Konservendosen, weil Schwermetalle aus der Innenbeschichtung der Dosen in die Lebensmittel übergehen können. Ich schloss Getreide aus konventionellem Anbau wegen der hohen Konzentrationen toxischer Pestizide aus. Für mich war bio kein Luxus mehr, es war meine einzige Option.

Lange Zeit kam ich mit Eiweiß und Gemüse aus. Zwei Jahre lang aß ich Gemüse und medizinisches Eiweißpulver, das ich in der Küchenmaschine pürierte wie Babykost, weil es meinem Darm so schlecht ging und ich auf alles reagierte, was ich zu mir nahm. Lecker!

ESSEN KANN HEILEN

Meine Geschichte ist wahrscheinlich die extremste, die Sie gehört haben, aber ich muss gestehen: Diese Umstellungen veränderten meinen Körper und mein Leben zum Besseren. Ich werde oft gefragt, wie ich das gemacht habe. Ich antworte dann, dass ich es einfach tun musste. Es gab keine andere Wahl, aber es war keine Belastung. Ich war fasziniert davon. Wer hätte gedacht, dass es so viel gibt, was so starke Auswirkungen auf den Körper hat? Ich ging sogar noch einmal in die Schule, um einen Abschluss in Ganzheitlicher Ernährung zu machen und mehr darüber zu erfahren, wie die Nahrung den Körper heilen kann. Ich machte es zu meinem Lebensinhalt. Letztlich war meine Krankheit ein versteckter Segen.

MIR IST DAS ALLES AUS EINEM GUTEN GRUND WIDERFAHREN

Bis heute esse ich kein Gluten, keine Milchprodukte, keine Eier, keinen raffinierten Zucker, keinen Mais, keine Erdnüsse und kein Soja. Ich kann nichts Fertiges und keine Konserven essen, aber es geht mir damit besser. Wieder in meine Ernährung aufnehmen konnte ich Nüsse, Körner, Spargel, Zitrone, schwarzen Pfeffer und Avocado, die viele Jahre lang Bauchweh und andere Schmerzen verursacht hatten. Mein Menstruationszyklus ist nach acht Jahren ohne Periode wieder regelmäßig (während die meisten Frauen über ihre Tage jammern, hätte ich am liebsten ein Freudenfest veranstaltet, als meine Periode wieder einsetzte). Meine Beine sind nicht mehr geschwollen, und ich habe wieder eine gesunde Gesichtsfarbe und bin voller Energie. Und alles nur, weil ich meine Ernährung umgestellt, meinen Lebensstil entgiftet und die Verantwortung für meine Gesundheit übernommen habe.

Wie sich herausstellte, leben viele so, wie ich es getan hatte, und leiden unter Toxinen, Autoimmunerkrankungen und unerklärlichen Symptomen. Vielleicht gehören Sie selbst auch dazu, oder Sie kennen jemanden, der betroffen ist. Leider haben nur wenige Zugang zu Informationen, die erklären, wie sie das medizinische Hamsterrad verlassen und sich selbst helfen können.

Als es mir allmählich besser ging, kam ich auf den Gedanken, dabei helfen zu können. Ich bin keine Ärztin und auch keine Wissenschaftlerin, aber ich habe aus erster Hand die Auswirkungen einer Toxinbelastung und die sich daraus ergebende Hilflosigkeit und Hoffnungslosigkeit erlebt. Niemand sagte mir, was Toxine sind, warum ich mich davor hüten sollte, wie ich mich vor ihnen schützen könnte oder dass die Produkte in den Regalen der Geschäfte nicht so sicher sind, wie wir glauben.

Vielleicht essen und trinken Sie dieselben Dinge und sind denselben Umweltfaktoren ausgesetzt wie ich damals und erleben nichts davon. Ihre Symptome können von anderen Stoffen in der Nahrung oder Umgebung ausgelöst werden. Unabhängig davon, womit Sie persönlich zu kämpfen haben – Sie werden sich viel besser fühlen, wenn Sie noch heute anfangen, etwas zu verändern.

WIE DIESES BUCH IHNEN HELFEN KANN

Ich werde Ihnen in diesem Buch zeigen, wie Sie von Müdigkeit, Schmerzen und dem Sich-elend-Fühlen den Wechsel vollziehen können zu einem besseren Wohlbefinden als je zuvor. Mir ist es gelungen, und Ihnen kann es ebenfalls gelingen!

Alles fängt beim Essen an. Essen ist meine Obsession. Ich koche wirklich gerne (vollwertig und bio), und ich mache dies jeden Tag. Obgleich ich seit über zehn Jahren in New York City lebe, wo es in jedem Häuserblock zahlreiche Restaurants gibt, habe ich nie Essen bestellt. Nicht ein einziges Mal. Ich koche so gerne, dass ich die Ernährung zu meinem Beruf gemacht habe. Ich habe *The HealthyApple.com* gegründet, einen beliebten Entgiftungs- und Rezept-Blog, der mehr als 100 000 Mal pro Monat angeklickt wird. Ich bin Mietköchin, Rezeptentwicklerin und liefere Beiträge für wichtige Publikationen wie *Food Network*, *Fox News*, *Prevention*, *Glamour*, *SELF*, *Reader's Digest*, *Clean Eating*, *Vegetarian Times*, *Fitness* und *SHAPE*. Ich bin Autodidaktin in Food Styling und Lebensmittelfotografie, und meine Tage sind ausgefüllt mit Schreiben, dem Erfinden von Rezepten und der Arbeit mit gesunden Markenartikeln, die in den Regalen von Biomärkten stehen.

Ich werde Ihnen in diesem Buch etwas zum Thema Entgiftung erzählen und Ihnen zeigen, wie die alltäglichen Lebensmittel und Produkte, die Sie derzeit verwenden, Ihre Gesundheit zerstören können. Ich werde Ihnen erklären, wie Sie Ihre Ernährung, Ihren Körper und Ihr Leben entgiften können – um wieder der Mensch zu werden, der Sie einmal waren (oder sogar noch besser). Ich verspreche Ihnen, dass jeder Schritt und jedes Rezept in diesem Buch nicht nur umsetzbar ist, sondern Spaß macht. Wenn Sie den giftfreien Lebensstil erst einmal begonnen haben, werden Sie nie wieder zurückwollen!

Ich gehe diesen Weg seit über zehn Jahren. Dieses Buch wurde für Sie geschrieben, denn wenn Sie die Rezepte, die ich jeden Montag auf meiner Website poste, nicht unterstützen, mir auf Facebook und unter *@The HealthyApple* nicht folgen oder nicht auf Instagram nachlesen würden, welche leckeren Lebensmittel ich entdeckt habe, wäre ich nicht der Mensch, der ich bin.

Machen Sie es sich also bequem, bereiten Sie sich eine Tasse meines Löwenzahn-Leberentgiftungs-Tees zu (siehe Seite 307) und lesen Sie weiter, um zu erfahren, wie Sie Ihr Leben für immer verbessern können.

Amies Eating-Clean-Manifest

Bevor wir zum Wesentlichen kommen, möchte ich Ihnen einen allgemeinen Überblick über meine Überzeugungen bezüglich Lebensmitteln, Ernährung und *Eating Clean* zum Wohle Ihrer Gesundheit geben. So bekommen Sie einen schnellen Einblick, wo ich begonnen habe, denn dies bildet die Grundlage für alle meine Empfehlungen in diesem Buch.

1. Es gibt nicht die eine ideale Ernährung.
Ich glaube, dass Sie von einer giftfreieren Ernährung mit frischen Produkten profitieren können. Das bedeutet jedoch nicht, dass Sie genau dasselbe essen müssen wie ich. Zwar gibt es einige Grundsätze für toxinfreies Essen, aber ich werde Ihnen in den folgenden Kapiteln erklären, dass es viele Möglichkeiten gibt, gesund zu essen. Ich lehne Schubladendenken ab. Es geht nicht darum, Veganer, Vegetarier oder Flexitarier zu sein. Wenn Sie unbedingt einen Namen dafür finden möchten, tun Sie sich keinen Zwang an. Das Wichtigste ist aber, dass Sie Lebensmittel essen, bei denen sich Ihr Körper wohlfühlt.

2. Wenn Sie sich nach einem bestimmten Essen miserabel fühlen, ist dieses Essen nichts für Sie.
Ich kümmere mich nicht darum, was gerade im Trend liegt, angesagt ist oder von Bestseller-Autoren dringend empfohlen wird. Sie sind Ihr eigener Experte für das, was Sie essen können. Ihr Freund, Personal Trainer oder Ihre Mutter werden vielleicht darauf schwören, dass Produkte aus nicht pasteurisierter Milch der goldene Schlüssel zur Gesundheit sind oder dass Hirse das Allerbeste

ist. Wenn Sie sich dadurch jedoch krank fühlen, verzichten Sie lieber darauf.

Dasselbe gilt für tierisches Eiweiß: Manche schwören darauf, es nicht zu essen. Sie müssen jedoch keine Schuldgefühle haben, wenn Sie sich großartig fühlen, nachdem Sie einen Hamburger aus Weiderindfleisch verzehrt haben. Nach dem Genuss von Lebensmitteln, die für Sie richtig sind, sollten Sie sich zufrieden und voller Energie fühlen, nicht krank und schläfrig. Es gibt kein grundsätzliches »Richtig«, sondern nur das, was für Sie richtig ist.

3. Entgiftung ist nicht dasselbe wie eine Saftkur. Nicht einmal annähernd dasselbe.

Dies ist ein häufiges Missverständnis. Nehmen wir Spinat, ein Power-Gemüse, das gerne zu Saft verarbeitet wird. Es ist aber auch eine der am stärksten mit Pestiziden belasteten Gemüsesorten. Aus diesem Grund steht es auf der Dirty-Dozen-Liste (»Dreckiges Dutzend«) der Environmental Working Group (EWG, siehe Seite 56).

Äpfel sind ein weiteres Beispiel für ein angeblich gesundes Lebensmittel, das oft bei Saftkuren verwendet wird und voller Toxine sein kann (Äpfel aus konventionellem Anbau stehen auf Platz 1 der Dirty Dozen). Diese Äpfel werden auch nicht gesünder, wenn sie zusammen mit weiterem Obst und Gemüse in einen Mixer gegeben werden und der entstandene Saft mit einem Strohhalm getrunken wird. So liefern Sie Ihrem Körper die Toxine lediglich in einer leicht verdaulichen Form.

Der beste Weg zur Entgiftung in meinem Buch ist, auf Bio-Lebensmittel umzustellen und die Toxinexposition zu beenden, die Sie krank macht und aufbläht (mehr dazu auf Seite 22).

4. Entgiftung ist eine Lebensweise.

Sie können Ihren Körper nicht an einem Wochenende entgiften, es gibt dafür kein Schnellverfahren. Wenn Sie für Ihre Gesundheit sorgen wollen, muss die Entgiftung ein fortlaufender Prozess sein, der zu einer Lebensweise wird. Anstatt sporadisch vorzugehen, ist es besser, ein Verständnis für die schädliche Umgebung zu entwickeln, in der wir leben und dieses Bewusstsein anschließend in den Alltag zu integrieren und die Toxine allmählich aus dem Körper zu eliminieren. An jedem einzelnen Tag.

5. Bei der Gesundheitsvorsorge geht es um mehr, als die Schulmedizin anbietet.

Die Schulmedizin (auch als konventionelle oder allopathische Medizin bezeichnet) hat ohne Frage ihren Platz. Sie rettet jeden Tag Leben. Während sie bei Notfällen glänzt, versagt sie jedoch als Anleitung beim täglichen Lebensstil. Warum? Ihr Arzt kommt nicht zu Ihnen nach Hause (falls doch, geben Sie mir bitte seine Telefonnummer). Außer Ihnen weiß niemand, wie Sie leben. Die meisten Ärzte sind in einem Bereich überaus fähig, haben aber weder die Zeit noch die Erfahrung, um zu wissen, welche Veränderungen des Lebensstils Sie brauchen.

Ich empfehle Ihnen daher, verschiedene Ärzte der Ganzheitlichen und Funktionellen Medizin aufzusuchen. Lesen Sie auf meiner Website *TheHealthyApple.com* weitere Informationen über die Ganzheitliche und Funktionelle Medizin. Diese Ärzte behandeln den Körper als Ganzes, schauen nicht nur auf den Körper, sondern auch auf den mentalen und emotionalen Zustand. Ich beendete meine Suche erst, nachdem ich ein Ärzteteam Ganzheitlicher Medizin gefunden hatte, das mir helfen konnte, mein Leben zurückzugewinnen. Geben Sie also nicht auf! Es gibt Alternativen zur Schulmedizin.

Eine weitere entscheidende Tatsache, die Sie nicht vergessen sollten: Sie sind der Experte für Ihren Körper. Erkunden Sie, durch welche Methoden und Praktiken Sie sich besser fühlen, und teilen Sie Ihrem Arzt bei jedem Besuch Ihre Erfahrungen mit. Damit können Sie ihm etwas mitteilen, was möglicherweise auch für einen anderen Patienten hilfreich ist, und es wird Ihren Arzt langfristig in die Lage versetzen, sein Wissen mit Ihrem zu verbinden. Sie und Ihr Arzt bilden ein Team. Es ist an der Zeit, dass Sie Ihren Part übernehmen.

6. Nähren Sie Ihren gesamten Körper, nicht nur Ihren Bauch.

Hunger und Appetit bringen Sie dazu, etwas Wichtiges zu tun: zu essen. Wenn Sie dieses Hungergefühl empfinden, wissen Sie, was Sie zu tun haben. Essen ist jedoch mehr, als nur den Hunger zu stillen. Sie leben nicht nur von Kalorien alleine. Sie brauchen ein Spektrum von Nährstoffen und Vitaminen, um Ihren Körper auf zellulärer Ebene zu ernähren.

Lebensmittel bestehen nicht nur aus Kalorien, und doch glauben viele Leute, die Kalorienzufuhr sei das Entscheidende. Im Gegenteil! Die Kalorienzahl eines Lebensmittels ist nur eine Information, und wie bei jeder anderen Art von Information auch, ist weniger nicht unbedingt besser, genauso wie mehr nicht unbedingt schlecht ist. Ein abgepackter Snack mit 100 Kalorien ist in keiner Weise gleichwertig mit 100 Kalorien aus einer Avocado. Wenn Sie versuchen, giftfrei zu essen, ist das Kalorienzählen das Letzte, worum Sie sich Gedanken machen sollten. Eine Handvoll Nüsse kann viele Kalorien enthalten, gleichzeitig jedoch auch eine Menge Gutes, das Sie woanders nicht bekommen.

Wählen Sie Lebensmittel eher danach aus, wie sie jede einzelne Körperzelle ernähren, als danach, mit wie vielen Kalorien sie sich an Ihrer Taille festsetzen werden. Ob Sie es glauben oder nicht: Wenn Sie giftfrei essen, sammeln sich diese Kalorien nicht zu Hüftgold an.

7. Industriell verarbeitete Lebensmittel können Einzelzutaten nicht ersetzen.

Ein unverarbeitetes Lebensmittel ist am gesündesten. So lautet meine Faustregel, und sie sollte auch Ihre werden. Das meiste von dem, was Sie essen, sollte nur aus einer Zutat bestehen. Was ist in Kohl? Kohl. Was ist in einer Orange? Orange. Wenn der Großteil Ihrer Mahlzeiten aus der Fertigbox kommt, sollten Sie Ihre Ernährung grundsätzlich überdenken.

Da wir im 21. Jahrhundert leben, ist mir klar, dass es eine Menge abgepackte Fertiggerichte gibt, die Sie wahrscheinlich nicht komplett aus Ihrem Leben verbannen möchten. Wenn Sie jedoch nur erfahren, was Sie essen, indem Sie das Kleingedruckte auf den Verpackungen lesen, essen Sie hauptsächlich Füllstoffe.

Je stärker ein Lebensmittel industriell verarbeitet ist, desto weniger bleibt vom ursprünglichen Nährwert übrig. Natürlich müssen einige Lebensmittel erhitzt werden, um genießbar und leichter verdaulich zu sein, aber ich empfehle Ihnen, die Verarbeitung weitgehend selbst zu übernehmen und Lebensmittelherstellern weniger davon zu überlassen.

8. Bio-waren sind immer noch billiger als Arztrechnungen.

Beim Bio-Essen geht es nicht darum, mehr Nährstoffe aufzunehmen. Der Grund, warum Sie sich für Bio-Lebensmittel entscheiden sollten, ist, Toxine wie Pestizide, Wachstumshormone, Antibiotika und Herbizide zu meiden, die in konventionellen Lebensmitteln enthalten sind und Sie krank machen können.

Mit jeder Gabel entscheiden wir, ob wir unserem Körper chemische Substanzen zuführen oder nicht. Was Sie essen, macht dabei den größten Unterschied. Sie können zwar gesund leben (wie ich es tat), doch wenn Sie weiterhin konventionell essen und sich den versteckten Chemikalien aussetzen, wird es Ihnen wahrscheinlich durch die Schadstoffbelastung irgendwann schlecht gehen, die sich hinter einer Erkrankung, unerklärlichen Symptomen oder einem Leiden verbergen wird.

Niemand hat mich über Toxine aufgeklärt. Die Schulmediziner wussten nichts darüber, meine Familie wusste nichts, ich wusste nichts, niemand wusste etwas. Erst als ich anfing, mich mit Ganzheitlicher und Funktioneller Medizin zu beschäftigen, wurde mir klar, dass es, wenn ich in eine saftige Gurke aus konventionellem Anbau biss, die mit giftigen Pestiziden und Herbiziden gespritzt worden war, genauso war, als würde ich eine der Zutaten essen, die auf den Warnetiketten der Chemieprodukte zu lesen sind, die unter meiner Spüle im Schrank stehen.

Irgendwann sind wir zu der Überzeugung gelangt, Essen sollte möglichst wenig kosten. Das ist ein Fehler. Der Gesamtbetrag meiner Arztrechnungen erreichte die bescheidene Summe von einer halben Million Dollar. Und nein, die Krankenkasse hat diese Kosten nicht alle übernommen. Dennoch sind wir alle so darauf aus, Schnäppchen zu machen, dass wir unsere Gesundheit und unser Leben aufs Spiel setzen.

Hochwertiges gesundes Essen ist vielleicht die beste Investition, die Sie in sich und Ihre Zukunft tätigen können. Sie haben nur diesen einen Körper, und er muss funktionsfähig bleiben. Bevor Sie also dem Drang nachgeben, etwas Geld zu sparen, indem Sie Erdbeeren aus konventionellem Anbau oder Eier aus der Eierfabrik kaufen, überlegen Sie, was Sie sich wert sind. Wenn Ihnen schon Ihre Gesundheit nicht so viel wert ist (und das ist eine ganz andere Diskussion), bedenken Sie, dass Sie beim Kauf von Bio-Ware nicht nur für die Qualität des Lebensmittels selbst zahlen, sondern für die vielen Hände, die in irgendeiner Form dazu beigetragen haben, es zu kultivieren, damit es für die Erde und für Ihre Familie weniger schädlich ist. Eine gesunde Welt sorgt für eine gesündere Bevölkerung.

9. Giftfreies Essen braucht keine Rechtfertigung.

Viele würden eher etwas essen, was sie krank macht, als die Gefühle eines anderen zu verletzen oder »anspruchsvoll« zu wirken. Das ist verrückt. Es gibt keinen Grund, warum Sie sich schlecht oder peinlich berührt fühlen sollten wegen Lebensmitteln, die Sie nicht essen können! Sie sollten sich niemals dafür schämen, der beste Freund Ihres Körpers zu sein, denn Sie haben nur diesen einen.

Sie können Ihren eigenen Bedürfnissen gegenüber achtsam sein, ohne deshalb anderen gegenüber unfreundlich oder beleidigend sein zu müssen. Was Sie jedoch nicht tun dürfen ist, Ihre Gesundheit beim Essen zu opfern, egal, welchen gesellschaftlichen Tribut dies fordert. Es gibt viele Möglichkeiten, dieses Problem anzugehen. Entweder Sie rufen vorab im Restaurant an oder bringen zu Freunden Ihre eigenen, hausgemachten Leckereien zum Essen mit (auf den Seiten 67–75 finden Sie Tipps für das Essen auf Reisen, für Essen im Restaurant und die Bewirtung von Gästen).

Wenn Sie Ihre Ernährung nicht zum Mittelpunkt eines Gesprächs machen wollen, halten Sie eine kurze einfache Antwort parat. Wenn Sie das Brot weiterreichen oder nachfragen, ob ein Gericht Gluten enthält, und die unvermeidliche Frage an Sie gerichtet wird: »Haben Sie Zöliakie?« – antworten Sie einfach: »Ich merke einfach, dass es mir ohne Gluten deutlich besser geht.« Fertig.

10. Ihre Ernährung sollte sich nach den Jahreszeiten richten.

Dank der magischen Möglichkeiten der modernen Lebensmittelbranche (und das meine ich durchaus ironisch) gibt es heutzutage ganzjährig eine Vielfalt an Lebensmitteln. Das heißt jedoch nicht, dass Sie dies alles auch essen sollten. Die gesündeste Ernährung verändert sich tatsächlich im Lauf des Jahres.

Nicht ohne Grund haben Sie im Sommer Appetit auf saftige Beeren und im Herbst Verlangen nach herzhaftem Butternusskürbis. In dieser Zeit haben diese Lebensmittel Saison, und genau dann sollten Sie sie auch essen.

Ich kann nur lachen, wenn ich höre, dass jemand sagt, giftfreies Essen sei langweilig. Wohl kaum! Vorfreude ist ein Teil des Essvergnügens. Ich kann es kaum erwarten, bis die Tomaten im August reif werden und das beste Aroma haben. Ich liebe den Herbst für seine vielen karamellisierten Wurzelgemüse wie Pastinaken und Karotten. Isst man diese Lebensmittel, wenn sie in der Natur reif sind, bezieht man zudem die größte Menge an Nährstoffen aus ihnen (auf meiner Website *TheHealthyApple.com* finden Sie eine vollständige Liste, wann welche Obst- und Gemüsesorten Saison haben).

11. Durch eine gesunde Ernährung haben Sie mehr Optionen, nicht weniger.

Man könnte denken, dass die Möglichkeiten kleiner werden, wenn man Lebensmittel erkennt, die man nicht verträgt. Dabei ist das Gegenteil der Fall. Die meisten bleiben ihrem Schubladendenken oder Inhalt ihrer Einkaufstasche treu und wagen sich nie an etwas Neues heran. Giftfrei zu essen bedeutet nicht, eingeschränkt zu essen, sondern ist ein Abenteuer. Dabei verlassen Sie alte Gewohnheiten mit allen Problemen, die diese mit sich bringen. Wenn Sie sich dafür entscheiden, Essen auf eine neue Art zu betrachten, öffnen sich mehr Türen als sich schließen, und wenn Sie die Schwelle erst einmal überschritten haben, werden Sie nie wieder zurückwollen.

Warum ist Entgiftung wichtig?

Nachdem ich jahrelang mit mysteriösen Symptomen und Krankheiten gekämpft hatte, einen Arzt nach dem anderen aufgesucht, einen Test nach dem anderen durchlaufen und viel Geld für meine Gesundheit ausgegeben hatte, reduzierte sich für mich alles auf eine Antwort: Schadstoffe.

Unser Körper ist darauf ausgelegt, mit der natürlichen Verschmutzung umzugehen, die durch die Verdauung, die Atmung und den Stoffwechsel entsteht. Er ist jedoch nicht darauf ausgelegt, mit der gewaltigen Menge an künstlichen Schadstoffen umzugehen, denen wir heute ausgesetzt sind. Der einzige Weg, um mit dieser toxischen Überlastung umzugehen, ist, durch eine Entgiftung die natürlichen Selbstreinigungsmechanismen des Körpers zu unterstützen.

Doch wie hoch ist Ihre Toxinbelastung? Die folgenden Fragen werden Ihnen einen Überblick verschaffen. Beantworten Sie die Fragen mit Ja oder Nein.

WIE HOCH IST IHRE TOXINBELASTUNG?

- Kennen Sie Brain Fog (ein nebliges Gefühl im Kopf)?
- Haben Sie häufig Kopfschmerzen?
- Sind Sie reizbar?
- Brauchen Sie morgens Kaffee, um wach zu werden?
- Brauchen Sie Alkohol, um abends entspannen zu können?
- Ist Ihre Haut matt oder glanzlos?

- Leiden Sie unter Ekzemen, Schuppenflechte oder Akne?
- Leiden Sie unter Schlaflosigkeit?
- Fühlen Sie sich häufig aufgebläht oder aufgedunsen?
- Leiden Sie unter Kongestion, Allergien oder Problemen mit den Nasennebenhöhlen?
- Sind Sie häufig erschöpft?
- Leiden Sie an einer Autoimmunerkrankung?
- Haben Sie mit Verstopfung, Blähungen oder Durchfall zu kämpfen?
- Haben Sie Magensäurereflux?
- Haben Sie Probleme mit einer Gewichtsabnahme oder -zunahme?
- Haben Sie Gelenkschmerzen?

Zählen Sie nun Ihre Antworten zusammen. Je öfter Sie mit Ja geantwortet haben, desto größer dürfte die potenzielle Schadstoffbelastung Ihres Körpers sein.

Auch wenn es unmöglich ist, alle Toxine aus Ihrer Umgebung zu eliminieren, können wir doch einige reduzieren und daran arbeiten, die verbleibenden ausgeglichen zu halten. Ziel ist es, die externe Belastung zu minimieren und die inneren Reinigungsfunktionen zu maximieren. Das bedeutet, die Ernährung umzustellen, Prioritäten neu zu ordnen und den Lebensstil zu verbessern.

WAS IST EIN TOXIN?

Ein Toxin ist alles, was der Körper als Gift identifiziert. Für die meisten Toxine gibt es drei Hauptquellen:

1. Externe Toxine kommen von außerhalb, dazu gehören Autoabgase, industrielle Schadstoffe und Schwermetalle.

2. Interne Toxine sind solche, die wir unserem Körper zuführen wie Pestizide und Herbizide aus nicht biologischen Produkten, Antibiotika und Wachstumshormone in nicht biologischen tierischen Produkten, Nahrungsmittelzusätze und Konservierungsstoffe sowie chemische Stoffe in Hautpflege- und Reinigungsprodukten. Auch Alkohol, Koffein, Gluten, Soja, Milchprodukte, industriell verarbeitete Lebensmittel, raffinierte Öle, raffinierter Zucker und Arzneimittel können unseren Körper stark schädigen und die Schadstoffbelastung (Toxizität) erhöhen.

3. Selbsterzeugte Toxine werden als Nebenprodukt des Stoffwechsels vom Körper produziert. Dazu gehören Abfallprodukte, die sich während der Verdauung und bei weiteren Stoffwechselprozessen bilden.

In den letzten Jahrzehnten ist unsere Schadstoffexposition durch Luft- und Wasserverschmutzung, Pharmazeutika, den Gebrauch von Pestiziden und die vermehrte Verwendung von Chemikalien in unseren Lebensmitteln und Körperpflegeprodukten gestiegen. Mit zunehmendem Alter häufen sich diese Schadstoffe in unserem Fettgewebe und unseren Organen an, wodurch die toxischen Rückstände insgesamt zunehmen. Diese Anhäufung führt zu gesundheitlichen Komplikationen und Krankheiten.

Sie können Ihre Toxinexposition reduzieren, indem Sie Ihre Ernährung, Ihre häusliche Umgebung, Ihre Körperpflegeprodukte und Nahrungsergänzungsmittel, Ihre Wasserquelle und sogar die Luft verändern, die Sie atmen. Diese Änderungen werden Ihnen zu optimaler Gesundheit und mehr Wohlbefinden verhelfen.

WARUM KÜMMERT SICH DER KÖRPER NICHT SELBST DARUM?

Abgesehen davon, dass wir heute mehr Chemikalien ausgesetzt sind als frühere Generationen, erleben die meisten von uns auch chronischen Stress, eine Überstimulierung der Sinne, unzureichende Erholung und Entspannung sowie übermäßige Abhängigkeit von Stimulanzien und Rauschmitteln. Diese Faktoren halten unser autonomes Nervensystem ständig auf Trab. Dieser Stressmodus wird auch als sympathetischer Modus bezeichnet. Er führt zur Erschöpfung unserer Nebennierenrinden, schwächt unser Immunsystem und überschwemmt unser Blut mit säurebildenden Rückständen, die von den Stresshormonen produziert werden, verbunden mit den dadurch ausgelösten metabolischen Reaktionen.

Da wir diese wachsende Toxinbelastung über unsere normalen Entgiftungskanäle nicht verarbeiten und eliminieren können, sind wir gezwungen, sie stattdessen in unseren Knochen, in Leber, Muskeln, Geweben, Darm, Gelenken, Fett, Lymphe und allen anderen Geweben zu speichern, wo sie unser Blut direkt vergiften können. Werden diese toxischen Ablagerungen nicht von Zeit zu Zeit entfernt, ist es nur eine Frage der Zeit, wann sie unsere Gewebe schädigen und zelluläre Fehlfunktionen verursachen, die zu Krebs, Alzheimer, Herzerkrankungen, Schwermetallansammlung und weiteren verheerenden und potenziell tödlichen Zuständen führen können.

In kleinen Mengen können Toxine harmlos erscheinen, insbesondere, wenn Sie nicht offensichtlich darauf reagieren. Aber sie sind heimtückisch – sie können jahrelang schlummern, sich im Körper weiter anhäufen und schließlich die Leber so belasten, dass sie mit einer Entzündung reagiert, die dann zu einer Erkrankung führt. Eine Entzündung kann überall dort im Körper auftreten, wo Toxine vorhanden sind. Sind sie zum Beispiel in den Gelenken vorhanden, können Sie Arthritis bekommen. Toxine im Darm können eine Kolitis verursachen.

Um diese Toxine eliminieren zu können, braucht unser Körper Vitamine, Mineralstoffe, Enzyme, giftfreie Nahrungsmittel, sauberes Wasser und Arbeitsprozesse wie eine funktionierende Methylierung. Die Leber und der Verdauungstrakt leisten die Hauptarbeit, aber auch Nieren, Lungen, Lymphsystem und sogar die Haut spielen dabei eine wichtige Rolle. Diese Organe wirken alle zusammen, um Toxine zu eliminieren, damit sie nicht im Körpergewebe verbleiben und so gesundheitliche Probleme, Gewichtszunahme und eine Schadstoffbelastung verursachen. Wenn wir unseren Organismus weiterhin mit Toxinen überlasten und es nicht schaffen, unseren Körper bei der Entgiftung zu unterstützen, kann unser natürliches Drainagesystem verstopfen, wodurch sich die Abfallprodukte im Blut anhäufen und durch den Körper zirkulieren. Dann beginnen wir, Symptome wie Kopfschmerzen, Müdigkeit, Gelenkschmerzen etc. zu bemerken.

WECHSELWIRKUNGEN MIT DER DNA

Wussten Sie, dass Toxine auch mit der DNA Wechselwirkungen eingehen, wodurch bestimmte angeborene Krankheitsdispositionen aktiviert oder deaktiviert werden können? So kann es zu Mutationen wie Einzelnukleotid-Polymorphismen (SNPs), gesprochen »Snips«, kommen. Dies sind die häufigsten Formen genetischer Abwandlungen, von denen jede zu einer Veränderung in einem einzelnen DNA-Baustein führt.

Im Prinzip könnten wir alle mit einer genetischen Veranlagung für Krebs geboren werden, aber nur einige von uns werden daran erkranken. Der Grund dafür sind die Toxine, denen wir ausgesetzt sind, und unser Lebensstil, der diese DNA-Snips triggert. Daher werden manche durch Schimmel krank und andere nicht. Das Studium der Epigenetik zeigt uns jedoch, dass unsere DNA nicht unser Leben bestimmt. Wir können unsere genetischen Veranlagungen für Krankheiten aktivieren oder deaktivieren, basierend auf der Menge an Schadstoffen in unserem Körper und unserer Fähigkeit zur Entgiftung etc.

Die gute Nachricht ist, dass es kleine Veränderungen gibt, die Sie heute vornehmen können und die Ihren Körper für den Rest Ihres Lebens beeinflussen werden. Ich befürworte aber nicht, zu viel auf einmal zu unternehmen. Lassen Sie sich Zeit für diese Veränderungen, aber warten Sie nicht damit, bis Sie sich krank und müde fühlen. Beginnen Sie noch heute mit den Veränderungen.

GRÜNDE FÜR DIE ÜBERBELASTUNG MIT GIFTSTOFFEN

Wenn Sie bereits mit Energielosigkeit, vorzeitigem Altern, Gewichtsabnahme oder -zunahme, chronischer Krankheit und Gedächtnisproblemen zu kämpfen haben – oder wenn Sie sich einfach benommen und erschöpft

Ein typischer toxischer Morgen

Sie wissen nicht, woher Ihre Toxine stammen? Hier ein Beispiel für einen typischen Morgen, an dem Sie Giften ausgesetzt sind.

▶ Wenn Sie in einem Bett aufwachen, dessen Schaumstoffmatratze Schadstoffe ausdünstet, hat Ihr Körper diese die ganze Nacht über aufgenommen. Dazu gehören Toluen (abgegeben von Polyurethan), schmutzabweisende Perfluoroctansäure, feuerhemmende Chemikalien und Antimon. Sie gehen über Ihren synthetischen Teppich, der voller Chemikalien ist, ins Bad.

▶ Sie putzen sich die Zähne mit Zahnpasta, die Toxine wie Triclosan und Fluorid enthält, und verwenden Leitungswasser voller Chemikalien. Sie spülen den Mund mit Mundwasser, das Formaldehyd und Ammoniak sowie Farbstoffe und chemische Substanzen enthält, die sich aus der Kunststoffflasche lösen.

▶ Wenn Sie duschen, kommen Sie durch das Wasser in Kontakt mit Chlor, Fluorid, Kupfer, Blei, Spuren von Herbiziden und Pharmazeutika und weiteren Nebenprodukten. Sie greifen nach dem Shampoo, Conditioner und einem Stück Seife, die alle Paraben, Farbstoffe, künstliche Konservierungsstoffe und weitere Schmiermittel enthalten. Sie trocknen sich mit einem Handtuch ab, das chemische Substanzen aus den Waschmittelrückständen und Trocknertüchern enthält.

▶ Sie tragen Ihr Make-up, Lotion, Haarpflege u. Ä. auf, die alle Chemikalien enthalten, die durch Haut und Kopfhaut dringen. Sie benutzen Ihr Deo, das Aluminium enthält, und ziehen Kleidung an, die Sie gerade aus der Plastikhülle der Reinigung genommen haben und die chemische Dämpfe und Rückstände enthält. Dazu kommen Dämpfe aus Teppichen, Vorlegern, Wandfarben und Möbeln.

▶ Sie trinken konventionell angebauten Kaffee, der Chemikalien enthält und die Nährstoffe angreift, die Sie zum Entgiften bräuchten, und der Ihnen einen Pseudo-Energieschub verschafft. Nehmen Sie Süßstoff oder raffinierten Zucker zum Kaffee? Das sind weitere Bonuspunkte für Toxine.

▶ Sie gießen konventionell erzeugte Milch über Ihr Müsli, die Antibiotika und Hormone enthält. Die Kunststoffbeschichtung in der Müslidose enthält Vinylchlorid. Ihr Müsli kann fructosereichen Maissirup, Weizen und Zusätze enthalten. Die frischen, konventionell angebauten Beeren, die Sie über Ihr Müsli geben, sind voller Pestizide.

▶ Sie spülen Ihr Geschirr mit einem chemischen Spülmittel und reinigen die Arbeitsplatte mit einem Reinigungsprodukt, das unsichtbare Dämpfe abgibt, die Sie einatmen und über die Haut aufnehmen.

▶ Sie steigen in Ihr neues Auto, das Dämpfe aus Stoffen, Lösungsmitteln, Kunststoffen und Klebstoffen abgibt. Und dabei hat der Tag gerade erst begonnen.

fühlen –, könnten Sie unter einer Überbelastung durch Toxine leiden. Beginnen Sie mit folgenden drei Schritten:

1. Finden Sie heraus, woher Ihre Toxine stammen.
2. Messen Sie, wie hoch die Belastung ist.
3. Finden Sie heraus, was diese Toxine bei Ihnen (und Ihrer Familie) bewirken.

Bedenken Sie, dass jeder Mensch anders auf Allergene, Medikamente, Chemikalien und Toxine reagiert. Zudem kann es schwierig sein, eine einzelne Quelle zu bestimmen, wenn Sie herauszufinden versuchen, was bei Ihnen eine Toxinbelastung verursacht. Meist handelt es sich um eine Kombination mehrerer Faktoren.

Nährstoffmangel

Unser Körper braucht viele Vitamine, Mineralstoffe, Antioxidantien, Aminosäuren und essenzielle Fettsäuren sowie frisches Obst, Gemüse, gesunde Fette und mageres Eiweiß, um gut funktionieren zu können. Wenn wir unserem Körper nicht genügend Mikronährstoffe zuführen, sind vor allem unsere Zellen unterversorgt.

Folgendes trägt zu unserer toxischen Belastung bei: Eiweiß von schlechter Qualität, industriell verarbeitete Lebensmittel und raffinierter Zucker, raffinierte Öle, Fleisch, Milchprodukte, Eier und Geflügel aus konventioneller Erzeugung, die alle mit chemischen Pestiziden behandelt und voller Hormone und Antibiotika sind, sowie konventionell erzeugtes Obst und Gemüse, das mit Pestiziden und Herbiziden gespritzt ist.

Leaky-Gut-Syndrom
(Undichte Darmschleimhaut)

In unserem Darm gibt es mehr als 2 kg gute Bakterien. Diese freundlichen Mitbewohner bekämpfen schädlichen Bakterien, Parasiten und Pilze und bilden eine gesunde Barriere auf der Darmwand, damit schädliche Keime nicht ins Blut- und Lymphsystem gelangen können. Zudem helfen sie bei der Verdauung von Nahrung und Ballaststoffen und optimieren die Aufnahme von Vitaminen und Mineralstoffen in unserem Blut.

Wenn wir jedoch zu viel falsche Lebensmittel essen, zu viele Antibiotika einnehmen oder Schwermetallen und Toxinen ausgesetzt sind, können wir das Leaky-Gut-Syndrom entwickeln. Dies geschieht, wenn die Darmbarriere undicht und damit durchlässig geworden ist. Unverdaute Nahrungspartikel können ins Blut gelangen, wo sie vom Immunsystem als Eindringlinge erkannt und daher angegriffen werden. So werden manche empfindlich gegenüber bestimmten Nahrungsmitteln und leiden an einer Entzündung (Test auf das Leaky-Gut-Syndrom siehe Seite 386).

Versteckte Lebensmittelintoleranzen

Lebensmittelintoleranzen können bei der Toxizität ebenfalls eine Rolle spielen. Einige von Ihnen kennen vielleicht bereits Lebensmittel, die Sie nicht gut vertragen. Lebensmittelintoleranzen unterscheiden sich von Lebensmittelallergien. Wenn Sie Krustentiere oder Erdnüsse essen und sofort eine anaphylaktische Reaktion wie ein Nesselausschlag auftritt, haben Sie eine Lebensmittelallergie.

Lebensmittelintoleranzen sind schwieriger zu erkennen, weil die Reaktionen – Kopfschmerzen, Schlaflosigkeit, Müdigkeit und ein benebeltes Gefühl im Kopf – oft erst 24–72 Stunden nach dem Verzehr eines Lebensmittels auftreten (Sie können diese mit meiner 21-Tage-Eliminationsdiät auf Seite 30 und dem Test auf Lebensmittelintoleranz auf Seite 386 identifizieren). Die Eliminationsdiät ist der wichtigste Bestandteil beim Testen auf Lebensmittelintoleranzen. Dabei werden die Lebensmittel identifiziert, die im Körper eine Entzündung verursachen können.

In gewisser Weise sind Lebensmittelintoleranzen nichts anderes als eine weitere Exposition gegenüber chemischen Substanzen. Sie führen zu einer erhöhten körperlichen Reaktionsbereitschaft gegenüber einer chemischen Substanz, die mit der Zellfunktion in Wechselwirkung tritt und eine Immunreaktion auslösen kann.

Stress

Chronischer Stress stört unser Hormongleichgewicht und fördert Entzündungen. Wenn wir uns einer unmittelbaren Gefahr gegenübersehen, wie es bei unseren Vorfahren der Fall war, sind Stresshormone wie Cortisol und Adrenalin überlebenswichtig.

Heute leiden jedoch viele unter chronischem Stress, der nicht abgebaut werden kann. Wir werden müde, erschöpft, machen uns Sorgen und sind frustriert über viele Dinge in unserem Leben, die unsere Stresshormone dazu bringen, unseren Körper regelmäßig zu überfluten. Diese toxischen Hormone müssen aus dem Körper eliminiert werden, sonst führen sie zu Gewichtszunahme, Kopfschmerzen, Müdigkeit, Verdauungsproblemen und weiteren gesundheitlichen Störungen.

Konventionelle vs. biologisch erzeugte Produkte

In diesem Buch werden Ihnen immer wieder die Begriffe »konventionell erzeugt« und »bio« begegnen. Der Unterschied zwischen beiden besteht darin, wie die Bauern ihre Erzeugnisse anbauen und mit welchen Materialien sie dabei arbeiten. Damit ein Lebensmittel das staatliche Bio-Siegel erhält, muss es entsprechend den deutschen Richtlinien angebaut und verarbeitet worden sein. Diese Richtlinien verbieten den Einsatz von synthetischen Düngemitteln, Pestiziden, Herbiziden, Bestrahlung, das Ausbringen von Klärschlamm, den Einsatz von Hormonen, Antibiotika und Gentechnik. Konventionell erzeugte Produkte unterliegen diesen Einschränkungen nicht, das bedeutet, sie sind stark belastet mit Antibiotika, Hormonen, Herbiziden, Pestiziden und vielen weiteren toxischen Chemikalien.

Was bedeutet biologisch?

Sie werden in meiner Küche kein einziges konventionell erzeugtes Lebensmittel finden. Biologische Nahrungsmittel halfen mir, von meiner chronischen Krankheit zu genesen, weil ich alle Toxine eliminierte, die ich bisher täglich aufgenommen hatte, und mein Körper sich nicht mehr so anstrengen musste, Chemikalien und Antibiotika zu verarbeiten, die in meiner Nahrung steckten. Bedenken Sie jedoch, dass zwar zahlreiche Produkte im Lebensmittelladen als »bio« gekennzeichnet sind, deshalb aber noch nicht gesund sein müssen. Greifen Sie nicht zu biologischen Süßigkeiten, sondern konzentrieren Sie sich auf vollwertige biologische Nahrungsmittel mit nur einem Inhaltsstoff wie glutenfreies Vollkorn (Wildreis, Hirse), fettarmes Eiweiß (Bohnen), gesunde Fette (Nüsse, Saaten, Avocados) und Obst sowie Gemüse (Beeren, Spinat). Ein Bio-Label, das besagt, dass ein Produkt mit biologischen Zutaten hergestellt wurde, bedeutet nicht, dass das gesamte Produkt bio ist, sondern es besagt nur, dass einige Inhaltsstoffe bio sind. Lesen Sie das Etikett also genau.

Was bedeutet giftfreies Essen?

Giftfrei zu essen bedeutet, vollwertige biologische Nahrungsmittel zu essen und keine verarbeiteten Produkte aus Packungen oder Dosen (eine Ausnahme ist Kokosmilch zum Kochen. Sie können Kokosmilch aus BPA-freien Dosen verwenden). Es bedeutet also, kein Gluten, keine Milchprodukte, kein Soja, keinen raffinierten Zucker, keine künstlichen Süßstoffe, keine fettfreien/fettarmen Produkte, nichts Gebratenes/Frittiertes, keine raffinierten oder hydrogenierten Öle (z. B. Rapsöl, Margarine, Traubenkernöl, Maisöl, Sojaöl und Pflanzenöl, siehe auch Seite 56, Dreckiges Dutzend).

Probiotika und Präbiotika

Ihr Darm enthält zahlreiche Bakterien. Probiotika sind »gute« Darmbakterien, die den Darm schützen. Wenn Sie täglich eine Nahrungsergänzung mit einer hochwertigen Probiotika-Kombination einnehmen, werden zusätzlich günstige Bakterien zugeführt. Besprechen Sie mit Ihrem Arzt, welche probiotischen Bakterienstämme für Sie die richtigen sind. Möglicherweise müssen Sie die Probiotika über einen längeren Zeitraum einnehmen, um die guten Darmbakterien in einem gesunden Gleichgewicht zu halten. Wichtig ist auch, Lebensmittel zu essen, die reich an Präbiotika sind und die guten Bakterien in Ihrem Darm nähren. Beispiele für präbiotische Lebensmittel sind Lauch, Zwiebeln, Spargel, Knoblauch, Löwenzahnblätter und Topinambur.

BEWEGUNGSMANGEL

Viele von uns pflegen einen sitzenden Lebensstil. Wir sitzen bei der Arbeit, auf dem Weg zur Arbeit und vor dem Fernseher, wenn wir wieder zu Hause sind. Für viele wird es immer schwieriger, Zeit für Sport zu finden. Dabei ist Sport eine unserer stärksten Waffen zum Entgiften. Wenn wir uns bewegen, erhöht sich der Blut- und Lymphfluss, und wir regen die Verdauung an – beides unterstützt den Körper beim Abtransport von Abfallprodukten. Bewegungsmangel trägt dazu bei, die Darmgesundheit und die Durchblutung zu schwächen, wodurch die Ausscheidung erschwert wird und die Lymphmenge, die durch den Organismus gepumpt wird, abnimmt. Ihr Körper kann dann nicht mehr so gut entgiften.

INTENSIVER SPORT

Während regelmäßiger Sport die Entgiftung fördert, sollten Sie es dennoch nicht übertreiben. Wenn Sie sich einem neuen Übungsprogramm anschließen, das für Sie beispielsweise viel zu anspruchsvoll ist, oder wenn Sie sich beim Sport übernehmen, interpretiert der Körper diese Kraftanstrengung als Stress und setzt Toxine frei, anstatt sie zu eliminieren.

Übermäßiger Sport beeinflusst auch die Nebennieren negativ, was dazu führt, dass Sie sogar noch erschöpfter sind. Langsames stetiges Training wie Spazierengehen, Yoga und Stretching ist der richtige Weg!

IHRE DNA

Jeder von uns hat seine eigene vererbte DNA-Konfiguration. Wie bereits erwähnt, kann die Wechselwirkung zwischen unserer DNA mit unserem Lebensstil und unserer Ernährung zu Krankheiten führen. Ihnen fehlt vielleicht nicht wie mir das MTHFR-Gen als Hilfe zur Entgiftung (siehe Seite 15), dafür können Sie jedoch andere Auslöser haben, die Sie am besten meiden, um Ihrem Körper bei der täglichen Entgiftung zu helfen.

SCHLAFMANGEL

Für das Hormongleichgewicht, die Zellgesundheit, die Reduzierung von Erschöpfung, die Gesundheit des Gehirns und das Stressmanagement ist guter und ausreichender Schlaf nötig. Ideal sind 7–9 Stunden Schlaf pro Nacht. Alles, was darunterliegt, stört das normale biologische Gleichgewicht und wirft die Hormone aus der Bahn. Dies wiederum kann die Effizienz des Abfallentsorgungssystems Ihres Körpers beeinträchtigen.

UMWELTFAKTOREN

Wir werden von Toxinen bombardiert durch Amalgamfüllungen, Pestizide, Umweltverschmutzung, Zigarettenrauch, Reinigungsprodukte, Leitungswasser, Körperpflegeprodukte, Kunststoffe und vieles mehr. Wenn wir diese Chemikalien einatmen, berühren oder mit der Nahrung aufnehmen, beeinträchtigen sie unsere normalen Zellfunktionen, was zu unserer Toxinbelastung beiträgt und zu Entzündungen führt. Wenn wir sie reduzieren, können wir die Toxinbelastung unseres Körpers senken, sodass er leichter entgiften kann. Dies reduziert Entzündungen und wirkt sich förderlich auf die Gesundheit aus.

IHRE TOXISCHEN TRIGGER

Jedes Nahrungsmittel, das in Ihrem Körper eine negative Wirkung hat, ist ein toxischer Trigger. Jeder hat andere körperliche Voraussetzungen, daher gibt es nicht DIE eine Ernährungsform. Versuchen Sie, Ihren Körper kennenzulernen, auf ihn zu hören und ihm zu vertrauen.

Es gibt jedoch einige weit verbreitete toxische Trigger, die bei den meisten wirken. Dazu gehören Gluten, Milchprodukte, Soja, raffinierter Zucker, raffinierte Öle, Mais, Alkohol, Eier, Erdnüsse, industriell verarbeitete Lebensmittel und Koffein. In diesem Buch werden Sie keine dieser Zutaten finden. Weitere verbreitete Trigger sind Nachtschattengemüse (dazu gehören Tomaten, Paprika, Auberginen und Kartoffeln). Daher verwende ich in diesem Buch weder Kartoffeln noch Auberginen. Sie werden jedoch einige Rezepte mit Tomaten und Paprika finden, weil ich festgestellt habe, dass diese weder mir noch den meisten meiner Kunden schaden. Sie können sie jederzeit weglassen, wenn Sie möchten!

Bedenken Sie, dass diese Lebensmittel bei Ihnen als toxische Trigger wirken können, aber nicht müssen. Jedoch nimmt die Zahl derer zu, die auf viele dieser Lebensmittel empfindlich reagieren. Die beste Methode, wie Sie Ihre persönlichen toxischen Trigger herausfinden können, ist meine 21-Tage-Eliminationsdiät (siehe Seite 30) und der Lebensmittelintoleranz-Test (siehe Seite 386). Anschließend starten Sie neu und füllen Ihren Körper mit Probiotika, Präbiotika und Enzymen wieder auf, um die Verdauung zu unterstützen.

SIE UND IHRE ENZYME

Enzyme sind Katalysatoren jeder chemischen Reaktion im Körper. Sie können sich Enzyme als Funken vorstellen, die ein Feuer entfachen. Sie sind für Ihre Verdauung sehr wichtig und helfen, Nährstoffe in die Zellen aufzunehmen und Schadstoffe aus den Zellen auszuscheiden. Durch die richtige Menge wird die Effizienz unserer natürlichen Entgiftungsprozesse erhöht. Weitere Informationen über Enzyme finden Sie auf *TheHealthyApple.com*. Nachfolgend einige Beispiele, wie Enzyme in Nahrungsmitteln und in unserem Körper beeinträchtigt werden können.

▸ **ERSCHÖPFTER BODEN.** Ausgelaugte Äcker produzieren Nahrungsmittel, deren Gehalt an gesundheitsfördernden Enzymen vermindert ist.

▸ **RAFFINIERTE NAHRUNGSMITTEL.** Sie werden hitzebehandelt, wodurch die Enzyme und Nährstoffe geschädigt werden, außerdem enthalten sie chemische Konservierungsmittel, Farb- und Geschmacksstoffe, die die Wirksamkeit der aufgenommenen Enzyme blockieren.

▸ **BESTRAHLUNG.** Sie wird angewandt, um schädliche Organismen aus den Lebensmitteln fernzuhalten, kann gleichzeitig aber die Lebensmittel ihres Gehalts an den Vitaminen A, E, K und B sowie an essenziellen Aminosäuren, gesunden Fetten und Enzymen berauben.

▸ **PESTIZIDE.** Sie verhindern die Aufnahme von Mineralstoffen aus dem Boden. Enzyme brauchen jedoch Mineralstoffe für ihre korrekte Funktion.

▸ **ANTIBIOTIKA.** Die Einnahme von Antibiotika kann Ihr Darmmilieu verändern und dadurch im Körper einen Nährboden für Toxine schaffen. Ebenso kann der Verzehr tierischer Produkte aus konventioneller Erzeugung (sie enthalten viele Antibiotikarückstände) schaden.

▸ **TOXINEXPOSITION.** Die Aktivität Ihrer Enzyme wird durch Ihre Toxinbelastung beeinträchtigt. Schwermetalle wie Aluminium, Quecksilber und Blei gehen eine schädliche Wechselwirkung mit den Enzymen ein.

▸ **STRESS.** Verdauungsenzyme werden beeinträchtigt, wenn Sie emotional oder körperlich unter Stress stehen. Dadurch werden auch Ihre Verdauung und die angemessene Aufnahme der Nahrungsmittel beeinträchtigt.

Die 21-Tage-Eliminationsdiät

Hier finden Sie den Plan, der Ihnen zeigt, wie Sie Ihr Leben verändern können. Ich habe meine besten Tipps gesammelt, damit Ihre Entgiftung ein Kinderspiel wird. Mein Ziel ist es, Ihre Speisekammer neu zu bestücken und Ihrer Küche, Ihrem Immunsystem und Ihrem Darm eine Runderneuerung zu verpassen. Seien Sie bereit für eine Zunahme Ihrer Energie, eine Abnahme von Entzündungen und insgesamt ein besseres Wohlbefinden als je zuvor!

Jeder kann diese Tipps anwenden, egal ob Sie einen Vollzeitjob oder eine sechsköpfige Familie haben, ob bei Ihnen eine Autoimmunerkrankung oder eine andere Krankheit diagnostiziert wurde oder Sie sich einfach nur besser ernähren wollen. Ich werde Ihnen zeigen, wie Sie vorausplanen und Ihr neues Leben einfach und köstlich gestalten können (frei von Gluten, raffiniertem Zucker, Milchprodukten, Erdnüssen, Soja, Mais, Koffein, Weißmehl und Eiern).

Der Übergang wird für Sie reibungslos verlaufen. Bevor Sie es überhaupt merken, werden Sie sich nichts anderes mehr vorstellen können, als vollwertige Lebensmittel zu essen, und die bisherigen »lebensmittelähnlichen Substanzen« werden für Sie schmecken wie Pappe! Dieses Buch soll Ihnen helfen, eine neue Sichtweise zu gewinnen, sodass Sie Ihre Entgiftung und die Umstellung auf giftfreies Essen durch praktische, lebenslange Veränderungen in Angriff nehmen können (es ist jedoch keine Schnelldiät). Ich möchte Sie aber nicht überfordern. Niemand ist perfekt, und Sie können in Ihrem eigenen Tempo vorgehen – Sie müssen nicht alles an einem Tag schaffen! Beim giftfreien Essen müssen Sie zudem nicht auf gesunde, hausgemachte Speisen verzichten. Seien Sie flexibel. Versuchen Sie, an fünf Abenden pro Woche zu Hause zu kochen und an den anderen beiden Abenden Reste zu genießen. Finden Sie Ihren eigenen Weg, der für Sie und Ihre Familie passend ist, und versuchen Sie bitte nicht, perfekt zu sein. Ich selbst bin sicher nicht perfekt, aber ich tue mein Bestes, um geistig und körperlich gesund zu bleiben!

Die Eliminationsdiät dauert 21 Tage, in denen Sie viele Lebensmitteltrigger weglassen (siehe Seite 32, Liste der Toxischen 13). Ziel ist es, die Lebensmittel nicht mehr zu essen, die Ihre Gesundheit negativ beeinflussen. Mit dieser anti-entzündlichen Ernährung werden Sie die guten Bakterien in Ihrem Darm nähren, Entzündungen reduzieren, die Abwehrfähigkeit Ihres Körpers gegenüber Krankheitserregern verbessern und abnehmen.

Nach 21 Tagen werden Sie nach und nach jedes dieser Lebensmittel wieder in Ihre Ernährung aufnehmen. Wenn sich dann Symptome zeigen, wissen Sie, welches der Lebensmittel Sie nicht vertragen. Dieses Programm lässt sich auf jeden Einzelnen zuschneiden. So können Sie herausfinden, was für Ihren Körper passt und was nicht.

Diese 21-Tage-Eliminationsdiät hilft Ihnen:

- weniger Toxinen im Essen ausgesetzt zu sein,
- Ihre Entgiftungsmechanismen anzukurbeln,
- Ihre Blutzuckerwerte auszugleichen,
- Ihre Darmfunktion zu verbessern,
- vorhandene Toxine aus Ihrem Körper zu eliminieren,
- Ihre Körperzellen zu nähren, um deren natürliche Funktion und Entgiftungsfähigkeit zu unterstützen,
- Lebensmittel zu eliminieren, die Ihrem Körper schaden und ihn aufblähen,
- praktisch zu erfahren, welche Lebensmittel Ihren Körper mit Treibstoff versorgen und Gefühle von Müdigkeit und Benebeltsein vertreiben,
- Ihre Verdauung zu verbessern und für einen regelmäßigen Stuhlgang zu sorgen,
- Entzündungen zu reduzieren, die zu Aufgeblähtsein, Kopfschmerzen und/oder einer gestörten Verdauung führen,
- Ihre Nahrung richtig aufzunehmen,
- sich geerdet, wach, kraftvoll und bereit zu fühlen, jeden Tag Ihres Lebens das giftfreie Essen in Angriff zu nehmen,
- Ihren Stoffwechsel neu zu starten und auf Touren zu bringen.

BEVOR SIE ANFANGEN

Beantworten Sie vor Beginn folgende Fragen:

- Welche Lebensmittel essen Sie am häufigsten?
- Bei welchen Lebensmitteln würde es Ihnen schwer fallen, sie dauerhaft aufgeben zu müssen?
- Was essen Sie, um sich besser zu fühlen oder einen schnellen Energiekick zu bekommen?
- Nach welchen Lebensmitteln greifen Sie, wenn Sie traurig, wütend oder frustriert sind?
- Nach welchen Lebensmitteln haben Sie ein starkes Verlangen?

Schreiben Sie Ihre Antworten in ein Tagebuch. Sie werden Ihnen helfen, Ihre Essgewohnheiten und die emotionalen Aspekte Ihrer Ernährung zu verstehen. So bekommen Sie ein Gefühl dafür, wie Sie auf verschiedene Nahrungsmittel reagieren. Es ist auch vorteilhaft, diese Antworten aufzuschreiben, um sie nach dem Ende der 21 Tage nachlesen und sehen zu können, was sich verändert hat.

WAS ERWARTET SIE?

Während der 21 Tage gibt es keinen Verzicht – nur eine Fülle an frischen Zutaten. Durch das Weglassen von Trigger-Lebensmitteln werden Sie möglicherweise feststellen, dass Ihr Verlangen nach Süßem sowie chronische Symptome und Unausgewogenheiten verschwinden. Ich habe bei zahlreichen Teilnehmern festgestellt, dass sie durch die Anwendung dieses einfachen Programms Linderung fanden bei Migräne, Reizdarmsyndrom, Säurereflux, Muskelschmerzen, Autoimmunerkrankungen, Nesselsucht, Hautrötungen, Akne, Angst, Depressionen, Essgelüsten und vielem mehr. Wenn Sie sich auf den Verzehr vollwertiger, frischer Bio-Lebensmittel konzentrieren wie Nüsse, Samen, Obst und Gemüse sowie Bohnen, Hülsenfrüchte, natives Olivenöl, Kokosöl, Nussmus und Nussmilch, werden Sie keinen Hunger haben.

Ihnen muss jedoch klar sein, dass Sie für die Elimination Zeit und Einsatz aufwenden müssen. Anfangs werden Sie möglicherweise unangenehme Symptome wie Kopfschmerzen, Schlaflosigkeit, Reizbarkeit und Müdigkeit empfinden. Dies sind häufige Nebeneffekte nach Jahren zunehmender Toxinbelastung. Es ist schließlich eine neue Art zu essen und zu leben. Ihr Körper braucht Zeit, um sich daran zu gewöhnen. Ihr Gehirn wird Ihnen wahrscheinlich mitteilen, dass es die süchtig machenden, industriell verarbeiteten Lebensmittel wiederhaben will, die Sie bisher gegessen haben.

1. Schritt: Eliminieren Sie die Toxischen 13

Ich könnte Ihnen eine sehr lange Liste aller Lebensmittel geben, die Sie bei dieser Diät weglassen sollten, aber das wäre wirklich verwirrend, daher folgt nun eine kurze Liste – die Toxischen 13! Wenn Sie die folgenden Produkte loswerden und Sie vollständig aus Ihrem Haushalt entfernen, sind Sie auf einem guten Weg, sich schnell besser zu fühlen. Lassen Sie in den nächsten drei Wochen alle Trigger-Lebensmittel weg, einschließlich der unten aufgelisteten Toxischen 13 und der Produkte in der Spalte »Verboten« in der Tabelle auf Seite 34. Sie werden keine dieser Zutaten in diesem Buch finden.

1. Gluten
2. Milchprodukte (Milch, Käse, Joghurt etc.)
3. Soja
4. Mais (auch kein Maismehl)
5. Koffein
6. Eier
7. raffinierter Zucker (und auch keine chemischen Zuckerersatzstoffe)
8. Alkohol
9. Krustentiere
10. Erdnüsse
11. Kartoffeln (auch kein Kartoffelmehl oder Kartoffelstärke)
12. Weißmehl (keine Backwaren mit Weißmehl, d. h. auch kein glutenfreies Mehl wie weißes Reismehl)
13. jedes industriell verarbeitete Lebensmittel in einer Verpackung (z. B. Mischprodukte, Chips, Snacks, Popcorn, Pizza etc.). Wenn bei meinen Rezepten Kokosmilch zum Kochen angegeben ist, achten Sie darauf, Dosen zu kaufen, deren Beschichtung BPA-frei ist.

Sie sollten außerdem Nachtschattengemüse wie Auberginen weglassen, wenn Sie diese in der Vergangenheit als belastend empfunden haben.

Hinweis: Schauen Sie sich alle Lebensmittel, die Sie bisher gegessen haben, genau an. Sie werden feststellen, dass praktisch alle zumindest eine der oben genannten Zutaten enthalten (Mais und Soja sind insbesondere in industriell verarbeiteten Lebensmitteln zu finden). Versuchen Sie, sich nicht zu sehr entmutigen zu lassen. Konzentrieren Sie sich auf das, was Sie in den kommenden 21 Tagen essen dürfen, und lassen Sie alles andere beiseite.

2. Schritt: Ersetzen Sie Trigger-Lebensmittel durch anti-entzündliche Lebensmittel

Sie überlegen, was Sie in den kommenden 21 Tagen anstelle der Toxischen 13 essen könnten? Auf den Seiten 34–35 finden Sie eine Tabelle, die es Ihnen leicht macht, auf einen Blick alle Optionen zu sehen. Sie können alles essen, was in der Spalte »Erlaubt« aufgelistet ist, müssen aber die Lebensmittel in der Spalte »Verboten« weglassen. Eine vollständige Liste aller Zutaten, die versteckte Formen von Gluten, Milchprodukten und Soja enthalten, finden Sie unter *TheHealthyApple.com/EatingClean*.

Wenn Sie die »Erlaubt«-Liste erweitern wollen, ziehen Sie meine Vorratsliste mit anti-entzündlichen Produkten auf Seite 383 zurate. Im nächsten Kapitel nenne ich Ihnen weitere Tipps und Tricks zu Ersatz- und Austauschprodukten. Diejenigen, die gerne einen Essensplan für die ganze Woche erstellen, finden auf Seite 379 meinen 2-Wochen-Entgiftungsplan, der Ihnen hilft, gesunde Mahlzeiten und Zwischenmahlzeiten zu planen.

3. Schritt: Austauschstoffe

Anstelle von raffiniertem Zucker…
Jede Zuckerart wird vom Körper schnell in Glukose umgewandelt und als Kraftstoff genutzt. Wie gesund dieser Kraftstoff jedoch ist, hängt davon ab, woher der Zucker stammt. Natürliche Zuckerarten wie sie in Obst vorkommen, finden sich normalerweise in Kombination mit anderen Nährstoffen wie Faserstoffen und Antioxidantien, wodurch sie mehr oder weniger gesund sind. Raffinierter Zucker in Produkten wie gekauften Keksen hingegen wird durch Bleichen, starkes Erhitzen und chemische Substanzen verarbeitet und behandelt, sodass er zu einem nährstoffentleerten Nahrungsmittel wird. Industriell verarbeiteter Zucker ist leicht verdaulich und tritt direkt ins Blut über, wodurch unser Blutzuckerspiegel in die Höhe schießt. Das belastet die Organe und führt zu Abnutzung und Alterung.

Fructosereicher Maissirup (HFCS) ist noch schlimmer. Er ist in den USA in fast allen Produkten, vom Müsli bis zur Limonade, enthalten. Er wird aus Maissirup produziert, der chemisch so verändert wird, dass er einen höheren Fructosegehalt als Glukose hat. Durch HFCS schmeckt alles süßer, sodass die Hersteller weniger davon verwenden müssen, um denselben süßen Geschmack zu erzielen, und so Geld sparen. Die Forschung hat leider gezeigt, dass der Körper Fructose nicht so verarbeiten kann wie Glukose und dass HFCS stärker mit Gewichtszunahme und sogar Bauchspeicheldrüsenkrebs in Zusammenhang stehen könnte als normaler Zucker. Sogar Lebensmittel, die viele Menschen für »gesund« halten wie beispielsweise fettarmer Joghurt, sind häufig mit Zuckerzusätzen angereichert, die sie ungesund machen. Wir können also viel Zucker zu uns nehmen, ohne das überhaupt zu wissen. Heutzutage findet sich Zucker in allen unseren Süßigkeiten und Leckereien, in Joghurt und Salsa, aber auch in Salatdressings, Brot, Müsli, Suppen etc. Lesen Sie daher immer die Etiketten!

… nehmen Sie: Die beste Alternative zu raffiniertem Zucker sind natürliche Süßungsmittel wie Bio-Honig und Bio-Ahornsirup. Reiner Ahornsirup ist besonders gut, weil er sehr viele essenzielle Vitamine, Mineralstoffe, Spurenelemente und weitere Nährstoffe enthält.

Anstelle von Milchprodukten…
Milchprodukte erzeugen im Darm Schleim und sorgen dafür, dass Sie sich allgemein schlecht fühlen, v. a., wenn Sie eine Laktoseintoleranz haben. Sie wirken zudem entzündungsfördernd und können eine Reihe von Verdauungsproblemen und Akne verursachen.

… nehmen Sie: Ich hatte schon immer eine Laktoseintoleranz, daher standen Milchprodukte nie auf meinem Speiseplan. Heute stelle ich meine eigene »Mylk« aus Nüssen und Samen wie Mandeln, Hanf und Cashewkernen her. Die Rezepte für »Mylk«, meine hausgemachten milchfreien Kokos-, Nuss- und Samengetränke, finden Sie auf Seite 298–301. Sie können diese »Mylks« bei allen Rezepten verwenden, bei denen Nussmilch als Zutat angegeben wird, oder eine ungesüßte Nussmilch kaufen, wenn Sie wenig Zeit haben. Meiden Sie Milch (Kuh-, Schaf- und Ziegenmilch), Käse, Joghurt, Eiscreme und Butter. Probieren Sie stattdessen meine Milchfreie Vanille-Kokos-Eiscreme (siehe Seite 342), den Milchfreien cremigen Cashew-Käse (siehe Seite 316), die Milchfreie saure Cashew-Sahne (siehe Seite 317) und die Cremige Ersatz-Mayo (siehe Seite 321) und nutzen Sie zum Backen natives Olivenöl oder Kokosöl anstelle von Butter.

(Fortsetzung Seite 37)

	✓ *Erlaubt*	✗ *Verboten*
Obst und Gemüse	Bio-Obst und -Gemüse, frisch oder TK (ohne Zusätze); Paprika, Tomaten, Orangen, Grapefruit, Erdbeeren, Trauben und Bananen nur einschränken, wenn sie für Sie problematisch sind	Mais, Aubergine, konventionelles Obst und Gemüse, Kartoffeln, Dosenobst und -gemüse, Sahnegemüse, Edamame
Milch- und Ersatzprodukte	Mandel-, Haselnuss-, Walnuss-, Hanf-, Reismilch und sonstige Nuss- und Samenmilch, Kokosmilch, Kokosöl, Kokosbutter	Sojamilch, Tempeh, Tofu, Milchprodukte aller Art wie Milch, Käse, Hüttenkäse, Sahne, Joghurt, Butter, Eiscreme, milchfreier Kaffeeweißer, Ghee, Milchpulver, Schafsmilch, Kuhmilch, Ziegenmilch, Molkeneiweiß
Getreide-, Mehl- und Stärkesorten	Reis (schwarzer Reis, Naturreis, Wildreis), Hirse, Amaranth, zertifiziert glutenfreier Hafer, Teff, Maniok, Buchweizen, Quinoa, Bohnennudeln, braune Reisnudeln, Quinoanudeln, Bohnenmehl (Kichererbsenmehl), Kernmehl, Nussmehl (Mandelmehl, Mandelkleie), Kokosmehl	Weizen, Couscous, Kleie, Kartoffelstärke, Gerste, Mais, Kamut, Roggen, Dinkel, Triticale, Hafer, Maisnudeln, Polenta, Maismehl, Maisstärke, Weißmehl
Eiweiß	Alle Bohnen, Schälerbsen, Linsen, Hülsenfrüchte, Nüsse, Samen, glutenfreies Getreide, evtl. vom Arzt befürwortetes Bio-Eiweißpulver aus Hanf-, Artischocken- oder Erbsenprotein	Sojaprodukte, Eiweißpulver, Seitan, Eier
Nüsse und Samen	Rohes Tahini (ungeröstet und ungesalzen), Nuss- und Samenmus, Hanfsamen, Sesamsamen, Kürbiskerne, Sonnenblumenkerne, Haselnüsse, Pekannüsse, Mandeln, Walnüsse, Cashewkerne, Macadamias, Pinienkerne, Paranüsse	Erdnüsse und Erdnussmus, Pistazien
Öle	Kalt gepresstes natives Olivenöl, Leinsamen-, Hanf-, Avocado- und Kokosöl	Butter, Margarine, Backfett, industriell verarbeitete Öle, Rapsöl, industriell verarbeitete Salatdressings, Mayonnaise
Getränke	Gefiltertes Wasser, grüner, weißer oder Kräuter-Bio-Tee (ohne Koffein), Mineralwasser, frisch gepresste Bio-Säfte	Alkohol, Kaffee, Koffein, Limonade, industriell verarbeitete Obstsäfte, Leitungswasser

	✓ Erlaubt	✗ Verboten
Süßungsmittel	Pürierte und ganze frische Früchte, schwefelfreies Trockenobst, Ahornsirup, Bio-Honig, Zimtstangen, Fenchelsamen, Kardamomsamen, frische und getrocknete Fruchtschalen, ungesüßtes Kakaopulver und Carobpulver, Rohschokolade, roher Kakao, ungesüßte Kokosraspel	Raffinierter Zucker, weißer Zucker, brauner Zucker, fruktosereicher Maissirup, verdampfter Zuckerrohrsaft, Sucralose, Süßstoff, Fruchtsaftkonzentrat, Agavennektar, brauner Reissirup, Rübenzucker, industriell verarbeitetes Stevia
Sonstige Würzmittel	Sriracha- oder scharfe reine Pfeffersauce, roher ungefilterter Apfelessig, Rotwein- und Weißweinessig, Bio-Balsamicoessig, frisch gepresste Zitrussäfte, Gewürze, getrocknete Kräuter, rosa Himalayasalz, Meersalz, schwarzer Pfeffer, Pfefferkörner, körniger und Dijon-Senf, Kichererbsen-Miso-Paste, Coconut Aminos, Fruchtmarmelade ohne Zuckerzusatz, Meeresgemüse (Seetang, Rotalge, Kelp, Nori, Kombu), frische Kräuter, Gemüsebrühe, Knoblauch (wenn er vertragen wird), fermentiertes Sauerkraut, Kimchi, frischer Meerrettich, Vanille- und Mandelextrakte, Safran, Essiggurken	Industriell verarbeitete Schokolade (mit Milch und Zucker), industriell verarbeitetes Ketchup, Relish, industriell verarbeitete Barbecue-Sauce, Teriyaki, Kaugummi und Pfefferminzbonbons, Eiweißriegel, Popcorn, Chutney, Glutamat, Tamari, traditionelle und glutenfreie Sojasauce, Soja-Miso-Paste

Verdeckte Bezeichnungen für Zucker

Agavennektar
Backmalz
Barbados-Zucker
Brauner Zucker
Buttersirup
Dattelzucker
Dehydrierter Rohrzuckersaft
Dextran
Dextrose
Ethylmaltol
Florida Crystals

Fruchtsaft
Fruchtsaftkonzentrat
Galactose
Gelber Zucker
Gerstenmalz
Glukose
Goldgelber Streuzucker
Heller Zuckersirup
HFCS (fructosereicher Maissirup)

Invertzucker
Karamell
Kristalline Fructose
Laktose
Maissirup
Maissirup-Feststoffe
Maiszucker
Maltodextrin
Maltose
Malzsirup

Malzzucker
Mannitol
Molasse
Panocha (brauner Zucker)
Puderzucker
Reissirup
Rohrzucker
Rübenzucker
Saccharose-Sirup
Schwarzer Rübensirup

Sorbitol
Sorghumsirup
Staubzucker
Streuzucker
Traubenzucker
Turbinadozucker
Verdampfter Rohrzuckersaft
Zuckergranulat
Zuckerraffinade
Zuckerrohrsaft

Was zu tun ist, wenn Essgelüste auftauchen

Wenn Sie Gelüste haben auf ...

▶ Kaffee – trinken Sie einen Bio-Tee aus Löwenzahnwurzel oder einen meiner Entgiftungstees (siehe Seite 306–307) mit Honig und mit einer meiner Milchfreien Nuss- (und Samen-) »Mylks« (siehe Seite 298).

▶ das Frühstücksbüffet mit industriell verarbeiteten Produkten bei Ihrer 11-Uhr-Konferenz – streichen Sie, bevor Sie zu dem Meeting gehen, reife Avocado auf glutenfreien Vollkorntoast und bestreuen Sie alles mit einigen Sesamsamen (für das Extra an Kalzium).

▶ einen industriell verarbeiteten Schokoriegel am Nachmittag – essen Sie eine Handvoll rohe Mandeln mit frischen Bio-Beeren und einem Hauch ungesüßtem Kakaopulver oder meine Süße mit Ahornsirup gerösteten Kichererbsen-Croutons (siehe Seite 152) als knusprig-knackige Option mit viel Eiweiß. Gesunde Fette und Eiweiß befriedigen Ihre Gelüste.

▶ industriell hergestellten Kuchen auf einer Party – machen Sie meinen Genussreichen heißen Kakao (siehe Seite 305) und servieren Sie ihn mit meiner Einfachen rohen Schoko-Kokos-Bananen-Torte mit Amies getreidefreiem Pastetenteig (siehe Seite 352).

▶ Junkfood auf einer Reise – packen Sie meine getreidefreien Cracker (siehe Seite 166–170) ein mit Avocado und Milchfreier »Ricotta«-Käse aus rohen Macadamianüssen (siehe Seite 317); oder meine leckeren Hummusrezepte (siehe Seite 309–311), mit gehacktem rohem Gemüse serviert.

▶ etwas aus dem Automaten, wenn Sie in der Arbeit gestresst sind – essen Sie eine Handvoll meiner gerösteten Nüsse (siehe Seite 148–150) und meine getreidefreien Cracker (siehe Seite 166–170) mit meinem Milchfreien cremigen Cashew-Käse (siehe Seite 316).

▶ den Brotkorb beim Abendessen – bestellen Sie einen Bio-Blattsalat als Vorspeise mit Avocado, Nüssen, Olivenöl und Essig und bringen Sie meine Knusprigen Brotstangen einmal anders (siehe Seite 151) oder meine getreidefreien Cracker (siehe Seite 166–170) mit. Nehmen Sie als Dip für die Brotstangen und Cracker Tomatensauce oder eine Mischung aus Knoblauch und nativem Olivenöl.

▶ süße Cocktails – trinken Sie Kräutertee, einen meiner drei Entgiftungstees (siehe Seite 306–307), meinen Koffeinfreien Chai (siehe Seite 297) oder Mineralwasser mit frischer Limette oder Zitrone.

▶ Nachspeise – trinken Sie meine Erfrischende Trinkschokolade (siehe Seite 301).

▶ Süßigkeiten nachmittags am Wochenende – löffeln Sie eine Tasse meiner Sojafreien Kichererbsen-Miso-Suppe (siehe Seite 195). Ihr herzhaftes Aroma kann auch hartnäckige Gelüste vertreiben.

Anstelle von konventionell erzeugtem Fleisch...
Konventionelles Fleisch und konventionelle Eier enthalten häufig viele entzündungsauslosende Inhaltsstoffe wie Wachstumshormone, Antibiotika und weitere künstliche Substanzen. Natriumnitrite, die mit Krebs in Zusammenhang stehen könnten, werden genutzt, um geräuchertes und verarbeitetes Fleisch wie Schinken, Bacon und Wurst haltbar zu machen, damit es appetitlich aussieht.

... **NEHMEN SIE**: Wenn Sie sich dafür entscheiden, tierische Produkte zu essen, wählen Sie Bio-Produkte, von Tieren aus Freilandhaltung, die mit Gras gefüttert werden. Auch wenn Sie sich nach dem Verzehr tierischer Bio-Produkte gesund fühlen, ist dieses Buch zu hundert Prozent vegetarisch und enthält auch viele vegane Rezepte. In diesem Buch und auf meiner Website, *TheHealthyApple.com*, verwende ich Linsen, Bohnen, Nüsse, Samen und Vollkorn als gesunde Eiweißquellen. Ergänzen Sie auf Wunsch die Rezepte durch tierisches Bio-Eiweiß.

Anstelle von Koffein...
Koffein wird von der Leber verarbeitet, dabei wird derselbe Entgiftungspfad genutzt wie bei einigen Toxinen, die Sie aus Ihrem Körper eliminieren möchten. Koffein wirkt stimulierend und belastet unsere Nebennieren. Es kann dazu führen, dass auch andere Lebensmittel wie Eistee und Limonade süchtig machen. Der Verzicht auf Koffein befreit Sie von Essgelüsten. Auch entkoffeinierter Kaffee enthält noch Koffein und ist daher verboten.

... **NEHMEN SIE**: Steigen Sie zunächst auf Grünen Tee um. Er enthält etwas Koffein, deshalb sollten Sie ihn nach einer Woche weglassen. Als Übergang ist er aber gut geeignet. Trinken Sie danach Bio-Tee aus Löwenzahnwurzel oder meine Entgiftungstees (siehe Seite 306–307).

Anstelle von Eiern...
In diesem Buch werden keine Eier verwendet. Ich nehme stattdessen gemahlene Leinsamen oder ganze Chia-Samen, die mit Wasser zu einem Brei verrührt werden.

... **NEHMEN SIE**: Wenn Sie sich trotzdem für den Verzehr von Eiern entscheiden, achten Sie beim Kauf auf das offizielle Bio-Siegel.

Anstelle von Weizen/Gluten...
Bei vielen löst Weizen/Gluten Kopfschmerzen, Gelenkschmerzen, Gewichtszunahme und Verdauungsprobleme aus. Die meisten wissen nicht, dass diese Symptome mit ihrem Essen zusammenhängen. Ein Teil des Problems ist, dass der Weizen/Gluten, den wir heute konsumieren, nicht mehr der gleiche Weizen ist, wie vor hundert Jahren. Heutiger Weizen ist ein Hybrid, eine genetisch modifizierte Sorte aus Molekülen, die es früher im Weizen gar nicht gab. Zudem wird er übermäßig verarbeitet.

... **NEHMEN SIE**: Nutzen Sie die Rezepte in diesem Buch, um natürlich glutenfrei zu essen, ohne auf industriell verarbeitete glutenfreie Mehlsorten, Brote und weitere nährstoffleere Lebensmittel zurückgreifen zu müssen.

Anstelle von Soja...
In diesem Buch werden keine Sojaprodukte verwendet. Auf Seite 50 finden Sie Beispiele, wie Speisen auch ohne Soja cremig werden.

... **NEHMEN SIE**: Wenn Sie sich für den Verzehr von Soja entscheiden, achten Sie auf das offizielle Bio-Siegel.

4. Schritt: Überwachen Sie Ihre Fortschritte

Fragen Sie sich an jedem Tag während der 21-Tage-Eliminationsdiät: Was habe ich gegessen und getrunken? Welche Gedanken habe ich? Wie fühle ich mich? Wie habe ich geschlafen? Nutzen Sie die Tabelle auf Seite 38, um Ihre Fortschritte zu verfolgen. Oder Sie laden sich auf *TheHealthyApple.com/EatingClean* diese Tabelle herunter und kopieren sie 21-mal. Füllen Sie jeden Tag eine Tabelle aus. Sie können die Tabellen in einer Mappe abheften oder sich am Computer eine Datei erstellen – wie es für Sie am einfachsten ist. Wenn Sie einmal sündigen, müssen Sie wieder bei Tag 1 anfangen, um genaue Ergebnisse zu erzielen. Geschummelt wird nicht!

5. Schritt: Unterstützen Sie sich selbst

Bei diesem Plan geht es nicht nur ums Essen. Nutzen Sie die Spalte »Ergänzende Bemerkungen«, um alles aufzuschreiben, was Ihnen zu diesem Tag einfällt, beispielsweise wie viel Wasser Sie getrunken haben, wie Ihre

IHRE TAGESNOTIZEN WÄHREND DER ELIMINATIONSDIÄT

Tag ____

Mahlzeit/Snack	Was ich gegessen/ getrunken habe	Wie ich mich unmittelbar danach gefühlt habe	Wie ich mich 1–3 Std. nach dem Essen gefühlt habe	Bewältigungsmethoden, auf die ich heute zurückgegriffen habe	Ergänzende Bemerkungen zu diesem Tag

Schlafqualität war, Ihr Stuhlgang, Ihr Stresspegel etc. Außerdem können Sie Stress reduzieren, Ihre Stimmung verbessern und Ihre Entgiftungsbemühungen unterstützen, indem Sie weitere gesunde Aktivitäten in Ihren Tagesablauf einbauen. Wenn Sie merken, dass Essgelüste Sie zu überwältigen drohen oder Sie schlecht gelaunt sind und unbedingt ein Nusshörnchen essen wollen, halten Sie inne und atmen Sie tief durch! Sie finden nachfolgend einige Methoden, die Ihnen bei der Bewältigung der 21-Tage-Eliminationsdiät helfen können. Tragen Sie diese in der Tabelle in die Spalte »Bewältigungsmethoden« ein, um nachlesen zu können, was jeden Tag bei Ihnen funktioniert hat. Probieren Sie Folgendes:

▸ **Ausruhen:** Machen Sie ein Schläfchen. Wenn Ihr Körper müde ist und Sie ihm keine Ruhepause gönnen, kann er mit Essgelüsten reagieren. Probieren Sie es mit einem Schläfchen, bevor Sie einknicken!

▸ **Leichte körperliche Aktivität (mindestens 30 Minuten):** So kommt der Blut- und Lymphfluss in Gang, wodurch Ihre Leberfunktion gefördert wird und die Entgiftung und eine gute Verdauung angeregt werden. Gehen Sie spazieren oder joggen Sie in mäßigem Tempo, schwimmen Sie, radeln Sie oder treiben Sie einen anderen Sport, der Ihnen gut tut. Übertreiben Sie es jedoch nicht. Anstrengender Sport führt zu einer raschen Ansammlung von Milchsäure in den Geweben und das Letzte, was Sie während der Entgiftung wollen ist, noch mehr Abfallprodukte zu produzieren. Meine Lieblingsart der Bewegung ist, in meiner Wohnung zu rhythmischer Musik wie von Beyoncé zu tanzen, die noch ganz nebenbei gute Laune macht!

▸ **Meditieren:** Stress lässt im Körper Toxine entstehen und sorgt für Gelüste nach den falschen Dingen. Meditation ist ein großartiger Stresslöser. Meditieren Sie 10–20 Minuten oder praktizieren Sie das Sitzen in der Stille. Spüren Sie Ihre Füße und Ihre Hände und konzentrieren Sie sich nur auf Ihren Körper.

▸ **Dehnen:** Machen Sie Dehnübungen oder sanfte Bewegungen – Yoga oder Tai Chi sind beides sehr gute Möglichkeiten. Sie helfen, einen verspannten Körper zu lockern, wodurch Stress reduziert wird und Milchsäure aus den Muskeln leichter eliminiert werden kann. Beides verbessert die Funktion des Immunsystems und reduziert Schmerzen.

▸ **Ein Entgiftungsbad nehmen:** Baden wirkt nicht nur entspannend, sondern kann auch eine großartige Entgiftungsmöglichkeit darstellen. Tauchen Sie Ihren Körper oder Ihre Füße in heißes Wasser, dem Sie Meersalz oder Epsom-Salz und einige Tropfen ätherische Öle zusetzen (z. B. die Duftrichtungen Grapefruitsamen und -schale, Salbei und Rosmarin, die für eine zusätzliche entgiftende Wirkung sorgen). Das Magnesium im Epsom-Salz zieht toxische Abfallprodukte aus dem Körper und füllt die Vorräte dieses wichtigen Mineralstoffs im Körper wieder auf.

▸ **Bürsten der Haut:** Trockene Hautbürstungen regen den Blut- und Lymphfluss an und entfernen Hautschuppen, so werden die Poren von abgestorbenem Gewebe befreit. Verwenden Sie hierzu eine langstielige Bürste mit Naturborsten, um die Haut mit raschen kurzen Strichen zu bürsten. Bürsten Sie die trockene Haut (vor dem Duschen oder Baden) zum Herzen hin, beginnend bei den Fußsohlen, die Arme und Beine nach oben und dann im Uhrzeigersinn über den Bauch, um den Verdauungstrakt anzuregen. Dies dauert höchstens fünf Minuten und lässt ihre Haut seidig schimmern!

▸ **Federnd hüpfen:** Einfaches Hüpfen auf einem Minitrampolin hilft, das Lymphsystem zu aktivieren. Unser Lymphsystem leitet Toxine aus, die wir durch unsere Umwelt aufnehmen. Daher unterstützt federndes Hüpfen den Körper bei der Elimination von Toxinen.

▸ **In einer Infrarot-Sauna sitzen:** Im Gegensatz zu einer normalen Sauna wird der Körper in einer Infrarot-Sauna nicht durch aufgeheizte Umgebungsluft, sondern durch eine langwellige Infrarotstrahlung von innen heraus erwärmt, sodass die tiefsten Gewebeschichten und Organe erreicht werden. Dadurch können die Toxine über den Schweiß ausgeschieden werden.

Viele meiner Ärzte empfahlen die Infrarot-Sauna, um Schwermetalle und *Candida*-Pilze »auszuschwitzen« und die Symptome meiner Lyme-Borreliose zu lindern.

- **Eine entgiftende Dusche nehmen:** Sie können Ihren Lymph- und Blutfluss am Ende des Duschens anregen, indem Sie das Wasser für einige Minuten von warm auf eiskalt stellen. Verwenden Sie einen Filter auf dem Duschkopf, damit Ihre Haut keine Toxine aus dem Leitungswasser aufnimmt.

- **Wasser trinken:** Gönnen Sie sich ein großes Glas mit kaltem, gereinigtem und gefiltertem Wasser. Um die entgiftende Wirkung zu steigern, geben Sie ½ Teelöffel hochwertiges Meersalz dazu.

- **Tee trinken:** Bereiten Sie sich eine Tasse Bio-Kräutertee. Empfehlenswert ist Löwenzahnwurzel, Nessel, Labkraut, Klette und Rotklee. Probieren Sie meinen Wohltuenden reinigenden Tee (siehe Seite 307).

- **Eine Schlammpackung geniessen:** Packungen können dabei helfen, dem Körper durch die Haut Toxine zu entziehen und die Haut glänzen zu lassen. Schlamm aus dem Toten Meer und Bentonit-Tonerde haben reinigende und entgiftende Wirkung. Algen und Seetang können ebenfalls Toxine aufnehmen, wenn sie zusammen mit Tonerde oder in einer Algenpackung auf die Haut aufgetragen werden. Diese Packungen sind noch wirksamer, wenn Sie dabei schwitzen.

- **An Musik/Kunst erfreuen:** Solche Aktivitäten können Stress lösen und beruhigend auf den Körper wirken. Hören Sie Ihre Lieblingsmusik, malen Sie mit Wasserfarben, zeichnen Sie, betätigen Sie sich kunsthandwerklich oder Ähnliches, was Ihren Geist beruhigt. Ich höre zur Entspannung täglich Musik und male mit Wasserfarben.

- **Giftfrei essen:** In diesem Buch finden Sie über 200 giftfreie Rezepte, aus denen Sie wählen können (ab Seite 117) sowie meinen Speiseplan zur Entgiftung (siehe Seite 379).

LASSEN SIE SICH NICHT ENTMUTIGEN – SIE SCHAFFEN DAS!

Die Tatsache, dass Sie dieses Buch lesen, bedeutet, dass Sie in Ihrem Leben etwas ändern wollen. Es erscheint schwierig, dies umzusetzen – vor allem wenn Sie glauben, es bedeutet, dass Sie Dinge wie ein geselliges Leben, essen zu gehen und sich »normal zu fühlen« aufgeben müssen. Dabei ist es einfacher, als Sie meinen!

Entscheidend ist hier die Einstellung. Dieses Buch stellt Ihnen viele neue (leckere) Gerichte und gesunde Veränderungen Ihres Lebensstils vor, die auszuprobieren Sie sonst niemals in Betracht gezogen hätten. So beschenken Sie sich selbst, indem Sie Ihren Körper und Ihre Gesundheit bestmöglich für die Zukunft rüsten.

Fangen Sie beispielsweise damit an, die Toxischen 13 aus Ihrer Küche zu verbannen (siehe 1. Schritt) oder Ihren Vorratsschrank mit gesunden Lebensmitteln zu füllen (siehe 2. Schritt). Nur Sie wissen, wozu Sie bereit sind, was Sie verändern wollen und was Sie bewältigen können, ohne sich überfordert zu fühlen. Haben Sie erst einmal den ersten Schritt getan, werden Sie sich stark genug für den nächsten Schritt fühlen.

Kaufen Sie sich einen großen Kalender und hängen Sie ihn gut sichtbar an die Wand oder kleben Sie ihn an den Kühlschrank. Mit einem roten Textmarker malen Sie über jeden Tag, an dem Sie giftfrei gegessen und gut für sich gesorgt haben (Körper, Geist und Seele), ein großes rotes X. Nach ein paar Tagen entsteht so eine Kette von X, die mit jedem Tag länger wird. Haben Sie erst einmal eine mehrere Monate lange Kette von X geschafft, werden Sie diese nicht mehr unterbrechen wollen.

Nachdem Sie nun einige einfache Schritte für Ihre 21-Tage-Entgiftungsdiät kennengelernt haben, können Sie als Nächstes einige Änderungen in Ihrer Küche vornehmen. Der folgende Abschnitt befasst sich deshalb mit den Fragen: Welche Lebensmittel müssen Sie entsorgen, und womit können Sie Ihren Kühlschrank, Ihre Kühltruhe und Ihren Vorratsschrank füllen, um Ihre Mahlzeiten in Zukunft giftfrei, lecker und einfach zu gestalten?

8 Schritte zur Reinigung und zum Aufbauen von Energiereserven

Sie werden einige grundlegende Veränderungen Ihrer täglichen Gewohnheiten vornehmen müssen, um gesund zu werden (und zu bleiben). Aber keine Angst, Sie müssen Ihren Lebensstil nicht über Nacht vollständig umkrempeln. Diese Änderungen brauchen Zeit. Beginnen Sie, sobald Sie sich bereit dazu fühlen.

Mein ausschlagebendes Erlebnis war, dass ich chronisch krank wurde. Sie werden vielleicht nichts so Dramatisches durchmachen müssen. Bevor ich krank wurde, habe ich mein Essen selbst gekocht, mein Mittagessen in die Arbeit mitgenommen und nie Fast Food konsumiert. Ich war der Meinung, gesund zu essen, dabei hatte ich keine Ahnung, wie toxisch dieses Essen war.

Nach einigen Wochen giftfreiem Essen wird selbst der heikelste Esser bekehrt sein. Mein Vater ist dafür das lebende Beispiel. Er lebte von weißem Brot, weißer Pasta und viel zu vielen industriell verarbeiteten Snacks. Diese Zeiten sind vorbei! Er hat seine überflüssigen Pfunde verloren, seine Entzündungen sind zurückgegangen, und er sprüht nur so vor Energie – was man von einem 68-Jährigen so nicht erwarten würde. Klingt wie ein Wunder? Im Gegenteil: So sollte es sein. Ihnen kann das ebenfalls gelingen! Die verschiedenen Schritte, Tipps und Anregungen in den nächsten beiden Abschnitten sollen den Übergang für Sie entspannt und einfach machen.

Schritt 1: Machen Sie Ihre Küche giftfrei

Das Wichtigste zuerst: Trennen Sie sich von Lebensmitteln, nach denen Sie sich schlecht, aufgebläht, aufgedunsen usw. fühlen. Teilweise haben Sie das bereits getan, aber es wird nun Zeit, die Vorräte erneut zu prüfen. Tschüss Gluten, Milchprodukte, raffinierter Zucker, Mais und industriell verarbeitete Lebensmittel! Nachdem Sie inzwischen wissen, warum diese Lebensmittel verschwinden müssen (siehe Seite 22), ist es an der Zeit, sich von den bisherigen Vorräten zu verabschieden und eine ganz neue Welt des Geschmacks und der Kreativität mit vollwertigen Lebensmitteln willkommen zu heißen.

Schritt 2: Erstellen Sie einen Speiseplan

Bevor Sie Ihren Fuß in ein Lebensmittelgeschäft setzen, ist es wichtig, dass Sie über eine Strategie verfügen. Sie wollen sicherlich nicht ein Vermögen für neue Lebensmittel ausgeben, ohne zu wissen, was Sie damit anfangen sollen. Nichts könnte entmutigender sein! Deshalb finden Sie nachfolgend eine Anleitung, wie Sie mit Ihrer neuen entzündungshemmenden Entgiftung beginnen können:

- **Inventur machen.** Gehen Sie alle Lebensmittel durch und überlegen Sie, was Sie aufheben können (siehe Seite 386, Liste entzündungsbekämpfender Vorräte).

- **Lieblingsspeisen auswählen.** Markieren Sie in diesem Buch die Rezepte, die Sie zubereiten wollen. Planen Sie Ihre Mahlzeiten für einige Tage im Voraus, am besten für die ganze Woche. Vergessen Sie die Snacks nicht! Mein Essensplan auf Seite 379 hilft dabei.

- **Eine Liste schreiben.** Schreiben Sie alle Zutaten auf, die Sie für die Zubereitung dieser Mahlzeiten benötigen. Machen Sie sich keine Gedanken, wenn die Liste beim ersten Mal recht lang wird, mit der Zeit wird sie kürzer. Unter *TheHealthyApple.com/EatingClean* finden Sie eine Einkaufsliste für meinen Essensplan. Je mehr Sie kochen, desto mehr Zutaten werden Sie ansammeln. Legen Sie sich einen Vorrat hochwertiger Produkte zu.

- **Planmässig vorgehen.** Erstellen Sie jeweils am Sonntagabend einen Plan: Wählen Sie drei glutenfreie Getreidesorten, fünf Gemüse und vier gesunde Fette, die Sie in der folgenden Woche bei Ihren Mahlzeiten und Snacks verwenden wollen. Beispielsweise: Quinoa, Wildreis und Hirse sowie Zucchini, Spinat, Karotten und Grünkohl. Dazu noch Avocado, Mandeln, Walnüsse und Hummus. Alle Mahlzeiten und Snacks für die Woche können Sie ganz einfach aus der Gruppe dieser gewählten Lebensmittel zubereiten. Selbst wenn Sie vorhaben, Ihr Mittagessen in der Arbeit zu kaufen, können Sie meine Einfache Guacamole (siehe Seite 313) oder meine Tapenade aus Kalamata-Oliven und Cashewkernen (siehe Seite 312) für Snacks mit Gemüserohkost einpacken oder ein verschlossenes Einweckglas mit gekochter Hirse (siehe Seite 112, Tabelle mit glutenfreien Getreidesorten) in den Kühlschrank stellen und geben eine Portion davon zu einem Salat. Werten Sie gekauftes Essen auf und bringen Sie jede Woche einige dieser gesunden Beigaben ins Büro mit. Meine Gesprenkelten Sesam-Mandel-Häufchen (siehe

---

Und wo bleibt das Eiweiß?

Dieses Buch ist vegetarisch, und viele Rezepte sind sogar vegan (abgesehen von einigen wenigen Rezepten, die Honig enthalten), das bedeutet, dass hier keine tierischen Produkte verwendet werden (keine Milchprodukte, keine Eier, kein Fleisch, Geflügel, keine Meeresfrüchte etc.). Sie können diese Rezepte also genießen, wenn Sie Veganer oder Vegetarier, aber auch, wenn Sie Fleischesser sind, weil Sie meine Rezepte nach Belieben mit tierischem Eiweiß servieren können. In meinen Rezepten stammt das Eiweiß aus Bohnen, Hülsenfrüchten, glutenfreiem Vollkorn und rohen Nüssen und Samen.

Seite 148) sind ein fabelhafter Party-Snack, wirken aber auch bei einem langweiligen Salat Wunder.

Schritt 3: Einkaufen wie ein Profi

Wie man Lebensmittel am besten einkauft, ist beinahe ebenso wichtig wie die Frage, was man kaufen soll. Nachfolgend meine Strategien für kluges Einkaufen:

▸ **Den gesunden Menschenverstand nutzen.** Dies ist der beste Weg, am Ende nicht nur einen Kühlschrank voller Lebensmittel zu haben, sondern auch Geld zu sparen. Kaufen Sie nichts leicht Verderbliches in großen Mengen und kaufen Sie keine Lebensmittel, von denen Sie wissen, dass Sie sie niemals essen werden. Wenn Sie heute Spargel furchtbar finden, werden Sie ihn auch in einer Woche nicht mögen. Lesen Sie auf Seite 47, wie Sie Ihre Liste der Top-Ten-Lieblingslebensmittel zusammenstellen.

▸ **Die Einkaufstour rationell gestalten.** Organisieren Sie Ihre Einkaufsliste in der Reihenfolge, in der Sie die Produkte im Laden finden wie Obst und Gemüse, Körner, Gewürze, Tiefkühlkost etc. Dadurch sparen Sie Zeit, und die Gefahr, etwas zu vergessen, ist geringer. Halten Sie sich nach Möglichkeit an die Liste und vermeiden Sie Spontankäufe.

▸ **Flexibel sein.** Auf Ihrer Einkaufsliste steht möglicherweise Grünkohl, im Geschäft ist jedoch Blattkohl gerade im Sonderangebot, oder es gibt nur Mangold. Lassen Sie Ihren Geldbeutel entscheiden. Sie können auch improvisieren – manchmal wird das Ergebnis so sogar noch besser. Die Tabelle »Clever und einfach austauschen« (siehe Seite 52–53) hilft dabei.

▸ **Die Gefriertruhe bestücken.** Wenn es in meinem örtlichen Lebensmittelgeschäft ein Sonderangebot für ein Gemüse gibt, das ich sehr gerne esse, nehme ich

Raus aus dem Supermarkt

Ich finde, es gibt nichts Schlimmeres, als in einem grell erleuchteten, riesigen Supermarkt Lebensmittel einzukaufen, der vollgepackt ist mit Fertigpackungen und Werbung für Lebensmittelimitate. Nachfolgend einige Möglichkeiten, die Essenszubereitung und den Lebensmitteleinkauf angenehmer, preiswerter, einfacher und schöner zu gestalten!

▸ **Auf den Bauernmarkt gehen.** Sehen, was frisch ist und gerade Saison hat, Kostproben genießen und nach Tipps für die Zubereitung fragen: Es gibt keine bessere Möglichkeit, zu erfahren, woher Ihr Essen stammt und wie es angebaut wurde, als mit jenen zu sprechen, die es anbauen.

▸ **Keine Angst vor Online-Käufen.** Eine der einfachsten Möglichkeiten, für eine mit gesunden Lebensmitteln stets gut gefüllte Speisekammer zu sorgen, ist das Internet. Ich war immer skeptisch, Lebensmittel für meinen Bio-Bedarf im Internet zu bestellen, bis ich verschiedene gute Quellen fand. Man kann dort alles, von glutenfreien Haferflocken und Bio-Senf bis zu rohem, ungefiltertem Apfelessig, bestellen und bekommt es geliefert (z. B. bei alnatura-shop.de, shop.basicbio.de). Die gesparte Zeit können Sie nutzen, um sich um sich selbst zu kümmern.

▸ **Einen kleinen Kräutergarten anlegen.** Sie haben keinen Garten oder keinen grünen Daumen? Kein Problem! Stellen Sie einige Kräutertöpfe aufs Fensterbrett.

gleich eine größere Menge davon mit und auch meine Lieblingszutaten für eine Marinade. Zu Hause mische ich alles und brate oder grille das Gemüse. Dann gebe ich es in einen Gefrierbehälter und friere es für später ein, wenn ich einmal keine Zeit habe zu kochen. Eine gut gefüllte Gefriertruhe zu haben ist so gut, wie Geld in der Manteltasche zu finden. Fast alles lässt sich einfrieren: Ausgenommen sind gekochte Kartoffeln, Blattsalat, Sellerie, Kohl und Gurken. Frieren Sie möglichst viel in kleinen Portionen ein. Bio-Obst wie Beeren am besten sofort einfrieren, da es im Kühlschrank schnell verdirbt. Verwenden lassen sich diese kleinen Portionen in Smoothies anstelle von Eis, oder man lässt sie auftauen und isst sie als Dessert. Sie können auch unter Haferbrei gemischt oder mit Kokosjoghurt gegessen werden. Ich taue eingefrorenes Obst über Nacht im Kühlschrank auf und verwende es am nächsten Morgen. Tiefgefrorenes Gemüse wie Spinat, Brokkoli, Blumenkohl und Kürbis kann man ebenso behandeln. Frieren Sie Gemüse selbst ein oder kaufen Sie Bio-Marken.

▸ **Etwas riskieren.** Probieren Sie jede Woche ein neues vollwertiges Lebensmittel aus. Das tut nicht nur Ihrem Körper gut, sondern auch Ihrem Gehirn. Zudem werden Sie so ermuntert, beim Essen kreativer zu werden. Und wer weiß, vielleicht entdecken Sie dabei sogar ein neues Lieblingsessen! Bei mir waren es Nori und Yambohnen. Probieren Sie meine Knusprigen Nori (siehe Seite 45) und Rohen Jicama-Romanasalat-Wraps mit Dill-Limetten-Dressing (siehe Seite 178).

Schritt 4: erneuerung der Vorratskammer

Sie werden in diesem Buch feststellen, dass ich auf einige Zutaten immer wieder zurückgreife. Es sind Lebensmittel, auf die ich nicht mehr verzichten kann. Sie können diese als Superfoods, als nährstoffdichte Lebensmittel oder als Ihre neuen besten Freunde bezeichnen. Sie müssen nicht losziehen und alle auf einmal einkaufen, aber Sie sollten immer einige in Ihre jeweilige Einkaufsliste aufnehmen. Mit diesen Produkten können Sie jedem Gericht ganz einfach Geschmack und Nährstoffe verleihen.

▸ **Kichererbsen-Miso-paste:** Dieses geschmacksintensive japanische Grundnahrungsmittel, das in Suppen, Saucen, Marinaden und Salatdressings Verwendung findet, wird aus Kichererbsen anstelle von Sojabohnen hergestellt. Dieses Miso hat mein Leben verändert. Es ist fermentiert, daher zusätzlich sehr gut für die Darmgesundheit. Also gleich ein doppelter Vorteil!

▸ **Meeresalgen:** Meeresgemüse enthält viel Jod, Eisen, Mineralstoffe, Vitamin C, Antioxidantien und pflanzliche Nährstoffe. Man kauft es getrocknet und weicht es fünf Minuten in Wasser ein. Arame und Wakame eignen sich sehr gut für Suppen und Salate oder zum Bestreuen von gedünstetem und gebratenem Gemüse. Wenn ich Bohnen koche, füge ich Kombu hinzu (für zusätzliche Nährstoffe und um die Stärke in den Bohnen aufzuspalten). Sie können aber auch einen Meeresalgensalat zubereiten, indem Sie den Kombu auf dem Herd in Wasser kochen und vor dem Servieren mit etwas Kokosöl oder nativem Olivenöl extra beträufeln. Nori ist ein toller Snack, vor allem wenn man Avocado, Hummus und Gemüse darin aufrollt. Probieren Sie z. B. meine Nori-Wraps »Sunrise« mit würzigem Tahini-Dressing (siehe Seite 176). Andere Meeresgemüse wie Kelp und Dulse werden als Granulat verkauft und sind von Natur aus salzig. Meine Sojafreie Kichererbsen-Misosuppe (siehe Seite 195) ist beispielsweise eine gute Verwendungsmöglichkeit für Dulse!

▸ **Kurkuma:** Dieses Gewürz erhält seine gelbe Farbe vom Curcumin, einem entzündungshemmenden Stoff, der den natürlichen Entgiftungsprozess in Leber und Gallenblase anregt. Ich gebe Kurkuma in eisgekühltes Wasser mit frischem Zitronensaft sowie in Kräutertees und meinen Wohltuenden reinigenden Tee (siehe Seite 307).

▸ **Ganze Senfkörner:** Mit diesen Körnern können Sie Suppen und Salaten Geschmack geben und dabei noch die Magensäureproduktion anregen, um das Essen besser zu verdauen. Außerdem sind die Körner eine gute Selenquelle. Probieren Sie mein Rezept für Süßen, hausgemachten Honigsenf (siehe Seite 323).

Nori-Chips – ein einfacher Snack!

Nori ist für sein Meeresaroma in Sushi und Misosuppe bekannt. Sie können diese getrockneten japanischen Meeresalgen aber auch anstelle von Tortillas verwenden, um Gemüse darin einzuwickeln, oder es mit Wasser bestreichen, mit Meersalz bestreuen und im Backofen 15 Minuten bei 120 °C rösten. Zerkrümeln Sie die gerösteten Chips über Gemüse, Pfannengerichten und Salaten, um diesen einen Kick zu geben. Die papierartige Textur ist interessant, und auch als Garnitur macht Nori sich gut.

- **Frischer Ingwer:** Ingwer regt die Leber dazu an, Giftstoffe auszuschwemmen. Frischer Ingwer eignet sich sehr gut für Tees, Salatdressings sowie Marinaden und sorgt fein gerieben schnell für ein tolles Aroma!

- **Kakao:** Kakaobohnen stammen aus der Kakaofrucht und sind die Hauptzutat jeder Schokolade. Er ist reich an Antioxidantien, Magnesium und vielen weiteren Nährstoffen und schmeckt ohne Zucker und sonstige Zusätze bitter. Sie können Kakaonibs oder -pulver zu Müsli, Smoothies, Getreide und Studentenfutter sowie Desserts zufügen. Verwenden Sie Kakaonibs für eine Extraportion Nährstoffe bei meiner Genussreichen heißen Kakoa (siehe Seite 305).

- **Zimt:** Er gibt Speisen und Getränken eine leichte Süße. Gewonnen wird er aus der Innenrinde des Zimtbaums. Er hat gute antibakterielle sowie antimikrobielle Eigenschaften. Zudem enthält er Ballaststoffe, Kalzium, Eisen, Mangan und Antioxidantien. Streuen Sie gemahlenen Zimt über Desserts, Süßkartoffeln, Kürbis oder gebackenes Obst.

- **Milchfreier Nusskäse:** Diese eiweißreichen »Käse«-Sorten geben jedem Gericht eine cremige Konsistenz und ein milchähnliches Aroma. Sie sind ein toller Aufstrich für meine Cracker (siehe Seiten 164–170) und für Gemüserohkost. Sie können selbst eine Sorte erfinden. Hier finden Sie Rezepte von Milchfreiem Paranuss-Käse bis zu Milchfreiem cremigen Cashew-Käse (siehe Seiten 315–318). Geben Sie 1 Teelöffel probiotisches Pulver mit in die Küchenmaschine, wenn Sie diesen Käse herstellen. Das regt die Verdauung an.

- **Natives Olivenöl extra:** Dieses wichtige Grundnahrungsmittel wird in keiner Weise behandelt oder modifiziert. Wählen Sie ein Bio-Öl. Achten Sie darauf, dass das Öl in einer dunklen Glasflasche abgefüllt ist, sodass Wärme, Sauerstoff und Licht den Oxidationsprozess nicht beschleunigen und seine nährwertbezogenen Eigenschaften wie die antioxidative Wirkung und den Vitamin-E-Gehalt nicht zerstören können. Ich verwende Olivenöl nicht nur zum Kochen sehr gerne, sondern auch für meine Schönheitspflege – als Feuchtigkeitsspender für die Lippen und zur Augenpflege, als Nagelhautbad und gemischt mit Meersalz als Peeling.

- **Getreidefreie Cracker:** Haben Sie diese Cracker zur Hand, lassen sich schnelle Snacks oder Mahlzeiten leicht zusammenstellen. Mit den Rezepten auf den Seiten 164–170 können Sie getreidefreie Cracker ohne jegliche Füllstoffe, Gluten, Getreide oder Zusätze selbst herstellen (die in Fertigprodukten oft enthalten sind).

- **Glutenfreier Pizzateig:** In diesen leckeren Pizzateigen sind weder Weißmehl noch Xanthan Gum enthalten. Und wer liebt Pizza nicht? Hier finden Sie supergesunde Pizzarezepte mit viel Geschmack und Ballaststoffen (siehe Seite 242–244).

- **Reife Avocado:** Ein cremiger Ersatz für Milchprodukte, der als Dip oder Aufstrich ein Gericht aufwertet.

Gesündere Lebensmittel einkaufen

Schädliche Zutaten, die sich hinter irreführenden Etiketten verbergen, sind überall im Supermarkt zu finden. Nachfolgend einige Regeln, die Sie beim Einkaufen berücksichtigen sollten:

▸ **Immer die Zutatenliste lesen:** Bis heute passiert es mir immer wieder, dass ich durch einen Naturkostladen gehe und nach einem »Bio«-Produkt greife, ohne die Zutatenliste zu lesen. Zu Hause stelle ich dann fest, dass dieses »gesunde« Lebensmittel raffinierten Zucker, Geschmacksstoffe u. Ä. enthält. Daher rate ich Ihnen, jedes Etikett genau zu lesen oder sich bei Fragen an den Hersteller zu wenden. Die meisten Marken haben auf ihrer Webseite ein Kontaktformular. Stellen Sie dort Ihre Fragen über Inhaltsstoffe, gentechnisch veränderte Organismen, Bio-Zertifikate, Herkunft usw.

▸ **Vollwert-Lebensmittel kaufen:** Kaufen Sie vollwertige Lebensmittel möglichst mit nur einer Zutat und ohne lange Zutatenliste (wie Äpfel, Avocados etc.) oder wählen Sie Lebensmittel mit einer kurzen Liste von Zutaten, die Sie alle aussprechen können und verstehen.

▸ **Nach versteckten Zutaten Ausschau halten:** Seien Sie vorsichtig bei versteckten Inhaltsstoffen wie Gluten, Milchprodukten, Zucker, Soja, Zusätzen, Weizen, chemischen Stoffen und Eiern, die in Kuchen- und Pfannkuchenmischungen, Salatdressings, Marinaden, Senf, Schokolade, Süßigkeiten, Mayonnaise, Glasuren, Sauce hollandaise und Eiweißpulver meist enthalten sind.

▸ **Auf das EU-Bio-Siegel achten:** Achten Sie bei Frischprodukten auf das Bio-Siegel der EU. Obst und Gemüse mit diesem Siegel stammen aus biologischem Anbau.

▸ **Unverpackte Waren kaufen:** Unverpackte Waren aus Schüttvorrichtungen zu kaufen, ist bei Hülsenfrüchten und Körnern preislich günstig, achten Sie hier aber darauf, ob das Geschäft auch die Hygienevorschriften einhält. Die Behälter sind anfällig für die Bildung von Bakterien und Schimmel, was durch den günstigeren Preis nicht wettgemacht wird. Schimmel und Bakterien beeinträchtigen die Darmgesundheit und fördern Entzündungen! Ich weiß das aus persönlicher Erfahrung. Mein Vorschlag: Offene Waren online kaufen. Das ist billiger und sicherer!

▸ **Meiden Sie Kaugummi und Süssigkeiten:** Sie enthalten viele chemische Substanzen, und nichts davon tut Ihnen gut. Ich war jahrelang geradezu süchtig nach zuckerfreiem Kaugummi und Softdrinks. Seit ich beides verbannt habe, geht es mir sehr viel besser. Verwenden Sie stattdessen frische Zitronen, Limetten, Kräutertees und frischen Ingwer, um Ihren Mahlzeiten Geschmack und Aroma zu geben, sodass Sie keine Gelüste mehr auf Süßes bekommen.

Avocados eignen sich auch gut als Zusatz zu Smoothies und pürierten Suppen. Für Partys ist meine Einfache Guacamole (siehe Seite 313) perfekt.

▸ Rohe Nüsse und Samen: Nüsse und Samen sollten Sie als einfache Zugabe bei Ihren Rezepten verwenden, denn sie ergänzen jedes Gericht mit gesundem Fett und Eiweiß. Ich habe immer Behälter mit rohen Nüssen, Samen, hausgemachtem Studentenfutter und meinen Gerösteten Pekannüssen mit Ahornsirup und Sriracha (siehe Seite 150) als kleinen Snack zur Hand. Achten Sie darauf, rohe, ungeröstete und ungesalzene Nüsse zu kaufen, denn wenn sie vom Hersteller bereits geröstet wurden, enthalten sie wahrscheinlich Glutamat, Zuckerzusätze und raffiniertes Salz sowie gentechnisch veränderte Öle. Bei gekauften, trocken gerösteten Nüssen können auch Geschmacksstoffe zugesetzt sein. Rösten Sie 2 Tassen Nüsse oder Samen einfach selbst und heben Sie sie in verschlossenen Glasbehältern bis zu einer Woche auf (siehe Seite 116). Rohe Mandeln, Pinienkerne, Haselnüsse, Pekannüsse und Walnüsse geben jedem Gericht eine knackige Konsistenz – ob unter einen Salat gemischt, unter Kokosjoghurt gerührt oder über gebratenes Gemüse gestreut. Süße Macadamianüsse sind toll in gebackenen Desserts oder auf Eiscreme, und Cashewkerne sind eine sehr gute Grundlage für cremige Saucen, Desserts und Dips. Rohe Samen können Sie zusammen mit Nüssen für Gerichte und Snacks verwenden. Oder wie wäre es mit Kürbiskernen, Sesam, Sonnenblumenkernen, Chia, gemahlenen Leinsamen und Hanfsamen? Probieren Sie auch meine Nuss- und Samen-»Mylks« (siehe Seite 298) und mein Cremiges Honig-Mandel-Mus (siehe Seite 315) zu Ihrem morgendlichen Haferbrei. Oder peppen Sie Suppen und Salate mit Nüssen und Samen auf. Bereiten Sie für eine Party Rezepte mit gerösteten Nüssen zu (siehe Seite 148–150) oder genießen Sie einfach eine Handvoll rohe Nüsse und Samen als Snack. Nüsse und Samen werden am besten im Kühlschrank oder Tiefkühlfach aufbewahrt.

▸ Mandeln selbst mahlen: 1 Tasse ganze rohe Mandeln in einem Mixer auf hoher Stufe oder einer Küchenmaschine zu einer feinen mehligen Konsistenz verarbeiten. Nicht zu lange mixen, sonst wird das Öl aus den Mandeln freigesetzt und die gemahlenen Mandeln verklumpen. In diesem Fall die Klumpen per Hand trennen. Mandelstückchen, die nicht gemahlen wurden, entfernen. 1 Tasse rohe Mandeln ergibt ca. 1 Tasse gemahlene Mandeln. Sie halten sich in einem verschlossenen Behälter im Kühlschrank bis zu zwei Wochen.

▸ Glutenfreies Hafermehl selbst herstellen: In einem Mixer auf hoher Stufe glutenfreie Haferflocken fein verarbeiten. 1 Tasse Haferflocken ergibt ca. 1 Tasse Hafermehl. Es hält sich in einem luftdicht verschlossenen Behälter im Kühlschrank bis zu zwei Wochen.

Schritt 5: Erstellen Sie eine Top-Ten-Liste

Bei der Umstellung auf diese neue Art zu essen ist es sehr wichtig, Folgendes zu beachten: Es geht um Ihren eigenen Körper – nicht um den eines anderen. Essen Sie also das, worauf Sie Lust haben. Nur weil ich bei einem Rezept eine bestimmte Zutat angebe, müssen Sie diese nicht verwenden. Sie mögen keine Tomaten? Sie sind kein Fan von Mangold? Keine Sorge. Es gibt sehr viele Alternativen. Ich habe die folgende Top-Ten-Liste vor einigen Jahren für mich zusammengestellt, weil ich eine tägliche Erinnerungshilfe für die Zutaten zur Entgiftung brauchte. Halten Sie sich bei Obst und Gemüse nicht zurück. Versuchen Sie, täglich 450 g davon zu essen. Obst und Gemüse sind reich an pflanzlichen Nährstoffen, die die Entgiftung fördern, Entzündungen reduzieren und zahlreiche weitere gesundheitliche Vorteile bieten. Auch viele Kräuter und Gewürze sind reich an Antioxidantien und pflanzlichen Nährstoffen, die Entzündungen reduzieren, Entgiftung unterstützen, Verdauung fördern und das Immunsystem ankurbeln. Eine Unterstützung der Darmflora mit fermentierten Lebensmitteln wie Kichererbsen-Miso hilft, Infektionen zu bekämpfen und den Darm gesund zu halten. Auch unsere Leber müssen wir unterstützen, damit sie Toxine abbauen und deren Ausscheidung erleichtern kann. Daher steht Tee aus Löwenzahnwurzel mit auf der Liste. Es ist zudem wichtig, dass

Superfood: Kokosnuss

▶ Kokosöl ist mein Lieblingsöl zum Backen und Kochen, weil seine Eigenschaften das Immunsystem ankurbeln und es antiviral, antimikrobiell und antifungiell wirkt. Dies ist besonders für diejenigen wichtig, die *Candida*-Pilze im Darm haben, was zu Aufgeblähtsein, schlechtem Atem und Akne führen kann. Kokosöl wird im Dünndarm problemlos resorbiert und ist leicht verdaulich. Es wird schneller in einen Kraftstoff für den Körper verwandelt als jedes andere Fett, wodurch es zu einer hervorragenden Energiequelle wird. Es hat einen hohen Rauchpunkt, sodass es sich gut stark erhitzen lässt. Bei Zimmertemperatur bleibt es fest, wird durch Erhitzen jedoch flüssig. Kokosöl schmeckt leicht nach Kokosnuss und verleiht Speisen ein kokosnussartiges Aroma. Verwenden Sie Kokosöl zum Einfetten Ihrer Pfannen und Töpfe beim Kochen und Backen. Kokosöl kann bei Backrezepten auch anstelle von Butter oder anderem Öl verwendet werden. Ausgetauscht wird es gegen Butter oder Öl im Verhältnis 1:1.

▶ Kokosmilch entsteht durch Mischen von Kokosfleisch mit Kokoswasser. Sie ist eine sehr gute milchfreie Alternative zu Kuhmilch. Wählen Sie ungesüßte Kokosmilch ohne Zuckerzusatz. Probieren Sie mein Rezept für Einfache, hausgemachte Kokos-»Mylk« (siehe Seite 300). Es ist eine einfache Möglichkeit, diese Milch herzustellen, wenn Sie kein Kokosfleisch zur Verfügung haben. Nicht geeignet ist diese Art Kokosmilch (deren Konsistenz dünner ist und die Sie im Kühlfach der Lebensmittelgeschäfte finden) für Rezepte, in denen Kokosmilch zum Kochen verlangt wird (siehe unten).

▶ Kokosmilch zum Kochen gibt es in BPA-freien Dosen, mit vollem Fettgehalt und als Light-Version. Die Feststoffe trennen sich von der Flüssigkeit und steigen als Kokossahne nach oben. Um die Kokossahne zu verwenden, schöpfen Sie diese oben ab und heben die zurückbleibende klare Flüssigkeit für einen anderen Gebrauch auf. Verwenden Sie zum Kochen nur ungesüßte Kokosmilch, nicht die für Cocktails gedachte gesüßte Kokossahne.

▶ Kokosflocken und Kokosraspel geben Smoothies, Salaten, Müslis und meiner milchfreien Eiscreme eine leichte Süße (siehe Seite 342–347)!

▶ Reines Kokoswasser ist die klare Flüssigkeit in grünen unreifen Kokosnüssen. Kokoswasser bekommt man auch in Tetrapacks. Es enthält viel Kalium und Mineralstoffe. Verwenden Sie es bei meiner Kokos-Curry-Karotten-Suppe (siehe Seite 205).

▶ Coconut Aminos ist eine leckere, gehaltvolle, dunkle, salzige sojafreie Würzsauce, mit einem süßlichen Nachgeschmack. Sie ist ein guter Ersatz für Sojasauce in Marinaden, bei Gebratenem und in Dressings sowie als Würzmittel für geröstete Nüsse und Samen. Ich verwende Coconut Aminos in vielen Rezepten für mehr Geschmack und Aroma. Wird eine Kokospalme angezapft, produziert sie einen nährstoffreichen »Saft« aus den Blüten. Dieser Saft ist eine sehr gute Quelle für Vitamin C, B-Vitamine, Mineralstoffe und Aminosäuren, die für unsere Gesundheit unverzichtbar sind.

Sie das Zubereiten Ihrer entgiftenden Mahlzeiten als positiv empfinden und nicht etwa als Zwang.

Während Sie mit verschiedenen Zutaten und Geschmacksrichtungen experimentieren, notieren Sie Ihre Favoriten. So wissen Sie immer, was Sie in Ihrer Küche vorrätig halten wollen, was Sie auf Reisen mitnehmen müssen und worauf Sie immer wieder zurückgreifen können. Außerdem wird das Einkaufen einfacher, wenn Sie eine Liste mit Ihren Favoriten am Kühlschrank hängen haben (verlassen Sie sich im Geschäft nie auf Ihr Gedächtnis, sonst haben Sie am Ende nur Dinge, die Sie gar nicht wollten). Nachfolgend meine Liste als Anregung.

Amies Top-Ten-Bio-Zutaten

1. Meersalz (oder rosa Himalayasalz) und frisch gemahlener Pfeffer
2. Zitronen zum Essen, Trinken und Putzen
3. Frische Kräuter (Petersilie, Basilikum und Koriandergrün sind meine Favoriten)
4. Kreuzblütlergemüse (zum Entgiften) wie Rucola, Brokkoli, Blumenkohl und Rosenkohl
5. Blattgemüse wie Mangold, Blattkohl, Grünkohl und Spinat
6. Ungesalzene rohe Nüsse und Samen
7. Gemahlene oder frische Kurkuma
8. Dijon-Senf (oder probieren Sie meinen Süßen, hausgemachten Honigsenf, siehe Seite 323)
9. Tee aus Löwenzahnwurzel zum Kochen von Körnern und Bohnen (oder um ihn mit frischem Zitronensaft heiß oder eisgekühlt zu trinken)
10. Kichererbsen-Miso-Paste (sojafrei)

Schritt 6: Verjüngungskur für den Kühlschrank

Um gesund zu werden, reicht es nicht, gesündere Lebensmittel zu kaufen – Sie müssen diese auch essen! Nachfolgend einige Tipps, die Ihnen das Leben erleichtern, wenn Sie mit Ihren Einkäufen nach Hause kommen.

▸ **Minimalistisch sein.** Ein überfüllter Kühlschrank ist sehr unübersichtlich. Ordnen Sie, was nach Ihrer ursprünglichen Aufräumaktion bei den Vorräten übrig geblieben ist, und erstellen Sie jede Woche eine Liste des Kühlschrankinhalts, damit Sie nichts vergessen.

▸ **Einen besseren Überblick bekommen.** Legen Sie nährstoffreiche Lebensmittel ins mittlere Fach, um sie auf Augenhöhe zu haben.

▸ **Sofort alles schnippeln und würfeln.** Wenn Sie Obst und Gemüse sofort nach dem Kauf putzen und schneiden, ist es bereits fertig, wenn Sie das nächste Mal über den Kühlschrank herfallen.

▸ **Plastik sofort wegwerfen.** Entfernen Sie alle Plastikverpackungen von Obst und Gemüse und bewahren Sie es in Bio-Stoffbeuteln auf. Lagern Sie frische Kräuter in offenen Einweckgläsern mit etwas Wasser, damit sie frisch und aromatisch bleiben.

▸ **Obst und Gemüse vor dem Verderben schützen.** Durch unsachgemäßes Aufbewahren verderben Obst und Gemüse schneller. Achten Sie darauf, dass Äthylen produzierende Lebensmittel nicht den gesamten Einkauf ruinieren (Obst und Gemüse, das nachreift, setzt als Nebenprodukt dieses Gas frei, das andere Lebensmittel verderben lässt). Pflaumen, Birnen und Melonen sollten in unverschlossenen Baumwolltaschen in separaten Fächern des Kühlschranks aufbewahrt werden. Avocados, Bananen und Tomaten bewahren Sie am besten auf der Anrichte in einem eigenen Gefäß auf – und nicht zusammen in einer Schüssel mit Äpfeln.

▸ **Geschmacksspeicher.** Sie wollen Ihren Rezepten schnell mehr Geschmack verleihen? Dieser Trick funktioniert hervorragend bei Nudeln, Vollkorngerichten, Eintöpfen oder sautiertem Gemüse und Saucen. Frieren Sie übrige Kräuter wie Rosmarin und Thymian in nativem Olivenöl extra ein. Das verhindert Gefrierbrand und Braunwerden. Dazu die Mulden eines Eiswürfelbereiters zu drei Vierteln mit gehackten Kräutern füllen, mit Öl bedecken und einfrieren (ca. 24 Stunden). Anschließend in einen Gefrierbehälter umfüllen. Die Kräuter sind bis zu einem Monat haltbar.

▸ **Gewürzaufbewahrung rationalisieren.** Ich verwende meine Gewürze eher, wenn sie gut zugänglich sind. Daher bewahre ich sie, Etikett nach oben, in einer Schublade auf, nicht auf einem Gewürzregal, wo manche versteckt sind. Beim Nachfüllen eines Gewürzglases einen Aufkleber mit dem Datum auf den Boden kleben. Nach sechs Monaten können gemahlene Gewürze ihr Aroma verlieren und müssen ausgetauscht werden.

▸ **Glutenfreies Getreide auf Vorrat kochen.** Kochen Sie sonntags eine größere Menge Teff (Zwerghirse), Hirse, glutenfreien Hafer, braunen Reis oder Quinoa, dann können Sie das Getreide die Woche über verwenden. Es eignet sich als Beigabe zum morgendlichen Haferbrei, nachmittags zum Salat oder abends zur Fajita. Kochanleitungen finden Sie auf den Seiten 112–115.

Cremigkeit erzielen ohne Milchprodukte, Zucker, Gluten und Soja

Die meisten verwenden Sahne, Kuhmilch, Tofu oder andere industriell verarbeitete Zutaten, um ein Gericht cremig zu machen. Nachfolgend ein paar Möglichkeiten, wie Sie diese leckere Cremigkeit ohne Milchprodukte, Zucker, Gluten und Soja erreichen können:

▸ Nüsse oder Samen in getrennten Schüsseln einweichen (siehe Tabelle Seite 116). Nach dem Einweichen und Abtropfenlassen einzeln im Mixer zu einer cremigen Masse verarbeiten, die Sie, auch als zusätzliche Eiweißquelle, unter ihre Gerichte mischen können.

▸ Suppen erhalten eine cremige Konsistenz durch Zugabe von gedünsteten und pürierten Karotten, Kürbis, Pastinaken, Steckrüben, Süßkartoffeln und Zucchini.

▸ Mit einer reifen Avocado lassen sich Suppen andicken und erhalten eine cremige Konsistenz. Sie können auch den Käse beim Pesto durch reife Avocado ersetzen. Tauschen Sie Pinienkerne mit Walnüssen aus. So erhalten Sie noch eine extra Dosis Omega-3-Fettsäuren!

▸ Unter einen Smoothie eine reife oder tiefgefrorene Banane mischen.

▸ Zu Suppen und Smoothies Kokosmilch zum Kochen (Vollfettstufe) zugeben.

▸ Zu einer Suppe oder zu Haferbrei für mehr Reichhaltigkeit einige Löffel gekochten Reis oder andere glutenfreie Vollkornkörner zugeben.

▸ Smoothies und Desserts mit gekochten glutenfreien Haferflocken andicken.

- **Auf gesundes Fast Food konzentrieren.** Bereiten Sie jedes Wochenende einige Snacks zu. Zu diesen im Voraus zubereiteten Häppchen sollten glutenfreies Vollkorn, fettarmes Eiweiß, Ballaststoffe aus frischem Obst sowie Gemüse und gesunde Fette gehören.

- **Fertiggerichten widerstehen.** Um im Handumdrehen diesen Geschmack chinesischer Mitnahmegerichte zu erzeugen, nach dem man sich häufig sehnt, sollten Sie immer Bio-Schalotten, -Ingwer und -Knoblauch im Haus haben. Entweder fertig gehackt oder gefriergetrocknet kaufen oder selbst hacken und im Kühlschrank aufbewahren. Ein Blattgemüse wie Pak Choi zusammen mit Zwiebeln und Paprika zu der Mischung geben und in einer heißen Pfanne schwenken.

- **Den Kassenzettel würdigen.** Hängen Sie den Kassenzettel des Lebensmitteleinkaufs an die Kühlschranktür. Diese optische Erinnerung wird Ihnen helfen, gesunde Produkte zu essen, bevor sie verderben. Streichen Sie durch, was Sie gegessen haben, so wissen Sie immer, was noch auf seinen Verzehr wartet. Was gäbe es für eine bessere Möglichkeit, sich selbst zu motivieren, nichts verderben zu lassen?

Schritt 7: Einfaches Austauschen

Beim Essen ungesunde Produkte durch sauberere zu ersetzen, kann Ihnen helfen, sich an Ihren neuen, giftfreien Lebensstil zu gewöhnen. Vergessen Sie nicht, dass dies nicht von heute auf morgen geschehen muss. Werten Sie Ihr Essen schrittweise auf, um das Gefühl der Kontrolle zu haben, und lassen Sie sich von den Vorteilen anregen, die Sie mit der Zeit beobachten. Überlegen Sie, was Sie zuerst angehen wollen. Wenn Sie unter Erkältungen oder Problemen mit Hals, Nase und Ohren leiden, verzichten Sie auf Milchprodukte und ersetzen diese durch Mandel-, Nuss- und Samen-»Mylk«. Wenn Sie mit einem Reizdarm zu kämpfen haben, mit Aufgeblähtsein oder anderen Darmproblemen, verbannen Sie als Erstes Gluten und hefereiche Lebensmittel wie Brot, Nudeln und Backwaren. Selbst wenn Sie aktuell unter keinen Krankheiten leiden, werden Sie sich durch einfache kleine Veränderungen besser fühlen.

Schritt 8: Verwenden Sie neue Würzmittel

Es ist an der Zeit, alternative Möglichkeiten zu erkunden, das Bedürfnis nach einer Extraportion Geschmack und Aroma in den Speisen zu befriedigen. Gesundes Essen muss schließlich nicht langweilig sein! Probieren Sie Rezepte wie Cremige Ersatz-Mayo, Süßen, hausgemachten Honigsenf, Amies hausgemachtes Tomatenketchup aus getrockneten Tomaten und Milchfreie saure Cashew-Sahne (ab Seite 308).

- **Gewürze, Kräuter und Aromastoffe großzügig verwenden.** Dazu gehören Piment, Basilikum, Lorbeerblätter, schwarzer Pfeffer, Kümmel, Kardamom, Cayennepfeffer, Zichorie, Chilipulver, Koriandergrün, Zimt, Gewürznelken, Koriander, rote Chiliflocken, Kreuzkümmel, Dill, Fenchel, Knoblauch, Ingwer, rosa Himalayasalz, Meersalz, Meerrettich, Petersilie, Lauch, Zitronengras, Majoran, Minze, Senfkörner, Senfpulver, Muskatnuss, Zwiebeln, Oregano, Paprika, Rosmarin, Safran, Salbei, Sesamsamen, Schalotten, Sternanis, Gewürzsumach, Estragon, Thymian, Kurkuma und Vanille- sowie Mandelextrakt. Und das ist erst der Anfang! Toll sind auch Gewürzmischungen wie Garam Masala und Zatar. Probieren Sie meine Gebackenen kichererbsenfreien Mini-Falafeln mit Cannellinibohnen-Zatar-Sauce (siehe Seite 248). Kaufen Sie eine Auswahl an Gewürzen und Kräutern, um mit verschiedenen Aromen und Kombinationen zu experimentieren. Ihre Lieblingskreationen füllen Sie anschließend in Gläser ab, um sie beim Kochen griffbereit zu haben. Versuchen Sie, Ihre eigene Mischung zu finden, oder verwenden Sie mein Dukkah-Rezept (siehe Seite 334).

- **Selbst kreativ werden.** Bereiten Sie Ihre eigenen Saucen und Würzmittel zu. Es besteht keine Notwendigkeit, industriell verarbeitete fertige Würzmittel zu kaufen, wenn Sie durch meine Rezepte für Dips, Aufstriche und Dressings (ab Seite 308) auf viele eigene Ideen kommen können.

CLEVER UND EINFACH AUSTAUSCHEN

statt	*verwenden Sie*
Raffiniertes weißes Tafelsalz	Rosa Himalayasalz oder Meersalz
Teriyaki-Sauce	Mischung aus Apfelessig, Zimt, gemahlenen Fenchelsamen, Kardamom, Kreuzkümmel und Koriander
Saure Sahne	Milchfreie saure Cashew-Sahne (siehe Seite 317)
Tamari- oder Sojasauce	Coconut Aminos (sojafreie Würzsauce)
Kuhmilch	Bereiten Sie Ihre eigene Kokos-, Mandel- oder sonstige Nuss- oder Samen-»Mylks« zu (siehe Seite 298–301)
Stärkehaltiger weißer Reis	Glutenfreies Vollkorn wie Quinoa, Hirse, Zwerghirse (Teff), Buchweizen, schwarzer Reis und Wildreis. Alternativ: Blumenkohl, den Sie in der Küchenmaschine so verarbeitet haben, dass er wie Reis aussieht (mein Rezept für Würzige Chili-Limetten-Kichererbsen mit Blumenkohl-»Reis« finden Sie auf Seite 263)
Industriell verarbeitete Müsliriegel	Best-Friend-Riegel (siehe Seite 365)
Entzündungsfördernde Erdnussbutter	Cremiges Honig-Mandel-Mus (siehe Seite 315), ein leckerer Aufstrich für eine braune Reiswaffel
Industriell verarbeitete Cracker	Getreidefreie Cracker (siehe Seite 164–170) mit Hummus-Rezepten (siehe Seite 308–311)
Fertigsaft	Bereiten Sie selbst einen leckeren Entgiftenden grünen Saft zu (siehe Seite 297)
Gezuckertes Müsli	Amies Getreidefreies Müsli (siehe Seite 129) oder Honig-Zimt-Quinoa-Müsli (siehe Seite 126)
Gezuckerter Kuchen und Brot	Raffinierter Cranberry-Gewürz-Quinoa-Auflauf (siehe Seite 134) und Karottenmuffins »Morgenglück« (siehe Seite 135)
Fertig gekaufte Dressings und Dips	Selbstgemachte Dips, Aufstriche, Dressings und mehr (siehe Seite 308–337)

CLEVER UND EINFACH AUSTAUSCHEN

statt	*verwenden Sie*
Weiße Pasta	Rezepte für getreidefreie Gemüse-»Nudeln« mit Kürbis, Karotten oder Zucchini (siehe Seiten 230, 232 und 280)
Industriell verarbeitete Tortilla-Wraps	Nori-Blätter oder meine Herzhaften Crêpes mit Kichererbsenmehl (Seite 282)
Fertig gekaufter Teig für süße Pasteten und Aufläufe	Amies glutenfreier Pastetenteig (siehe Seite 352)
Croutons	Glutenfreie Kräutercroutons (siehe Seite 198)
Industriell verarbeitete, stark zuckerhaltige Schokolade	Johannisbeeren, ungesüßtes Kakaopulver, Carob oder Kakao (Pulver oder Nibs)
Limonade	Mineralwasser mit frisch gepresstem Zitronensaft und Beeren
Kaffee	Ingwertee gegen Bauchweh (siehe Seite 306) oder Löwenzahn-Leberentgiftungs-Tee (siehe Seite 307)
Fertig gekauftes Ketchup	Amies hausgemachtes Tomatenketchup aus getrockneten Tomaten (siehe Seite 323)
Dosentomaten	Frische gewürfelte Tomaten oder meine Im Ofen gerösteten Kirschtomaten mit Mohnsamen (siehe Seite 291)
Tomatensauce aus der Dose	Tomatensauce nach alter Art (siehe Seite 326) oder Tomatensauce aus sonnengetrockneten Tomaten (siehe Seite 328)
Stärkehaltige Semmelbrösel aus Weißmehl	Getreidefreie eiweißreiche Brösel (siehe Seite 291)
Fertig gekaufter, glutenfreier Pizzateig aus Weißmehl	Hausgemachter glutenfreier Pizzateig (siehe Seiten 242, 243 und 244)
Verdickungsmittel wie Sahne und Mehl	Suppen andicken mit einer Tasse pürierter Cannellinibohnen, Kokosmilch zum Kochen oder reifen Avocados

- **Gelüste Befriedigen.** Gelüste nach Würzmitteln voller Konservierungsstoffe lassen sich ganz einfach befriedigen durch das Würzen mit Zutaten wie Kichererbsen-Miso, Sauerkraut, Kimchi, Ahornsirup, Honig, Apfelessig, Balsamicoessig, meinem Ohne Alufolie gerösteten Knoblauch (siehe Seite 337), Senfkörnern, ungesüßten Kokosflocken, Kokosraspeln, Kakaopulver, rohem Kakao, rosa Himalaysalz, Meersalz und ungesüßten getrockneten Bio-Früchten wie Datteln, Mango, Cranberrys, Kirschen und Sultaninen (schwefelfrei).

- **Für eine gute Konsistenz sorgen.** Anstatt Semmelbrösel unter ein Gericht zu mischen, bestreuen Sie es lieber mit fein gemahlenen Nüssen oder gemahlenem Leinsamen. Werden Sie mit meinen Getreidefreien eiweißreichen Bröseln (siehe Seite 291) kreativ!

- **Für vollen Geschmack sorgen.** Alle Speisen, vom Salat über gebratenes Gemüse bis zu Desserts, werden besonders aromatisch durch frische Zitronen-, Limetten-, Grapefruit- und Orangenzesten. Diese Schalen enthalten geschmacksintensive Öle. Außerdem wird grünes Gemüse dadurch nicht grau wie durch die Zugabe von Zitronensaft. Schälen Sie jedoch nur die äußere Schale ab, nicht die bittere weiße Haut.

- **Reis durchziehen lassen.** Anstatt Reis und Quinoa beim Kochen durch Zugabe von Öl Aroma zu geben, legen Sie einen Teebeutel Jasmin- oder Rooibostee mit in den Topf.

- **Weniger ist mehr.** Reduzieren Sie ½ Tasse Bio-Gemüsebrühe oder frisch gepressten Orangensaft in einem heißen Topf, um eine aromatische Glasur zu erhalten, die Sie über Ihr Gemüse geben können.

- **Mit frisch gepresstem Saft kochen.** Gibt Gemüsebrühe oder Wasser Ihren Gerichten nicht das nötige Aroma, verwenden Sie stattdessen frischen Karottensaft. Er sorgt schnell und gesund für einen guten Geschmack.

- **Auf Du und Du mit Kräuterwürfeln.** 1 ½ Tassen frische Kräuter im Mixer oder in der Küchenmaschine mit ½ Tasse nativem Olivenöl extra, einer Prise Meersalz und frisch gemahlenem schwarzem Pfeffer mischen. Zu einer glatten Masse pürieren und dieses Püree in einen Eiswürfelbereiter füllen. Im Gefrierfach aufbewahren und zu Suppen, Nudel- oder Reisgerichten geben oder bei Zimmertemperatur auftauen lassen und über Bohnen, Getreide oder Linsen träufeln.

- **Geschmack betonen, nicht überdecken.** Anstatt den Geschmack von Gemüse zu überdecken, sollten Sie dessen natürliche Aromen hervorheben. Wenn Sie erst einmal auf den Geschmack gekommen sind, werden Sie nicht mehr das Bedürfnis haben, nach der Flasche mit industriell verarbeitetem Ketchup zu greifen. Stattdessen werden Sie Amies hausgemachtes Tomatenketchup aus getrockneten Tomaten (siehe Seite 323) bevorzugen.

- **Premium-Salze verschwenderisch verwenden.** Speisesalz – dieses feinkörnige raffinierte Etwas, das in einem Salzstreuer auf fast jedem Tisch zu finden ist – hat während der Raffinierung so gut wie alle Mineralstoffe verloren. Vielfach wird es auch mit Rieselhilfe und Jod versetzt. Verwenden Sie bei keinem Rezept in diesem Buch Speisesalz! Meine Mengenangaben zu Salz beziehen sich ausschließlich auf Meersalz oder das rosa Himalayasalz. Jede Sorte Meersalz ist etwas anders, achten Sie daher darauf, bei Bedarf immer nach Geschmack zu salzen. Meersalz und rosa Himalayasalz sind gut für den Körper, weil sie durch ihren Gehalt an Mineralstoffen eine gesunde Ausgewogenheit fördern. Schon kleine Mengen bewirken viel! Beim Kochen nehme ich zum Würzen gerne die feinkörnigere Sorte und bestreue die Gerichte zum Schluss mit etwas größeren Flocken. Das delikate Aroma wertet jedes Gericht auf. Beim Nachkochen der Rezepte aus diesem Buch können Sie nach Geschmack auch etwas mehr Meersalz verwenden, denn so mancher Gaumen liebt es einfach etwas salziger.

Nun ist es an der Zeit, sich anderen Dingen als der Vorratskammer zuzuwenden. Giftstoffe lauern nämlich auch in den scheinbar giftfreien Frischwaren, im Wasser

Kleine Kräuterkunde

Betrachten Sie frische Kräuter neben den Gewürzgläschen als neue beste Freunde in Ihrer Küche. Sie sind die einfachste, schnellste und preiswerteste Methode (von der gesündesten ganz zu schweigen), um Ihrem Essen Frische und Geschmack zu geben. Folgendes sollten Sie wissen:

- Blattkräuter wie Minze, Basilikum und Petersilie werden am besten wie Schnittblumen behandelt. Die Stängel schräg anschneiden und die Kräuter in einem Glas mit frischem Wasser in den Kühlschrank stellen. Das Wasser täglich wechseln. Koriandergrün, Oregano und Dill sind, in feuchte Geschirrtücher und in ein Baumwollsäckchen gewickelt, im Kühlschrank bis zu einer Woche haltbar.

- Geben Sie holzige Kräuter wie Rosmarin und Thymian gleich zu Beginn des Kochvorgangs zu einem Gericht. Verwenden Sie kräftige Rosmarinstängel (Nadeln abgestreift) als Spieße für gegrilltes Kebab.

- Geben Sie frische Blattkräuter wie Koriandergrün und Petersilie erst am Ende des Kochvorgangs zu. Sie sind roh am geschmackvollsten.

- Frischer Estragon hat einen kräftigen Anisgeschmack. Geben Sie ihn zu Hummus oder Salaten.

- Werfen Sie zarte Dillstängel nicht weg. Geben Sie diese als Aroma-Kick zu einer Brühe oder Suppe.

- Binden Sie frische Thymianstängel mit Petersilie zu einem Sträußchen, um damit Suppen zu aromatisieren (das Sträußchen vor dem Pürieren oder Servieren herausnehmen).

- Variieren Sie Pesto, indem Sie frisches Basilikum und Pinienkerne durch etwas frische Minze und Cashewkerne ersetzen.

- Verwenden Sie für eine Marinade frischen Majoran anstelle von Oregano für einen etwas süßeren, weniger erdigen Geschmack.

GETROCKNETE KRÄUTER

Eine gute Faustregel für den Gebrauch getrockneter Kräuter: Von den getrockneten Kräutern nur ein Drittel der Menge an frischen Kräutern nehmen. Verlangt ein Rezept beispielsweise 1 Esslöffel gehacktes Basilikum, verwenden Sie 1 Teelöffel getrocknetes Basilikum. Fügen Sie getrocknete Kräuter zu Beginn des Kochvorgangs zu, außer Koriander, Basilikum oder Petersilie. Diese sind empfindlicher und würden so ihr Aroma verlieren. Wenn Sie weder frische noch getrocknete Kräuter zur Hand haben, lassen Sie Kräuter insgesamt weg und würzen stattdessen mit etwas mehr Meersalz und Pfeffer.

aus dem Wasserhahn und an vielen anderen Stellen, an denen man sie nicht vermutet.

Ich werde Ihnen zeigen, wie Sie diese chemischen Stoffe meiden und Ihren Teller mit einer Farbpalette füllen können, die Ihr Entgiftungssystem schnell in Gang bringt und Ihr Immunsystem reibungslos funktionieren lässt. Nachdem ich in den letzten zehn Jahren mit Hunderten von Lebensmitteln experimentiert habe, weiß ich, was bei mir gut funktioniert, und dies gilt auch für viele meiner Leser und Kunden. Durch diese Art zu essen erhalte ich mehr mentale und körperliche Energie. Diese Fortschritte sehe ich auch bei Menschen, die ihren Lebensstil entgiften und mit meinen Tipps und Anregungen den Weg zu einem gesünderen Essen und Leben beginnen.

WAS IST MIT FETT?

Jahrelang war man der Meinung, man sollte Fett meiden, neuere Forschungen haben jedoch gezeigt, dass dies kein guter Rat ist. Unsere Zellen und Hormone brauchen Fett zum Überleben, es muss nur die richtige Art Fett sein. Wussten Sie, dass die Qualität des Fetts, das Sie verzehren, darüber bestimmt, wie gut Ihre Zellen funktionieren? Fett aus einer Tüte Chips beispielsweise verursacht in den Zellen Entzündungen, Fett aus Walnüssen, gemahlenen Leinsamen, Avocados und nativem Olivenöl extra hingegen hilft den Zellen, optimal zu funktionieren. Diese Nahrungsmittel haben zudem entzündungshemmende Eigenschaften, sodass sie dazu beitragen können, Entzündungen im Körper zu bekämpfen.

Viele meiner Kunden haben Angst vor Fett. Man hat ihnen beigebracht, im Diätmodus zu leben und fettarme Lebensmittel zu kaufen. Diese fettarmen Lebensmittel, die sie in Lebensmittelgeschäften sehen, sind weder sicher noch gesund oder gut für den Körper. Sie sind ein Relikt der 1980er-Jahre, als alle sich vor Fett fürchteten. Die Hersteller reagierten darauf, indem sie Fett durch raffinierten Zucker, Natrium, chemische Füllstoffe und künstliche Süßstoffe ersetzten – alles Zutaten, die zu Entzündungen und Gewichtszunahme beitragen.

Das »dreckige Dutzend« und die »sauberen Fünfzehn«

Knapp bei Kasse? Wenn Sie nicht ausschließlich Bio-Lebensmittel kaufen können, ist es gut zu wissen, welches Obst und Gemüse am saubersten und welches am meisten belastet ist, damit Sie beim Einkauf eine gute Entscheidung treffen können. Informieren Sie sich auf der Website des Bundesministeriums für Gesundheit und Ernährung (www.bmel.de) über die »saubersten« und »am meisten belastetsten« Obst- und Gemüsesorten. Unter www.lebensmittelklarheit.de finden Sie weitere Informationen darüber, was in Ihren Lebensmitteln enthalten ist!

DAS »DRECKIGE DUTZEND«: MIT PESTIZIDEN BELASTETE LEBENSMITTEL

Jedes dieser Lebensmittel enthält hohe Konzentrationen von Pestiziden. Waschen alleine genügt nicht, um diese Pestizide zu entfernen, wählen Sie in diesen Fällen daher immer Bio-Ware.

DIE »SAUBEREN FÜNFZEHN«: WENIG BELASTETE LEBENSMITTEL

Bei diesem Obst und Gemüse haben Tests geringe Pestizidkonzentrationen ergeben. Bei Bedarf können Sie hier konventionell erzeugte Ware kaufen.

Lesen Sie die Etiketten auf Müsli, Barbecue-Sauce, Ketchup, Teriyaki-Sauce, fettarmem Fruchtjoghurt, Cerealien und Snacks. Wählen Sie stattdessen lieber frisches Bio-Obst und Bio-Gemüse sowie glutenfreies Vollkorn, Bohnen, Hülsenfrüchte und gesunde, entzündungshemmende Fette wie in Avocados, Walnüssen, gemahlenem Leinsamen, Kokosöl, Leinöl und nativem Olivenöl extra. Diese Lebensmittel haben eine hohe Nährstoffdichte und unterstützen den Körper, anstatt gegen ihn zu arbeiten.

ETIKETTEN ENTSCHLÜSSELN

Ein weiterer wichtiger Teil der Entgiftung Ihres Lebensstils ist, dass Sie lernen, Etiketten zu lesen. Marketingfachleute wissen, dass wir natürliche und nahrhafte Lebensmittel kaufen wollen. Gleichzeitig sind sie darauf bedacht, die Kosten niedrig und die Gewinne hoch zu halten, also werden einige Bio-Rosinen zugefügt und der Rest mit chemischen Konservierungsstoffen, künstlichen Süßstoffen und synthetischen Geschmacksstoffen aufgefüllt.

Welche Bedeutung haben die Etiketten auf Lebensmittelverpackungen? Manchmal eine sehr viel geringere, als Sie glauben. Gehen Sie die Liste durch, dann werden Sie merken, dass die meisten Marketingbehauptungen mit Vorsicht zu genießen sind. Der wichtigste Teil des Etiketts ist nicht die glänzende Vorderseite, sondern die langweilige Zutatenliste auf der Rückseite.

▸ **Naturrein oder natürlich:** Einige Zutaten mögen eine natürliche Basis haben, der Begriff ist jedoch schwammig. »Natürlich« und »bio« ist nicht dasselbe. Manche Produkte sind naturreiner als andere, daher lautet mein Rat beim Kauf eines Produktes, das auf der Verpackung als »naturrein« oder »natürlich« bezeichnet wird, die Zutatenliste sehr genau zu studieren und selbst zu schauen, wie natürlich das Produkt tatsächlich ist. Einige natürliche Lebensmittel sind industriell stark verarbeitet, andere weniger.

▸ **Bio-Siegel:** Es gibt in den einzelnen Ländern und in der EU Lebensmittelkennzeichen, die von der Regierung streng definiert und kontrolliert werden und von einer dritten Stelle bestätigt werden müssen. In Deutschland gibt es beispielsweise das deutsche staatliche Bio-Siegel, in der Europäischen Union das Bio-Siegel der EU, in Österreich das AMA-Bio-Siegel. Diese Siegel bedeuten, dass das Produkt zu 95 Prozent aus biologischen Zutaten besteht und beim Anbau, bei der Aufzucht und der Verarbeitung bestimmte Richtlinien eingehalten werden hinsichtlich Unkrautvernichtungsmitteln oder konventionellen Pestiziden, synthetischen Düngemitteln, Wachstumshormonen, Antibiotika, Bestrahlung und Gentechnik. Zudem wurde bei der Produktion auf den Gewässer- und Bodenschutz geachtet. Nur solche Lebensmittel dürfen das offizielle Bio-Siegel tragen. Zertifizierte Bio-Produkte sind auch immer ohne Gentechnik, während nicht alle gentechnikfreien Produkte zertifizierte Bio-Produkte sind.

▸ **Mit echtem Obst hergestellt:** Es gibt keine Möglichkeit festzustellen, ob das Produkt mit echten Früchten hergestellt wurde oder nur mit etwas Fruchtsaft. Für diese Angabe gibt es keine offizielle Regelung.

▸ **Freilandhaltung:** Hierfür gibt es eine EU-Verordnung. Bei dieser Haltung muss jedem Tier eine gewisse Quadratmeterzahl an Auslauf zur Verfügung stehen. Leider beinhaltet diese Kennzeichnung jedoch nicht, wie attraktiv der Auslauf gestaltet ist und somit auch von den Tieren effektiv genutzt wird.

▸ **Ohne gentechnisch veränderte Organismen (GVO):** Ein GVO ist ein lebender Organismus, dessen genetisches Material im Labor durch Gentechnik künstlich manipuliert wurde. Gentechnisch veränderte Nutzpflanzen werden häufig als Tierfutter verwendet, viele haben jedoch bereits auch in unser Lebensmittelsystem Eingang gefunden. Es gibt zunehmende Evidenz dafür, dass GVO mit gesundheitlichen Problemen, Umweltschäden und der Verletzung der Rechte von Landwirten und Verbrauchern verbunden sind. Bei einem Lebensmittel, das nicht als GVO-frei oder aus garantiert biologischem Anbau deklariert ist, schauen Sie sich das Etikett genau an. Nur so können Sie gentech-

Zuckerhaltige Snacks austauschen: Den Zucker loswerden, den Geschmack erhalten

▸ Anstelle von Limonade Mineralwasser mit frischer Limette, Erdbeeren und Zitrone trinken.

▸ Anstelle von Zucker im Kaffee oder Tee verwenden Sie Zimt, Muskatnuss und Piment zu meiner Hausgemachten Mandel-»Mylk« (siehe Seite 298).

▸ Anstelle von Butter auf Toast oder Bagels aus Weißmehl probieren Sie einmal, Kokosöl auf meine Herzhaften Crêpes mit Kichererbsenmehl (siehe Seite 282) oder auf glutenfreien Vollkorntoast zu streichen und mit einer Prise frisch geriebener Orangenschale zu bestreuen.

▸ Anstelle von industriell verarbeitetem Gelee auf Toast aus Weißmehl probieren Sie Chiasamen-Beeren-Marmelade (siehe Seite 337) auf meinen getreidefreien Crackern (siehe Seite 164–170).

▸ Anstelle von industriell verarbeiteten Fertigsäften probieren Sie meinen Entgiftenden grünen Saft (siehe Seite 297).

▸ Anstelle von industriell verarbeitetem Kürbiskuchen genießen Sie an Feiertagen Hausgemachtes Kürbispüree (siehe Seite 131), garniert mit Cremigem Honig-Mandel-Mus (siehe Seite 315) oder mein Perfektes Kürbis-Gelato (siehe Seite 340).

▸ Anstelle von Barbecue-Sauce verwenden Sie Dijon-Senf oder scharfen Senf oder meinen Süßen, hausgemachten Honigsenf (siehe Seite 323).

▸ Anstelle von Agavennektar nehmen Sie Bio-Honig oder -Ahornsirup.

▸ Anstelle eines Schokoriegels mit raffiniertem Zucker essen Sie Kakaonibs, Carob oder Kakaopulver.

▸ Anstelle von fertiger Gemüsebrühe aus der Dose oder aus Brühwürfeln, die häufig Zuckerzusätze enthalten, bereiten Sie meine Gesunde entgiftende Gemüsebrühe zu (siehe Seite 202).

▸ Anstelle eines industriell verarbeiteten Dressings verwenden Sie Apfelessig oder frisch gepressten Zitronensaft und natives Olivenöl extra mit Hanf- oder Chiasamen.

▸ Anstelle von Tonic Water trinken Sie Mineralwasser mit frischen Zitronenscheiben.

▸ Anstelle eines gekauften Frappuccino bereiten Sie meinen Koffeinfreien Chai zu (siehe Seite 297).

▸ Anstelle von Kaffee probieren Sie meinen Löwenzahn-Leberentgiftungs-Tee (siehe Seite 307) mit meiner Hausgemachten Mandel-»Mylk« (siehe Seite 298).

nisch veränderte Zutaten erkennen, die Sie vielleicht meiden wollen wie Rapsöl, Maisöl, Baumwollsamenöl, fructosereichen Maissirup (HFCS), Sojaöl und Sojalecithin. Die fünf wichtigsten Nahrungspflanzen, die weltweit verkauft werden und typischerweise gentechnisch verändert wurden, sind Mais, Sojabohnen, Baumwolle, Raps und Zuckerrüben. In Deutschland ist der Anbau noch stark reglementiert und nur zu Forschungszwecken zugelassen. Doch viele gentechnisch veränderte Produkte werden eingeführt und landen häufig als Tierfutter indirekt auf unserem Teller. Weitere Informationen über GVO und nützliche Quellen zum Aufspüren GVO-freier Produkte finden Sie unter *www.greenpeace.de.* und *www.foodwatch.org.*

HILFE FÜR SCHLECKERMÄULCHEN

Zucker kann eine sehr starke Substanz sein. Auch nachdem Sie sich eine Zeit lang giftfrei ernährt haben, werden Sie vielleicht hin und wieder das Verlangen nach Zucker empfinden. Das ist in Ordnung. Sie können Süßes essen, ohne deshalb Ihren Entgiftungsplan aufs Spiel zu setzen. Sie dürfen nur nicht auf raffinierten, industriell verarbeiteten weißen Zucker oder fructosereichen Maissirup und sonstige künstliche Süßungsmittel zurückgreifen. Zu den unten aufgeführten gesünderen Alternativen gehören Bio-Honig und -Ahornsirup. Diese sind nicht verarbeitet, enthalten weder Füll- noch Zusatzstoffe und auch keine toxischen Pestizide oder chemischen Substanzen.

Manchmal braucht man einfach etwas Süßes als Futter für die Seele. Bei entsprechenden Gelüsten probieren Sie die nachfolgenden Alternativen und bedenken Sie – Süßes wird am besten nur gelegentlich und ganz bewusst gegessen. Mit anderen Worten: Wenn Sie Lust auf etwas Süßes haben, richten Sie Ihre ganze Achtsamkeit auf diesen Augenblick und genießen Sie jeden einzelnen Bissen. Stopfen Sie nicht gedankenlos etwas in sich hinein!

▸ **Medjool-Datteln:** Datteln enthalten Ballaststoffe, Kalzium und Kalium. Sie sind ein großartiges Süßungsmittel beim Backen und Kochen, weil sie die Zutaten binden und den süßen Geschmack auch ohne industriell verarbeitete Zutaten verstärken. Medjool-Datteln sind dick, weich und zart, als preiswertere Option sind aber auch normale Datteln geeignet. Die Datteln entsteinen, hacken und, mit gereinigtem Wasser bedeckt, mindestens 40 Minuten oder bis zu sieben Stunden einweichen.

▸ **100 Prozent reiner Ahornsirup:** Dieser Sirup ist der reine gekochte Saft des Ahornbaums. Achten Sie darauf, Bio-Ahornsirup zu kaufen und keine Sorten mit Zuckerzusatz.

▸ **Kokosraspel und Kokosflocken (ungesüsst):** Sie können damit Geschmack und Konsistenz von Kuchen, Brot, Keksen, rohen Trüffeln und vielen weiteren Gerichten aufwerten. Rösten Sie die Kokosflocken, um die Süße noch zu betonen, wie ich es bei meinen Frühstücksrezepten (siehe Seite 119 –146) und bei der Suppe auf Seite 205 mache (Anleitung, wie die Flocken ganz einfach geröstet werden können, siehe Seite 122).

▸ **Kürbispüree:** Kürbispüree ist für Brownies und süßes Brot eine gesündere Alternative zum Öl und hält die Backwaren saftig. Bereiten Sie Kürbispüree selbst zu (siehe Seite 131) oder probieren Sie, falls Sie keinen frischen Kürbis bekommen, ein Bio-Kürbispüree, das in einem Pappkarton verkauft wird. Verwenden Sie Kürbispüree für mein Perfektes Kürbis-Gelato (siehe Seite 340) und meine Nicht aufgerollten Kürbis-Enchiladas mit milchfreier saurer Cashew-Sahne (siehe Seite 256).

▸ **Ungesüsstes Bio- (oder rohes) Kakaopulver:** Es ist vollgepackt mit Antioxidantien! Ich verwende es für meine Dessert-Rezepte (siehe Seite 338–372).

▸ **Bio-Honig:** Anders als der industriell verarbeitete Honig, den Sie in den meisten Lebensmittelgeschäften bekommen, enthält dieser Honig viele Nährstoffe, hat eine kräftige trübe Farbe und besitzt viele antimikrobielle Eigenschaften. Er ist zudem reich an Enzymen, pflanzlichen Nährstoffen und Antioxidantien. Sparsam für Desserts, Tee und Kokosjoghurt verwenden. Bei meinen Rezepten habe ich Bio-Honig eingesetzt, wenn ich einen etwas »flüssigeren« Honig brauchte. Einige Rezepte schreiben rohen Honig vor, weil er für die jeweiligen Gerichte besser passt.

▸ **Hochwertiges Eiweiss:** Wenn Sie Gelüste auf Süßes haben, könnte es auch sein, dass etwas anderes in Ihrer Ernährung aus dem Gleichgewicht ist. Achten Sie darauf, ausreichend Eiweiß zu essen. Konzentrieren Sie sich bei jeder Mahlzeit und Zwischenmahlzeit darauf, hochwertiges Bio-Eiweiß, gesunde Kohlenhydrate, Ballaststoffe und gesunde Fette zu sich zu nehmen. Eiweiß ist der Schlüssel zu einem stabilen Blutzuckerwert, wodurch das Sättigungsgefühl länger anhält.

▸ **Mehr gesunde Fette:** Ja, Sie haben richtig gelesen, mehr Fett. Gesunde Fette wie Avocado, natives Olivenöl extra, Kokosöl und Nüsse sowie Samen tragen dazu bei, den Blutzucker zu stabilisieren und beenden dadurch Gelüste nach Süßem!

▸ **Lebensmittel, die reich an Probiotika sind:** Sie reduzieren Gelüste auf Süßes, indem Sie durch fermentierte Nahrungsmittel (Kichererbsen-Miso, Sauerkraut, Kimchi) und Getränke (Kombucha etc.) die Hefen im Darm regulieren.

▸ **Ungesüsster koffeinfreier Tee:** Diese beruhigenden Getränke helfen, Gelüste zu vertreiben. Geben Sie einfach noch einige frische Minzblätter und Zitronenscheiben als natürliche Süße zu. Probieren Sie auch meine leckeren Teerezepte (siehe Seite 306–307).

▸ **Frisches Obst:** Bewahren Sie frisches Obst so auf, dass Sie es immer sehen. Wählen Sie Himbeeren, Blaubeeren, Äpfel und Bananen. Kombinieren Sie dieses Obst mit gesundem Fett, um Ihren Blutzuckerspiegel konstant zu halten: Genießen Sie z. B. eine Handvoll Himbeeren mit rohen Mandeln oder eine Banane mit Sonnenblumenkernmus.

Wiedereinführung von guten Lebensmitteln

Sie müssen nicht erst krank werden, um anschließend zu gesunden. Sie können Ihre Lebensweise mit giftfreien Bio-Lebensmitteln verändern, denn Essen ist Medizin, und die Heilung Ihres Darms ist der Start in ein neues Leben.

Viele Symptome werden durch Toxine verursacht, vor allem durch Toxine in unserem Nahrungssystem. Ich kenne inzwischen die Verbindung zwischen der Gesundheit unseres Darms und der Wirksamkeit unseres Immunsystems, die Reinheit unserer Haut, die gute Funktion unserer Verdauung und unser Krankheitsrisiko. Wenn Sie Ihren Darm sanieren und die Wurzel der Entzündungen eliminieren, verschwinden die Symptome. Schließlich erkennen Sie, was es bedeutet, mental (und körperlich) gesund zu leben. Wenn bei Ihnen keine Krankheit diagnostiziert wurde und Sie einfach nur Ihr Essen entgiften und Ihre Darmgesundheit verbessern wollen, werden selbst kleine Unpässlichkeiten plötzlich verschwinden. Ich zähle dazu beispielsweise verschiedene Schmerzen, Allergien, Stimmungsschwankungen, Libidoverlust, Akne, schlechten Atem, Körpergeruch, Ekzem, Müdigkeit und Verstopfung.

Der erste Schritt auf diesem Weg war das Entfernen toxischer Lebensmittel und sonstiger Lebensmittel, die in Ihrem Körper Entzündungen hervorgerufen haben. Der nächste Schritt ist, langsam einige dieser Lebensmittel wieder einzuführen, sodass Sie entweder a) bestätigen können, dass diese tatsächlich problematisch für Sie sind oder b) entdecken, dass Sie bestimmte Lebensmittel wieder in Ihren Ernährungsplan aufnehmen können.

Versuchen Sie, Lebensmittel (in Bio-Qualität) wieder einzuführen, auf die Sie nicht verzichten möchten. Aber halten Sie Maß und vermeiden Sie industriell verarbeitete Lebensmittel! Ich weiß, dass Ihre Geschmacksknospen solche Produkte lieben und Sie hin und wieder Gelüste danach bekommen werden, aber vergessen Sie nicht – man hat es Ihnen beigebracht, diese Lebensmittel zu mögen. Jetzt können Sie lernen (und dabei kann ich Ihnen helfen), keine Gelüste mehr danach zu haben. Der Schlüssel zum Erfolg ist, langsam zu beginnen.

Das Beste daran ist, dass Sie sich nicht mehr leidend oder krank und nicht mehr müde fühlen werden. Dieses Entgiftungs- und Wiedereinführungsprogramm wird dafür sorgen, dass Sie Ihr Wohlbefinden wiederfinden und Ihren Darm aufmöbeln können, damit er Sie bei einem gesunden Leben unterstützt. Sie werden sich dynamisch, gesund und »lebendiger« fühlen.

NEU BEGINNEN

Sie haben die 21-Tage-Eliminationsdiät abgeschlossen und Ihrem Körper die Möglichkeit gegeben, zu entgiften und zu entschlacken. Nun haben Sie die seltene Gelegenheit, neu zu beginnen. Es kommt nicht oft vor, dass Ihr Körper in diesem Zustand ist. Ziehen Sie also Vorteil daraus und gehen Sie mit Bedacht vor!

Nun geht es zum vergnüglichen Teil, weil Sie einiges an Detektivarbeit vor sich haben. Sie können jetzt herausfinden, welche Lebensmittel Ihnen gut tun und welche nicht. Solange Sie nichts überstürzen, werden Sie viele Informationen für Ihre zukünftige Essenswahl erhalten.

Bevor Sie anfangen: Nahrungsmittelüberempfindlichkeit/Entzündungstest

Da es sehr viele Zutaten in Lebensmitteln gibt, die potenziell Symptome hervorrufen können, empfehle ich Ihnen, Ihren Arzt für Ganzheitliche Medizin um einen Test auf Nahrungsmittelüberempfindlichkeiten zu bitten (siehe Seite 386), falls Sie nach der 21-Tage-Eliminationsdiät noch immer unerwünschte Symptome haben und bevor Sie beginnen, Nahrungsmittel wieder in Ihre Ernährung aufzunehmen. Das ist ein einfacher Bluttest, der Ihnen Nahrungsmittelüberempfindlichkeiten zeigt, die Sie selbst möglicherweise nicht bemerken. Der Bluttest erkennt Nahrungsmittel (über die Toxischen 13 hinaus), die in Ihrem Körper stille Entzündungen hervorrufen. Meine Bluttestergebnisse zeigten, dass ich beispielsweise auf Basilikum und Grapefruit empfindlich reagierte.

Nahrungsmittelüberempfindlichkeiten und -intoleranzen sind nicht zu verwechseln mit Nahrungsmittelallergien. Ich war auf Basilikum oder Grapefruit nicht allergisch. Diese beiden Nahrungsmittel verursachen in meinem Verdauungssystem Entzündungen und Stress, daher mied ich sie sechs Monate lang. Danach konnte ich sie langsam wieder in meine Ernährung aufnehmen.

Wenn der Bluttest bei Ihnen Nahrungsmittel aufdeckt, die Entzündungen hervorrufen, ist der typische Ansatz, diese Nahrungsmittel sechs Monate lang zu meiden und sie anschließend langsam wieder einzuführen (nach dem Wiedereinführungsverfahren in sieben Schritten, das auf der nächsten Seite erklärt wird). Nun wird deutlich, ob diese Nahrungsmittel noch immer störend wirken. Sie können auf Wunsch auch einen weiteren Bluttest machen lassen, um zu sehen, ob sich die Ergebnisse verändert haben, oder Sie achten einfach sehr genau darauf, wie sich Ihr Körper anfühlt, nachdem Sie bestimmte Nahrungsmittel gegessen haben.

Sobald Sie die 21-Tage-Eliminationsdiät abgeschlossen haben, können Sie mit der Wiedereinführung von Nahrungsmitteln beginnen!

IMMER WIEDER TESTEN

Dieser Teil des Verfahrens ist einfach, braucht aber Zeit. Bitte gehen Sie langsam vor, sodass Sie alle Reaktionen beobachten können. Bedenken Sie auch, dass einige Symptome auf den ersten Blick vielleicht gar keine Reaktionen auf Nahrungsmittel zu sein scheinen.

Sie werden nun ein Nahrungsmittel nach dem anderen wieder in Ihre Ernährung aufnehmen. Dies wird als »Wiedereinführungs«-Phase bezeichnet, da es sich um Nahrungsmittel handelt, die zu essen Sie gewöhnt waren (solange es sich um gesunde und nicht um industriell verarbeitete Nahrungsmittel handelt). Sie hatten diese Nahrungsmittel während der zurückliegenden 21 Tage eliminiert, und führen Sie Ihrem Körper nun wieder zu. Ziel ist, endgültig herauszufinden, wie Sie mit jedem spezifischen Nahrungsmittel zurechtkommen.

Der Vorgang verlangt nur sieben Schritte. Bevor Sie anfangen, kopieren Sie sich die Tabelle der Wiedereinführung von Nahrungsmitteln (siehe Seite 65) für jedes einzelne Nahrungsmittel. Füllen Sie jeweils eine Tabelle für ein Nahrungsmittel aus, mit dem Sie es wieder probieren wollen, und tragen Sie alle auftretenden Reaktionen ein. Sie müssen nicht alle Nahrungsmittel wieder in die Ernährung aufnehmen – vielleicht wollen Sie es nur mit ein oder zwei wieder probieren. Das ist in Ordnung. Ich persönlich habe kein einziges der Toxischen 13 wieder in meinen Essensplan aufgenommen, aber Sie alleine entscheiden, womit Sie es wieder versuchen wollen.

Wiedereinführung in sieben Schritten

1. **Ein einzelnes Nahrungsmittel oder Getränk auswählen:** Beginnen Sie mit einem der Nahrungsmittel der Toxischen 13. Nehmen wir einmal an, Sie haben Soja wegen der Eliminationsdiät ausgeschlossen, essen aber sehr gerne Edamame und würden es gerne noch einmal probieren. Also wählen Sie Soja aus (nehmen Sie Bio-Ware). Wenn Sie Soja nicht wieder einführen wollen, wählen Sie ein anderes Nahrungsmittel für die Wiedereinführung, beispielsweise Mais.

2. **Achten Sie darauf, das fragliche Nahrungsmittel in naturbelassener Form wieder einzuführen (keine Zutatenkombinationen):** Bei der Wiedereinführung sollten Sie sehr sorgsam vorgehen, da viele Nahrungsmittel aus einer Kombination von Zutaten hergestellt werden. Sojamilch enthält beispielsweise auch Carrageen und Aromastoffe. Wenn Sie Soja in dieser Form wieder in Ihre Ernährung aufnehmen und dann eine Reaktion beobachten, können Sie nicht sicher sein, ob diese durch Soja, Carrageen oder die Aromastoffe ausgelöst wurde. Machen Sie es also so einfach wie möglich und beginnen Sie damit, einzelne Nahrungsmittel in reiner Form wieder zu essen. In diesem Fall probieren Sie es mit einfachen gedünsteten Bio-Edamame, weil deren einziger Bestandteil Soja ist. Beachten Sie, dass Soja, Gluten, Milchprodukte und Mais in vielen industriell verarbeiteten Lebensmitteln enthalten sind. Lesen Sie daher die Etiketten sehr genau.

3. **Das Nahrungsmittel ausprobieren:** Gehen Sie sehr achtsam vor. Essen Sie das Nahrungsmittel drei Tage lang mindestens zweimal täglich. Notieren Sie, wie Sie sich danach fühlen. Notieren Sie auch alles andere, was Sie an diesem Tag essen. Nur so führen die Versuche zu brauchbaren Ergebnissen!

4. **Falls eine Reaktion auftritt:** Wenn Sie eine Reaktion spüren wie Kopfschmerzen, ein benebeltes Gefühl, Hautausschlag, Müdigkeit, Magenverstimmung oder sonstige Symptome, schreiben Sie diese in die Tabelle. Schreiben Sie alles auf, auch wenn die Symptome in keinem Zusammenhang mit dem Essen zu stehen scheinen. Wenn Sie sich nicht sicher sind, ob die Reaktion durch das spezifische Nahrungsmittel (wie beispielsweise Edamame) verursacht wurde, machen Sie weiter und probieren Sie es am nächsten Tag erneut. Schreiben Sie wieder alle Symptome auf. Ruft ein Nahrungsmittel unmittelbar eine allergische Reaktion hervor wie Anschwellen der Schleimhäute im Rachen, begeben Sie sich sofort in ärztliche Obhut – es sei denn, Ihr Arzt hat Ihnen etwas anderes geraten.

5. **Falls keinerlei Reaktion auftritt:** Wenn Sie keinerlei Reaktion verspüren, notieren Sie dies ebenfalls und probieren das Nahrungsmittel während der dreitägigen Versuchsphase am nächsten Tag erneut.

6. **Nach drei Tagen:** Nachdem Sie das Nahrungsmittel drei Tage hintereinander ausprobiert haben, sollten Sie genau wissen, wie Ihr Körper damit zurechtkommt. Am vierten Tag lassen Sie das

Nahrungsmittel wieder ganz weg. Notieren Sie in der Tabelle, wie Sie sich fühlen. Wenn Sie während der vier Tage keine Reaktion beobachtet haben, können Sie davon ausgehen, dass Sie dieses Nahrungsmittel ohne Bedenken wieder in Ihre Ernährung aufnehmen können – haben Sie lediglich ein Auge auf eventuelle zukünftige Veränderungen. Wenn Sie hingegen feststellen, dass Ihnen dieses Nahrungsmittel nicht gut tut, eliminieren Sie es vollständig aus Ihrem Leben (siehe meine Tipps zu einer Runderneuerung der Vorratskammer, Seite 44). Geben Sie Ihrem Körper anschließend ein oder zwei Tage Zeit, sich von den Reaktionen zu erholen. Haben Ihnen die Edamamebohnen (Soja) beispielsweise Kopfschmerzen beschert, warten Sie, nachdem die Kopfschmerzen wieder verschwunden sind, noch 24 Stunden, bis Sie es mit der Wiedereinführung eines anderen Nahrungsmittels probieren.

7. **Erneut beginnen:** Am fünften Tag (oder später, je nachdem, wie Sie sich fühlen und wie viel Erholungszeit Sie brauchen) können Sie diesen Zyklus neu beginnen. Wählen Sie ein anderes Nahrungsmittel, das Sie wieder in Ihre Ernährung aufnehmen möchten, und testen Sie es, indem Sie es drei Tage lang zweimal täglich essen, anschließend einen Tag weglassen. Tragen Sie alle Symptome und Fortschritte dieser vier Tage in einer neuen Tabelle ein.

Achten Sie bei jedem Nahrungsmittel, das Sie wieder einführen, genau auf Ihren Körper, um eventuelle Symptome zu bemerken. In der Tabelle auf der gegenüberliegenden Seite beschreiben Sie Ihre Reaktionen auf das Nahrungsmittel. So können Sie sich besser merken, welche Nahrungsmittel Ihnen Probleme bereitet haben.

Tabelle für die Wiedereinführung

Laden Sie sich die Tabelle unter *TheHealthyApple.com/EatingClean* herunter, drucken Sie sie mehrmals aus und füllen Sie für jedes neu wieder eingeführte Nahrungsmittel eine Tabelle aus (Gluten, Milchprodukte, Soja, Mais, etc.). Lassen Sie sich Zeit. Es ist wichtig, jedes Nahrungsmittel zu isolieren und gesondert und gründlich zu testen, um es entweder wieder aufzunehmen oder dauerhaft darauf zu verzichten. Der Einfachheit halber wenden Sie die folgende Methode an, um Ihre Reaktionen (oder das Fehlen von Reaktionen) zu bewerten:

- X = keine Reaktion
- M = milde Reaktion
- S = starke Reaktion

Tragen Sie in jedes Kästchen der Tabelle entsprechend Ihrer Beobachtungen mit dem Nahrungsmittel, das Sie testen, ein X, M oder S ein. In der leeren Spalte rechts außen können Sie weitere Symptome eintragen.

In der Spalte »Sonstige Symptome« halten Sie fest, wie Sie sich fühlen, und beschreiben Symptome, die Sie möglicherweise verspüren, beispielsweise wie viele Stunden Sie geschlafen haben, wie oft Sie Stuhlgang hatten, wie Ihr Stuhlgang war (Verstopfung, Durchfall etc.), ob Ihnen übel war, ob Sie aufgebläht, voller Energie oder ruhig waren, ob Sie Brain Fog, Herzklopfen, Körpergeruch, postnasales Tropfen, Druckgefühl in den Nebenhöhlen oder schlechten Atem beobachtet haben. Achten Sie darauf, über den Tag verteilt ausreichend Wasser zu trinken, um nicht zu dehydrieren, was ebenfalls unerwünschte Symptome hervorrufen kann.

Welche Nahrungsmittel wieder einführen?

Wenn Sie verschiedene Nahrungsmittel wieder in Ihre Ernährung aufnehmen wollen und nicht sicher sind, womit Sie beginnen sollen, nachfolgend einige Optionen:

- **Milchprodukte:** Testen Sie jeweils nur ein Nahrungsmittel, das Milch enthält. Sie können mit Bio-Milch beginnen, es anschließend mit Bio-Cheddarkäse probieren und dann mit Bio-Joghurt etc. Notieren Sie Ihre Reaktionen auf jedes einzelne Nahrungsmittel.

- **Gluten:** Achten Sie darauf, jede Sorte glutenhaltigen Getreides – Weizen, Hirse und Roggen – separat zu

WIEDEREINFÜHRUNG EINES NAHRUNGSMITTELS: _____

	Kopf-schmerzen	Sonstige Schmerzen	Aufgebläht-sein/Sod-brennen/ Durchfall/ gastroin-testinale Symptome	Brain Fog	Akne Hautaus-schlag	Müdigkeit	Sonstige Symptome (Schlafquali-tät, Stuhl-gang etc.)
1. Tag (Nahrungs-mittel zweimal essen)							
2. Tag (Nahrungs-mittel zweimal essen)							
3. Tag (Nahrungs-mittel zweimal essen)							
4. Tag (Nahrungs-mittel nicht essen)							

testen, um die besten Ergebnisse zu erzielen. Bestimmte Arten von Gluten verursachen bei manchen Menschen Probleme. Sie können beispielsweise feststellen, dass Sie mit Weizen Probleme haben, mit Roggen jedoch nicht.

- **Soja:** Wählen Sie Soja in der reinsten Form, die Sie bekommen können. Wenn Sie wieder Soja essen, entscheiden Sie sich für Bio-Edamame anstelle industriell verarbeiteter Sojaprodukte wie Sojamilch.

- **Eier:** Wenn Sie wieder Eier essen wollen, wählen Sie Bio-Eier. Testen Sie Eigelb und Eiweiß gesondert. Manche Menschen vertragen Eigelb, aber kein Eiweiß!

- **Nachtschattengewächse:** Genauere Informationen zu den Nachtschattengewächsen finden Sie auf Seite 29. Ich vertrage beispielsweise Tomaten und Paprika (wie die meisten meiner Kunden, weshalb ich diese beiden Sorten bei meinen Rezepten verwende), aber ich vertrage weder Auberginen noch Kartoffeln (daher verwende ich beides in diesem Buch nicht). Testen Sie jede Sorte gesondert, um zu sehen, ob Sie darauf reagieren.

- **Unraffinierter Zucker:** Fangen Sie langsam damit an! Verwenden Sie nur unraffinierten Zucker in Form von Bio-Honig und Bio-Ahornsirup. Eine kleine Menge

Zucker kann viel bewirken – vor allem, wenn Sie eine Zeit lang darauf verzichtet haben. Je weniger Zucker Sie konsumieren, desto besser werden Sie sich fühlen. Nehmen Sie daher nur Nahrungsmittel wieder in Ihre Ernährung auf, die Sie wirklich vermissen. Probieren Sie Honig beispielsweise in einem Kräutertee oder bei Bedarf etwas über Ihrem Haferbrei oder Dessert.

- **Künstliche Süssstoffe:** Davon halten Sie sich am besten fern – Sie tun Ihrem Körper damit nichts Gutes. Ich habe sogar industriell verarbeitetes Stevia verbannt! Ich empfehle Ihnen, keinerlei künstlichen Süßstoff wieder in Ihre Ernährung aufzunehmen.

- **Mais:** Auch hier gilt wieder, anfangs die reinste Form zu testen. Wählen Sie frische Bio-Maiskolben und beobachten Sie, wie es Ihnen danach geht. Wenn Sie keine Probleme damit haben, können Sie ein anderes Nahrungsmittel auf Maisbasis testen. Wählen Sie Bio-Mais, der nicht gentechnisch verändert wurde.

- **Erdnüsse:** Wenn Sie sich dafür entscheiden, diese Hülsenfrüchte wieder einzuführen, nehmen Sie ungesalzene rohe Bio-Erdnüsse. Bedenken Sie jedoch, dass Erdnüsse stark mit Schimmelpilzen belastet sind, wenn Sie daher mit Candida, Reizdarmsyndrom oder anderen Verdauungsproblemen oder mit Problemen der Nebenhöhlen zu tun hatten, können sie problematisch sein.

- **Koffein:** Fangen Sie langsam an, vielleicht mit etwas grünem Tee. Koffein hat einige positive Wirkungen auf die Gesundheit, kann für empfindliche Organismen aber auch sehr belastend sein. Wenn Sie bereits den Punkt erreicht haben, wo Sie ohne Koffein auskommen, empfehle ich Ihnen daher, es auch weiterhin wegzulassen und stattdessen Kräutertees zu genießen!

- **Alkohol:** Hier gilt dasselbe wie oben. Sie werden feststellen, dass Sie bereits durch kleine Mengen Alkohol müde, reizbar oder ängstlich werden. Alkohol kann sich auch störend auf Ihren Schlaf und die Entgiftungswege auswirken. Am besten meiden Sie Alkohol daher vollständig.

WAS KOMMT ALS NÄCHSTES?

Glückwunsch! Sie haben die 21-Tage-Eliminationsdiät beendet, Sie haben Ihren Kühlschrank, den Gefrierschrank und die Speisekammer ausgeräumt und neu bestückt und beginnen nun mit der Wiedereinführungsmethode in sieben Schritten. Sie werden über die Ergebnisse überrascht sein. Nehmen Sie sich etwas Zeit, um Ihre Leistungen zu feiern. Wenn Sie es bis hierher geschafft haben, können Sie sich selbst anerkennend auf den Rücken klopfen. Es hat Sie viel Zeit und Mühe gekostet, und ich hoffe, Sie bemerken bereits die Vorteile.

Ziel ist es, Ihren Lebensstil Schritt für Schritt aufzuwerten, bleiben Sie also geduldig mit sich. Räumen Sie weiterhin Ihren gesundheitlichen Problemen Priorität ein und konzentrieren Sie sich auf die Probleme, die Ihnen am meisten zusetzen. Haben Sie beispielsweise erkannt, dass Milchprodukte problematisch für Sie sind, können Sie diese eliminieren und durch meine milchfreien Nusskäse-Rezepte (siehe Seite 315–318) und milchfreien Nuss- oder Kokos-»Mylks« (siehe Seite 298, 300) ersetzen. Es gibt immer Alternativen. Lassen Sie sich nicht entmutigen. Denken Sie lieber an all die neuen leckeren Nahrungsmittel, die Eingang in Ihr Leben finden! Frische Kräuter, Obst, Gemüse und Gewürze enthalten viele pflanzliche Nährstoffe, die dem Körper helfen, Toxine abzubauen. Versuchen Sie sich auf den positiven Aspekt zu konzentrieren, bei jeder Mahlzeit weitere dieser vollwertigen Lebensmittel kennenzulernen, anstatt darauf, die Toxischen 13 Lebensmittel zu vermissen.

Wenn Sie allmählich die Kontrolle über Ihre Ernährung erlangen, werden Sie feststellen, dass Sie über mehr Energie verfügen, und werden weitere positive Veränderungen bemerken. Betrachten Sie dies als eine Zeit, in der Sie entscheiden können, wie Sie für den Rest Ihres Lebens aussehen und sich fühlen wollen. Hören Sie auf Ihren Körper, er wird Ihnen genau sagen, was Sie tun sollen.

Inzwischen werden Sie möglicherweise mit einigen Schwierigkeiten konfrontiert, wenn Sie reisen, im Lokal essen oder Gäste bewirten. Während Sie noch mit der Wiedereinführung einiger Nahrungsmittel experimentieren, wollen wir diese Probleme anpacken.

Reisen, im Restaurant essen und Gäste bewirten

Nur weil Ihre Ernährung eingeschränkt zu sein scheint, bedeutet dies nicht, dass Sie sich auf ein Leben in Abgeschiedenheit und mit gummiartigem Grünkohl zurückziehen müssen. Ich gehöre zu den geselligsten Menschen, die ich kenne – und lebe in Manhattan, der Stadt, die niemals schläft. Ich liebe es, auszugehen, Freunde zu treffen und neue Leute kennenzulernen. Die Energie Manhattans sorgt dafür, dass ich mich lebendig fühle. Außerdem bin ich ständig unterwegs, um Menschen wie Sie bei Vorträgen und Events zu treffen und auch an aufregenden Orten mit einzelnen Prominenten zu arbeiten.

Anstatt daher Einladungen und Gelegenheiten wegen der vielen essenstechnischen Komplikationen abzulehnen, die überall lauern – Gluten in Dips, GVO in Öl und Zucker – habe ich festgestellt, dass ich durch etwas Vorausplanung meinen Spaß haben und gesund bleiben kann, egal, wo ich bin.

REISEN – GESUND ESSEN IN DER LUFT, AUF DER STRASSE UND WENN SIE ES EILIG HABEN

Ich reise viel. Selbst wenn ich nicht auf Reisen bin, habe ich verschiedene Verabredungen in New York City und habe oft nicht die Zeit, mich zum Mittagessen oder für einen Imbiss irgendwo hinzusetzen. Auch wenn an jeder Ecke täglich neue gesunde Hot Spots aus dem Boden sprießen, bieten viele keine

Optionen für Snacks, die ich genießen könnte. Wie kann ich also gesund bleiben, wenn ich meine Routine (und meine Küche) verlasse?

Ich plane voraus und bringe meine eigenen Mahlzeiten und Snacks mit (Sie werden mich nicht dabei erwischen, dass ich das Essen am Flughafen oder im Flieger esse). Am Ziel angekommen, suche ich einen Bio-Markt oder Naturkostladen, wo ich frisches Gemüse, Obst, rohe Nüsse, Samen, Kräuter, Avocados und fettarmes Eiweiß in Bio-Qualität kaufen kann. Um die Ergebnisse der guten Arbeit beizubehalten, die Sie hinsichtlich Ihrer Entgiftung geleistet haben, probieren Sie folgende Tipps:

▸ **Bei Flugreisen:** : Ich habe im Handgepäck nur mein Essen und meine Snacks. Rohe Nüsse, Samen, mein Honig-Zimt-Quinoa-Müsli (siehe Seite 126), die Reichhaltigen Mango-Kardamom-Walnuss-Riegel (siehe Seite 155), Geröstete Pekannüsse mit Ahornsirup und Sriracha (siehe Seite 150) und reife Avocados (mit Bambusbesteck zum Essen) sind die wichtigsten Dinge, die Sie mitnehmen sollten. Bei Inlandsflügen kommen Sie damit durch die Sicherheitsschleusen, solange keine Flüssigkeiten dabei sind.

▸ **Bei Bus- oder Autoreisen:** Packen Sie eine große Kühltasche ein mit glutenfreien Vollkornsalaten (siehe Servierideen für gekochtes glutenfreies Vollkorn, Seite 110), gemischt mit Gemüsesorten wie Brokkoli, Blumenkohl, Karotten, Kirschtomaten, Sellerie, Blattkohl und Grünkohl. Packen Sie außerdem einige Sandwiches mit glutenfreiem Vollkornbrot ein oder meine getreidefreien Cracker (siehe Seite 164–170) mit meinen

Snacks für unterwegs

▸ Gesprenkelte Sesam-Mandel-Häufchen (siehe Seite 148)

▸ Braune Bio-Reiswaffeln mit Cremigem Honig-Mandel-Mus (siehe Seite 315)

▸ Best-Friend-Riegel (siehe Seite 365) und Energie-Riegel ohne Backen (siehe Seite 146)

▸ Schwefelfreies ungesüßtes Bio-Trockenobst mit rohen Nüssen oder Samen

▸ Geröstete Kichererbsen: süß und herzhaft (siehe Seite 154)

▸ Getreidefreie Cracker (siehe Seite 164–170) mit Cremigem Honig-Mandel-Mus (siehe Seite 315) oder Hummus (siehe Seite 309–311)

▸ Hanf-Kakao-Kokos-Trüffel (siehe Seite 359)

▸ Rohe geschichtete Haferflockenquadrate (siehe Seite 158)

▸ Karottenmuffins »Morgenglück« (siehe Seite 135)

leckeren Hummuszubereitungen (siehe Seite 309–311). Sie können für ein sehr gesundes Sandwich auch mein Cremiges Honig-Mandel-Mus (siehe Seite 315) und meine Chiasamen-Beeren-Marmelade (siehe Seite 337) mitnehmen.

▸ **Bei einem Aufenthalt im Hotel:** Schwerere Sachen schicke ich häufig an mein Hotel, um sie nicht im Koffer tragen zu müssen oder zu riskieren, dass Flüssiges am Flughafen beschlagnahmt wird. Meine getreidefreien Cracker (siehe Seite 164–170), Amies getreidefreies Müsli (siehe Seite 129), Hausgemachte Mandel-»Mylk« (siehe Seite 298), verschiedene Nussmuse, eingefrorenes Obst und Gemüse (taut im Kühlschrank auf), rosa Himalayasalz oder Meersalz, frische Limetten und Zitronen, Kokosöl sowie Samen und Nüsse sind gute Grundnahrungsmittel für Ihren Vorrat fern von zu Hause. Bei der Hotelreservierung bestellen Sie einen leeren Kühlschrank (oder zwei) in Ihr Zimmer und fragen Sie, ob Sie Zugang zu einer Küche bekommen können, um sich einfache Gerichte zum Mitnehmen zu kochen.

▸ **Bei einem Aufenthalt bei Freunden oder der Familie:** Schicken Sie vorab eine E-Mail mit einer Aufstellung der Nahrungsmittel, die Sie essen können, und solcher, die Sie nicht essen können. Fragen Sie, ob es in der Nähe ein Lebensmittelgeschäft oder einen Markt gibt, wo Sie frische Lebensmittel einkaufen können.

Was einpacken?

Mit einer Auswahl an Zutaten haben Sie viele leckere Optionen. Nachfolgend meine Favoriten für unterwegs.

▸ **Haferflocken zum Mitnehmen:** Packen Sie trockene glutenfreie Haferflocken in einen kleinen Edelstahlbehälter und geben Sie am Flughafen, an einem Rastplatz oder im Café heißes Wasser dazu. Sie können auch meine Rosmarin-Pflaumen-Marmelade (siehe Seite 336), Chia-, Hanf- und gemahlene Leinsamen, rohe Nüsse, schwefelfreies Bio-Trockenobst, ungesüßte Kokosraspel, Nussmuse wie Mandel-, Cashew- oder Walnussmus oder Kakaopulver untermischen.

▸ **Smoothie aus der Thermoskanne:** Geben Sie Ihrem Lieblings-Smoothie-Rezept zusätzliches Aroma mit frisch gepresstem Zitronensaft oder einer meiner Kokosnuss-, Nuss- oder Samen-»Mylks« (siehe Seite 298). Falls Sie die Möglichkeit haben, einen Hochleitungsmixer zu benützen (ich packe ihn immer in meinen Koffer, er ist für mich wichtiger als ein Haarfön), können Sie TK-Bio-Obst kaufen und eigene Smoothies zubcreiten.

▸ **Supersalat:** Mischen Sie Blattsalat mit Avocado, sonnengetrockneten Tomaten, Kichererbsen und rohen Nüssen und Samen. Stellen Sie Ihr eigenes Dressing zusammen, indem Sie Meersalz, frisch gemahlenen Pfeffer, Ihre Lieblingsgewürze, frische Zitronen oder Limetten und natives Olivenöl extra mitnehmen. Auf Wunsch noch einige frische Kräuter untermischen: Frische Petersilie, Frühlingszwiebeln und Koriandergrün habe ich immer im Reisegepäck. Sie geben meinen Mahlzeiten sofort extra Aroma. Falls Sie keine Zeit haben, den Salat selbst zu machen, gibt es auch Schüsseln mit Bio-Fertigsalaten, die sich perfekt für unterwegs eignen.

▸ **Schnell aufgerollt:** Bestreichen Sie meine Herzhaften Crêpes mit Kichererbsenmehl (siehe Seite 282) mit meinem Curry-Ahornsirup-Hummus (siehe Seite 310), Süßen, hausgemachten Honigsenf (siehe Seite 323), Tomatensauce aus sonnengetrockneten Tomaten (siehe Seite 328) oder der Einfachen Guacamole (siehe Seite 313). Sie können auf meine Crêpes auch Nussmus streichen, diese mit Birnenscheiben belegen und mit gemahlenem Zimt bestreuen. Meine Lieblingskombination ist meine Tapenade mit Kalamata-Oliven und Cashewkernen (siehe Seite 312) mit Aromatischer marinierter gerösteter Paprika (siehe Seite 286), Ohne Alufolie geröstetem Knoblauch (siehe Seite 337), schwarzen Bohnen und Spinat! Große Blätter vom Romanasalat, Blattkohl, Mangold und Bibb-Kopfsalat können als Ersatz für Tortilla verwendet werden. Bereiten Sie mit diesen Salat- oder Kohlblättern Salatwraps zu, gefüllt mit Ihrem Lieblingsgemüse, glutenfreiem Vollkorn, gesunden Fetten und fettarmem Eiweiß.

- **TASSENMAHLZEIT:** Peppen Sie Ihren Kokos- oder Mandeljoghurt auf mit Amies getreidefreiem Müsli (siehe Seite 129), Honig-Zimt-Quinoa-Müsli (siehe Seite 126), Energiespendendem Ahornsirup-Cranberry-Amaranth-Müsli (siehe Seite 130) oder Superfood-Chia-, Buchweizen- und -Hanfcerealien.

GESUNDHEITSTIPPS FÜR DIE REISE

Sie wissen ja, wie es läuft: Sie freuen sich auf Ihre Reise, aber, am Ziel angekommen, fühlen Sie sich einfach nicht richtig wohl. Vielleicht sind es Verdauungsprobleme, Jetlag, Brain Fog oder andere Dinge, die die Reise weniger vergnüglich gestalten, als sie sein sollte. Für diese Fälle habe ich einige Tipps für Sie:

Fragen Sie immer nach einem Kühlschrank in Ihrem Hotelzimmer, damit Sie im Zimmer genügend Platz für Lebensmittel haben. Gesundes Essen ist der Schlüssel zum Wohlbefinden. Legen Sie gefrorenes Bio-Obst und -Gemüse in den Kühlschrank, dann sind sie am nächsten Tag aufgetaut. Sie können in Salaten oder mit Guacamole und Hummus als Imbiss genossen werden.

Ich nehme immer ein kleines Gewürzgläschen mit gemahlenem Zimt für etwas zusätzliche Süße mit. Streuen Sie den Zimt über frisches Obst oder glutenfreie Haferflocken, Sie können auch nach dem Essen einen Teelöffel Zimt essen, um den Blutzuckerspiegel zu regulieren. Dies hilft mir auch bei meinem Polyzystischen Ovar-Syndrom (PCOS) und meiner Insulinresistenz!

Benützen Sie eine Perlenbox (zum Selbermachen von Ketten), um auf Reisen Nahrungsergänzungsmittel und Vitamine zu ordnen. Schreiben Sie mit einem Stift die Einnahmezeit zu dem jeweiligen Kästchen, sodass Sie sie sich einfach merken können (z. B. »L« für »auf leeren Magen« und »X« für »Einnahme während einer Mahlzeit«).

Um mit dem Jetlag ohne Koffein und Paracetamol fertig zu werden, trinken Sie Mineralwasser (nehmen Sie Wasser in Glasflaschen anstelle von Plastikflaschen).

Trinken Sie Kräutertee oder heißes Wasser mit Zitrone. Bringen Sie Ihre eigenen Bio-Teebeutel mit. Meiden Sie das Essen am Flughafen, im Flieger und im Zug oder an der Raststätte – es enthält viele Konservierungsstoffe und hat meist keine Bio-Qualität.

AUSWÄRTS ESSEN

Auswärts essen ist eine Herausforderung bei all dem GVO-Rapsöl, raffinierten Salz, versteckten Zucker, den Milchprodukten, dem Soja, Glutamat und Gluten – alles Zutaten, die in vielen Restaurants verwendet werden.

FAUSTREGELN

- **SPEISEKARTE VORAB STUDIEREN:** Suchen Sie online nach der Speisekarte oder rufen Sie vorab im Restaurant an. Zögern Sie nicht, sich den Küchenchef geben zu lassen. Fragen Sie, ob es möglich ist, einige Nahrungsmittel zu ersetzen oder anzupassen (sorgen Sie für einen Alternativplan, falls die Meldung in der Küche nicht ankommt). Fragen Sie, ob Sie Ihr eigenes Essen mitbringen und sich servieren lassen können. Sie können auch meine getreidefreien Cracker (siehe Seite 164–170), gerösteten Nüsse (siehe Seite 148–150) und weitere Snacks (siehe Seite 147) mitbringen als Ersatz für Appetithäppchen wie glutenhaltiges Brot und Butter.

- **FRAGEN STELLEN:** Fragen Sie, wie und mit welchen Zutaten das Essen zubereitet wird. Auf diese Weise erfahren Sie, dass das Frittieröl für die Pommes nicht auch für die Zubereitung Ihres Brokkolis verwendet wird!

- **GEMÜSEPORTION VERDOPPELN:** Bestellen Sie die doppelte Menge Gemüse. Sie können sich das Gemüse grillen, braten, dünsten oder sautieren lassen – wichtig ist nur, dass natives Olivenöl extra oder Kokosöl verwendet wird (Sie können sogar Ihr eigenes Öl mitbringen).

- **KEINE SAUCEN:** Bestellen Sie Ihr Essen ohne Saucen und Dressings, denn darin verbergen sich Zucker, Milchprodukte, Soja, Glutamat, raffiniertes Salz und Gluten.

- **EIGENES SALZ MITBRINGEN:** Bewahren Sie rosa Himalayasalz oder Meersalz in einem kleinen Behälter auf. Bereits eine Prise verbessert Geschmack und Aroma jedes Gerichts!

- **Eine eigene Mahlzeit kreieren:** Bitten Sie den Küchenchef, eine Mahlzeit für Sie zusammenzustellen mit fettarmem Eiweiß (Bohnen, Hülsenfrüchte), glutenfreiem Vollkorn (schwarzer, brauner oder Wildreis, Quinoa, Buchweizen, Amaranth, Hirse etc.), gesundem Fett (Avocado, Olivenöl, Kokosöl, Nüsse und Samen) und viel Gemüse. Würzen Sie Ihr Essen mit Zitronensaft, nativem Olivenöl extra und etwas Salz.

- **Appetithäppchen individuell zusammenstellen:** Bestellen Sie ein Schüsselchen mit nativem Olivenöl extra und gehacktem Knoblauch. Geben Sie etwas Salz dazu und nehmen Sie diese Ölmischung als Dip für meine getreidefreien Cracker (siehe Seite 164–170).

- **Salatbüffets und andere Büffets meiden:** Da die Gäste dieselben Löffel und Zangen verwenden, um sich unterschiedliche Speisen auf den Teller zu laden, ist eine Kreuzkontamination wahrscheinlich. Zudem schwimmen die meisten dieser Speisen in Butter oder Rapsöl und enthalten viel raffiniertes Salz.

- **Eigene Snacks mitbringen:** Packen Sie für alle Fälle eine Avocado, Nussmus und rohe Nüsse und Samen ein. Meine Snackrezepte (siehe Seite 147) sind Ihre Rettung. Bereiten Sie diese Snacks am Wochenende zu, um die ganze Woche über eine schnelle Auswahl zu haben.

- **Kühltasche einpacken:** Wenn Sie zu einer Hochzeit oder einem anderen Event eingeladen sind, nehmen Sie eine Kühltasche mit und lassen Sie diese im Auto oder in der Garderobe. Ich habe immer eine Reserve im Auto und schleiche mich für ein Häppchen hinaus – so habe ich es auch bei der Hochzeit meiner besten Freundin gehalten, und niemand hatte ein Problem damit!

GÄSTE BEWIRTEN

Alle fragen mich, wie ich ein gesellschaftliches Leben haben kann, ohne in Restaurants zu gehen. Das ist ganz einfach: indem ich zu Hause bleibe! Spielen Sie Gastgeber oder Gastgeberin für Ihre Freunde. Laden Sie zu einem Essen ein, bei dem jeder etwas mitbringt, oder geben Sie altmodische Dinnerpartys. Ob eine kleine Geburtstagseinladung, ein Barbecue im Sommer, eine zwanglose Dinnerparty, ein Junggesellenabschied oder eine Cocktailparty im Urlaub – es ist immer klug, die Gäste rechtzeitig im Voraus zu fragen, was sie essen können und was nicht.

- **Fragen, was die Gäste mögen:** Konzentrieren Sie sich nicht nur darauf, was Ihre Gäste nicht essen können. Stellen Sie auch eine Liste von deren Lieblingsspeisen zusammen. Fragen Sie Ihre Gäste nach Rezeptempfehlungen oder ob sie bereit sind, etwas mitzubringen.

- **Einfache Ersatzprodukte finden:** Prüfen Sie die Liste der Nahrungsmittel, die Ihre Gäste nicht essen können, und schauen Sie, ob es dafür Alternativen gibt. Verwenden Sie beispielsweise meine Cremige Ersatz-Mayo (siehe Seite 321) anstelle von industriell verarbeiteter Mayonnaise. Auf meiner Website *TheHealthyApple.com* finden Sie viele gesunde Alternativen.

Einfache Bewirtungsideen

Um Ihnen eine Vorstellung von den Möglichkeiten zu geben, nachfolgend einige Ideen, die Sie bei Ihrer nächsten Dinnerparty ausprobieren können.

- **Glutenfreie Vollkornbüffets:** Stellen Sie heiße Schüsseln mit Vollkorn wie Hirse, Wildreis oder Quinoa aufs Büffet und lassen Sie Ihre Gäste wählen, mit welchen Saucen oder Beilagen sie diese mischen wollen. Sie können für die Geschmacksrichtung auch ein Thema vorgeben – mexikanisch, italienisch, asiatisch oder mediterran. Gut geeignet ist dies für einen Brunch nach dem Motto »Do-it-yourself-Haferbrei«, serviert mit Ahornsirup, Walnüssen und Zimt oder für eine Dinnerparty mit frischen Kräutern, Pinienkernen, meiner Milchfreien sauren Cashew-Sahne (siehe Seite 317), Käsefreiem Parmesan (siehe Seite 315) und Kreuzkümmel-Cashew-Cremesauce (siehe Seite 238).

- **Gemüsebecher:** Bereiten Sie ein breites Sortiment von Gemüsesorten, die gerade Saison haben, auf unterschiedliche Arten zu (sautiert, gegrillt und gebraten) und

Frische und leckere Tapas-Platten

Manchmal macht die ungezwungenste Art zu essen am glücklichsten. Mit einer Tapas-Platte lassen Gäste sich ganz einfach bewirten, außerdem ist es stylish und macht Spaß! Nachfolgend einige Vorschläge, wie die verschiedenen Rezepte in diesem Buch zu einer Tapas-Platte kombiniert werden können. Bei jeder Kombination werden sechs bis acht Appetithappen auf kleinen Tellern angerichtet. Festlichere Menüideen für Festtage, Geburtstage und mehr finden Sie auf meiner Website.

FRÜHLINGS-TAPAS
- Süße-Erbsen-Crostini mit milchfreiem, cremigem Cashew-Käse *183*
- Ölfreier traditioneller Hummus *309*
- Getreidefreie Cracker mit Kräutern der Provence *169*
- Gesprenkelte Sesam-Mandel-Häufchen *148*
- Mangosalat mit Himbeer-Ingwer-Dressing und gerösteten Sonnenblumenkernen *223*

SOMMER-TAPAS
- Ölfreier Hummus mit weißen Bohnen und Basilikum *310*
- Getreidefreie Cracker *156–162*
- Pikanter Honigmelonen-Gurken-Gazpacho *197*
- Gegrillte grüne Bohnen, Schalotten und Frühlingszwiebeln mit Romesco-Sauce *179*
- Gartenkräuter-Ratatouille ohne Aubergine *239*

HERBST-TAPAS
- Einfache eingelegte Birnen und Äpfel *295*
- Getreidefreie Petersilie-Sonnenblumen-Cracker *164*
- Festlicher Delicata-Kürbis *268*
- Milchfreier cremiger Cashew-Käse *316*
- Cranberry-Grünkohl-Salat mit Walnüssen und Brokkoli-Pesto *216*

WINTER-TAPAS
- Milchfreier Macadamia-»Rahmkäse« *318*
- Blanchierte Mandeln mit Meersalz *150*
- Getreidefreie Zitronen-Pfeffer-Mandel-Cracker *170*
- Im Ofen geröstete Kirschtomaten mit Mohnsamen *291*
- Nussiger Butternusskürbis-Palmkohl-Salat *218*

VEGETARISCHE VORSPEISEN-PLATTE
- Dukkah *334*
- Mediterrane Oliven
- Panzanella mit glutenfreien Kräutercroutons, Kirschtomaten und frischen Kräutern *276*
- Ohne Alufolie gerösteter Knoblauch *337*
- Schnelle Portobello-Pilze mit Balsamico *281*
- Aromatisch marinierte geröstete Paprika *286*
- Milchfreier Macadamia-»Rahmkäse« *318*
- Getreidefreie Cracker *164–170*

TAPAS-AUFSTRICHE ZUM APERITIF
- Göttliche Paprika-Kichererbsen-Croutons *152*
- Tapenade mit Kalamata-Oliven und Cashewkernen *312*
- Sonnenblumenpaste *312*
- Glutenfreies knuspriges Vollkornbrot
- Quinoa-Taboulé mit Kokos-Chili-Cashewkernen *253*
- Paprika und Tomaten vom Grill mit Kräutern *288*
- Gegrillte Blumenkohlhäppchen mit Romesco-Sauce *274*

füllen diese jeweils in Schüsseln. Die Gäste können dann ihre eigenen Kombinationen zu Tacos, Fajitas, Burritos, Salat oder Vollkorngerichten zusammenstellen.

‣ **Do-it-yourself-Büffet mit Ramen-Nudeln:** Lassen Sie Ihre Gäste mit meiner Sojafreien Kichererbsen-Miso-Suppe (siehe Seite 195) als Grundlage beginnen und ihre eigenen Einlagen wählen. Auf Seite 195 finden Sie auch meine Garniervorschläge für die Misosuppe.

Meine goldene Regel beim Bewirten lautet: Am Tag der Einladung Zeit und Platz in der Küche sparen und möglichst viel bereits im Voraus zubereiten. Viele Desserts (siehe Seite 338) und vor allem auch glutenfreie Vollkornspeisen (wie die in meiner Tabelle glutenfreier Körner auf den Seiten 112–115) können im Voraus zubereitet, eingefroren und über Nacht aufgetaut werden.

FEIERTAGE ÜBERLEBEN

Das klassische Festtagsessen kann die Fahrkarte in ein Desaster werden, wenn Sie versuchen, giftfrei zu essen oder unter Lebensmittelunverträglichkeiten und -überempfindlichkeiten leiden. Mit etwas Kreativität können Sie das traditionelle Festtagsessen jedoch in eine giftfreie Mahlzeit abwandeln. Sie werden für jedes künftige Feiertagstreffen mein Leckeres und einfaches Bananenbrot (siehe Seite 370) und meinen Getreidefreien nussigen Apfel-Birnen-Crumble (siehe Seite 366) zubereiten wollen.

Appetithappen

‣ Servieren Sie meine getreidefreien Cracker (siehe Seite 164–170) mit Aufstrichen: Milchfreie Nusskäsesorten (siehe Seite 315–318), Orangenmarmelade mit Orangenschalen (siehe Seite 336), Rohe Erdbeer-Ingwer-Zitrus-Marmelade (siehe Seite 335), Ölfreier traditioneller Hummus (siehe Seite 309) und Aromatische marinierte geröstete Paprika (siehe Seite 286).

‣ Mit Quinoa gefüllte Pilze sind ein großartiger Ersatz für die üblichen glutenhaltigen, mit Semmelbrösel gefüllten Pilze. Eiweißreiches Quinoa in Champignonköpfe füllen und backen, bis die Pilze weich und saftig sind. Ihre Gäste werden nicht merken, dass dieses Rezept glutenfrei ist! Sie können anstelle von Quinoa auch Wild-, schwarzen oder braunen Reis ins Rampenlicht rücken. Oder ersetzen Sie die Pilzköpfe durch Paprika, alte Tomatensorten oder große Zwiebeln, füllen und backen sie! Zum Schluss mit gemahlenen Leinsamen bestreuen, die reich an Omega-3-Fettsäuren sind und entzündungshemmend wirken. Schon haben Sie eine gesunde ballaststoffreiche Variante.

‣ Für eine Platte, die Augen und Magen anspricht, richten Sie meine Blanchierten Mandeln mit Meersalz (siehe Seite 150) und die Gerösteten Pekannüsse mit Ahornsirup und Sriracha (siehe Seite 150) mit einer Auswahl schwefelfreier ungesüßter Bio-Trockenfrüchte an (z. B. Feigen, Birnen und Aprikosen).

‣ Zu meinen weiteren festtagstauglichen Lieblingsvorspeisen gehören: Getreidefreie Bruschetta mit gegrilltem Grünkohl und Süßkartoffel und Sonnenblumen-Dressing (siehe Seite 188), Einfache süße, mit Ahornsirup geröstete Kichererbsen-Croutons (siehe Seite 152) und Süße-Erbsen-Crostini mit milchfreiem cremigem Cashew-Käse (siehe Seite 183).

Beilagen

‣ **Gemüse:** Gemüse eignet sich perfekt für den Festtagstisch. Sie können es braten, pürieren, dünsten, zerdrücken, sautieren oder »natürlich« servieren. Gebratenes Wurzelgemüse ist eine tolle Möglichkeit, um ein herzhaftes Aroma zu erhalten. Probieren Sie meine Mit Rosmarin gerösteten Karotten und Roten Beten (siehe Seite 286) und das Geröstete Wintergemüse mit Cannellinibohnen (siehe Seite 259). Durch einfaches Beträufeln mit einer Mischung aus Balsamicoessig, der mit Dijon-Senf verquirlt ist, erhält jedes Gemüse ein tolles Aroma. Sie können auch mein Presto-Pesto (siehe Seite 269), den Mandel-Walnuss-Dip (siehe Seite 159) und weitere Dressings oder Saucen ausprobieren wie meine Romesco-Sauce (siehe Seite 274), die Begeisternde Traubensauce (siehe Seite 331) oder das Cremige Tahini-Tzatziki (siehe Seite 311).

▸ **Süsskartoffeln und Kürbis:** Bereiten Sie als gesunde Alternative zu Kartoffelpüree mein Hausgemachtes Kürbispüree (siehe Seite 131). Geben Sie gehackte Äpfel, frisch gepressten Orangensaft und Kokosöl dazu. Kein Kürbisfan? Dann verwenden Sie zerdrückte Yamswurzeln oder Süßkartoffeln mit etwas Honig und gemahlenem Zimt. Cremigkeit erreichen Sie durch einen Schuss Kokosmilch zum Kochen.

▸ **Blumenkohl:** Dieses vielseitige Gemüse kann in Röschen zerteilt, gebraten und mit glutenfreien Vollkornnudeln, Kurkuma, frischem Rosmarin, Meersalz, Pfeffer und nativem Olivenöl extra zu einer aromatischen herzhaften Beilage angerichtet werden. Probieren Sie meinen Leckeren Blumenkohl-Parm (siehe Seite 275) oder die Gegrillten Blumenkohlhäppchen mit Romesco-Sauce (siehe Seite 274). Sie mögen es noch üppiger? Fügen Sie meine milchfreien Nusskäse hinzu wie Peppigem käsefreien Parmesan (siehe Seite 315), Milchfreien Paranuss-Parmkäse (siehe Seite 316), Milchfreien cremigen Cashew-Käse (siehe Seite 316) oder Milchfreien Macadamia-»Rahmkäse« (siehe Seite 318).

▸ **Grüne Gemüsesorten:** Rübstiel, Rosenkohl, grüne Bohnen, Mangold und grüner Spargel schmecken sautiert mit nativem Olivenöl extra und Zitronensaft sehr lecker. Oder braten Sie das Gemüse im Ofen wie beim Wohltuenden Mangold-Linsen-Auflauf (siehe Seite 251). Ein schnelles Rezept sind meine Grüne-Bohnen-Chips (siehe Seite 161), das auch Kinder mögen.

▸ **Sättigende Suppen:** Kochen Sie meine Suppe mit gebackenem Butternusskürbis, Mohnsamen und Ahornsirup-Balsamico-Einlage (siehe Seite 192) oder meine Linsensuppe mit Curry (siehe Seite 194).

▸ **Getreidefreie Cracker:** Genießen Sie meine getreidefreien Cracker (siehe Seite 164–170) anstelle eines Brötchens oder als Appetithappen mit meinem Pfeffrigen Sonnenblumen-Pesto (siehe Seite 329), Milchfreiem »Ricotta«-Käse aus rohen Macadanianüssen (siehe Seite 317) oder Milchfreiem cremigen Cashew-Käse (siehe Seite 316). Als süße Leckerei mit etwas Einfacher Cranberry-Sauce (siehe Seite 331) beträufeln.

Hauptgerichte

▸ **Glutenfreie Festtagsfüllung:** Die Zubereitung einer glutenfreien, milchfreien und sojafreien Füllung

So erklären Sie Familie und Freunden Ihr giftfreies Essen

Inzwischen weiß jeder, mit dem ich etwas Zeit verbringe, wie es läuft: Wenn wir ausgehen, ist es ziemlich wahrscheinlich, dass Amie das, was angeboten wird, nicht essen kann. Ich gehe zur Gesellschaft mit, um Spaß zu haben, nicht wegen des Essens. Ich achte darauf, immer zu sagen, warum ich nicht esse, damit es niemandem unangenehm ist.

Vertrauen Sie darauf, dass Ihre Freunde und Ihre Familie Ihre Veränderungen respektieren werden. Sie sehen, dass Sie sich selbst wichtig nehmen, auf Ihren Körper hören und gesünder werden. Erwarten Sie jedoch nicht von allen, dass sie ihre bisherigen Ansichten beiseite lassen, um Ihr Bedürfnis nach giftfreiem Essen zu verstehen oder sich Ihnen anzupassen. Mein Ziel ist es, Sie dazu anzuregen und dahin zu bringen, sich für giftfreies Essen zu entscheiden, ohne dabei zu befürchten, möglicherweise die Gefühle anderer zu verletzen.

ist einfacher, als Sie denken. Braunen Reis, Quinoa, Hirse, gebratenes Gemüse (wie Karotten und Sellerie), ungesüßte getrocknete Cranberrys, frische Kräuter, natives Olivenöl extra, Apfelessig und meine Superweichen karamellisierten roten Zwiebeln (siehe Seite 280) miteinander mischen. Werden Sie kreativ und servieren Sie sie mit Aromatisiertem Meersalz (siehe Seite 333).

▸ **Glutenfreies Vollkorn zugeben:** Mischen Sie Ihr Lieblingsvollkorn mit herzhaften und süßen Zutaten zu einem sättigenden Hauptgericht für Gäste. Auf Seite 110 finden Sie weitere Ideen zu Vollkornrezepten. Probieren Sie meinen Ultimativen Quinoa-Kirsch-Pekannuss-Salat (siehe Seite 225) oder meine Unverzichtbare Basilikumhirse für ein Picknick (siehe Seite 220).

Desserts

▸ **Obst:** Verwenden Sie Obst, das gerade Saison hat wie Kürbis, Äpfel, Cranberrys, Pfirsiche und Birnen, um Crumbles, Fruchtpasteten und -chips zuzubereiten. Fügen Sie eine Prise gemahlenen Zimt, Kürbiskuchengewürz und Muskatnuss hinzu. Oder bereiten Sie meinen Macadamianuss-Karotten-Zucchini-Hafer-»Brot«-Pudding (siehe Seite 371) und das Perfekte Kürbis-Gelato zu (siehe Seite 340).

▸ **Schokolade:** Stillen Sie Lust auf Schokolade mit Hanf-Kakao-Kokos-Trüffeln (siehe Seite 359), Klassischem Schoko-Haselnuss-Aufstrich (siehe Seite 376) oder Köstlichem Mandelmus-Konfekt (siehe Seite 362).

SO WERDEN SIE EIN BELIEBTER GAST

Es kann für Gastgeber beängstigend sein, Personen mit Nahrungsmittelunverträglichkeiten zum Essen einzuladen – und Gluten, Milchprodukte, Soja, Mais, Eier, Erdnüsse und raffinierten Zucker weglassen zu müssen. Sie können Ihren Gastgebern und sich jedoch viel Stress ersparen.

▸ **Im Voraus anrufen:** Fragen Sie, was Sie mitbringen können. Machen Sie klar, dass Sie nicht erwarten, dass Ihre Gastgeber nur für Sie ein komplettes Menü zaubern. Bieten Sie an, eine Vorspeise und ein Hauptgericht mitzubringen, das Sie genießen können, zusammen mit Mineralwasser, frischen Zitronen, Limetten und Ihrem praktischen Meersalzstreuer.

▸ **Eigenes Essen mitbringen:** Ich bringe mein eigenes Essen mit und lasse es vom Gastgeber zusammen mit den Speisen, die er zubereitet, grillen oder braten. Dann wird es mit dem Essen der anderen Gäste serviert. So ist es für beide Seiten einfacher und stressfreier.

▸ **Sich vorbereiten:** Kommen Sie nicht hungrig! Essen Sie etwas, bevor Sie zu einer Einladung gehen, und haben Sie für alle Fälle meine getreidefreien Cracker (siehe Seite 164–170) oder eine Sorte meiner gerösteten Nüsse (siehe Seiten 148–150) bei sich.

EIN NORMALES LEBEN FÜHREN

Es ist einfacher, als Sie glauben, ein »normales« Leben zu führen, auch wenn Sie bestimmte Nahrungsmittel, chemische Substanzen und Zusatzstoffe meiden müssen. Es lohnt sich. Ich bringe für die Essenszubereitung lieber mehr Zeit auf, als mit Bauchschmerzen und angeschwollenem Körper im Bett zu landen. Sie werden sehen, wie einfach es ist. Wenn es mir in einer winzigen Wohnung in New York gelingt, können Sie es auch schaffen. Das Beste daran ist, dass Sie sich einfach gut fühlen werden. Kaufen Sie für Reisen eine kleine Kühlbox, setzen Sie sich mit Ihrer Familie und Ihren Freunden zusammen und erzählen Sie ihnen von Ihrem neuen Lebensstil. Klopfen Sie sich für Ihren Einsatz selbst auf die Schulter.

Leider sind Nahrungsmittel jedoch nicht die einzige Quelle von Giftstoffen. Oft nehmen Sie sie auch über Make-up, Deodorant, Bodylotion etc. auf. Lassen Sie uns einen Blick darauf werfen, was in Ihrer Parfümflasche, dem Shampoo und der Seife lauert. Vergessen Sie dabei nicht: Es geht hier um Fortschritte, nicht um Perfektion. Atmen Sie daher einmal tief durch, bevor Sie Ihre Badschränke, Schminktäschchen etc. prüfen.

Entgiften Sie Ihre Pflegeprodukte

Mit nur wenigen Veränderungen Ihrer täglichen Gewohnheiten können Sie so gesund werden wie nie zuvor. Als ich anfing, giftfrei zu essen, war mir noch nicht klar, dass meine Haut mein größtes Organ ist und dass durch sie Toxine in meinen Körper gelangen konnten. Ich war schockiert, als ich herausfand, dass Kosmetikhersteller praktisch jeden beliebigen Inhaltsstoff für ihre Zusammensetzungen verwenden können. So zeigte sich, dass viele vermeintlich »saubere« Produkte, die ich benutzte, chemische Substanzen enthielten, die Gesundheit und Wohlbefinden stören können. Ich war immer der Meinung gewesen, qualitativ hochwertige Marken zu verwenden. Beispielsweise verwendete ich eine Sonnencreme von *Neutrogena*, ich putzte meine Zähne mit *Colgate,* und ich wusch mein Gesicht mit *Cetaphil* oder was gerade im Drogeriemarkt im Angebot war. Ich trug ein teures Make-up aus einem Luxuskaufhaus in Manhattan auf und dachte, dies sei das Beste vom Besten. Später erfuhr ich, dass alle diese Produkte Schwermetalle, toxische Chemikalien etc. enthalten, die über die Haut in meinen Körper gelangten. Obgleich ich mich von Bio-Lebensmitteln ernährte, nahm ich also noch immer jeden Tag Toxine auf. Darüber hatte mich nie jemand aufgeklärt. Ich hatte keine Ahnung, dass Toxine in alltäglichen Dingen enthalten sein konnten, die ich berührte oder auf meinen Körper auftrug.

Nach jahrelangen Nachforschungen, nachdem ich unzählige Entgiftungsbücher gelesen, mit Ärzten für Ganzheitliche Medizin gesprochen und mich über den neuesten Stand der Forschung informiert hatte, merkte ich, dass es hinsichtlich meiner Erkrankung noch ein fehlendes Element gab. Meine Haut nahm Toxine auf und machte mich krank. Je mehr ich erfuhr, desto mehr wurde mir klar, wie viele potenziell toxische Inhaltsstoffe in unseren Körperpflegeprodukten enthalten sind und dass wir alle das Recht haben, zu wissen, welchen Stoffen wir ausgesetzt sind. Der amerikanische Kongress hat im Jahr 1938 letztmals ein wichtiges Gesetz für die Kosmetik- und Körperpflegeindustrie verabschiedet, das seither nicht mehr aktualisiert wurde. Die FDA (Food and Drug Administration) überlässt amerikanischen Unternehmen die Entscheidung über die Zusammensetzung ihrer Produkte und hat keine Möglichkeit, Einschränkungen auszusprechen oder schädliche Inhaltsstoffe zu verbieten.

Die meisten wissen gar nicht, dass sie sich Risiken aussetzen. Ein Produkt enthält vielleicht nur eine kleine Menge eines potenziell giftigen Inhaltsstoffs, sodass wir die Auswirkungen nicht gleich spüren (es sei denn, wir sind überempfindlich gegen diesen Stoff). Wenn wir ein Produkt jedoch mehrere Jahre lang täglich verwenden (wie Bodylotion oder Lippenbalsam), kann das Gift im Körper kumulieren und zu Problemen führen.

Die Centers for Disease Control and Prevention (CDC) stellten anhand von Urinproben bei Studienteilnehmern fest, dass Stoffe wie Phthalate (Weichmacher, die in Zusammenhang mit Asthma, Diabetes, Unfruchtbarkeit etc. genannt werden) und Parabene (Konservierungsstoffe, die mit Hormonstörungen zusammenhängen sollen) in der US-amerikanischen Bevölkerung weit verbreitet sind. Beide Inhaltsstoffe sind, zusammen mit einer Reihe weiterer Toxine, in den meisten Körperpflegeprodukten enthalten, die wir täglich verwenden. Im Grunde sind wir Versuchskaninchen der Firmen, doch wir verdienen etwas Besseres. Wir können nicht alles kontrollieren, dem wir ausgesetzt sind, aber wir haben die Wahl, mit welchen Produkten wir unseren Körper pflegen wollen.

Nachdem ich meine Küchenvorräte neu geordnet hatte, machte ich mich daran, mein Bad und meine Badschränke zu entgiften. Bei dieser Gelegenheit habe ich fast alles weggeworfen und durch biologische, ungiftige Produkte ersetzt. Mein vielseitigstes Lieblingsprodukt? Bio-Kokosöl! Sie werden staunen, wie vielfältig Sie Kokosöl nutzen können. Sie brauchen ab heute keine Bodylotion mehr. Es eignet sich auch als Augen-Make-up-Entferner und ist zudem noch ein fantastischer feuchtigkeitsspendender Badezusatz. Jetzt sind Sie an der Reihe. Ziehen Sie Ihren Bademantel an, machen Sie es sich gemütlich und lesen Sie, wie Sie Ihre Körperpflegeprodukte entgiften können. Überfordern Sie sich nicht. Fangen Sie damit an, in dieser Woche eines der toxischen Produkte aus Ihren Badschränken wegzuwerfen.

SIND IHRE SCHÖNHEITSPRODUKTE TOXISCH?

- Benützen Sie ein handelsübliches Deodorant?
- Färben oder bleichen Sie Ihr Haar?
- Verwenden Sie Parfüm?
- Waschen und pflegen Sie Ihr Haar mit einem Shampoo und Conditioner aus dem Drogeriemarkt?
- Verwenden Sie Stylingprodukte wie Schaumfestiger, Gel, Haarspray, Texturizer, Haartönungen etc.?
- Baden Sie mit Seife und/oder verwenden Sie typische Duschgels wie Produkte von *Suave*, *Dial*, *Dove* und weiteren Marken aus der Drogerie?
- Verwenden Sie Feuchtigkeitscremes und -lotions aus dem Drogeriemarkt?
- Verwenden Sie chemische Sonnenschutzmittel, die Oxybenzon und Octinoxat enthalten?
- Putzen Sie sich die Zähne mit Standardzahnpasta wie *Crest* oder *Colgate*?
- Verwenden Sie Kosmetikprodukte beliebter Marken wie *Maybelline*, *L'Oréal* und *Revlon*?
- Verwenden Sie Mundspülungen oder Aftershave auf Alkoholbasis?

Je öfter Sie mit »ja« geantwortet haben, desto wahrscheinlicher ist es, dass Sie toxische Schönheitsprodukte verwenden.

PRÜFEN SIE IHREN SPIEGELSCHRANK

Der erste Schritt zum Entgiften Ihrer Körperpflegeprodukte ist eine Inventur Ihrer Bestände. Leider ist dies nicht so einfach. Schon das Wort »Duftstoff« kann bedeuten, dass ein Produkt viele verschiedene chemische Substanzen enthält, die zusammen einen Duft erzeugen! Je länger diese chemischen Substanzen Kontakt mit Ihrer Haut haben (wie bei Feuchtigkeitscremes und Make-up), desto wahrscheinlicher finden Sie den Weg in Ihren Körper.

Die Tabelle auf der gegenüberliegenden Seite ist eine Liste der Inhaltsstoffe, die niemals verwendet werden sollten. Sie liegen auf der »Giftskala« weit oben und werden in Zusammenhang mit Hormonstörungen, Allergien, Dermatitis, Entzündungen, Entwicklungsproblemen etc. genannt. Um herauszufinden, wie Ihre Produkte abschneiden, lesen Sie die Liste der Inhaltsstoffe auf der Rückseite. Wenn Sie dort eine der folgenden chemischen Substanzen entdecken, kaufen Sie das Produkt nicht mehr (ich würde sogar empfehlen, es sofort wegzuwerfen). Es ist zudem wichtig, die Werbeaussagen zu hinterfragen, denn sogar Begriffe wie »rein«, »umweltfreundlich«, »natürlich«, »hypoallergen« und »pflanzlich« sind nicht geschützt und bedeuten gar nichts. Selbst wenn ein Produkt Bio-Inhaltsstoffe enthält, kann es daneben toxische Konservierungsstoffe aufweisen. Was tatsächlich in einem Produkt enthalten ist, können Sie immer noch am besten anhand der Liste seiner Inhaltsstoffe bestimmen.

Was ist, wenn auf der Verpackung keine Inhaltsstoffe aufgelistet sind? Wenn es nur einen Inhaltsstoff enthält (wie beispielsweise Kokosöl), wissen Sie, dass es sicher ist. Wenn die Inhaltsstoffe nicht angegeben sind, gehen Sie ins Internet und rufen das Produkt auf. Auf *www.codecheck.info* können Sie alle Inhaltsstoffe von sehr vielen Produkten nachlesen. Bewertet werden die Inhaltsstoffe von empfehlenswert bis nicht empfehlenswert bzw. hormonell wirksam. Optisch wird diese Bewertung durch die Farben Dunkelgrün bis Rot veranschaulicht, sodass Sie sofort einen Überblick über die Gefährlichkeit der Inhaltsstoffe haben. Je mehr rot markierte Inhaltsstoffe enthalten sind, desto mehr potenzielle Gesundheitsprobleme können diese mit der Zeit verursachen.

10 INHALTSSTOFFE, DIE MAN NIEMALS VERWENDEN SOLLTE

Nehmen Sie sich jetzt etwas Zeit, um Ihre Körperpflege- und Kosmetikprodukte durchzugehen. Bewaffnen Sie sich mit Papier und Stift, lesen Sie die Liste der Inhaltsstoffe auf der Rückseite jedes Produkts und schreiben Sie jedes Produkt auf, das mindestens einen der folgenden zehn Inhaltsstoffe enthält, die Sie nie verwenden sollten.

Sollten Sie feststellen, dass die meisten Ihrer Produkte einen oder mehrere dieser Inhaltsstoffe enthalten: keine Panik! Sie können diese giftigen Produkte durch weniger toxische Alternativen ersetzen oder anhand meiner Rezepte für Schönheitsmittel auf den Seiten 84–85 Ihre eigenen herstellen. Falls die meisten Ihrer Produkte keinen dieser Inhaltsstoffe aufführen, ist das gut, bedeutet jedoch noch nicht, dass diese Produkte völlig sicher sind. Auch andere Inhaltsstoffe können mit Gesundheitsproblemen in Zusammenhang stehen oder sind zumindest wenig wirksam für die Pflege von Haut und Haar.

Duftstoffe sind ein gutes Beispiel. Die meisten Produkte enthalten synthetische Duftstoffe mit unbekannten Chemikalien – manchmal sind viele davon zusammengemixt, um den richtigen Duft zu ergeben. Die Firmen müssen diese chemischen Substanzen nicht offen legen, weil ihre Duftstoffe als »Betriebsgeheimnis« geschützt sind. Ich empfehle Ihnen, alles zu meiden, was das Wort »Duftstoff« enthält und entweder parfümfreie Produkte zu wählen oder solche, die mit Inhaltsstoffen auf pflanzlicher Basis parfümiert sind oder mit ätherischen Bio-Ölen.

Leider dürfen Firmen auch dann das Wort »bio« auf ihre Packungen drucken, wenn das Produkt viele synthetische Chemikalien enthält, wie sie auch in konventionellen Produkten vorkommen. Prüfen Sie bei einem Bio-Schönheitsprodukt immer die Liste der Inhaltsstoffe. Wenn Sie sich allmählich daran gewöhnen, nicht-toxische Produkte zu kaufen, werden Sie feststellen, dass es viele Körperpflege- und Kosmetikprodukte gibt, die zwar nicht »bio« sind, aber dennoch sichere Inhaltsstoffe enthalten, die Sie guten Gewissens verwenden können.

Durch das Zurückschrauben der Toxine, die Sie auf die Haut auftragen, verringert sich Ihre allgemeine toxi-

AMIES LISTE VON 10 INHALTSSTOFFEN, DIE SIE NIE VERWENDEN SOLLTEN

Schädlicher Inhaltsstoff	*Verwendungszweck*	*Gebrauch*	*Gefährliche Eigenschaften*
Phthalate (einschließlich Abkürzungen wie MMP, MEP, MiBP, DMP, DEP und DiBP)	‣ Schmiermittel ‣ Lösungsmittel ‣ Weichmacher	‣ Parfüm ‣ Nagellack ‣ sonstige Schönheitsprodukte	‣ Endokrine Disruptoren (hormonaktive Substanzen) ‣ Allergien ‣ Asthma und Lungenreizung
Parabene (z. B. Methylparaben, Propylparaben, Butylparaben etc.)	‣ Konservierungsstoff	‣ in den meisten Körperpflege- und Kosmetikprodukten	‣ mögliche Verbindung mit Krebs ‣ Endokrine Disruptoren (hormonaktive Substanzen) ‣ Allergien
Amine (z. B. Diethanolamin, Triethanolamin, Monoethanolamin, MEA, DEA, TEA)	‣ Ausgleich des pH-Werts ‣ Schaumbildner ‣ Haltbarkeitsverlängerung	‣ Shampoos und Conditioner ‣ Kosmetika ‣ Haarfärbemittel ‣ Lotions ‣ Rasiercremes	‣ können in Kombination mit Nitraten krebserregend sein ‣ Hautreizungen
Sulfate (z. B. Natriumlaurylsulfat und Natriumlaurylethersulfat)	‣ starkes Tensid ‣ Schaumbildner	‣ Shampoos ‣ Seifen ‣ Duschgels	‣ trockene schuppige Haut und Haare ‣ Hautausschläge ‣ vorzeitiges Altern ‣ allergische Reaktionen
Formaldehyde (z. B. Formaldehydabspalter wie Quaternium-15, DMDM Hydantoin, Imidazolidinylharnstoff, Diazolidinyl Urea, Natrium hydroxymethylglycinat, 2-Brom-2-nitro-1, Bronopol)	‣ wirkt konservierend	‣ Nagellack ‣ Shampoos und Gels ‣ Baby-Flüssigseifen ‣ Wimpernkleber	‣ allergische Reaktionen ‣ karzinogene Wirkungen

AMIES LISTE VON 10 INHALTSSTOFFEN, DIE SIE NIE VERWENDEN SOLLTEN
(FORTSETZUNG)

Schädliche Inhaltsstoffe	*Verwendungszweck*	*Gebrauch*	*Gefährliche Eigenschaften*
Quecksilber (z. B. Thiomersal)	▸ Verwendung ist eingeschränkt, die Substanz findet aus dem Ausland jedoch ihren Weg ins Make-up ▸ wirkt als Konservierungsstoff	▸ Gesichts-/Hautpflegeprodukte (Anti-Aging-Produkte und Hautaufheller) ▸ in einigen Mascaras ▸ in einigen Augen-Make-up-Entfernern	▸ toxisch für die Organe ▸ reichert sich in der Umwelt an
Retinylpalmitat, Retinalacetat, retinoic acid (Retinsäure), Retinol	▸ wird in Anti-Aging-Produkten eingesetzt, um das Hautbild und Fältchen zu glätten	▸ Haut- und Lippenpflegeprodukte	▸ fördert die Entstehung freier Radikale, die den Alterungsprozess beschleunigen ▸ Tierstudien haben einen Zusammenhang mit bösartigen Tumoren ergeben
Benzen	▸ wird als Lösungsmittel verwendet	▸ Parfüms ▸ Kölnisch Wasser ▸ Nagellack	▸ Haut- und Augenreizungen ▸ Organtoxizität ▸ Atemprobleme ▸ bekannt als Karzinogen beim Menschen
Toluen	▸ wird als Lösungsmittel verwendet	▸ Nagellack und sonstige Nagelpflegeprodukte	▸ toxisch für Fortpflanzung und Organe ▸ Hautreizungen ▸ Lungenreizung ▸ schwächt das Immunsystem
1,4-Dioxan (z. B. Natriummyrethsulfat, PEG, Oxynol, Ceteareth, Oleth und Polyethylen)	▸ Nebenprodukt der Ethoxylierung in der Kosmetikherstellung	▸ Shampoos ▸ Badeschaum ▸ Duschgels ▸ Glättungscreme	▸ Haut- und Lungenreizungen ▸ Organtoxizität ▸ mögliches Karzinogen beim Menschen

sche Exposition, und die Belastung, mit der Ihr Körper täglich zu kämpfen hat, wird reduziert. Während giftfreies Essen den Körper von innen heraus entgiftet, sorgen Sie mit der Anwendung giftfreier Produkte auf die Haut dafür, dass Sie den Fortschritt nicht wieder zunichte machen. Kurzfristig mag dies etwas Zeit und Geld erfordern, aber später werden Sie dankbar dafür sein.

DIE ENTGIFTUNGS-LÖSUNG

Die gute Nachricht ist, dass inzwischen viele Menschen den Zusammenhang zwischen der toxischen Exposition durch Körperpflegemittel und ihren Gesundheitsproblemen entdeckt haben. Sie verlangen sicherere Körperpflegeprodukte, was bedeutet, dass Sie mit der Zeit mehr »saubere« Produkte in den Regalen finden werden.

AUSTAUSCHEN

Sollten Sie entdeckt haben, dass Sie in Ihrem Bad ein wahrhaft chemisches Lager haben, gibt es eine einfache Lösung: Werfen Sie alles in den Müll. Sobald Sie Produkte entfernen, die meine zehn giftigen Inhaltsstoffe enthalten und anfangen, sicherere Marken zu kaufen (oder ihre eigenen Schönheitsprodukte herzustellen, siehe Seite 84–88), sind Sie auf einem guten Weg. Die Tabelle auf der nächsten Seite unterstützt Sie dabei.

HAUSGEMACHTE KÖRPERPFLEGEPRODUKTE

Wussten Sie, dass es in Ihrer Küche viele Zutaten gibt, die für glatte strahlende Haut und Haare sorgen? Sie können auch Substanzen wie Öle kaufen, die Sie als Feuchtigkeitsspender und zur Beruhigung von Rötungen verwenden (Jojoba-, Oliven- und Kokosöl). Falls Sie Körperpflegeprodukte selbst herstellen möchten, finden Sie nachfolgend einige Rezepte.

Meine Großmutter schwor darauf, die Innenseite einer Bananenschale zur Befeuchtung ihrer Haut zu benützen. Daher fand ich es nie seltsam, Kokosöl auf meine Augen aufzutragen, Kokosöl und Teebaumöl als Zahnpasta zu verwenden oder Avocado als feuchtigkeitsspendende Maske auf mein Gesicht zu geben. Seltsam ist vielmehr, ein Schönheitsprodukt mit Inhaltsstoffen zu kaufen, die entweder nicht aufgeführt oder unaussprechlich sind, und diese auf den gesamten Körper aufzutragen! Daher liebe ich es, meine eigenen Produkte herzustellen, wenn ich die Zeit dafür finde. Letztlich ist es sogar billiger, weil ich größere Mengen herstellen kann, als ich kaufen würde, und noch dazu den Vorteil habe, die Inhaltsstoffe zu kennen.

WARNHINWEIS: Testen Sie selbsthergestellte Pflegeprodukte vor Gebrauch auf einer kleinen Hautstelle, um sicherzugehen, dass Sie auf keinen der Inhaltsstoffe allergisch sind.

Ehrliche Kennzeichnung?

Nur weil ein Körperpflegeprodukt Bio-, natürliche oder pflanzliche Inhaltsstoffe enthält, muss es nicht frei von toxischen chemischen Substanzen, Soja oder Gluten sein. Bedenken Sie immer, dass natürliche oder Bio-Inhaltsstoffe nicht per se bedeuten, dass das Produkt sicher ist. Seien Sie Ihr bester Fürsprecher, indem Sie Detektiv spielen: Schreiben Sie eine Liste, bevor Sie einkaufen gehen, achten Sie auf Inhaltsstoffe, die Sie Ihrem Körper weder innerlich noch äußerlich zumuten wollen. Lesen Sie die Liste der Inhaltsstoffe, um sicherzugehen, dass das Produkt keinen der zehn Inhaltsstoffe enthält, die Sie nie verwenden sollten.

AMIES LEITFADEN FÜR KÖRPERPFLEGEPRODUKTE

Produkt	Häufige toxische Inhaltsstoffe	Mögliche gesundheitliche Probleme	Worauf ist bei giftfreien Produkten zu achten?
Sonnencreme	• Phthalate • Parabene • Östrogenähnliche Stoffe • Karzinogene • Lichtschutzfaktor (LSF) >50 • Retinylpalmitat • Aerosole • Octinoxat • Oxybenzon • Nanopartikel	• Hormonstörungen • Probleme mit der Fortpflanzung • Krebs • Allergien • Atemkomplikationen	• Weniger Inhaltsstoffe • Zinkoxid • Titandioxid • LSF zwischen 30 und 50
Shampoo	• Formaldehyd • DEA • Duftstoffe, synthetisch • Polyethylenglykol • Sodium-lauryl-sulfat (Natriumlaurylsulfat) • Sodium laureth sulphate (Natriumlaurylethersulfat) • Steinkohlenteer • Polysorbat 60 und 80 • Quaterium 15 • Farbstoffe (Patentblau V, Alizarin) • Parabene • Ethoxylate	• Hautausschläge • Dermatitis • Geburtsfehler • Allergien • Hautreizungen • Endokrine Störungen • Unfruchtbarkeit	• Ätherische Öle
Mundpflege	• Fluorid • Triclosan • Sulfate • Titaniumdioxid • Propylenglykol • Farbstoffe (Acid Blue 1) • Aromastoffe (Aspartam)	• Hormonstörungen • Entwicklungsstörungen • Lebertoxizität • Atemprobleme • Allergien	• Natron, nicht zu häufig anwenden • Meersalz (antibakteriell) • Ätherische Öle
Deodorant	• Aluminum • Parabene • Propylenglykol • Phthalate • Triclosan • Duftstoffe, synthetisch	• Potenziell erhöhtes Krebsrisiko • Hormonstörungen • Geburtsfehler • Schädigung des Nervensystems • Organtoxizität	• Ätherische Öle • Hamamelis • Mineralsalze • Natron

Produkt	Häufige toxische Inhaltsstoffe	Mögliche gesundheitliche Probleme	Worauf ist bei giftfreien Produkten zu achten?
Weibliche Hygiene	‣ Bleichmittel ‣ Viskosefaser ‣ Dioxine ‣ Farbzusätze ‣ Duftstoffe, synthetisch ‣ Parabene ‣ Benzethoniumchlorid ‣ Benzocain	‣ Hormonstörungen ‣ Organtoxizität ‣ Erhöhtes Krebsrisiko ‣ Allergien/Überempfindlichkeiten	‣ Biologisch erzeugt
Lippenpflege	‣ Blei ‣ Gluten ‣ Duftstoffe, synthetisch ‣ Konservierungsmittel ‣ Parabene ‣ Schwermetalle ‣ Petrochemikalien ‣ Karmin	‣ Krebsauslösend ‣ Allergien/Überempfindlichkeiten ‣ Hormonstörungen ‣ Toxinakkumulation	‣ Glutenfrei ‣ ohne Tierversuche ‣ Kakaobutter ‣ Bienenwachs
Handdesinfektionsmittel/ Handreinigung	‣ Triclosan ‣ Ethylalkohol ‣ Duftstoffe, synthetisch ‣ Sulfate ‣ Parabene ‣ DEA ‣ 1,4-Dioxan	‣ Aufnahme ins Blut ‣ Organtoxizität ‣ Toxisch für Natur und Umwelt ‣ Hormonstörungen ‣ Lässt »Superbakterien« entstehen	‣ Inhaltsstoffe in Lebensmittelqualität ‣ Ohne Konservierungsstoffe oder Duftstoffe (nur ätherische Öle) ‣ Frei von synthetischen chemischen Substanzen
Feuchtigkeitscreme	‣ Steinkohlenteer ‣ DEA ‣ Formaldehyd ‣ Duftstoffe, synthetisch ‣ Parabene ‣ Polyethylenglykol ‣ Sulfate	‣ Schädlich für Natur und Umwelt ‣ Hormonstörungen ‣ Toxine für das Fortpflanzungssystem ‣ Allergien/Überempfindlichkeiten	‣ Sheabutter ‣ Kokosöl ‣ Arganöl ‣ Jojobaöl

Amies Mandel-Lavendel-Schönheitspeeling

Ich liebe dieses Rezept für ein Schönheitspeeling, weil es meine Lieblingsdüfte – Mandel und Lavendel – in einem belebenden Peeling kombiniert, mit dem sich der Tag wunderbar beginnen oder abschließen lässt.

- 2 Tassen Meersalz
- 3 Tassen Mandelöl
- 45 Tropfen Lavendelöl

Alles mischen und auf den nassen Körper auftragen, einmassieren, dann abspülen und mit einem Handtuch abtrocknen.

Die positive Wirkung von Ölen

Lassen Sie die toxischen, industriell verarbeiteten Körperöle und Lotions weg und verwenden Sie stattdessen Bio-Öle (wie Jojoba-, Macadamia-, süßes Mandel-, Argan- und Hagebuttenöl), um der Haut Feuchtigkeit zu spenden. Tragen Sie das Öl sofort nach dem Duschen auf, wenn die Haut noch feucht ist – sie kann das Öl dann am besten aufnehmen. Für eine extra Duftnote geben Sie einige Tropfen ätherisches Bio-Öl dazu. So können Sie auch Ihr herkömmliches Parfüm ersetzen.

Probieren Sie folgende Öle aus und stellen Sie anschließend Ihre Lieblingskombinationen zusammen:

Amies Schönheitsprodukte zum Selbermachen

Produkt	Ersatz	Rezept/(Mengen-)Verhältnis
Zahnpasta	Kokos- und Teebaumöl-Paste	Bio-Kokosöl mit Teebaumöl oder Oreganoöl mischen und eine kleine Menge davon auf die Zahnbürste geben. Zähne wie gewohnt putzen.
Lippenbalsam	Kokos-Honig-Lippenbalsam	1 Esslöffel Kokosöl mit 1 Esslöffel nativem Olivenöl extra mischen und 1½ Teelöffel Honig zugeben für einen perfekten, feuchtigkeitsspendenden Lippenbalsam.
Gesichtswasser	Gurkensaft und Lavendelöl	Die beiden Zutaten zu gleichen Teilen mischen und in eine Sprühflasche füllen oder direkt auf einen Wattebausch aus Bio-Baumwolle geben.
Aknecreme	Roher Honig, Teebaumöl, Apfelessig oder Lavendelöl	Die gewählte Substanz mit einem Wattebausch aus Bio-Baumwolle direkt auf den Pickel oder Mitesser auftragen.
Haarspülung	Apfelessig-Maske	2 Teelöffel Apfelessig unter 1 Tasse gereinigtes Wasser mischen und diese Lösung in der Dusche über das Haar gießen. Durchkämmen und mit kaltem Wasser ausspülen.
Shampoo	Kokosmilch-Olivenölseifen-Shampoo	⅓ Tasse flüssige Olivenölseife (z. B. von Dr. Bronner) mit ¼ Tasse Kokosmilch und 15 Tropfen Ihres ätherischen Lieblings-Bio-Öls mischen (ich nehme Pfefferminzöl), nach Belieben noch einen Tropfen Vitamin-E-Öl zugeben.

Produkt	Ersatz	Rezept/(Mengen-)Verhältnis
Gesichtsmaske	Avocado-Mandel-Maske	1 reife Avocado mit glutenfreien Haferflocken und ungesüßter Mandelmilch zu einer feuchtigkeitsspendenden Gesichtsmaske mischen.
Gesichtspeeling	Naturreines Peeling	Glutenfreie Haferflocken, Meersalz, Bio-Kaffee, Zitronensaft, roher Bio-Zucker und Honig sind wunderbare Zutaten für ein Hautpeeling. Kombinieren Sie Ihre Lieblingsinhaltsstoffe.
Körperpeeling	Kokosöl-Peeling	Kokosöl mit Meersalz mischen und als Peeling auf die gesamte Haut auftragen (bei empfindlicher Haut rohen Bio-Zucker anstelle von Meersalz nehmen).
Erste-Hilfe-Creme	Frisches Aloe-vera-Gel	Dieses Wunder aus der Natur hilft bei kleineren Schnitt- und Schürfwunden, Verbrennungen, Sonnenbrand und sonstigen Hautreizungen.
Make-up-Entferner	Lieblings-Naturprodukt	Kamillentee, Gurkensaft, Rosenwasser, Zitronensaft und Apfelessig eignen sich, um Make-up sanft zu entfernen.
Augen-Make-up-Entferner	Natives Bio-Kokosöl	Augen-Make-up lässt sich mit etwas Kokosöl auf einem Taschentuch sanft entfernen.
Zahnweißer	Natron oder Aktivkohle	Entweder Natron oder Aktivkohle mit ätherischen Bio-Ölen mischen und direkt auf die Zähne auftragen als giftfreie Lösung zur Zahnaufhellung.
Nährende Haarpackung	Haarpackung mit Zutaten aus dem Gemüsegarten	Avocado zerdrücken und mit Honig, Apfelessig, Zitronensaft, Banane, Mandelöl und nativem Olivenöl extra oder rohem Ei mischen und ins Haar einarbeiten. 10–20 Min. einwirken lassen, dann ausspülen.
Adstringens	Apfelessig	Mit einem Wattebausch aus Bio-Baumwolle genauso anwenden wie ein gekauftes Adstringens.
Erste-Hilfe-Creme bei Verbrennungen	Roher Honig	Rohen Bio-Honig großzügig auf kleinere Verbrennungen auftragen (wirft die Haut Blasen, handelt es sich um eine Verbrennung zweiten Grades und erfordert möglicherweise eine ärztliche Behandlung. Wenn Sie unsicher über die Schwere der Verbrennung sind, suchen Sie einen Arzt auf).
Schwer zu bändigendes Haar/Spliss-Behandlung	Ätherisches Bio-Öl	Eine sehr kleine Menge des gewählten ätherischen Bio-Öls in den Händen verreiben. Nun mit den Händen über gespaltene Spitzen und schwer zu bändigendes Haar streichen.

- **Bio-Mandelöl.** Wirkt ausgleichend auf den Hauttonus. Zusammen mit Vitamin-E-Öl anwenden.
- **Natives Olivenöl extra.** Enthält viele Anti-Aging-Antioxidantien, spendet Feuchtigkeit und ist reich an den Vitaminen E und A.
- **Kokosöl.** Reduziert Altersflecken und Dehnungsstreifen und hellt den Teint auf. Es kann auch als Feuchtigkeitsspender, Lippenbalsam, Nagelhautcreme, zum Anregen des Nagelwachstums, Glätten der Haare und als beruhigender Balsam für gereizte Haut verwendet werden. Es bekämpft sogar Fußpilz und leichte Pilzinfektionen.
- **Kakaobutter.** Diese an Antioxidantien reiche Butter ist kein Öl, sondern eine wunderbar cremige Butter, die Ihre Haut superweich macht. Sie wird aus der Kakaobohne gewonnen und ist reich an Vitamin E.
- **Ätherische Bio-Öle.** Geben Sie einige Tropfen dieser wunderbar duftenden Öle ins Bade- oder Duschwasser für einen unglaublich entspannenden Duft. Sie können sie auch zu anderen Ölen zugeben und in die Haut einreiben für einen herrlichen Duft.
- **Jojobaöl.** Reinigt die Poren, macht die Haut weich und glatt.
- **Arganöl.** Enthält essenzielle Fettsäuren, die Haut und Haar aufhellen.

WEITERE PRODUKTE

Nagelbett und Kopfhaut sind sehr durchlässige Körperbereiche. Sie saugen Chemikalien auf wie ein Schwamm. Generell sollten Sie die Regel beherzigen, Acrylnägel, Sonnenbänke, Keratin-Haarglätter, Gelnägel und Haarfärbemittel aus nicht-biologischen Inhaltsstoffen zu meiden. Chemische Substanzen in konventionellem Nagellack wie Toluen, Dibutylphthalat (verursacht endokrine Störungen), Aceton und Formaldehyd (ein Karzinogen) sind beim Einatmen besonders gefährlich und können ins Blut gelangen.

Ich bringe gerne meinen eigenen Nagellack und Nagellackentferner ins Wellness-Studio mit, bade meine Hände in Bio-Mandelöl und bereite sie anschließend mit Bio-Kokosöl auf das Lackieren vor. Alternativ lassen Sie Nagellack vollständig weg. Solange die Hände gut mit Feuchtigkeit versorgt werden, sieht der natürliche Look immer schön aus.

Wie Sie inzwischen wissen, kann Ihr Zuhause ein weiterer Fundort für Toxine sein. Von der Sonnencreme, die Sie für den Strandbesuch auftragen, bis zur Zahnpasta, die Sie zweimal täglich verwenden, können Sie sich Tausenden von chemischen Substanzen aussetzen, die mit den chemischen Vorgängen im Körper Wechselwirkungen eingehen und dadurch Ihr Hormonsystem durcheinanderbringen, die Entgiftung stören und vieles mehr.

Sie können noch heute beginnen und einige dieser Produkte entsorgen. Dies wird Ihre innerliche toxische Belastung bereits deutlich verringern. Fangen Sie klein an und entwickeln Sie auf der Basis meiner oben gemachten Vorschläge eine Strategie, dann befinden Sie sich auf einem guten Weg zu einem giftfreien Leben

Entgiften Sie Wohnung und Büro

Vielleicht haben Sie ja bereits schon einmal etwas über Entgiften gehört, um schädliche Inhaltsstoffe aus dem Körper zu eliminieren. Aber haben Sie sich schon einmal in Ihrer Wohnung oder Ihrem Büro umgesehen und überlegt, auch in diesen Räumen etwas für Ihre Entgiftung zu unternehmen?

Ich habe vorher nie darüber nachgedacht. Ich bin mit Desinfektionstüchern und scharfen Putzmitteln aufgewachsen. Ich wusste nichts über Toxine in den üblichen Reinigungsmitteln oder von den potenziell schädlichen Chemikalien in meinem Lebens- und Arbeitsumfeld. Schließlich lebe ich in Manhattan, dort gibt es überall Toxine. Die schlechte Nachricht ist, dass die meisten gut versteckt sind. Wir sehen, schmecken oder riechen sie nicht. Toll, oder? Es wird noch spannender, damit richtig umzugehen, wenn man sie nicht einmal bemerkt.

Wie gut Sie diese chemischen Substanzen vertragen, hängt von Ihren genetischen Voraussetzungen, Ihrem aktuellen Ernährungszustand und Ihrem früheren Kontakt mit anderen Chemikalien ab. Leider enthalten Produkte, mit denen wir Möbel, Fenster, Bad, Auto usw. putzen, viele potenziell gefährliche Toxine. Die meisten davon tauchen nicht einmal auf dem Etikett auf.

Schauen Sie sich zu Hause gründlich um – werfen Sie Kunststoffprodukte weg, stellen Sie Ihre eigenen Reinigungsmittel her (siehe meine Rezepte auf Seite 91), stauben Sie häufig ab, verwenden Sie einen Staubsauger mit HEPA-Filter und vermeiden Sie Feuchtigkeit, denn diese fördert Bildung und Wachstum von Schimmel. Nehmen Sie zum Streichen VOC-freie Wandfarbe, geruchsarme Latexfarbe (auf Wasserbasis) und prüfen Sie die Wohnung auf ein Kohlenmonoxid-Leck. Ersetzen Sie toxische Pestizide und Herbizide im Garten und auf dem Balkon durch natürliche Produkte und meiden Sie Möbel, Teppiche und Kleidung mit Fleckenschutz und feuerhemmender Behandlung.

Dies sind nur einige Tipps. Lesen Sie weiter, um noch mehr Informationen zur Entgiftung von Wohnung und Büro zu erhalten. Versuchen Sie nicht, sofort alles perfekt zu machen. Ich habe zwei Jahre dafür gebraucht. Sie werden es irgendwann auch geschafft haben.

IST IHR ZUHAUSE ODER IHR BÜRO MIT TOXINEN BELASTET?

Die meisten Menschen verbringen den Großteil Ihres Lebens zu Hause oder in der Arbeit. Normalerweise ist unser Zuhause ein sicherer Ort, wo wir entspannen und uns erholen können. Leider können jedoch sowohl das häusliche Umfeld als auch der Arbeitsplatz viele toxische Elemente enthalten, die sich zu unserer toxischen Belastung hinzuaddieren – ohne dass wir das wissen.

Mir ist klar, dass wir nicht jedes einzelne Toxin in unseren Räumen loswerden können, aber wir können nach und nach die schlimmsten davon durch Dinge ersetzen, die zu unserem Körper freundlicher sind. Wenn Sie nicht sicher sind, wie toxinbelastet Ihr Zuhause oder Ihr Arbeitsumfeld sind, beantworten Sie die folgenden Fragen:

- Verwenden Sie herkömmliche Putzmittel?
- Haben Sie zu Hause oder im Büro einen Teppichboden?
- Verwenden Sie fertig gekaufte Lufterfrischer?
- Tragen Sie Kleidung, die Sie in die Reinigung geben?
- Arbeiten Sie in einem Büro mit fluoreszierendem Licht?
- Sind Sie öfter als zweimal pro Jahr erkältet?
- Haben Sie schlechte Fingernägel? Splittern oder brechen diese oft?
- Riecht Ihr Urin stark?
- Haben Sie einen schlechten Atem oder einen metallischen Geschmack im Mund?

Je öfter Sie mit ja geantwortet haben, desto wahrscheinlicher leben Sie in einer toxischen Umgebung.

FANGEN WIR IN DER KÜCHE AN

Da dies ein Kochbuch ist, wollen wir mit der Entgiftung Ihres Zuhauses in der Küche beginnen. Auch wenn Sie giftfrei essen und Bio-Waren einkaufen, ist es wichtig, Ihre Küche als Ganzes zu bewerten.

Prüfen Sie Ihre Töpfe und Pfannen und wie Sie Nahrungsmittel aufbewahren. Achten Sie auf versteckte Kunststoffe wie bei Ihrem elektrischen Wasserkocher, der chemische Substanzen ins Wasser abgeben könnte. Verwenden Sie am Wasserhahn der Küchenspüle einen Wasserfilter, damit Sie keine chemischen Substanzen aus dem Leitungswasser aufnehmen. Falls Sie bisher Schneidbretter aus Holz in die Spülmaschine gestellt haben, unterlassen Sie dies bitte in Zukunft. Sobald Sie anfangen, auf solche Dinge zu achten, werden Sie feststellen, dass es einfacher ist, als Sie dachten, Toxisches durch gesündere Alternativen zu ersetzen.

Töpfe und Pfannen

Teflonbeschichtete Pfannen können beim Erhitzen kleine Mengen chemischer Giftstoffe in die Luft abgeben und damit zur Luftverschmutzung im Raum beitragen. Sie enthalten auch PFC, die Abkürzung für perfluorierte Chemikalien, die u. a. zur Beschichtung von Teppichen, Kleidung, Möbeln und Lebensmittelverpackungen verwendet werden. Sie verbleiben in der Umwelt und im menschlichen Körper und wurden in Zusammenhang gebracht mit einem niedrigeren Geburtsgewicht bei Babys, mit Krebs, Unfruchtbarkeit, erhöhtem Cholesterinspiegel und Leberproblemen.

Zur Reduzierung Ihrer toxischen Exposition verbessern Sie Ihre Ausstattung an Töpfen und Pfannen. Am besten ist Kochgeschirr aus Glas, Keramik, Gusseisen und Edelstahl. In einer gusseisernen Bratpfanne verteilt sich die Hitze gleichmäßig und etwas von dem Eisen kann in das Bratgut übertreten, Edelstahlpfannen sind leichter. Sie sind zwar nicht billig, stellen aber auch keinerlei Gefahr für Ihre Gesundheit dar.

Sie müssen nicht alle Töpfe und Pfannen neu kaufen. Wählen Sie ein oder zwei Teile des Kochgeschirrs, die Sie am häufigsten benutzen, und ersetzen Sie diese zuerst. Betrachten Sie diese Ausgabe als Investition in Ihre Gesundheit. Besonders wichtig ist ein Tausch, wenn beschichtete Oberflächen verkratzt sind oder abblättern.

Aufbewahrung prüfen

Schauen Sie sich mit offenen Augen in Ihrer Küche um. Bewahren Sie Nahrungsmittel in Kunststoff auf? Gehen Sie diese Behälter durch und schauen Sie auf die Recyclingnummern auf der Unterseite. Werfen Sie alles weg, was die Nummer 3, 6 oder 7 trägt, da diese Kunststoffe BPA enthalten. Ich empfehle Ihnen grundsätzlich, alle Kunststoffbehälter und -schüsseln wegzuwerfen. Sie sind mit Glas besser beraten, denn wer weiß schon, womit die Kunststoffhersteller BPA ersetzen?

Egal wie Sie sich entscheiden, erhitzen Sie Lebensmittel niemals in Kunststoff. Verwenden Sie stattdessen Glas, Keramik oder Edelstahl. Und bedenken Sie – die Glasbehälter müssen nicht schick sein. Gebrauchte (und ausgewaschene) Saucengläser tun es auch! Nachfolgend einige Tipps, wie Sie Ihre Küche vor Bakterien, Schimmel, Kunststoffen und weiteren schädlichen Stoffen schützen.

- Kunststoffbehälter durch Einweckgläser und Glasbehälter ersetzen – Glas ist am sichersten.

- Lebensmittel aus der Dose nur begrenzt verwenden (nach Möglichkeit ganz meiden), da viele Aluminiumdosen mit Polycarbonat-Kunststoffen beschichtet sind, die BPA enthalten. Für Rezepte mit Kokosmilch können Sie eine Sorte in einer BPA-freien Dose wählen.

- Pergamentpapier anstelle von Frischhaltefolie verwenden, die häufig mit PVC hergestellt wird. Dieses stammt aus Erdöl, das nicht erneuerbar ist und chemische Substanzen wie Dioxin und Benzol freisetzt. Die chemischen Substanzen im Plastik können auch in die Speisen und Getränke übergehen.

- Ungebleichte Papierprodukte wählen, auch bei Backförmchen, Kaffeefiltern und anderen Filtern, Fettpapier und Pergamentpapier.

- Obst und Gemüse nicht im Kühlschrank liegen lassen, sondern innerhalb von 2–3 Tagen essen oder einfrieren, um zu verhindern, dass sich Bakterien und Schimmel bilden.

- Heiße Reste erst auf Zimmertemperatur abkühlen lassen, bevor sie in Glasbehälter umgefüllt und in den Kühlschrank oder die Kühltruhe gestellt werden, um zu verhindern, dass das Glas springt.

- Lebensmittel aus der Kühltruhe im Kühlschrank auftauen lassen.

- Reste einfrieren, damit sich keine Bakterien und Schimmelpilze bilden.

- Jeden Glasbehälter mit dem Namen des Lebensmittels und dem Einfrierdatum beschriften, damit jeder weiß, was darin ist. Behälter herausnehmen, die am längsten in der Kühltruhe stehen.

- Trockene Nahrungsmittel wie Reis und Haferflocken in einen Glasbehälter umfüllen, damit sie nicht anfällig für Schimmel werden. Füllen Sie diese Nahrungsmittel sofort nach dem Einkauf um.

- Zum Waschen von Obst und Gemüse eine Lösung aus Wasser und Essig verwenden. Je zur Hälfte weißen Essig und Wasser in eine Sprühflasche füllen. Damit auch einmal pro Woche den Kühlschrank reinigen.

- Abgelaufende Nahrungsmittel und Gewürze wie Cocktailsauce oder Ketchup entsorgen.

HAUSHALTSREINIGER

Reinigungsmittel für Haushalt und Büro können besonders toxinbelastet sein und viele scharfe, krebserregende und für Hormonstörungen sorgende Chemikalien enthalten. Antibakterielle Reinigungsmittel sind sogar noch schlimmer, denn sie untergraben unser Immunsystem.

Lassen Sie sich auch nicht von zertifiziert »grünen« Produkten an der Nase herumführen, denn die Behauptungen auf dem Etikett entsprechen nicht immer der Wahrheit. Ein Produkt, das als »umweltfreundlich« oder »natürlich« bezeichnet wird, kann viele Chemikalien enthalten. Hüten Sie sich zudem vor Werbetricks. Suchen Sie nach Produkten mit spezifischen Informationen wie »frei von Lösungsmitteln auf Erdölbasis, Duftstoffen, Säuren, Farbstoffen« oder »ohne Lösungsmittel oder Phosphate«. Je genauer die Angaben, desto besser.

Zum Glück gibt es heute viele erschwingliche ungiftige Bio-Reinigungsmittel, und Sie können Fensterputzmittel, Toilettenreiniger, Oberflächenreiniger, Wasch- und Spülmaschinenmittel und Geschirrspülmittel durch sichere Produkte von vertrauenswürdigen Marken ersetzen.

ERSETZEN

Zusätzlich zum Austausch von Standardreinigungsmitteln gegen natürlichere, sicherere Optionen können Sie Ihr Zuhause und Ihr Büro noch weiter entgiften, indem Sie eigene Reinigungsprodukte herstellen. Beginnen Sie damit, die unten aufgeführten toxinbelasteten Produkte zu entsorgen und durch einige grundlegende, ungiftige Allzweckmittel zu ersetzen. Dann können Sie einige Grundzutaten verwenden, um preiswerte und sichere Reinigungsprodukte herzustellen.

Entfernen:

Bleichmittel	Desinfektionstücher
Teppichreiniger	Abflussreiniger
Geschirrspülmittel	Bodenwischmittel
Luftverbesserer	Bohnerwachs
Allzweckreiniger	Möbelpolitur
Glasreiniger	Silberpolitur
Metallreiniger	Fleckenstift
Backofenreiniger	Fliesenreiniger
Scheuermilch	Toilettenreiniger

Stattdessen verwenden:

Ungiftige Allzweckreiniger	Ungiftiges Geschirrspülmittel
Natron	
Olivenölseife	Destillierten weißen Essig
Borax (Natriumborat)	Ätherische Bio-Öle

Zutaten für Hausgemachte Reinigungsmittel

Die Geschäfte quellen über von allen möglichen übertreuerten Produkten mit Natron und weißem Essig. Lassen Sie lieber Ihren Geldbeutel stecken und werfen stattdessen einen Blick in Ihren Küchenschrank. Ich garantiere Ihnen, dass Sie dort genügend finden, um sich Ihr eigenes Reinigungsarsenal zusammenzustellen.

▸ **Orangenschale:** Das Öl in der Orangenschale enthält D-Limonen, ein natürliches Lösungsmittel, das gut mit Fett fertig wird.

▸ **Frische Zitronen:** Zitrone ist eine der stärksten Lebensmittelsäuren und bekämpft die meisten Bakterien im Haushalt erfolgreich.

▸ **Teebaumöl:** Dieser antibakterielle Wirkstoff lässt sich in Bad und Küche sehr gut einsetzen.

▸ **Natron:** Natron reinigt, überdeckt schlechten Geruch und scheuert. Es macht das Wasser weicher und neutralisiert Mineralien, sodass Seife besser reinigt.

▸ **Flüssige Olivenölseife:** Die geruchlose Seife in flüssiger Form, als Flocken, Pulver oder Seifenstück ist biologisch abbaubar und reinigt fast alles. Meiden Sie den Gebrauch von Seifen, die Natriumlaurylsulfat, Phosphate und Erdöldestillate enthalten.

▸ **Destillierter weisser Essig:** Essig wirkt von Natur aus antibakteriell und ist ein guter Fettreiniger, was ihn zu einem perfekten Allzweckreiniger für Toilette,

Bad, Arbeitsplatten etc. macht. Verwenden Sie Essig jedoch nicht auf Marmorflächen, da diese porös sind und durch den Essig fleckig werden könnten.

Selbst hergestellte Reinigungsprodukte

Mit den zuvor aufgelisteten Zutaten können Sie die meisten Reinigungsmittel herstellen.

- **Abfluss reinigen:** Geben Sie 1 Tasse Natron in den Abfluss und gießen Sie anschließend 1 Tasse destillierten weißen Essig nach. Im Abfluss wird es blubbern. Sobald das Blubbern aufgehört hat, 3 Tassen kochendes Wasser nachgießen

- **Gusseiserne Pfannen reinigen:** Mit Salz und Olivenöl wird die Pfanne sauber, zugleich wird die Oberfläche gepflegt.

- **Scheuermittel herstellen:** 1 Tasse Natron mit Flüssigseife und 15 Tropfen ätherischem Bio-Eukalyptusöl ergeben ein sanftes Scheuermittel. Oder tauchen Sie einen Schwamm in eine Mischung aus ½ Tasse Natron mit 1 Tasse Flüssigseife und 20 Tropfen ätherischem Bio-Lavendelöl.

- **Spüle reinigen:** Mit destilliertem weißem Essig können Sie Seifenrückstände und Mineralablagerungen lösen und Bakterien abtöten.

- **Spiegel putzen:** Destillierten weißen Essig und Wasser im Verhältnis 1:2 mischen. Ätherische Bio-Öle wie Lavendel- oder Eukalyptusöl sorgen für frischen Duft und kurbeln die antibakteriellen Eigenschaften an.

- **Möbel polieren:** 1 Tasse Olivenöl mit einer ½ Tasse Zitronensaft mischen und mit einem Lappen auftragen!

- **Allzweckreiniger:** 3 große Orangen schälen und die Orangenschalen in ein Einweckglas mit ca. 1 Liter Fassungsvermögen geben. Das Glas zu drei Vierteln mit destilliertem weißem Essig füllen, den Deckel schließen und zwei Wochen ziehen lassen. Die Mischung anschließend in eine Sprühflasche füllen oder ein Tuch in die Flüssigkeit tauchen und damit wischen.

- **Lufterfrischer:** Geben Sie Zimt, Nelken, Zitrusschalen, ätherische Öle oder Blütenblättern zusammen mit Wasser in einen Topf und lassen Sie diese Mischung auf dem Herd als ungiftigen Lufterfrischer köcheln.

TIPPS ZUM HAUSPUTZ

- Beim Putzen die Fenster öffnen, damit in den Räumen keine Dämpfe zurückbleiben.

- Häufig Abstauben, denn Staub kann zu Asthma und Allergien beitragen und fördert das Schimmelwachstum.

Sichere Putzutensilien

- Chemiefreie Mikrofasertücher
- Schrubberbürste
- Glas-Sprühflaschen
- Glasgefäße mit Deckel
- Messbecher und Löffel

- Eine alte Zahnbürste – bestens geeignet, um Fugen zu putzen
- Staubsauger mit HEPA-Filter zum Reinigen von Teppichen und Polstermöbeln
- Lappen aus alten T-Shirts oder Handtüchern

- Handschuhe aus Bio-Baumwolle tragen.

- Chemiefreie Mikrofasertücher verwenden, an denen Staub und Flusen haften, bis sie gewaschen werden.

- Antibakterielle Produkte meiden, da sie viele Chemikalien enthalten, die über die Haut aufgenommen werden. Stattdessen natürliche antibakterielle Produkte wählen wie Hamameliswasser.

- Alte toxische chemische Reinigungsmittel bei Ihrer örtlichen Sammelstelle sicher entsorgen. Nicht in den Ausguss gießen!

- Die Schuhe beim Heimkommen immer ausziehen. Schmutz, Bakterien, Fäkalien, Bleistaub, chemische Substanzen, Pestizide, tierische Hautschuppen, allergener Staub und andere Dinge, die Sie an den Schuhen tragen, können sonst ins Haus gelangen – und in Teppichen sammeln sich chemische Substanzen an. Das ist besonders gefährlich in Haushalten mit Kindern und Haustieren, die am Boden spielen.

- Wenn Sie auf bestimmte Inhaltsstoffe allergisch oder überempfindlich reagieren, sollten diese nicht in Ihren Reinigungsprodukten enthalten sein. Falls Sie unter Zöliakie leiden oder empfindlich auf Gluten reagieren, meiden Sie Haushaltsprodukte, die Gluten enthalten. Wenn Sie gegen Thymian oder Rosmarin allergisch sind, meiden Sie diese Inhaltsstoffe bei Reinigungsprodukten.

- Spenden und recyceln Sie nicht mehr benötigte Kleidung, Möbelstücke und Trödel.

TEPPICHE

Teppiche enthalten oft schädliche Chemikalien wie flüchtige organische Verbindungen (VOC), Flammschutzmittel, Fleckschutzmittel und toxische Chemikalien in Teppichklebern und -unterlagen. Diese können monatelang Dämpfe in die Luft abgeben. Der Geruch Ihres neuen Teppichs kommt von einem Karzinogen namens p-Dichlorbenzol, einem Derivat von 4-Phenylcyclohexen, das ebenfalls Dämpfe freisetzt. Das heißt jedoch nicht, dass Sie ohne Teppich auskommen müssen. Versuchen Sie, durch folgende Schritte die toxische Belastung zu reduzieren, die von den Fasern unter Ihren Füßen ausgeht.

- Nach Teppichen und Läufern aus natürlichen Fasern wie Hanf, Jute oder Wolle suchen. Bonus: Naturfasern tragen dazu bei, Toxine aus der Luft zu absorbieren.

- Bei umweltbewussten Firmen kaufen, deren Produkte weniger chemische Substanzen enthalten.

- Auch bei der Wahl der Fußmatte aufpassen – sie enthält ebenso viele chemische Substanzen.

- Teppiche mit Natron behandeln und dieses 40 Minuten vor dem Absaugen einwirken lassen. Sie können auch ätherische Öle wie Eukalyptus, Lavendel und Rosenholz dazugeben. Alles mischen und 20 Minuten mit einwirken lassen, anschließend absaugen, um für frischen Duft im Teppich zu sorgen.

- Einen Dampfreiniger ausleihen und Teppiche mindestens zweimal pro Jahr damit reinigen.

- In feuchten Räumen einen Entfeuchter benützen, um dem Wachstum von Schimmelpilzen vorzubeugen.

- Bei verschütteten Speisen oder Wein kaltes Wasser, Mineralwasser und Salz auf einen Lappen geben. Den Fleck damit abtupfen, nicht reiben.

- Für Fettflecken auf Teppichen verwenden Sie kochendes Wasser und Natron.

WÄSCHE

In Produkten zur Wäschepflege sind viele schädliche Chemikalien enthalten. Waschmittel können Phosphate, Chlor, synthetische Farb- und Duftstoffe sowie Erdölprodukte enthalten. Für Trocknertücher werden meist synthetische Duftstoffe verwendet, die Benzylacetat, Benzylalkohol und Terpene enthalten. Alle diese Stoffe sind toxisch (einige sind sogar krebserregend). Ich weiß, dass Ihnen der »frische« Duft von Weichspülern & Co. vertraut ist, aber dieser ist leider toxisch. Der Duft in Waschmitteln ist so zusammengesetzt, dass er in den Stoffen haften bleibt. Hosen, Oberteile und weitere Wäschestücke saugen diese schädlichen Chemikalien auf und geben Sie an Ihre Haut ab. Reduzieren Sie Ihren Kontakt mit toxischen Substanzen durch folgende Alternativen:

‣ Verwenden Sie ungiftige flüssige Waschmittel.

‣ Nehmen Sie ½ Tasse Natron pro Waschmaschinenfüllung – es wirkt als natürlicher Weichspüler.

‣ Anstelle von Bleichmitteln (sie sind beim Einatmen schädlich und können mit Wasser reagieren und giftige Nebenprodukte bilden) nehmen Sie eine Tasse destillierten weißen Essig, um Weißes aufzuhellen und Farben mehr Leuchtkraft zu verleihen.

‣ Stellen Sie Ihre eigenen Trocknertücher her aus Schwämmen, kleinen Handtuchstücken oder nehmen Sie Trocknerkugeln aus Wolle.

‣ Geben Sie weniger Kleidung in die Reinigung, waschen Sie empfindliche Kleidung stattdessen mit einem ungiftigen Reinigungsmittel. Wenn Sie etwas reinigen lassen, geben Sie es in eine Reinigung, die auf biologischer Basis arbeitet (ich schicke meine Kleidung zu einer Bio-Reinigung in New York City). Wenn Sie Ihre Kleidungsstücke in Plastikhüllen wiederbekommen, entfernen Sie diese im Freien oder in der Garage. Wenn Sie eine traditionelle Reinigung in Anspruch nehmen, lassen Sie die gereinigten Teile drei Tage auslüften, bevor Sie sie in den Schrank hängen.

‣ Bettwäsche wöchentlich wechseln und bei hoher Temperatur waschen und trocknen, um Hausstaubmilben abzutöten.

UNERWÜNSCHTE SCHÄDLINGE

Wir sind täglich von Mikroorganismen umgeben. Dazu gehören Bakterien, Viren, Pilze und mehr. Unsere Wohnungen und Häuser sind auch ein warmes und gemütliches Plätzchen für Insekten, die Krankheiten übertragen. Reicht man ihnen den kleinen Finger, nehmen sie die ganze Hand, wie das Sprichwort besagt. Es ist daher wichtig, Vorsorge dafür zu treffen, dass diese Plagegeister nicht so Fuß fassen können, dass Sie krank werden.

Putzen und waschen Sie Lebensmittel so bald wie möglich. Verwahren Sie Ihre Nahrungsmittel dicht verschlossen auf. Lassen Sie Speisen nach dem Kochen nicht länger als eine Stunde herumstehen. Werfen Sie Makeup- und Hautpflegeprodukte weg, deren Haltbarkeit überschritten ist oder die Sie länger als seit 3–6 Monaten verwenden (Augen-Make-up wie Mascara und Eyeliner höchstens 90 Tage verwenden).

Räumen Sie gründlich auf und putzen Sie auch in Ecken und Spalten, wo sich kleines Ungeziefer verbirgt. Verwenden Sie milbenundurchlässige Matratzen- und Kissenhüllen und meiden Sie Federbetten. Legen Sie in Schränke und Schubladen, in denen Sie Kleidung und Wäsche aufbewahren, Zedernholzstückchen anstelle von Mottenkugeln. Verwenden Sie ätherisches Bio-Pfefferminzöl gegen Nager und Ameisen: 1 Tasse Wasser mit 1 Esslöffel Bio-Pfefferminzöl mischen und dort versprühen, wo die Ameisen ins Haus kommen. Auch Zedernöl wirkt sehr gut als ungiftiger Ungezieferschutz.

KELLER UND GARAGE

In diesen Bereichen stehen oft viele potenziell toxische Dinge herum wie Frostschutzmittel, alte Batterien, Reinigungschemikalien, alte Farben, Beizen und Lacke, Motoröl, Unkrautvernichter, Pestizide, Insektenschutzmittel, Kleber, Leichtbenzin etc. Entsorgen Sie alles, was Sie nicht mehr brauchen (entsorgen Sie die Produkte vorschriftsmäßig) und bewahren Sie den Rest für Kinder und Haustiere unzugänglich auf. Verpacken Sie alles möglichst gut, damit Sie die Dämpfe nicht einatmen.

BETTZEUG

Bettwäsche, Decken, Steppdecken und Kissen enthalten vielfach synthetische Chemikalien. Knitterfreie Bettwäsche enthält perfluorinierte Chemikalien (PFC). Tagesdecken, Steppdecken, Bettwäsche und Decken können fleckabweisende und wasserabweisende Beschichtungen enthalten. In Bettwäsche finden sich oft auch Flammschutzmittel, die mit neurologischen Schäden, endokrinen Störungen und sogar Krebs in Zusammenhang gebracht wurden. Es können noch weitere Toxine enthalten sein, um Bettwäsche weicher zu machen. Diese können formaldehydhaltige Dämpfe freisetzen. Eine langfristige Exposition gegenüber Formaldehyd kann neurotoxisch, lebertoxisch und krebserzeugend wirken.

Baumwollbettwäsche und Handtücher aus nicht-biologisch erzeugter Baumwolle bestehen aus konventioneller Baumwolle, einer Nutzpflanze, die stark mit Insektiziden behandelt wird, darunter einigen der schädlichsten Chemikalien auf unserem Planeten. Die Hersteller verwenden zudem häufig Farbstoffe aus Erdöl. Diese werden in einem höchst umweltschädlichen Verfahren gewonnen, bei dem Chemikalien in Bäche und Lebensräume gelangen. Dadurch kommen Sie ebenfalls damit in Kontakt.

Ersetzen Sie Handtücher, Bettwäsche und Bettzeug durch biologische Materialien. Suchen Sie nach ungebleichten, unbehandelten, zu 100 Prozent biologischen Materialien wie Baumwolle, Leinen, Hanf und Bambus, die umweltfreundlich sind. Nehmen Sie als Kissenfüllung Wolle, Buchweizen oder Bio-Baumwolle. Entfernen Sie abends die Chemikalien von Ihrem Körper, indem Sie vor dem Zubettgehen duschen. Alles, womit Ihre Haut tagsüber in Kontakt kommt, wird an Ihr Kissen und Ihre Bettwäsche abgegeben.

FARBE

Wünschen Sie sich etwas Farbe für die Wand? Viele Farben enthalten flüchtige organische Verbindungen (VOC), die sich nachteilig auf Ihre Gesundheit auswirken können. Konventionelle Farben erzeugen auch Dämpfe, die die Innenraumluft verschmutzen und ebenfalls zur Verschmutzung der Außenluft beitragen.

Um diesen Stoffen weniger ausgesetzt zu sein, renovieren Sie mit ungiftigen Farben, die wenige oder keine VOC enthalten. Viele Heimwerkermärkte bieten eine große Auswahl ungiftiger Produkte an. Auch online finden Sie entsprechende Angebote.

DUSCHVORHÄNGE

Vinyl-Duschvorhänge werden aus Polyvinylchlorid (PVC) hergestellt. Dieser Kunststoff kann Phthalate in die Luft abgeben, die Hormonstörungen hervorrufen. Die Dämpfe können sich bis zu vier Monate in Ihren Wohnräumen halten. Die Lösung ist einfach: Meiden Sie PVC-Duschvorhänge und verwenden Sie stattdessen Duschvorhänge aus Hanf oder Bio-Baumwolle.

Zu Hause für frischen Duft sorgen

2 große Zitronen in Scheiben schneiden. 3 Zweige frischen Rosmarin und 1 Teelöffel Vanilleextrakt zugeben und alles in ca. 2 Litern Wasser in einem Topf auf dem Herd aufkochen, anschließend leicht köcheln lassen. Wenn das Wasser verdampft, mehr Wasser nachgießen, damit die Zitronen und der Rosmarin immer bedeckt sind. Dies wird in Ihrem Haus einen wunderbaren Duft verbreiten.

Im Winter Orangenscheiben, Zimtstangen und Piment in frischem Orangensaft köcheln lassen. Bonus: Sie können diese Mischung auch trinken! Heben Sie die Schalen von Orangen, die Sie essen, auf, um sie in Wasser köcheln zu lassen.

DIE LUFT, DIE SIE ATMEN

Vielleicht atmen Sie zu Hause Toxine ein, ohne es zu wissen. Zigarettenrauch, Staub, Tierhaare, Blei, Ausdünstungen von Teppichen, Formaldehyd aus Spanplatten, chemische Substanzen aus Sprühdosen, verschmutzten Luftschächten, Dämpfe aus Reinigungsmitteln, Benzol, Kohlenmonoxid, Asbest, Flammschutzmittel etc. können alle zu einer ungesunden Atemluft beitragen.

Laut der US-amerikanischen Environmental Protection Agency (EPA) kann die Konzentration an Luftschadstoffen in Innenräumen zwei- bis fünfmal höher sein als in der Außenluft. Diese Schadstoffe können zahlreiche Nebenwirkungen wie tränende Augen, Brain Fog, Lethargie, Kopfschmerzen, Hautausschlag und Hautreizungen hervorrufen. Sie können sogar die Abwehrmechanismen des Körpers schädigen.

Die meisten dieser chemischen Substanzen werden vom Menschen erzeugt und stammen aus der Schwerindustrie, aus Autoabgasen, Holz- und Kohleverbrennung, Farben und Kunststoffen. Sie spüren diese Luftschadstoffe nicht nur in der Lunge, sondern sie können auch den Stoffwechsel Ihrer Zellen stören und Ihre Fähigkeit beeinträchtigen, mit körperlichen Reaktionen umzugehen.

- Investieren Sie in einen Luftfilter oder -reiniger – insbesondere dann, wenn Sie in einem Stadtgebiet oder in einer Region mit schlechter Luftqualität leben.
- Luftschächte, Belüftungsschlitze und Filter häufig reinigen.
- Lassen Sie Ihre Wohnung oder Ihr Haus atmen, indem Sie die Fenster öffnen und gründlich durchlüften.
- Zimmerpflanzen sind gute Toxinbekämpfer. Investieren Sie in verschiedene Pflanzen und verteilen Sie diese in Haus und Büro (siehe unten).
- Häufig abstauben und Fensterdekorationen regelmäßig reinigen.
- Eliminieren Sie Beeinträchtigungen der Luftqualität in Ihren Innenräumen. So sollte z. B. im Haus nicht geraucht werden.
- Niemals in Innenräumen Essen grillen. Investieren Sie in einen Outdoor-Grill und grillen Sie die Speisen nicht, bis sie schwarz sind. Dadurch entstehen krebserregende Chemikalien, die Sie anschließend aufnehmen, wenn Sie das Schwarze essen.
- Ersetzen Sie alle toxischen Kerzen – sie können giftige Dämpfe abgeben – durch naturreine Bienenwachskerzen.
- Meiden Sie synthetische Lufterfrischer – sie setzen toxische Dämpfe frei – und verwenden Sie stattdessen ätherische Öle.

Entgiftende Zimmerpflanzen

Wenn Ihnen ein Luftreiniger zu teuer ist, können auch ein paar Zimmerpflanzen Wunder wirken. Folgende Pflanzen sind für ihre Fähigkeit bekannt, die Zimmerluft zu reinigen:

- Gemeiner Efeu
- Gerbera
- Einblatt
- Grünlilie
- Bambus
- Benjamini
- Kolbenfaden

Versteckte Schwermetalle

Ich hatte jahrelang mit toxischen Schwermetallkonzentrationen in meinem Körper zu kämpfen, merkte dies jedoch erst, nachdem ich mit Ärzten für Funktionelle Medizin zusammenarbeitete. Vor einigen Jahren wurde ich auf Metalle getestet, dabei stellte man fest, dass meine Konzentrationen sehr hoch waren durch Chemikalien im Wasser, in konventionellen Lebensmitteln und in der Luft. Ich stellte mich auf 100 Prozent bio um, entgiftete meine Wohnung und fing an, Wasser- und Luftfilter zu verwenden.

In der folgenden Tabelle sehen Sie, wie Sie beginnen können, Ihre Exposition gegenüber Schwermetallen zu verringern. Überfordern Sie sich nicht, aber fangen Sie bereits heute mit kleinen Änderungen an. Suchen Sie beispielsweise aluminiumfreie Deodorants und Töpfe und besorgen Sie hochwertige Wasserfilter für Küche und Dusche. In einem Jahr werden Sie viele dieser Quellen für toxische Substanzen aus Ihrem Leben verbannt haben. Für die Schwermetalle, die Sie bereits im Körper haben, finden Sie auf Seite 39 Lösungen, wie Sie diese aus dem Körper ausspülen können.

HÄUFIGE SCHWERMETALLQUELLEN

Metalle	*Quellen*
Aluminum*	Antacida, Antitranspirantien, Aluminium-Kochgeschirr, Autoabgase, Tabakrauch, Amalgamfüllungen, Backpulver, Alufolie, Kochutensilien
Arsen	Luftverschmutzung, Holzschutzmittel in Bauholz und auf Spielplätzen, Tapetenfarbe und Putz, farbiger Kalk, bunte Kreide, Herbizide, Cerealien, Autoabgase, Fruchtsaft (Apfel, Birne), Körner (Reis)
Cadmium	Teflon, Leitungswasser, Zigaretten, Batterien, Keramikglasuren, Künstlerbedarf, Fungizide, Kunststoff, Farbpigmente, industriell verarbeite Nahrungsmittel, Soft Drinks, raffiniertes Weizenmehl
Chrom	Edelstahl-Kochgeschirr, Tabakrauch
Kupfer	Rohrleitungen, Dentallegierungen, Insektenvernichtungsmittel, Swimmingpools, Schokolade, Sojaprodukte, Gold-Zahnfüllungen, Kronen, Kochutensilien
Blei	Autoabgase, Obst und Säfte in Dosen, Tabakrauch, Kosmetika, Haushaltsstaub, Töpferwaren mit Bleiglasur, Farbe, Pestizide, PVC, Spielzeug, Süßigkeiten, alte Farbe, Leitungswasser, Dochtlöscher, Zahnpasta, Buntglas
Quecksilber	Meeresfrüchte, Amalgamfüllungen, einige Impfstoffe und Medikamente, Fungizide, alte Farbe, Pestizide, Holzschutzmittel, Filter in Klimaanlagen, Filz, Kosmetika, Weichspüler, Hautcremes, Tattoos, Batterien
Nickel	Tabakrauch, Abgase, Austern, Edelstahl-Kochgeschirr, Tee, Nüsse, pflanzliches Backfett, Schokolade, Haarspray, Batterien, hydrierte Öle, Münzen, Schmuck

*Aluminum ist kein Schwermetall, jedoch ein Metall, dem wir häufig ausgesetzt sind.

MÖBEL

Preiswerte Spanplatten, auch bekannt als Flachpressplatten, werden oft mit Isocyanat-Klebern und Formaldehyd hergestellt. Beide sind toxisch und setzen potenziell gefährliche Dämpfe frei. Polstermöbel, die mit Polyurethanschaum hergestellt werden, enthalten häufig bromierte und chlorierte Flammschutzmittel. Diese wurden in Zusammenhang mit Fruchtbarkeitsproblemen, Lernschwäche, Adipositas, Autismus und sogar Krebs genannt.

Die Industrieproduktion hängt zunehmend von VOC (flüchtigen organischen Verbindungen) ab. Diese Verbindungen, wie beispielsweise Formaldehyd, sind in vielen Klebstoffen, Vinylprodukten, Farben, Treibstoffen, Teppichen und Kunststoffen enthalten. Ein Möbelstück beispielsweise, das aus Spanplatten gefertigt wurde, enthält häufig Formaldehyd im Kleber, während der typische Geruch nach »neuem Auto« tatsächlich der Geruch der flüchtigen organischen Verbindungen in Farbe, Leder, Teppich und Kleber ist.

VOC können viele allergische Symptome hervorrufen wie einen kratzenden Hals, Kopfschmerzen, Brain Fog und Verwirrung. In höheren Konzentrationen sind sie für die menschliche Gesundheit besonders schädlich. Um weniger VOC ausgesetzt zu sein, meiden Sie den Kauf billiger Spanplattenmöbel. Wenn neue Möbel zu teuer sind, schauen Sie sich gründlich im örtlichen Second-Hand-Laden oder Garagenflohmarkt um (achten Sie dabei aber auf Schimmel). Sie werden überrascht sein, wie viele hochwertige Möbel Sie dort finden.

SCHIMMEL

Schimmel kommt in jedem feuchten Bereich des Hauses wie Badezimmer und Keller vor. Menschen, die empfindlich darauf reagieren, können Augen- und Hautreizungen, verstopfte Nase, Pfeifatmung, Hautausschläge und Asthma bekommen. Einige Schimmelarten produzieren toxische Substanzen, die zu Problemen mit dem Immunsystem oder schweren Infektionen führen können.

Während schwarzer Schimmel für das Auge gut erkennbar ist, lassen sich viele andere Schimmelarten nicht so einfach entdecken und sammeln sich an feuchten Stellen an. Schimmel kann beim Essen bestimmter Nahrungsmittel wie Erdnüssen, Pistazien, Trockenobst, Pilzen und Schimmelkäse (wie Roquefort und Brie) auch innerlich aufgenommen werden. Menschen mit Schimmelempfindlichkeit sollten diese Nahrungsmittel meiden.

Entfernen Sie Schimmel mit Teebaumöl, Grapefruitextrakt und destilliertem weißem Essig und beugen Sie einem weiteren Wachstum vor, indem Sie in allen Feuchtbereichen Ihres Hauses Feuchtigkeitsabsorber oder Luftentfeuchter aufstellen.

ÜBERPRÜFEN SIE IHREN LEBENSSTIL

Das Entgiften Ihres Zuhauses und Ihres Lebensstils braucht Zeit. Bei mir hat es viele Jahre gedauert. Das soll Sie nicht erschrecken oder alarmieren. Laufen Sie jetzt also nicht im Panikmodus durch Ihre Wohnung. Das bringt nur Ihre Nebennieren und Ihre Cortisolkonzentrationen durcheinander, was sich auf Ihre Entgiftungsorgane wiederum nicht günstig auswirken würde.

In den letzten Jahren habe ich eine ständig länger werdende Reihe toxischer Produkte aus meiner Wohnung entfernt und mich darüber informiert, welche Produkte sicher sind. Ich habe den Leitfaden für gesunde Reinigungsmittel und die Datenbank der Environmental Working Group (EWG) für äußerliche Kosmetikprodukte (*ewg.org*) konsultiert. Dies hat mir geholfen, gut zu wählen und die meisten Produkte wegzuwerfen, die meinen Ansprüchen nicht genügen.

Um Ihr Leben zu entgiften, müssen Sie sich nicht nur genau unter die Lupe nehmen, was Sie essen, sondern auch, wie Sie leben. Ungiftige Körperpflegeprodukte und Reinigungsmittel, ein giftfreier Lebensraum und ein giftfreier Arbeitsplatz können wesentlich dazu beitragen, die Symptome zu vertreiben, die Sie vielleicht hatten, und Ihnen helfen, mehr Energie und Vitalität zu erlangen. Außerdem verringern Sie dadurch Ihre toxische Belastung, was sich langfristig positiv auf Ihre Gesundheit auswirken wird.

Einfache, aber erfolgreiche Entgiftungsstrategien

- Die Aufnahme von Pestiziden, Herbiziden, Antibiotika und Wachstumshormon reduzieren, indem Sie zertifizierte Bio-Lebensmittel essen.

- Morgens für Stuhlgang sorgen: Trinken Sie dazu heißes Wasser mit frischer Zitrone und Löwenzahnwurzeltee, um Verdauungssystem und Leber anzuregen.

- Hochwertige mehrstämmige Probiotika einnehmen.

- Mehr Ballaststoffe aus vollwertigen Nahrungsmitteln wie frischem Obst und Gemüse essen. Für eine optimale Entgiftung brauchen wir echte Ballaststoffe (nicht die industriell hergestellten Fake-Ballaststoffe, die man in einem Ballaststoffriegel findet). Ballaststoffe tragen dazu bei, einer Resorption von Toxinen (und Hormonen) vorzubeugen und diese durch den Darm und so aus dem Körper zu geleiten.

- Mehr Nahrungsmittel essen, die viele Präbiotika enthalten (siehe Seite 28). Fermentierte Nahrungsmittel (reich an Probiotika) wie Kimchi, Kichererbsen-Miso, meine Sojafreie Kichererbsen-Miso-Suppe (siehe Seite 196) und Sauerkraut zugeben.

- Für eine Tagesroutine sorgen, damit Ihr Körper in einen natürlichen Rhythmus kommt.

- Auf Essgewohnheiten achten und diese verändern, je nachdem, wie Sie sich fühlen.

- Alle 3-4 Stunden gesunde Snacks (siehe Seite 147) essen, um den Blutzuckerspiegel ausgewogen zu halten. Sie benötigen bei jeder Mahlzeit gesunde Fette (Avocado), Eiweiß (Bohnen), gesunde Kohlenhydrate (glutenfreies Vollkorn) und Ballaststoffe (Gemüse).

- Einen Kalender auf dem Handy oder Computer nutzen, der daran erinnert, wann Sie essen, trinken, Dehnübungen machen und Ihre Nahrungsergänzungsmittel einnehmen sollen.

- Zünden Sie eine Bienenwachskerze an, schließen Sie die Augen und sitzen Sie einige Minuten still, bevor Sie zu Bett gehen oder wenn Sie morgens aufstehen.

- Machen Sie morgens und abends einige Yoga-Positionen.

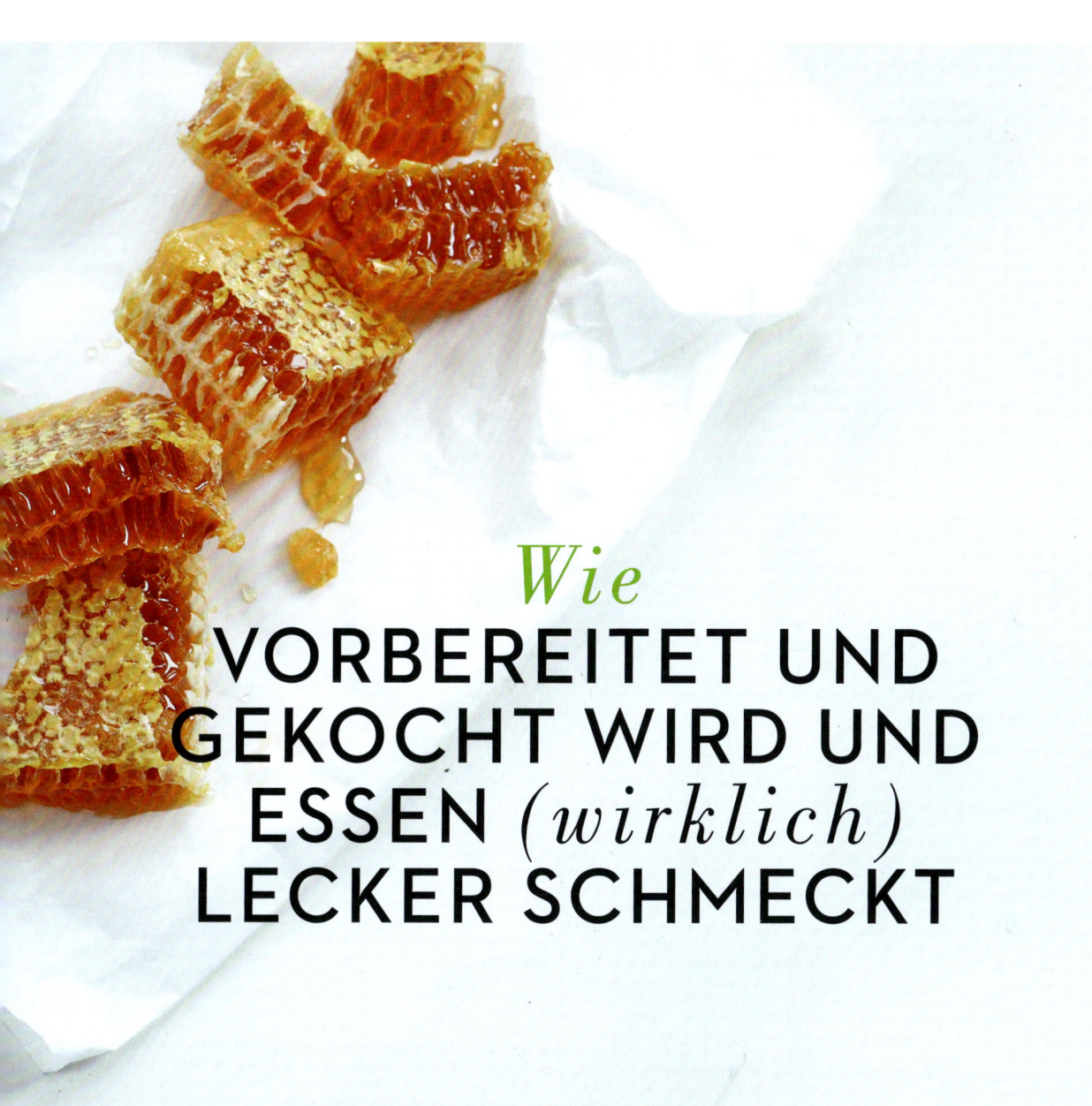

Wie
VORBEREITET UND
GEKOCHT WIRD UND
ESSEN *(wirklich)*
LECKER SCHMECKT

Bei vielen ist »kochen« so beliebt wie der Ölwechsel beim Auto oder die Abgabe der Steuererklärung. Es klingt vielleicht langweilig, lästig und sehr mühsam, aber so muss es nicht sein! Sie können leckere sättigende Mahlzeiten zubereiten, ohne dafür eine Kochschule besucht zu haben. Vielleicht haben Sie sogar richtig Spaß dabei. Sie brauchen dafür lediglich einige einfache Fertigkeiten und Faustregeln, dann sind Sie auf einem guten Weg, schmackhafte und nahrhafte Speisen zu kreieren, die Sie in einem Geschäft oder Restaurant so kaum finden werden.

BEVOR ES LOS GEHT

Bevor Sie den Herd einschalten oder Ihr Schneidbrett hervorholen, überfliegen Sie die folgenden Tipps. Sie werden sich beim Kochen als nützlich erweisen:

- **Kochen muss nicht Raffiniert sein.** Weniger ist mehr. Fangen Sie mit frischen Vollwertnahrungsmitteln an und bauen Sie auf diesen Geschmacksrichtungen mit Produkten aus Ihrem Vorratsschrank auf, wie rohen Nüssen, Samen, Oliven- oder Kokosöl, Essig, Kräutern und Gewürzen. Oder verwenden Sie einfach nur Meersalz und frisch gemahlenen schwarzen Pfeffer. Je besser die Qualität der Zutaten ist, desto weniger müssen diese aufgepeppt werden, um lecker zu schmecken.

- **Lernen Sie, saisonal zu kochen.** Obst und Gemüse schmeckt in seiner Hauptreifezeit am besten und ist dann auch am preiswertesten. Werden Sie Stammkunde auf dem Bauernmarkt oder in der Abteilung Bio-Obst und -Gemüse Ihres Lebensmittelgeschäfts. Ihre Gerichte werden viel besser aussehen und schmecken.

- **Es ist nicht schwer, ohne Gluten, raffinierten Zucker, Milchprodukte, Soja, Mais, Eier und industriell verarbeitete Lebensmittel zu kochen.** Erstellen Sie eine Liste der Lebensmittel, die Sie am meisten vermissen werden, und suchen Sie sich anschließend neue Zutaten, die diese Lücke füllen können. Da viele Ersatzprodukte in den Geschäften Zusätze und Füllstoffe enthalten, die Entzündungen auslösen, sollten Sie lernen, wie Sie zu Hause leckere Alternativen zaubern können. Dieses Buch ist voller Ideen für neue gesunde Versionen Ihrer bisherigen Vorräte. Die besten entzündungshemmenden Lebensmittel sind solche, die von Natur aus frei sind von giftigen Stoffen.

- **Individuelle Anpassung ist entscheidend.** Haben Sie keine Angst, Zutaten auszutauschen. Sie mögen keinen Rucola? Nehmen Sie stattdessen fein gehackte Löwenzahnblätter. Kein Interesse an Mangold? Ersetzen Sie ihn durch Blattkohl. Es hat nicht nur jeder Mensch ein einmaliges Verdauungssystem, sondern auch unsere Geschmacksnerven unterscheiden sich.

- **Werden Sie Ihr eigener Küchenchef.** Obst und Gemüse kann sich in Geschmack, Größe und Farbe unterscheiden. Auch wegen des unterschiedlichen Feuchtigkeitsgehalts der Nahrungsmittel und natürlich der unterschiedlichen Kochutensilien schmecken zwei Gerichte nie genau gleich. Probieren Sie beim Kochen immer wieder und haben Sie keine Angst, nachzubessern. Ihr Balsamicoessig kann dickflüssiger oder kräftiger sein als meiner, und Ihre Cashewkerne haben vielleicht nicht so viel Geschmack wie meine. Optimieren Sie Ihre Rezepte entsprechend.

ALLES SCHÖN SAUBER HALTEN

Sie können Reinigungsmittel für die Küche ganz einfach selbst herstellen, um damit Obst und Gemüse vorzubereiten und sicherzustellen, dass Arbeitsflächen und Kochutensilien während und nach der Zubereitung sauber sind. Diese Mittel sind preiswerter als fertig gekaufte und sind frei von deren giftigen Inhaltsstoffen. Meine Lieblingsrezepte zum Putzen, die Geldbeutel und Umwelt wenig belasten, sind auf der nächsten Seite aufgelistet. Auf Seite 82 finden Sie Tipps zur Entgiftung der Putzmittel.

Für Blattgemüse und frische Kräuter

1 Tasse destillierter weißer Essig

3 Tassen kaltes gereinigtes Wasser, plus mehr zum Spülen

Essig und Wasser in einer großen Schüssel mischen.

Blattgemüse oder Kräuter je nach Verschmutzungsgrad 5–10 Minuten hineinlegen. Mit etwas gereinigtem Wasser abspülen und mit einem Geschirrtuch trocken tupfen.

Für Obst und Gemüse
- 1 Esslöffel frisch gepresster Zitronensaft
- 2 Esslöffel destillierter weißer Essig
- 1 Tasse kaltes gereinigtes Wasser, plus mehr zum Spülen
- 2 Esslöffel Meersalz
- Einige Tropfen Grapefruitkernextrakt (nach Belieben, gegen Candida)

Alle Zutaten in eine gläserne Sprühflasche füllen, schütteln und Obst und Gemüse damit einsprühen. Anschließend mit gereinigtem Wasser abspülen.

Einfacher Allzweckreiniger
- 1 Tasse Wasser
- 2 Teelöffel Olivenölseife (z. B. von Dr. Bronner)
- 15 Tropfen ätherisches Bio-Öl: Zitronengras, Lavendel und Zitrone wirken gut gegen Fett (ich verwende auch gerne Kiefer, Teebaum, Eukalyptus, Rosmarin und Grapefruit).

Alle Zutaten in einer gläsernen Sprühflasche mischen und an einem kühlen dunklen Ort aufbewahren, damit die ätherischen Öle nicht im Sonnenlicht oxidieren. Vor Gebrauch gut schütteln.

Einfacher Essigreiniger
- ½ Tasse Wasser
- ½ Tasse Bio-Apfelessig oder destillierter weißer Essig
- 15 Tropfen ätherisches Bio-Öl (siehe Rezept oben)

Alle Zutaten in einer gläsernen Sprühflasche mischen und an einem kühlen dunklen Ort aufbewahren, damit die ätherischen Öle nicht im Sonnenlicht oxidieren. Vor Gebrauch gut schütteln.

STRESSFREIE ZUBEREITUNG

Es mag zunächst sehr aufwendig klingen, den Lebensstil zu verändern. Doch durch die Umgestaltung Ihrer Vorräte, Ihrer Mahlzeiten und Ihrer Umgebung werden Sie Ihr Leben als reicher empfinden. Beginnen Sie damit, Hindernisse in gute Gelegenheiten zu verwandeln, und erstellen Sie Ihre eigenen Schnellverfahren für die Zubereitung Ihrer wöchentlichen Mahlzeiten und Snacks.

▸ **Getreide zubereiten:** Bereiten Sie Sonntagabend eine größere Portion glutenfreies Getreide zu, das Sie die Woche über verbrauchen können. Auf Seite 110 finden Sie Serviervorschläge.

▸ Einige Löffel Getreide in einer gusseisernen Pfanne mit etwas Olivenöl erhitzen, mit Meersalz, Pfeffer und Kräutern würzen – fertig in 5 Minuten!

▸ Zum Frühstück in einem Topf Reis-, Hirse-, Quinoa- oder sonstige Getreidereste (siehe Seite 108) mit meinen Nuss- und Samen-»Mylks« (siehe Seite 298) und Zimt erwärmen (oder Sie probieren meine Über Nacht zubereiteter Frühstücksbecher mit schwarzem Reis und Beeren, Seite 146).

▸ Die Körner mit Bohnen, Linsen, meinen Hummus-Rezepten (siehe Seite 309–311), gewürfeltem Gemüse, Oliven oder einem meiner milchfreien Nusskäse (siehe Seite 315–318) mischen. Gekühlt als Getreidesalat oder warm als Pilaw servieren. Meine Servierideen für gekochtes glutenfreies Vollkorngetreide (siehe Seite 110) sind ebenfalls hilfreich.

▸ **Aroma verleihen:** Braten Sie eine Portion Superweiche karamellisierte rote Zwiebeln (siehe Seite 280) oder bereiten Sie meinen Ohne Alufolie gerösteten Knoblauch (siehe Seite 337) zu. Damit können Sie den meisten herzhaften Gerichten schnell Aroma verleihen.

▸ **Schnell zusammengemischt:** Holen Sie sich eine Tüte vorgewaschene Bio-Blattsalate für eine schnelle Vorspeise und geben Sie Hülsenfrüchte oder Bohnen, Vollkorn sowie einige leckere Toppings dazu (wie meine Glutenfreien Kräutercroutons, siehe Seite 198).

▸ **IMMER HER MIT DEN BOHNEN:** Kochen Sie Sonntagabend eine größere Portion Bohnen und Hülsenfrüchte für die kommende Woche vor. Ich koche Bohnen selbst und versuche, Dosenware wegen der Kumulation von Schwermetallen zu meiden. Viele meiner Kunden genießen aber eine schnelle Mahlzeit mit Dosenbohnen. Achten Sie darauf, Dosen ohne BPA-Beschichtung zu kaufen. Richten Sie die Bohnen auf dunklen Blattsalaten an, geben Sie sie in Suppen, mischen Sie sie mit Gemüse oder mit Körnern, Meersalz, Pfeffer, Zitronenschale, Nüssen, Samen, Gewürzen sowie Kräutern und berträufeln Sie sie mit etwas Olivenöl. Auf Seite 107 finden Sie eine Tabelle, wie Bohnen gekocht werden.

▸ **VORAUSDENKEN:** Bei der Zubereitung von Frühstück, Mittag- und Abendessen sollten Sie gleich überlegen, was Sie als nächste Mahlzeit oder am nächsten Tag machen könnten. Lassen Sie Körner, Nüsse und Bohnen einweichen oder hacken Sie Gemüse und heben es im Kühlschrank in einem Glasgefäß auf. Orientieren Sie sich an meinem Essensplan (siehe Seite 379), damit bei den wöchentlichen Mahlzeiten alles glatt läuft.

▸ **SAUCEN BEREITHALTEN:** Haben Sie hausgemachte Marinaden, Salatdressings, Dips und Saucen im Kühlschrank vorrätig. Sie sind für das schnelle Zusammenstellen einer Mahlzeit sehr praktisch. Lassen Sie sich von meinen Dips, Aufstrichen und Dressings (siehe Seite 308) zur Kreation von Würzmitteln inspirieren.

▸ **TOMATENSAUCE SELBST ZUBEREITEN:** Tomatensauce zu kochen ist einfacher als man denkt (siehe meine Tomatensauce nach alter Art und meine Tomatensauce aus sonnengetrockneten Tomaten, Seite 326 und 328) und schmeckt so viel besser als eine fertig gekaufte Sauce, die raffinierten Zucker und weitere Zusätze enthält. Kochen Sie regelmäßig einen großen Topf Tomatensauce und bewahren Sie Reste in der Kühltruhe auf. Bei Bedarf können Sie sie auftauen und mit glutenfreien Nudeln, mit Gemüse oder Vollkorn mischen.

▸ **GEMÜSE RÖSTEN:** Rösten Sie eine größere Portion Kreuzblütengemüse wie Rosenkohl, Blumenkohl und Brokkoli zusammen mit Wurzelgemüse wie Süßkartoffeln, Pastinaken und Steckrüben. So haben Sie immer einen Snack, eine Beilage oder auch eine Vorspeise zur Hand. Außerdem ist es eine tolle Idee, Reste vom Gemüse unter meine Salate (siehe Seite 207–225) zu mischen. Probieren Sie meine Mit Rosmarin gerösteten Karotten und Rote Bete (siehe Seite 286).

▸ **EINEM GEMÜSE DIE HAUPTROLLE GEBEN:** Stellen Sie bei einer Mahlzeit ein Gericht in den Mittelpunkt. Alle Rezepte für Hauptgerichte in diesem Buch – wie meine Gemüsepasta mit Rübstiel (siehe Seite 227) oder die Frühlingsgemüse-Paella (siehe Seite 229) – eignen sich als vollwertige Mahlzeit. Sie können sie auch mit einem einfachen Salat wie meinem Gurken-Kräuter-Sommersalat (siehe Seite 211) kombinieren.

▸ **WERDEN SIE EIN WOCHENENDAKTIVIST:** Nutzen Sie die Sonntage, um aromatische Komponenten zuzubereiten, die Ihnen unter der Woche das Kochen erleichtern. Probieren Sie meine Im Ofen gerösteten Kirschtomaten mit Mohnsamen (siehe Seite 291) und die Getreidefreien eiweißreichen Brösel (siehe Seite 291) oder meine gerösteten Nüsse (siehe Seite 148–150).

▸ **GRIFFBEREIT HALTEN:** Bereiten Sie Amies getreidefreies Müsli (siehe Seite 129) zu und bewahren Sie es in Einweckgläsern mit Servierlöffel auf. So haben Sie es jederzeit für einen schnellen Eiweißschub griffbereit.

▸ **FÜR UNERWARTETE GÄSTE GERÜSTET SEIN:** Bereiten Sie einmal pro Monat meine Zitronigen Kokos-Bällchen (siehe Seite 359) und das Mandelmus-Konfekt zu (siehe Seite 364) und bewahren Sie beides in verschlossenen Behältern in der Kühltruhe auf. Wenn Sie unerwartete Gäste haben, müssen Sie beides einfach nur auftauen.

▸ **ZUBEREITUNGSMETHODE OHNE KOCHEN FÜR GRÜNKOHL:** Die Blätter von den Stielen streifen und die Stiele für ein anderes Rezept aufheben. Die Blätter schneiden, indem sie gestapelt, locker aufgerollt und dann von einem Ende aus in dünne Scheiben geschnitten werden (man nennt dies auch Chiffonade). Die fein geschnittenen Blätter in eine Salatschüssel geben, mit nativem Olivenöl extra beträufeln und den Grünkohl kneten wie einen Brotteig. 1–2 Minuten kneten, bis der Grünkohl eine intensive Farbe und seidige Konsistenz erhält.

ABFÄLLE VERWERTEN

Die Gemüseteile, die Sie beim Kochen wegwerfen, können ebenso schmackhaft und nahrhaft sein, wie jene, die Sie bisher gegessen haben. Wenn Sie alles verwenden, bekommen Sie am meisten für Ihr Geld (was sich deutlich bemerkbar macht, wenn Sie Bio-Qualität kaufen).

- **Mangoldstiele:** Sie enthalten viel Glutamin, eine Aminosäure, die das Immunsystem unterstützt. Jeweils 8–10 Stiele mit Küchenzwirn zusammenbinden und 30 Minuten mit Honig und Knoblauch in meiner Entgiftenden Gemüsebrühe (siehe Seite 202) dünsten.

- **Blätter vom Stangensellerie:** Sie enthalten fünfmal mehr Magnesium und Kalzium als die Stangen. Außerdem sind sie eine reiche Quelle an Vitamin C und Antioxidantien. Die Blätter zusammen mit Petersilie fein hacken und unter Salsa rühren, als Garnitur für Nudel- und Vollkorngerichte verwenden oder zu meiner Entgiftenden Gemüsebrühe (siehe Seite 202) dazugeben.

- **Orangenschale:** Die Schale enthält das Vierfache an Ballaststoffen wie die Frucht. Die Schale abreiben und über Gemüse, grüne Salate oder Vollkorn streuen.

- **Zitronenschale:** Geben Sie sie gehackt in Marinaden oder trocknen Sie sie und verwenden sie im Tee. Sie können auch die Schalen mit Olivenöl köcheln lassen, anschließend in eine Glasflasche füllen und im Kühlschrank aufbewahren. Hält sich bis zu einer Woche. Das Öl passt gut über Salate oder Gemüsegerichte.

- **Brokkoliblätter:** Diese Babyblättchen liefern eine Menge Vitamin A. Kochen Sie die Blättchen wie Spinat. Blanchieren Sie sie in kochendem Wasser und braten Sie sie mit nativem Olivenöl extra, fein gehacktem Knoblauch und Meersalz an.

- **Brokkolistiele:** Sie schmecken wie milder Brokkoli mit einem leichten Kohlaroma. Als knackigen Zusatz zu Salaten und Pfannengerichten geben oder in meiner Tomatensauce nach alter Art (siehe Seite 326) langsam mitkochen, um das süße Aroma hervorzuheben.

- **Radieschengrün:** Radieschenblätter schmecken wie Spinat oder Mangold. Mit nativem Olivenöl extra und fein gehacktem Knoblauch kurz angebraten, als schnelle Beilage zu Nudeln oder als Pizzabelag geeignet.

- **Karottengrün:** Schmeckt wie pfeffrige Petersilie. Gehackt über Suppen, Salate oder gegrilltes Gemüse streuen oder anstelle von Basilikum für Pesto verwenden.

- **Zwiebelschalen:** Die papierartige Hülle enthält mehr Antioxidantien als die Zwiebel selbst. Weiße und rote Zwiebelschalen in Brühe, Suppen und Eintöpfen als Geschmacksträger mitkochen und vor dem Servieren herausnehmen. Probieren Sie die Schalen auch in meiner Entgiftenden Gemüsebrühe (siehe Seite 202).

- **Frische Kräuter:** Sehr oft werden für ein Rezept nur ein Esslöffel oder einige Stängel eines Krauts benötigt und der Rest wird im Kühlschrank welk und braun. Nehmen Sie einen Eiswürfelbereiter und bereiten Sie Aromawürfel mit nativem Olivenöl extra zu (siehe Seite 301–302). Einfrieren und die gefrorenen Würfel in Pfannengerichte geben.

- **Gemüsebrühe:** Reste in Eiswürfelbereitern einfrieren und die Würfel in einen verschlossenen Behälter füllen. Wenn Sie Reis oder Getreide kochen, geben Sie 1–2 Würfel dazu. Sie können die Würfel mit in die Pfanne geben, wenn Sie Gemüse kurz anbraten oder sie unter Kartoffelpüree rühren.

- **Blanchier- oder Dünstflüssigkeit:** Diese Flüssigkeit, die beim Blanchieren oder Dünsten von Gemüse übrig bleibt, kann zum Kochen von Bohnen und Getreide verwendet werden. In einem verschlossenen Behälter im Kühlschrank aufbewahren oder warm mit etwas Meersalz und Pfeffer als Gemüsebrühe trinken.

RESTE LIEBEN LERNEN

Wenn Sie in hochwertige Bio-Nahrungsmittel investieren, möchten Sie diese auch bestmöglich verwerten. Nachfolgend einige Tipps, wie Sie Reste nutzen können:

▸ Suppe: Abkühlen lassen, dann in ein großes Weckglas füllen (Fassungsvermögen von ½ oder 1 Liter) und entweder bis zu fünf Tage im Kühlschrank aufheben oder einfrieren. Falls Sie die Suppe einfrieren, das Glas nur so weit befüllen, dass oben 5–7 cm frei bleiben, damit das Glas nicht springt. Zum Auftauen das Glas in eine Schüssel mit warmem Wasser stellen. Sie brauchen dafür keine Mikrowelle, die Suppe ist innerhalb von 15 Minuten aufgetaut.

▸ Erfinden Sie bunte Allerlei-Gerichte: Sparen Sie Geld, indem Sie aus dem, was noch im Kühlschrank ist, Burritos, Tacos, Buddha-Schüsseln (z. B. meine Mit Sriracha geröstete Wildreis-Buddha-Schüssel, siehe Seite 261), Salate und Suppen zaubern.

▸ Das Mittagessen von morgen mit Resten von heute Abend zubereiten: Aus den Resten einen schnellen Salat, ein Pfannengericht, Wrap oder Sandwich zubereiten. Zutaten wie Quinoa und Gemüse ohne Dressing in ein großes Weckglas füllen. Ein ca. 20 cm großes Quadrat aus Pergamentpapier zuschneiden und über die Öffnung des Weckglases legen. In der Mitte eindrücken, sodass eine Vertiefung wie eine kleine Tasse entsteht. Das Dressing in diese »Tasse« gießen, dabei darauf achten, dass die Ränder des Pergamentpapiers nicht ins Glas rutschen. Den Deckel aufschrauben. Zur Essenszeit das Dressing zusammen mit den Salatzutaten in eine Schüssel füllen. Mischen und genießen.

Fünf-Minuten-Salate

Bei gesunden glutenfreien Vollkornsalaten können Sie kreativ werden. Nutzen Sie die folgenden Tipps, um Ihren individuellen Salat zusammenzustellen. Die gewünschten Zutaten zu den Körnern geben, mit Meersalz und frisch gemahlenem schwarzem Pfeffer würzen und abschmecken. Auf Seite 110 finden Sie weitere Anregungen bei den Servierideen für gekochtes glutenfreies Vollkorn.

- Knackiges rohes Gemüse abwechselnd mit gekochtem Gemüse in eine Schüssel schichten. Einige Sorten fein schaben (wie Karotten), andere reiben und wieder andere hacken. Unterschiedliches Gemüse, Konsistenzen und Farben sorgen für die besten Kombinationen!

- Frische Kräuter wie Schnittlauch, Petersilie, Dill und Koriandergrün bringen Farbe und Aroma.

- Für eine knackige Komponente geröstete Nüsse und Samen zugeben (siehe Seite 116).

- Ein einfaches Dressing zubereiten aus frisch gepresstem Zitronensaft, nativem Olivenöl extra, Meersalz, Pfeffer und Apfelessig. Mit frisch abgeriebener Zitronenschale bestreuen.

- Wählen Sie ein Thema: Mexikanisch wird es mit gehobeltem Rotkohl, Limettenspalten und Frühlingszwiebeln, oder entscheiden Sie sich für ein mediterranes Thema mit Oliven, Spinat, einem meiner milchfreien Nusskäsesorten (siehe Seite 315–318) und nativem Olivenöl extra.

EINWEICHEN UND KOCHEN VON BOHNEN, GLUTENFREIEM VOLLKORN, NÜSSEN UND SAMEN

Wissen Sie, wie Sie Nüsse, Samen, Bohnen und Körner richtig einweichen? Die Vorteile sind erstaunlich. Das Einweichen aktiviert die Nährstoffe in Nahrungsmitteln, das bedeutet, dass die Vitamine und Enzyme vom Körper leichter verdaut und verwertet werden können. Das Einweichen fördert auch das Wachstum guter Darmbakterien, die wiederum das Immunsystem anregen (80 Prozent des Immunsystems sind im Darm lokalisiert).

Das Einweichen verkürzt bei Getreide und Bohnen die Kochzeit. Nüsse und Samen lassen sich so leichter zu einer cremigen Konsistenz verarbeiten, was perfekt ist für Smoothies, für meine frischen Nuss- und Samen-»Mylks« (siehe Seite 298), die verschiedenen milchfreien Nusskäsesorten (siehe Seite 315–318), Desserts (siehe Seite 338), Suppen, Salate und Saucen.

Genauere Angaben für das Einweichen von Nüssen, Körnern und Bohnen finden Sie auf den Seiten 106, 109 und 116. Hier einige praktische Tipps für den Anfang:

▸ **Sofort verarbeiten** Eingeweichte Nüsse, Samen, Bohnen und Kräuter müssen sofort in Rezepten wie Suppen, »Mylks«, Smoothies, milchfreiem Nusskäse, Desserts und Cremes weiterverarbeitet werden.

▸ **Flüssigkeit abmessen:** Die meisten eingeweichten Körner können im Verhältnis 1:1 in Wasser oder Brühe gekocht werden, weil sie Wasser aus dem Einweichprozess aufnehmen.

▸ **Körner etc. über nacht einweichen:** Ich erledige das Einweichen überwiegend, bevor ich zu Bett gehe, sodass morgens alles fertig ist. Einfach die Körner in ein Weckglas oder eine Glasschüssel geben, mit Wasser bedecken und über Nacht einweichen. Morgens gut abtropfen lassen und spülen.

▸ **Kurzes Einweichen:** Wenn die Zeit knapp ist, können Sie Nüsse, Samen, Körner oder Bohnen in eine Schüssel mit kochendem Wasser geben (das Einweichgut sollte bedeckt sein) und 15–20 Minuten einweichen lassen. Dann abtropfen und mehrmals spülen. So bekommen Sie zwar nicht die Vorteile des stundenlangen Einweichens, weil das heiße Wasser die Enzyme zerstört. Dabei wird aber alles ausreichend erweicht, um sofort bei der Zubereitung der Rezepte verwendet werden zu können.

BOHNEN

Die meisten halten Dosenbohnen vorrätig, weil sie praktisch sind, viele Bohnen sind jedoch in Dosen abgefüllt, die BPA enthalten. Ich persönlich meide Dosenbohnen wegen der Schwermetalle und empfehle stattdessen, getrocknete Bohnen zu verwenden. Sie sind eine gute Möglichkeit, Dosen zu umgehen, außerdem sparen Sie Geld, reduzieren Ihre Natriumaufnahme, und die Bohnen haben sehr viel mehr Geschmack. Probieren Sie, bei allen Rezepten selbst gekochte Bohnen zu verwenden (das ist einfacher, als Sie glauben) und Reste für eine spätere Verwendung in Salaten, Dips und Suppen einzufrieren.

Bei meinen Rezepten mit Bohnen werden diese nach Tassen bemessen, um die Verwendung frischer Bohnen anstelle von Dosenbohnen zu unterstützen. Wenn Sie auf Dosenbohnen zurückgreifen müssen, kaufen Sie bitte Dosen, die kein BPA enthalten. Die folgende Umrechnung hilft Ihnen zu berechnen, wie viele Dosen Sie kaufen müssen:

1 Dose (440 g) gespülte und abgetropfte Bohnen entspricht 1 ½ Tassen gekochten Bohnen.

Bohnen enthalten viele unverdauliche Zuckerarten und sind daher häufig als »blähendes« Nahrungsmittel verschrien. Wenn sie jedoch richtig gekocht werden – mit einem Lorbeerblatt, einigen Streifen Kombu (Algen) oder Gewürzen wie Kreuzkümmel – wird die Aufspaltung dieser Zucker unterstützt. Einweichen ist eine weitere gute Möglichkeit, Blähungen zu verhindern, zudem garen sie dadurch auch schneller und gleichmäßiger.

Einweichen von Bohnen

Es gibt drei Methoden für Bohnen:

1. Langes Einweichen
2. Schnelles Einweichen
3. Ohne Einweichen

Wie bereits erwähnt empfehle ich die lange Einweichmethode, weil die Bohnen dadurch leichter verdaulich werden. Die beiden anderen Methoden sind bei knapper Zeit gut geeignet.

Langes Einweichen: Die Bohnen abspülen und in eine große Glasschüssel geben. So viel kaltes Wasser zugießen, dass sie mindestens 10 cm hoch bedeckt sind. Bei Zimmertemperatur oder im Kühlschrank mindestens 6–8 Stunden oder über Nacht einweichen lassen. Bei Bedarf mehr Wasser zugießen, sodass die Bohnen immer bedeckt sind. Bohnen, die an der Oberfläche schwimmen, entfernen. Kein Salz zugeben – werden Bohnen gesalzen, bevor sie kochfertig sind, werden sie zäh. Nach dem Einweichen die Bohnen abtropfen lassen und abspülen, dann nach Rezept verwenden.

Schnelles Einweichen: Die Bohnen abspülen und in einen großen Topf geben. So viel kaltes Wasser zugießen, dass sie mindestens 10 cm hoch bedeckt sind. Bei mittlerer Hitze 3 Minuten zum Sieden, aber nicht zum Kochen bringen. Den Topf vom Herd nehmen, zudecken und 2 Stunden beiseitestellen. Abtropfen lassen, abspülen und dann nach Rezept verwenden.

Ohne Einweichen: Die Bohnen abspülen und in kochendes Salzwasser geben (Meersalz verwenden). Das Wasser erneut aufkochen, dann auf schwache Hitze schalten und den Topf zudecken. Die Bohnen weich kochen. Bei Bedarf mehr Wasser zugießen, sodass sie immer bedeckt sind. Den Garzustand prüfen – die Kochzeit ist ca. 40 Minuten länger als bei eingeweichten Bohnen (siehe Tabelle auf der gegenüberliegenden Seite). Die Bohnen vom Herd nehmen und servieren.

So werden eingeweichte Bohnen und Hülsenfrüchte gekocht

Die Bohnen nach dem Einweichen abspülen und in einen großen Topf geben, so viel kaltes Wasser oder Bio-Gemüsebrühe zugießen, dass sie mindestens 10 cm hoch bedeckt sind. Sie können auch Geschmackszutaten zugeben, beispielsweise eine geschälte und gewürfelte kleine weiße Zwiebel, eine gehackte Knoblauchzehe, 2 Esslöffel fein gehackte Kräuter oder beliebige Gewürze (ich gebe gerne eine Prise gemahlenen Kreuzkümmel, ein Lorbeerblatt oder eine Zimtstange dazu).

Auch einige Prisen Meersalz gebe ich oft ins Kochwasser für zusätzliches Aroma und weitere Mineralstoffe. Sie können zudem ein 2,5 cm großes Stück Kombu-Algen zugeben. Dadurch werden die Bohnen leichter verdaulich, und die Algen gehen ins Kochwasser über.

Achten Sie darauf, zum Kochen gefiltertes Wasser zu nehmen. Bitte beachten Sie, dass die Kochzeiten je nach Alter der Bohnen oder Hülsenfrüchte stark schwanken können. Die Bohnen oder Hülsenfrüchte bei starker Hitze aufkochen und Schaum oder Rückstände abschöpfen, die nach oben steigen. Die Hitze reduzieren und den Topf teilweise zudecken. Das Wasser sollte nur sieden – wenn es kocht, platzt die Schale der Bohnen auf.

Alle 30 Minuten die Flüssigkeit prüfen und bei Bedarf mehr Wasser nachgießen, damit die Bohnen oder Hülsenfrüchte immer mit einigen Zentimetern Flüssigkeit bedeckt sind. Gegen Ende der Garzeit den Garzustand prüfen. Die Bohnen sollten weich, aber nicht breiig sein und ihre Form behalten.

Den Topf vom Herd nehmen und die Bohnen nach Rezept weiter verarbeiten. Gekochte Bohnen innerhalb von zwei Tagen aufessen oder bis zu drei Monate einfrieren. Zum Einfrieren in Portionen teilen und diese bei Bedarf im Kühlschrank auftauen lassen.

Anmerkung: Die Bohnen vor dem Aufbewahren vollständig abkühlen lassen, damit sich während des Lagerns keine schädlichen Bakterien im Aufbewahrungsbehälter bilden können.

KOCHZEITEN FÜR EINGEWEICHTE BOHNEN UND HÜLSENFRÜCHTE

Getrocknete Bohnen und Hülsenfrüchte	Menge (Vor dem Einweichen abgemessen, ergibt gekocht 2½ bis 3 Tassen)	Kochzeit (Für eingeweichte getrocknete Bohnen)
Schwarze Bohnen	1 Tasse	30 Min.–1 Std.
Kichererbsen (Garbanzobohnen)	1 Tasse	1½–2 Std.
Cannellinibohnen	1 Tasse	1–1½ Std.
Dicke Bohnen	1 Tasse	2½–3 Std.
Great-Northern-Bohnen	1 Tasse	1–1½ Std.
Kidneybohnen	1 Tasse	1–1½ Std.
Grüne oder Braune Linsen	1 Tasse	Einweichen nicht erforderlich, 15–40 Min.
Rote oder Gelbe Linsen	1 Tasse	Einweichen nicht erforderlich, 20 Min.
Limabohnen	1 Tasse	1–1½ Std.
Navybohnen	1 Tasse	1½–2 Std.
Spalterbsen	1 Tasse	Einweichen nicht erforderlich, 35 Min.–1 Std.

GLUTENFREIES VOLLKORN

Um eine möglichst nährstoffreiche Schüssel glutenfreies Getreide zu kochen, dieses zuerst einweichen.

Auch ich habe nicht jeden Tag Zeit, Getreide einzuweichen, daher weiche ich es immer am Samstagabend über Nacht ein und koche es am Sonntag. Dieses Vorgehen ist jedoch nicht zwingend, wenn Sie gar keine Zeit zum Einweichen finden. Ich persönlich bevorzuge es, denn es verkürzt die Kochzeit, und die Körner werden dicker und gleichmäßiger gar und setzen alle Enzyme und Nährstoffe frei, die bei der Verdauung helfen und zur Darmheilung beitragen.

Geben Sie die Körner einfach in eine große Schüssel und bedecken Sie sie mit warmem gereinigtem Wasser (im Verhältnis 2:1 mit ½ Teelöffel Meersalz). Für die gewünschte Einweichzeit mit einem Geschirrtuch abdecken und nach dem Einweichen gut abspülen und abtropfen lassen.

Um die Körner vor dem Kochen aufspalten zu helfen, in einer säuerlichen Lösung einweichen (¼ Teelöffel Meersalz oder 1 Esslöffel frisch gepresster Zitronensaft, Apfelessig oder Kokoskefir pro Tasse Wasser). Für noch mehr Aroma und einen extra Kick Antioxidantien gemahlene Gewürze zur Einweichflüssigkeit zufügen, z. B. Koriander, Kreuzkümmel, Kurkuma oder Curry.

Nach dem Einweichen, Abtropfen und gründlichen Abspülen die Körner in einen Topf geben und Wasser zugießen (siehe Tabelle, Seite 104–107). Sie können Geschmackszutaten wie die oben genannten Gewürze zusammen mit ½ Esslöffel nativem Olivenöl extra oder Bio-Kokosöl pro Tasse Körner oder ¼–½ Teelöffel Meersalz pro Tasse Körner ins Kochwasser geben.

Das Wasser aufkochen, die Hitze reduzieren und den Topf zudecken. Die Körner sieden lassen, bis sie weich sind und alles Wasser aufgenommen haben, dabei häufig umrühren. Den Topf vom Herd nehmen und zugedeckt 15 Minuten ziehen lassen. Den Deckel abnehmen, Körner mit einer Gabel auflockern und servieren!

Typen von glutenfreiem Vollkorn

Wenn Sie Gluten meiden, bedeutet dies nicht, dass Sie das glutenfreie Getreide auf den Seiten 112–115 nicht genießen könnten. Diese glutenfreien Körner schmecken heiß, kalt oder auch bei Zimmertemperatur lecker. Probieren Sie auch einmal meine Servierideen für gekochtes glutenfreies Getreide auf Seite 110.

▸ **Amaranth** ist ein sehr kleines Getreide, das herzhaft oder süß und sogar gepoppt wie Popcorn (ohne Mais) gegessen werden kann (mein Gepoppter Amaranth-Salat mit Karotten-Ingwer-Dressing, Seite 264). Er schmeckt leicht pfeffrig und enthält viel Eiweiß (und zwar vollständiges Eiweiß, das heißt, es enthält alle essenziellen Aminosäuren). Servieren Sie Amaranth mit frischen Kräutern und Olivenöl gemischt als Beilage, mit Hausgemachter Mandel-»Mylk« (siehe Seite 298) und frischen Beeren als warmen Haferbrei oder in Form von Energiespendendem Ahornsirup-Cranberry-Amaranth-Müsli (siehe Seite 130) als Snack.

▸ **Schwarzer Reis** ist tatsächlich schwarz und reich an Nährstoffen und Antioxidantien. Er schmeckt mild und nussig wie Wildreis und hat einen ähnlichen Ballaststoffgehalt. Gekocht erhält er eine tiefviolette Farbe und verleiht einem Gericht dadurch eine schöne Farbe. Er ist sehr gut geeignet für einen süßen Haferbrei zum Frühstück mit Zimt und Mandel-»Mylk« oder unter herzhafte Salate, Burger (z. B. Mini-Frikadellen aus schwarzem Reis und Mandeln in Radicchio-Hülle, Seite 233) und Pilaws gemischt. Schwarzer Reis hat eine grobere Konsistenz als brauner Reis. Er passt auch gut in meinen Frühstücksbecher mit schwarzem Reis und Beeren (siehe Seite 146).

▸ **Braunen Reis** gibt es als Kurz-, Mittel- und Langkornreis. Er ist nahrhafter als weißer Reis und schmeckt pur ebenso lecker wie gemischt mit frischen oder getrockneten Früchten, Kräutern und Gemüse (mit nativem Olivenöl extra). Er macht auch Suppen herzhafter!

▸ **Glutenfreie Haferflocken** sind ein ballaststoffreiches Vollkorn und können zum Frühstück (z. B. Brotfreie Arme Ritter mit Kokos-Vanille, Seite 137), als Dessert, für Füllungen und Smoothies verwendet werden. Wenn Sie gegenüber Gluten empfindlich sind, sollten Sie zertifiziert glutenfreie Haferflocken verwenden, um eine Kreuz-Kontamination zu vermeiden. Es gibt viele Arten Haferflocken. Meine Lieblingssorten sind Hafergrütze, kernige Haferflocken und Haferschrot. Meiden Sie Instant-Haferflocken, die häufig Salz, Zucker und weitere Zusätze enthalten. Sie können ganz einfach selbst Hafermehl herstellen (siehe Seite 47) und bei vielen meiner Desserts verwenden, wie den Karotten-Muffins »Morgenglück« (siehe Seite 135).

▸ **Hirse** ist ein sehr kleines, rundes, glutenfreies Getreide mit leicht grasartigem Geschmack, ähnlich wie Quinoa. Hirse kann weiß, grau, gelb oder rot sein und erinnert mich an Stampfkartoffeln. Sie ist ganz einfach zuzubereiten und muss nicht eingeweicht werden. Sie können sie zuerst in einer Bratpfanne 4 Minuten unter häufigem Wenden trocken anrösten oder einfach nur kochen. Wenn die Körner locker-leicht werden sollen, nehmen Sie weniger Wasser, für einen cremigen Getreidebrei mehr Wasser. Verwenden Sie Hirse an Festtagen für Füllungen, Backwaren oder anstelle von Stampfkartoffeln! Meine Hirse-Gemüse-Tacos auf zweierlei Art zum Frühstück (siehe Seite 138) sind eine tolle Möglichkeit, Ihrer Familie Hirse nahezubringen.

▸ **Quinoa** sind kleine Samen, die viel Eiweiß enthalten (ein weiteres vollständiges Protein). Es gibt weiße, rote und schwarze Quinoa-Sorten, deren Geschmack sich leicht unterscheidet (ich finde, die rote und die schwarze Quinoa sind etwas kräftiger im Geschmack, aber alle drei Sorten schmecken markant und lecker). Quinoa ist von Natur aus von einer Bittersubstanz umgeben, dem Saponin. Dieses hält Tiere und Vögel davon ab, die Körner während ihres Wachstums zu fressen. Daher ist es so wichtig, Quinoa vor dem Kochen gut abzuspülen (mindestens 1 Minute unter fließendem Wasser). Das Saponin wird in kleinen Seifenblasen abgewaschen. Zum Abendessen Quinoa einfach mit nativem Olivenöl extra, Gemüse und frischen Kräutern wie Basilikum servieren oder zu einem herzhaften Frühstücksbrei verarbeiten mit meiner Hausgemachten Mandel-»Mylk« (siehe Seite 298), gerösteten Sesamsamen und Avocadoscheiben oder süß mit Trockenobst, Cashewkernen und Zimt.

‣ **Teff (Zwerghirse)** ist ein sehr kleines Getreide (so groß wie Mohnsamen). Es gibt Teff von Rötlichbraun bis Elfenbein. Es ist glutenfrei und hat eine saftige, im Mund schmelzende Konsistenz und schmeckt zugleich bitter und süß. Die elfenbeinfarbene Sorte ist geschmacklich etwas milder als die braune Sorte. Genießen Sie dieses Getreide als Frühstücksbrei mit Ahornsirup oder als Suppeneinlage. Ich serviere Teff gerne mit nativem Olivenöl extra und frischen Kräutern oder mische etwas davon in meinen Pfannkuchen- oder Waffelteig.

‣ **Wildreis** ist eigentlich ein Gras und hat eine längere Kochzeit als weißer Reis. Nach dem Kochen ist Wildreis herrlich kernig und hat einen deutlich nussigen Geschmack, den ich sehr mag. Kombinieren Sie Wildreis mit Quinoa und servieren Sie ihn als Pilaw, füllen Sie damit Pilzköpfe für einen schnell zubereiteten Festtags-Appetithappen, verwenden Sie ihn als Suppeneinlage oder mischen Sie ihn mit gehacktem Grünkohl, frischem Obst und gerösteten Walnüssen. Probieren Sie mein Antioxidatives Wildreis-Fladenbrot mit Kichererbsen-Knoblauch-Sauce (siehe Seite 235) als kreative Art, Wildreis anstelle von Mehl zu verwenden.

KOCHTIPPS FÜR GLUTENFREIES VOLLKORN

‣ **Allgemein:** Die Anweisungen auf den Seiten 112–115 gelten alle für das Kochen von 1 Tasse Körner. Zwischen den einzelnen Getreidemarken, Topfgrößen und Herdleistungen gibt es immer Unterschiede. Wenn Sie also während der Kochzeit noch etwas Wasser zugießen müssen, können Sie dies jederzeit tun. Geben Sie gegen Ende der Kochzeit immer ¼ Teelöffel Meersalz dazu. Prüfen Sie den Gargrad der Körner, indem Sie einige Körner in der Mitte durchschneiden: Ihre Farbe sollte durchgängig gleich sein. Die Körner nach dem Kochen immer 10 Minuten abdampfen lassen. Bei Verwendung eines Siebes die Körner vor dem Servieren 5 Minuten im Sieb ruhen lassen.

‣ **Körner, die eingeweicht werden sollten:** Schnell garendes Getreide wie Hirse und Quinoa muss nicht eingeweicht werden. Langsam garendes Getreide wie glutenfreier Haferschrot und Reis profitieren vom Einweichen. Sie garen gleichmäßiger, quellen stärker auf und werden zarter. Das Einweichen kann auch die Kochzeit verkürzen und das Getreide leichter verdaulich machen. Wenn Sie das Einweichen vergessen oder keine Zeit dafür haben, kochen Sie das Getreide etwas länger oder arbeiten mit der schnellen Einweichmethode, wie sie auch bei Bohnen angewandt wird: Die Körner in einen Topf geben, mit 2,5 cm Wasser bedecken und aufkochen. 2 Minuten kochen, den Topf vom Herd nehmen, zudecken und 1 Stunde stehen lassen. Abgießen und nach Rezept weiterverarbeiten.

‣ **Wie wird eingeweicht?** Die Körner und die vollständige Menge warmes Wasser zusammen mit einer Säure wie Kombucha, rohem ungefiltertem Apfelessig oder frisch gepresstem Zitronensaft mischen. Von der Säure 1 Esslöffel pro Tasse Flüssigkeit zugeben. Am Vorabend mit dem Einweichen beginnen, sodass die Körner mindestens 8 Stunden einweichen. Nach dem Einweichen die Körner kochen. Wenn Sie nicht über Nacht einweichen können, ist selbst ein dreistündiges Einweichen in Ordnung.

‣ **Einweichzeit:** Ich empfehle, über Nacht einzuweichen, was eine Einweichzeit zwischen 8–12 Stunden bedeutet. Wenn Sie keine Zeit haben, die Körner sofort

Servierideen für gekochtes glutenfreies Vollkorn

Wenn Sie das nächste Mal ratlos sind, was Sie mit Ihrem Topf gekochter Körner anfangen sollen, probieren Sie eine meiner Geschmackskombinationen. Geben Sie die unten aufgeführten Zutaten zu 2 Tassen Ihres gekochten glutenfreien Lieblingsgetreides.

- **Aprikosen-Pekannüsse-Orangen-Trio:** Das Vollkorn mit 1 Tasse gehackten getrockneten Aprikosen, ⅓ Tasse gehackten gerösteten Pekannüssen, 3 Esslöffeln frisch gepresstem Orangensaft und 2 Esslöffeln nativem Olivenöl extra mischen. Mit Meersalz und Pfeffer abschmecken.

- **Kokos-Limette-Koriandergrün:** Das Vollkorn mit ¼ Tasse fein gehacktem Koriandergrün, 1 Teelöffel gerösteten ungesüßten Kokosflocken, 2 in Scheiben geschnittenen Frühlingszwiebeln, dem Saft von 1 Limette (ca. 2 Esslöffel) und 2 Esslöffeln nativem Olivenöl extra mischen. Mit Meersalz und Pfeffer abschmecken.

- **Kräuter der Provence und milchfreier cremiger Cashew-Käse:** Das Vollkorn mit meinem Milchfreien cremigen Cashew-Käse (siehe Seite 316), ½ Teelöffel Kräutern der Provence und 2 Esslöffeln nativem Olivenöl extra mischen. Mit Meersalz und Pfeffer würzen.

- **Milchfreier »Ricotta«-Käse aus rohen Macadamianüssen und Majoran:** Das Vollkorn mit meinem Milchfreien »Ricotta«-Käse aus rohen Macadmianüssen (siehe Seite 317), 2 Esslöffeln nativem Olivenöl extra, 2 Esslöffeln fein gehacktem frischem Majoran, 4 Stängel in Röllchen geschnittenem frischem Schnittlauch und 1 Prise Chilipulver mischen. Mit Meersalz und Pfeffer abschmecken.

- **Milchfreier cremiger Cashew-Käse mit Kirschen und Dill:** Das Vollkorn mit 2 Esslöffeln fein gehacktem frischem Dill, meinem Milchfreien cremigen Cashew-Käse (siehe Seite 316), ½ gewürfelten Schalotte, ½ Tasse gehackten frischen (oder getrockneten) Kirschen und 2 Esslöffeln nativem Olivenöl extra mischen. Mit Meersalz und Pfeffer abschmecken.

- **Zitronige Erbsen:** Das Vollkorn mit 1 Tasse grünen Erbsen, 1 Tasse halbierten Kirschtomaten, ½ Tasse fein gehackter krauser Petersilie, 2 Esslöffeln nativem Olivenöl extra, dem Saft 1 Zitrone (ca. ½ Tasse) und ½ Teelöffel frisch abgeriebener Zitronenschale mischen. Mit Meersalz und Pfeffer abschmecken.

- **Estragon und Cranberrys:** Das Vollkorn mit 2 Esslöffeln fein gehacktem frischem Estragon, 3 Esslöffeln gehackten Pekannüssen, ⅓ Tasse getrockneten Cranberrys und 2 Esslöffeln nativem Olivenöl extra mischen. Mit Meersalz und Pfeffer abschmecken.

zu kochen, lassen Sie sie bis zu 24 Stunden im Einweichwasser im Kühlschrank. Länger als 48 Stunden sollten sie aber nicht eingeweicht werden. Das Einweichen über Nacht funktioniert am besten.

▸ **Beim Kochen die Körner im Auge behalten:** Nicht zwei Getreidekörner sind genau gleich. Verlassen Sie sich daher auf Ihren gesunden Menschenverstand und behalten Sie die Körner im Auge. Wie bei den Bohnen wird die Kochzeit auch hier davon beeinflusst, welche Sorte Körner und in welchem Frischegrad sie gekocht werden. Da Sie nicht wissen, wie alt die Körner sind, bleiben Sie flexibel. Prüfen Sie den Gargrad hin und wieder und kochen Sie die Körner bei Bedarf etwas länger und unter Zugabe von noch etwas mehr Wasser. Sie können auch überschüssige Flüssigkeit abgießen, wenn die Körner gar sind, bevor sie das gesamte Wasser absorbiert haben.

▸ **Zugabe von Meersalz:** Getreidekörner verhalten sich sehr ähnlich wie Bohnen. Gibt man zu früh Meersalz dazu, werden sie härter. Das Wasser kann nicht so gut eindringen und sie gleichmäßig garen. Salz daher immer erst gegen Ende der Kochzeit zugeben.

▸ **Abdampfen nach dem Kochen:** Alle Getreidekörner profitieren davon, wenn man sie nach dem Kochen abdampfen lässt. Sie saugen dann die übrige Flüssigkeit auf und quellen schön auf.

▸ **Aufbewahrung:** Gekochte Getreidekörner halten sich im Kühlschrank fünf Tage (in einem verschlossenen Behälter). Durch das Abkühlen können sie fest und klumpig werden, das ist aber kein Problem – vor dem Kochen einfach mit einem Holzlöffel trennen. Die Körner werden beim Aufwärmen wieder weich. Sie können die Körner auch drei Monate einfrieren. Zum Aufwärmen die Körner aus dem Kühlschrank mit ca. 0,5 cm Gemüsebrühe oder Wasser in einen Topf geben, zudecken und bei mittlerer Hitze erhitzen, bis sie weich und durchgewärmt sind.

Weitere Tipps

Getreidekörner können vor dem Kochen auf zweierlei Art geröstet werden. Sie werden so lange geröstet, bis sie etwas Farbe annehmen und nussig duften. Einige Körner brauchen länger, andere kürzer, je nach Backofen und Herdtemperatur, Alter der Körner und relativer Trockenheit. Am besten nach Augenmaß beurteilen und die Zeitangaben nur als Richtwerte nehmen.

▸ **Auf der Herdplatte** (schneller): Die trockenen Körner bei mittlerer Hitze in einer großen Bratpfanne 3–5 Minuten trocken rösten, dabei regelmäßig die Pfanne schwenken und die Körner umrühren. Jeweils nur eine kleine Menge trockener Körner in die Pfanne geben, damit jedes Korn geröstet wird. Mit einer überfüllten Pfanne funktioniert dies nicht. Jeweils 1 Esslöffel Körner in die Pfanne geben und rösten, dann die gerösteten Körner herausnehmen und eine neue Portion rösten. Fertig geröstete Körner sollten nussig duften.

▸ **Im Backofen** (langsamer aber mit geringerem Risiko, die Körner zu verbrennen): Trockene Körner auf einem tiefen Backblech in einer Lage verteilen und bei 175 °C 15–20 Minuten rösten, bis sie goldbraun sind und fein duften. Die Körner nach der Hälfte der Zeit wenden, damit sie gleichmäßig geröstet werden.

GLUTENFREIES GETREIDE KOCHEN

Glutenfreies Getreide	*benötigte Wassermenge*	*Ergibt*	*Amies Anmerkungen*
1 Tasse Quinoa	2½ Tassen Wasser	3 Tassen	Vor dem Kochen die Körner rösten, um das Aroma hervorzuheben (siehe Seite 111). Ständiges Rühren beim Kochen vermeiden, da die Körner dadurch klebrig werden können.
1 Tasse Hirse	2½ Tassen Wasser	4 Tassen	Vor dem Kochen die Körner rösten, um das Aroma hervorzuheben (siehe Seite 111). Hirse gart eher ungleichmäßig. Dadurch erhält Hirse eine angenehm abwechslungsreiche Konsistenz. Hirse trocknet beim Abkühlen aus, daher eignet sie sich nicht für einen Salat auf Zimmertemperatur. Zum Kochen Gemüsebrühe verwenden. So erhält Hirse mehr Geschmack.
1 Tasse glutenfreier Haferschrot	3 Tassen Wasser	3 Tassen	Vor dem Kochen die Körner rösten, um das Aroma hervorzuheben (siehe Seite 111).
1 Tasse glutenfreie Hafergrütze	3 Tassen Wasser	3 ⅓ Tassen	Hafergrütze muss vor dem Kochen nicht eingeweicht werden, durch Einweichen verkürzt sich die Kochzeit jedoch auf ca. 5 Min.
1 Tasse glutenfreie kernige Haferflocken	2 Tassen Wasser	1 ¾ Tassen	Vor dem Kochen 5–7 Min. in einer Bratpfanne trocken rösten, um das Aroma zu verstärken.

Woher weiß man, wann die Körner gar/fertig gekocht sind?	*Methode* (ohne Einweichen)	*Kochzeit* (ohne Einweichen)	*Methode* (mit Einweichen)
Sie sind gar, wenn in der Mitte kein weißer Stärkepunkt mehr zu sehen ist. Die Konsistenz soll noch leicht knackig sein. Ein Teil oder der gesamte Keim löst sich von den Samen und entfaltet sich. Dies ist ein Zeichen dafür, dass das Korn gar ist.	Quinoa spülen, bis das Wasser klar bleibt. Wasser und Quinoa in einem Topf aufkochen. Die Hitze reduzieren und ohne Deckel leicht köcheln lassen. Zum Schluss Meersalz zugeben.	15 Min.	Nicht nötig (es sei denn, es wird im Rezept verlangt).
Einige Hirsekörner testen: Jedes Korn sollte durchgängig eine einheitliche Farbe haben.	Wasser und Hirse in einem Topf aufkochen. Die Hitze reduzieren und zugedeckt leicht köcheln lassen. Zum Schluss Meersalz zugeben.	15–20 Min.	Nicht nötig.
Gar, wenn die Körner durchweg kernig und in der Mitte nicht mehr weiß sind.	Wasser in einem Topf aufkochen und den Haferschrot zugeben. Die Hitze reduzieren und zugedeckt 50–60 Min. leicht köcheln lassen. Topf vom Herd nehmen und 10 Min. stehen lassen. Zum Schluss Meersalz zugeben.	50–60 Min.	8–12 Std. einweichen. Nach dem Einweichen 35–40 Min. in 2½ Tassen Wasser kochen.
Gar, wenn die Körner dick, kernig und breiähnlich sind.	Wasser in einem Topf aufkochen und die Hafergrütze zugeben. Die Hitze reduzieren und zugedeckt leicht köcheln lassen. Regelmäßig umrühren. Gegen Ende der Kochzeit Meersalz zugeben.	25–30 Min.	Zum Einweichen: 4 Tassen Wasser aufkochen, Hafergrütze einrühren, Herd ausschalten, Topf zudecken und über Nacht in den Kühlschrank stellen. Am nächsten Morgen gut umrühren, bei Bedarf mehr Wasser zugießen und bei geringer Hitze ca. 5 Min. weich kochen.
Gar, wenn die Flocken dick, kernig und breiähnlich sind.	Wasser in einem Topf langsam aufkochen. Die Haferflocken ins Wasser einrühren. Den Topf zudecken und den Herd ausschalten. 7 Min. auf der ausgeschalteten Herdplatte stehen lassen. Zum Schluss Meersalz zugeben.	10–20 Min. (je nach gewünschter Konsistenz)	Nicht nötig.

GLUTENFREIES GETREIDE KOCHEN

Glutenfreies Getreide	benötigte Wassermenge	Ergibt	Amies Anmerkungen
1 Tasse Amaranth	1 Tasse Wasser (trockene Konsistenz) 2 Tassen Wasser (polentaähnliche Konsistenz) 3 Tassen Wasser (breiähnliche Konsistenz)	2 Tassen (trocken) 3 Tassen (polentaähnlich) 4 Tassen (breiähnlich)	Es ist so gut wie unmöglich, Amaranth zu verkochen, er behält immer eine gewisse Knackigkeit. Die Körner setzen auch Stärke frei, sodass sie sehr weich werden. Dem Kochwasser erst ganz zum Schluss Salz zusetzen, sonst verlängert sich die Kochzeit, oder der Amaranth wird nie weich.
1 Tasse Teff (Zwerghirse)	1 Tasse Wasser (mohnsamenähnliche Konsistenz) 3 Tassen Wasser (polentaähnliche Konsistenz)	1 Tasse (mohnsamenähnliche Konsistenz) 3 Tassen (polentaähnliche Konsistenz)	Vor dem Kochen rösten, um das Aroma hervorzuheben (siehe Seite 111).
1 Tasse brauner Reis	2 Tassen Wasser (für Kurz- und Langkornreis)	2 Tassen (Kurzkorn) 3 Tassen (Langkorn)	Für ein besseres Ergebnis über Nacht einweichen.
1 Tasse schwarzer (»verbotener«) Reis	1¾ Tassen Wasser	1¾ Tassen	Der Reis blutet beim Spülen aus wie Rote Bete.
1 Tasse Wildreis	2 Tassen Wasser	3 Tassen	Weder einweichen noch rösten. Beides führt zu matschigem Reis.

Woher weiß man, wann die Körner gar/fertig gekocht sind?	Methode (ohne Einweichen)	Kochzeit (ohne Einweichen)	Methode (mit Einweichen)
Amaranth ist gar, wenn die Körner perlmuttartig aussehen. Sie sind weich, haben aber noch einen leichten Biss.	Amaranth in einer großen Pfanne trocken rösten (in Portionen von jeweils 2 Esslöffeln), bis sie aufplatzen und duften (ca. 2–4 Min.). In einen Topf geben, Wasser zugießen und aufkochen. Zudecken, Hitze reduzieren und leicht köcheln lassen. Zum Schluss Meersalz zugeben.	15 Min. (trocken), 7–9 Min. (polentaähnlich), 20–22 Min. (breiähnlich)	Nicht nötig.
Gar, wenn alles Wasser aufgesaugt ist. Teff sollte mohnsamenähnlich oder klebrig sein, je nachdem, wie Sie es bevorzugen.	Wasser und Teff in einem Topf aufkochen. Hitze reduzieren und zugedeckt leicht köcheln lassen. Zum Schluss Meersalz zugeben.	6–7 Min. (mohnsamenähnlich), 15–20 Min. (polentaähnlich). Umrühren, Herd ausschalten, Topf wieder zudecken und vor dem Servieren noch 10 Min. stehen lassen.	Nicht nötig.
Gar, wenn jedes Korn weich ist und in der Mitte keinen weißen Fleck mehr hat.	Wasser und Reis in einem Topf aufkochen. Hitze reduzieren und zugedeckt leicht köcheln lassen. Zum Schluss Meersalz zugeben.	45–50 Min.	Über Nacht einweichen: 8–12 Std. Wenn Sie keine Zeit haben, die Körner über Nacht einzuweichen, vor dem Kochen wenigstens 30 Min. einweichen. 35–40 Min. in 1½ Tassen Wasser kochen.
Gar, wenn der Reis seine Form noch behält und kernig ist. Erhält beim Kochen eine tief burgunderrote Farbe.	Wasser und Reis in einem Topf aufkochen. Hitze reduzieren und zugedeckt leicht köcheln lassen. Zum Schluss Meersalz zugeben.	30–35 Min.	Über Nacht einweichen: 8–12 Std. Nach dem Einweichen 25–30 Min. in 1½ Tassen Wasser kochen.
Gar, wenn der Reis weich und kernig ist. Einige Körner werden aufplatzen. Wenn sich die Körner aufrollen, sind sie zu lange gekocht.	Wasser und Reis in einem Topf aufkochen. Hitze reduzieren und zugedeckt leicht köcheln lassen. Zum Schluss Meersalz zugeben.	35–45 Min.	Nicht nötig.

NÜSSE UND SAMEN

Nüsse und Samen werden durch Enweichen nahrhafter und lassen sich leichter zu einer cremigen Konsistenz mixen, um sie zu milchfreiem Nusskäse (siehe Seite 315–318) und Nuss- und Samen-»Mylks« (siehe Seite 298) zu verarbeiten.

Nüsse und Samen, zum Einweichen mit warmem gereinigtem Wasser bedeckt, in eine Glasschüssel geben. Härtere Nüsse werden weich, wenn man eine Prise Salz und, nach Belieben, einen Spritzer ungefilterten Apfelessig oder frisch gepressten Zitronensaft zugibt (z. B. 1 Tasse rohe Nüsse mit ¼ Teelöffel Meersalz und ½ Teelöffel Apfelessig zu 2 Tassen Wasser geben).

Die Schüssel mit einem Geschirrtuch abdecken, bei Zimmertemperatur einweichen (siehe Tabelle unten), abtropfen lassen und anschließend in einem Sieb gut abspülen. Sofort verwenden. Zum Einweichen immer rohe, salzfreie, ölfreie und ungeröstete Nüsse und Samen verwenden.

RÖSTEN UND TOASTEN OHNE FETT

Nüsse und Samen können im Backofen oder auf dem Herd geröstet und getoastet werden. Aufmerksam beobachten, damit sie nicht anbrennen.

NÜSSE IM BACKOFEN RÖSTEN: Rohe Nüsse in einer Lage auf einem Backblech verteilen. Unter gelegentlichem Wenden bei 160 °C ca. 10–20 Min. backen, bis die Nüsse duften und goldbraun werden.

NÜSSE AUF DEM HERD RÖSTEN: Rohe Nüsse bei mittlerer Hitze ohne Fettzugabe in eine große Pfanne geben. Unter Schwenken der Pfanne rösten, bis die Nüsse duften und goldbraun werden.

SAMEN IM BACKOFEN RÖSTEN: Rohe Samen in eine flache Auflaufform legen. Bei 175 °C 5–10 Min. rösten, bis sie duften und goldbraun werden.

SAMEN AUF DEM HERD RÖSTEN: Rohe Samen bei mittlerer Hitze ohne Fettzugabe in eine große Pfanne geben. Unter gelegentlichem Rühren 3–5 Min. rösten, bis sie duften und goldbraun werden.

NÜSSE UND SAMEN RICHTIG EINWEICHEN

Rohe Nüsse/Samen	*Einweichzeit*
1 Tasse Mandeln	8–12 Std.
1 Tasse Cashewkerne	2–4 Std.
1 Tasse Haselnüsse	8–12 Std.
1 Tasse Hanfsamen	Nicht einweichen
1 Tasse Macadamianüsse	2 Std.
1 Tasse Sesamsamen	8 Std.
1 Tasse Sonnenblumenkerne	8 Std.
1 Tasse Paranüsse	3 Std.
1 Tasse Kürbiskerne	8 Std.
1 Tasse Pekannüsse	6 Std.
1 Tasse Walnüsse	4 Std.

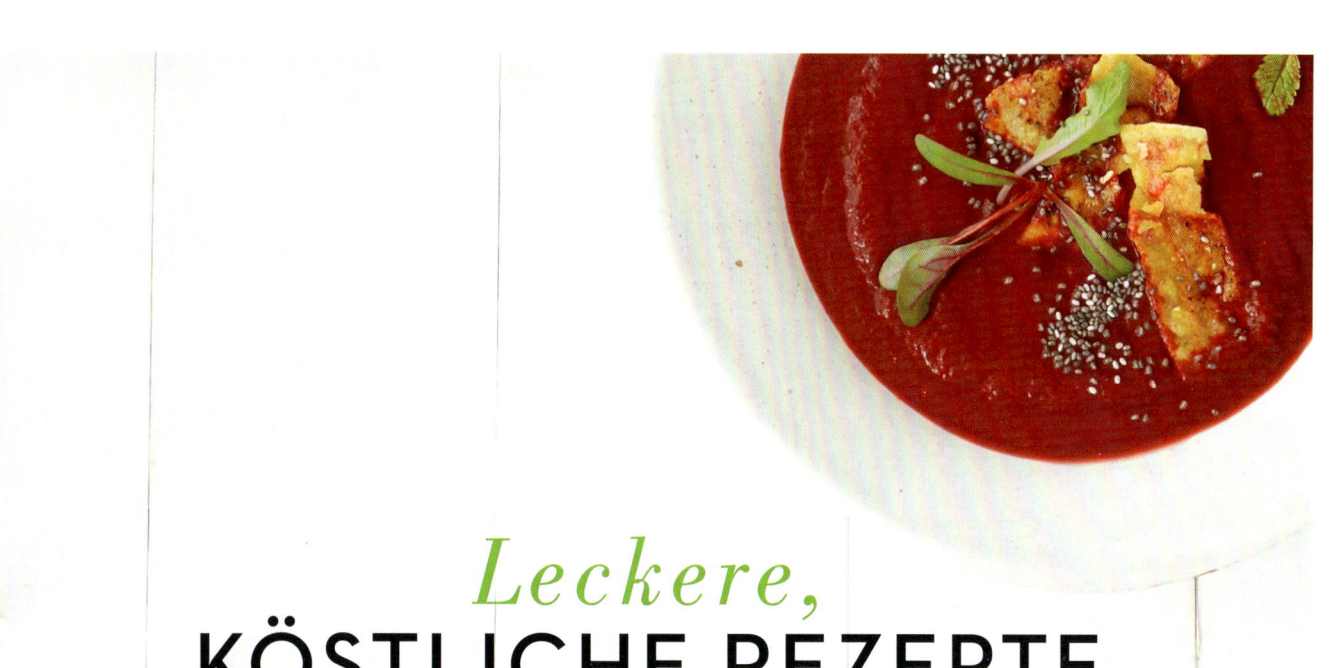

Leckere, KÖSTLICHE REZEPTE ZUM ENTGIFTEN

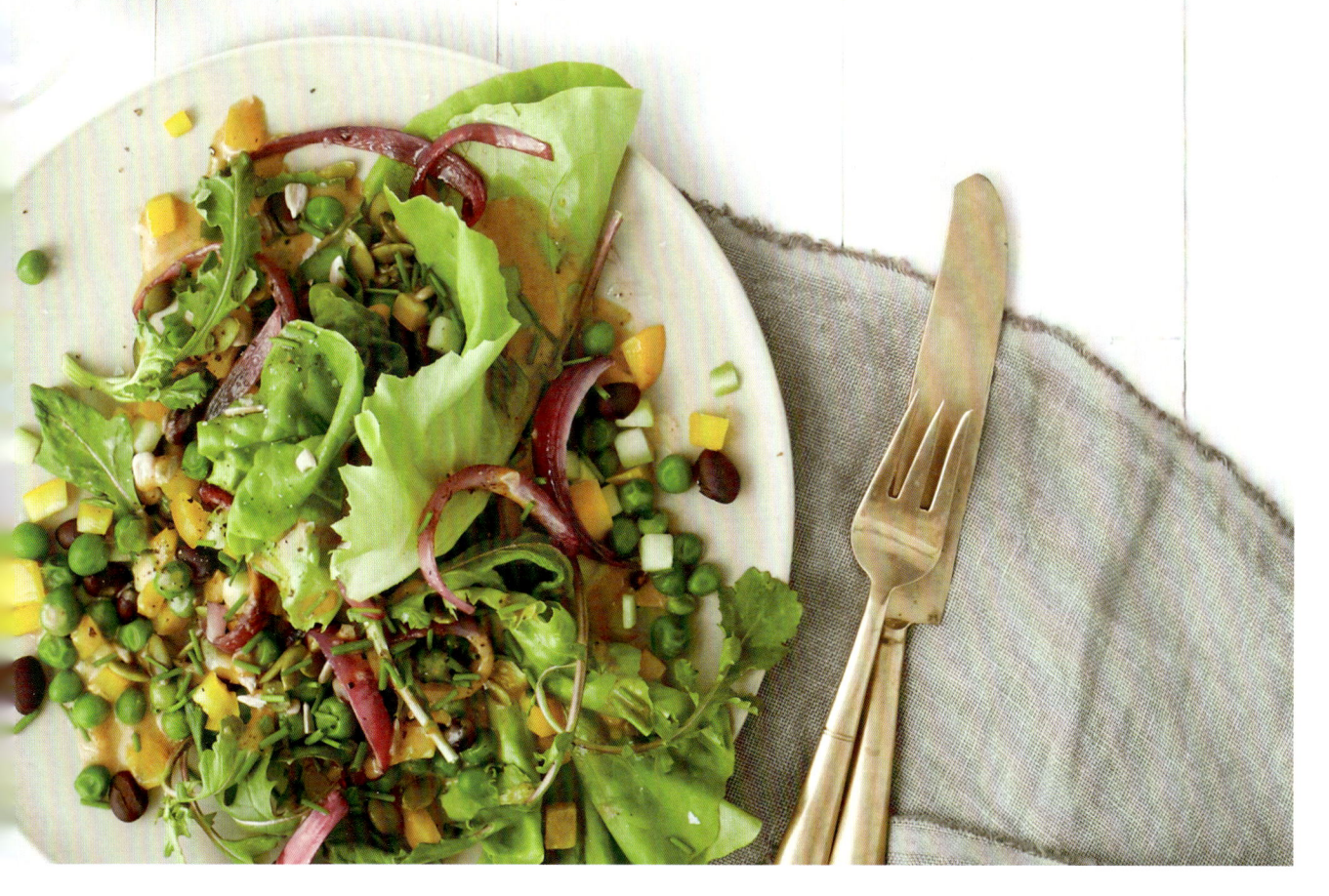

Wenn Sie einmal eine Wohnung in Manhattan gesehen haben, werden Sie schnell erkennen, dass deren Architekt davon ausging, niemand würde jemals darin kochen – bis auf mich. Die meisten essen hier auswärts. Wenn ich es schaffe, täglich frisches, leckeres und giftfreies Essen zuzubereiten, schaffen Sie das auch. Es ist kein Hexenwerk – und es lohnt sich.

Auf meinem Blog *The Healthy Apple* und in diesem Buch gebe ich Ihnen Einblicke in mein Leben und meine Küche. Am Beginn meiner Reise standen zehn Jahre chronischer Erkrankung. Durch giftfreies Essen konnte ich die Kontrolle über meinen Körper nach Jahren lähmender Schmerzen wieder übernehmen, Entzündungen bekämpfen und meinen Körper »resetten«. Damals ahnte ich nicht, dass Nahrungsmittel mir zur Heilung verhelfen und einen so tiefgreifenden Einfluss auf mein gesamtes Leben haben würden. Ich habe gelernt, dass in jeder Unwetterwolke ein Regenbogen steckt, und diese Rezepte sind der Regenbogen, der mich aus zehn Jahre lang vorherrschenden Unwetterwolken geführt hat. Sie sind lebensverändernd. Meine Erkenntnisse, meine ehrlichen Aussagen und mein Herzblut, die ich in diesem Buch mit Ihnen teile, machen die Rezepte so einzigartig und besonders. Meine Arbeit ist einfach verständlich, und ich teile diesen Weg zum Wohlbefinden mit Ihnen gerne.

Ich weiß, dass es herausfordernd und frustrierend erscheinen mag und Sie sich möglicherweise in die Isolation gedrängt fühlen, wenn Sie auf bestimmte Lebensmittel verzichten müssen oder versuchen sollen, sich giftfrei zu ernähren. Sie sind jedoch nicht alleine bei diesem Prozess, der Sie zu größerem Wohlbefinden führen wird und während dem Sie an sich selbst wachsen werden. Für die Entwicklung dieser Rezepte musste ich mutig sein. Dabei half mir das Wissen, dass ich mir selbst zur Heilung verholfen habe und nun andere unterstützen kann, die kämpfen oder einfach nur krank und der Nahrungsmittel überdrüssig sind, die zu Entzündungen führen. Ich bin nicht perfekt, aber diese Rezepte kommen der Perfektion nahe. Durch das Entwickeln dieser leckeren Rezepte lernte ich mich selbst besser kennen und mir ist klar geworden, dass das Leben deutlich einfacher ist, wenn man sich für sein eigenes Wohlbefinden entscheidet und das isst, was einem guttut. Mein Ziel ist es, Ihnen Wege zu zeigen, durch die Sie sich gesünder fühlen als je zuvor.

Entscheidend ist, dass Sie Ihren eigenen Stil finden. Es geht nicht darum, Ihnen vorzuschreiben, welche Nahrungsmittel Sie essen sollten, sondern darum, was Sie genießen können und wodurch es Ihnen wirklich gut geht. Für mich sind dies grüne Blattgemüse, Zucchinistreifen und Obst, gemischt mit Quinoa und frischem Rucola mit Basilikum und Frühlingszwiebeln. Sie haben aber vielleicht ganz andere Favoriten.

Ich habe über 200 Rezepte entwickelt. Ausgewählt habe ich hier solche, die einfach zu kochen sind, lecker schmecken und die zum Improvisieren einladen. **Jedes Rezept eignet sich zum Entgiften und ist frei von tierischem Eiweiß, Gluten, Milch, Soja, Erdnüssen, Eiern, Mais, Aubergine, Weißmehl und raffiniertem Zucker.**

Ob Sie eine Entzündung und Nahrungsmittelüberempfindlichkeiten bekämpfen, Ihren Lebensstil überprüfen und verbessern wollen oder auf der Suche nach neuen Ideen beim Kochen sind – betrachten Sie diese Rezepte als eine Starthilfe. Das tägliche Kochen mit vollwertigen Nahrungsmitteln und das Vergnügen, sie zu essen, sind erstaunliche Geschenke, und ich hoffe, Sie werden sie ebenso schätzen wie ich.

Ich habe meine Rezepte in folgende Kategorien aufgeteilt: Frühstück und Brunch, kleine Häppchen, Vorspeisen und Suppen, schnelle Salate, Hauptgerichte, Beilagen, erfrischende und belebende Getränke, Dips, Aufstriche, Dressings sowie Süßes und Desserts. Sie brauchen dafür keinen Schnickschnack – halten Sie alles einfach und hören Sie auf Ihren Instinkt. Diese Rezepte sind ein Leitfaden. Sie entsprechen dem, was sich für mich als richtig herausgestellt hat, aber Sie werden für sich vielleicht einen besseren Weg finden.

Schluss mit Frust, Langeweile oder der Angst, es gäbe nun nichts mehr, was Sie noch gefahrenlos essen können. Sie werden hier eine Geschmackswelt entdecken, die Sie nie zuvor gekostet oder auch nur für möglich gehalten haben. Los geht's!

Guten Morgen: Frühstück und Brunch

Meine chronische Erkrankung hat dazu geführt, dass ich in meiner Miniküche mitten in der verrücktesten Stadt der Welt zu mir selbst gefunden habe. Ich fing an, Frühstücksrezepte zu erfinden, weil ich krank, erschöpft und frustriert von meinem Job war, der mich so ausgelaugt hatte, dass mir mein Leben abhanden gekommen war. Dieses Kapitel ist der Anfang meiner persönlichen Reise zu giftfreiem Essen. Ich erinnere mich noch, wie ich morgens um fünf Uhr aufwachte, um zur Arbeit zu gehen, müde und aufgebläht, wie ich mir irgendetwas in den Mund stopfte, um bis mittags durchzuhalten. Diese Tage sind längst vorbei. Heute ist das Frühstück für mich der schönste Teil des Tages. Es ist die Zeit, in der ich entspanne, mich an der Morgensonne erfreue und es mit Dankbarkeit genieße, ohne chronische Schmerzen aufgewacht zu sein – anders als vor über zehn Jahren. Ich finde, jeder Morgen sollte sein wie ein Sonntagmorgen – leicht, entspannt und erholsam. Zum Glück kann er das sein, wenn Sie das Frühstück lieben!

Hier kommt meine Sammlung frischer, schmackhafter Frühstücksrezepte. Einige sind gut für einen Morgen geeignet, an dem Sie wenig Zeit haben, oder können am Vorabend zubereitet werden, und wieder andere eignen sich perfekt fürs Wochenende, wenn Sie unbegrenzt Zeit haben. Vergessen Sie Brötchen und süße Hörnchen! Adieu Frühstücks-Shake und Frühstücks-Box mit industriell verarbeiteten zuckerhaltigen Cerealien, die nach Pappendeckel schmecken. Mit einer nahrhaften und sättigenden Morgenmahlzeit werden Sie Ihrem Körper den Kraftstoff geben, den er braucht, um durch den ersten Teil des Tages zu kommen, ohne unter Hungerattacken oder Energiedefiziten zu leiden. Für dieses Frühstück lohnt es sich aufzustehen!

Cremiger CHIA-PUDDING ZUM FRÜHSTÜCK

Chia ist unübertroffen als getreidefreies Frühstück voller antientzündlicher Omega-3-Fettsäuren und Eiweiß. So wird daraus ein einfaches Alltagsfrühstück, das nicht gekocht werden muss.

¼	Tasse Chiasamen
1 ½	Tassen Wasser
⅔	Tasse rohe Cashewkerne
6	große Datteln, entsteint, über Nacht in Wasser eingeweicht, abgetropft
½	TL gemahlener Zimt
½	TL Vanilleextrakt
1	Prise Meersalz

TOPPINGS NACH BELIEBEN

1	Tasse frische Beeren, Ananasstücke oder Bananenscheiben
2	EL ungesüßtes Kakaopulver oder gemahlener Zimt
1	Handvoll von Amies Getreidefreiem Müsli (siehe Seite 129) oder ein anderes Müsli (siehe Seite 126 und 130)

In einer kleinen Schüssel Chiasamen und Wasser mischen, ca. 20 Min. beiseitestellen, bis die Mischung breiig wird.

Cashewkerne, Datteln, Zimt, Vanille, Salz und die Hälfte des Chiabreis in einem Mixer zu einem glatten Püree verarbeiten. Das Püree in eine Schüssel umfüllen und den übrigen Chiabrei unterrühren. Sofort servieren, nach Belieben garnieren mit einem oder mehreren der Toppings oder bis zum Servieren in den Kühlschrank stellen.

4 PORTIONEN

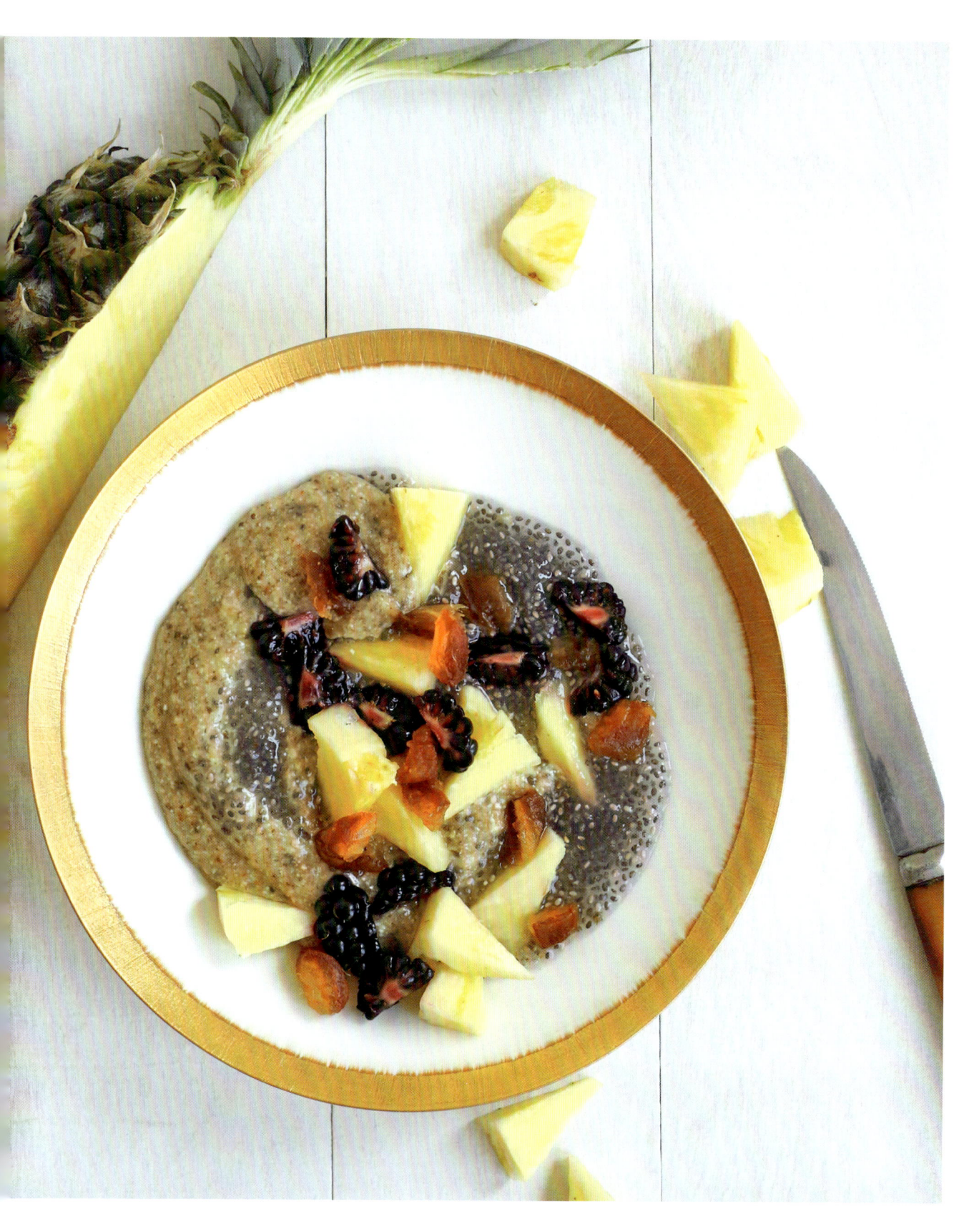

Wohliger
GEBACKENER HAFERBREI MIT KOKOS UND APFEL

Das perfekte Frühstück für einen gemütlichen Herbst- oder Wintermorgen. Es steckt voller Ballaststoffe und aromatischem Geschmack und verbreitet einen leckeren Duft. Reste lassen sich zudem sehr gut im Backofen aufwärmen!

	Kokosöl für die Form
2	EL Chiasamen
¼	Tasse Wasser
2	Tassen glutenfreie Haferflocken
2	große Äpfel, entkernt und fein gewürfelt
3	EL ungesüßte Kokosflocken, geröstet (siehe unten)
½	Tasse getrocknete Cranberrys
1	TL aluminiumfreies Backpulver
1	EL gemahlener Zimt
½	TL gemahlener Kardamom
¼	TL Meersalz
2 ¼	Tassen ungesüßte Mandelmilch
2	EL Ahornsirup
2	TL Vanilleextrakt
	Köstliche Cashew-Dessertcreme (siehe Seite 373), nach Belieben

Den Backofen auf 190 °C vorheizen. Eine 20 x 20 cm große Auflaufform mit Kokosöl einfetten.

In einer kleinen Schüssel Chiasamen und Wasser mischen. Ca. 5 Min. beiseitestellen, bis die Mischung breiig wird. Verrühren und beiseitestellen.

In einer großen Schüssel Haferflocken, Äpfel, Kokosflocken, Cranberrys, Backpulver, Zimt, Kardamom und Salz mischen. In einer kleinen Schüssel Mandelmilch, Ahornsirup, Vanille und die Chiamischung verquirlen. Die feuchten Zutaten unter die Haferflockenmischung heben und die Masse in die vorbereitete Form umfüllen.

45 Min. goldbraun backen. Aus dem Ofen nehmen und mindestens 10 Min. abkühlen lassen. Nach Belieben mit etwas Köstlicher Cashew-Dessertcreme garnieren und servieren.

6 PORTIONEN

KOKOSFLOCKEN RÖSTEN In einer kleinen Pfanne oder einem kleinen Topf die Kokosflocken bei mittlerer Hitze auf dem Herd trocken rösten, bis sie goldbraun sind und duften. Die Pfanne immer im Auge behalten und sie hin und wieder schwenken, damit die Flocken nicht anhaften und verbrennen. Vom Herd nehmen und die Kokosflocken in eine kleine Schüssel füllen.

Reichhaltiges
KOKOSMÜSLI MIT PFIRSICHEN

Eine herrliche Zwischenmahlzeit oder ein üppiges Frühstück, angerichtet auf Kokos- oder Mandeljoghurt, über glutenfreie Haferflocken gestreut oder sogar als Garnitur auf einem Smoothie geeignet. Anstelle der Pfirsiche können auch Himbeeren verwendet werden.

½	Tasse rohe Mandelblättchen
½	Tasse glutenfreie Haferflocken
⅓	Tasse ungesüßte Kokosflocken
½	Tasse Medjool-Datteln, entsteint
¼	Tasse getrocknete Heidelbeeren, Cranberrys, Sultaninen oder Früchte gemischt, gehackt
2	EL Ahornsirup
¼	TL gemahlener Zimt
¼	TL Meersalz
4	große Pfirsiche, entsteint und gewürfelt, zum Servieren
	Köstliche Cashew-Dessertcreme (siehe Seite 373), zum Servieren

Den Backofen auf 175 °C vorheizen.

Mandeln, Haferflocken und Kokosflocken in einer dünnen Schicht auf einem Backblech mit Rand verteilen und unter gelegentlichem Wenden ca. 8 Min. im Backofen rösten, bis sie hellbraun werden und nussig duften (immer im Auge behalten, da Kokos schnell verbrennt). Die Mischung in die Küchenmaschine geben. Datteln, Heidelbeeren, Ahornsirup, Zimt und Salz zugeben und bei Intervallschaltung grob mahlen.

Die Pfirsiche auf vier Servierschalen verteilen und mit etwas Köstlicher Cashew-Dessertcreme und einem Löffel Müsli garnieren. Sofort servieren. Müslireste sind in einem verschlossenen Behälter bis zu 5 Tage im Kühlschrank haltbar.

4 PORTIONEN

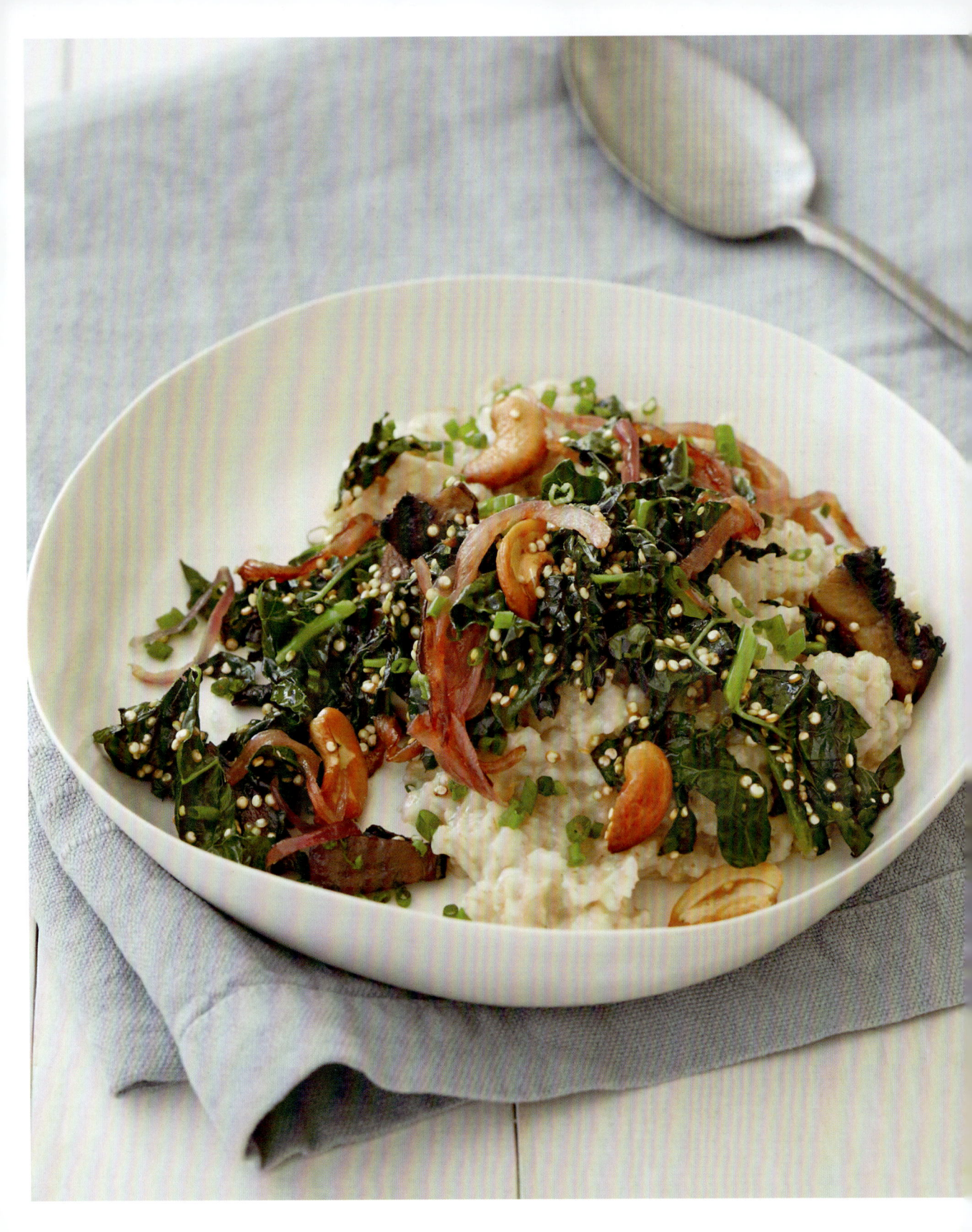

HERZHAFTE HAFERFLOCKEN MIT PILZEN, GRÜNKOHL UND KARAMELLISIERTER ZWIEBEL

Ich weiß nicht, warum Haferflocken fast immer süß zubereitet werden, denn sie eignen sich bestens für eine herzhafte Variante. Das Highlight dieser Haferflocken sind karamellisierte Zwiebeln, die das Gericht reichhaltig machen.

2	Tassen Wasser, plus 2 EL
1	Tasse glutenfreie Haferflocken
¼	TL Meersalz, plus mehr zum Servieren
3	EL Quinoa, gespült
⅓	Tasse rohe Cashewkerne, gehackt
1	kleiner Portobello-Pilz, in Scheiben geschnitten
2	EL natives Olivenöl extra
½	TL frische Thymianblättchen
1	Tasse Grünkohlblätter, fein gehackt
2	EL Superweiche karamellisierte rote Zwiebeln (siehe Seite 280)
4	Stängel frischer Schnittlauch, in feine Röllchen geschnitten
	frisch gemahlener schwarzer Pfeffer

In einem kleinen Topf 2 Tassen Wasser, die Haferflocken und das Salz mischen und bei mittlerer Hitze kochen, bis die Haferflocken die gewünschte Konsistenz haben.

Quinoa und Cashewkerne in einer trockenen Pfanne bei mittlerer Hitze 2–3 Min. goldbraun rösten. In eine Schüssel füllen.

Pilzscheiben, 1 Esslöffel Öl und Thymian in dieselbe Pfanne geben. Bei mittlerer Hitze 3–4 Min. braten, bis der Pilz weich ist (wenn er zu trocken wird, die Pfanne zudecken oder das übrige Öl zugeben). Den Grünkohl und das übrige Wasser zugeben. Zugedeckt weitere 3 Min. garen, bis der Grünkohl zusammenfällt. Die karamellisierten roten Zwiebeln unterrühren und die Pfanne vom Herd nehmen.

Zum Servieren die Haferflocken auf zwei Schüsseln verteilen. Die Pilz-Grünkohl-Mischung darübergeben und dann mit der gerösteten Quinoa-Cashew-Mischung bestreuen. Mit Schnittlauch garnieren und nach Belieben salzen und pfeffern.

---

2 PORTIONEN

DEN TAG OHNE RAFFINIERTEN ZUCKER BEGINNEN Wenn Sie den Tag mit viel raffiniertem Zucker aus Fertigmüsli oder anderen industriell verarbeiten Lebensmitteln beginnen, steigt der Blutzucker stark an, um einige Stunden später stark abzufallen. Ihre Energie nimmt ab, und Sie haben Heißhunger auf mehr Zucker – es ist ein ständiger Kreislauf, und Sie werden sich elend fühlen. Was also ist zu tun? Beginnen Sie den Tag mit Mahlzeiten, die hochwertige Kohlenhydrate (glutenfreies Vollkorn), gesunde Fette (Nüsse, Samen), Ballaststoffe (Obst, Gemüse) und Eiweiß (Bohnen) enthalten. Wenn Sie in Eile sind, reicht auch ein Apfel mit Nussmus.

Honig-Zimt-
QUINOA-MÜSLI

Dieses einfache Rezept ist in meinen Kochkursen der Renner. Die Quinoa muss für dieses Müsli nicht einmal gekocht werden! Sie verleiht dieser Mischung ein nussiges Röstaroma, das sich deutlich von traditionellem Müsli aus Haferflocken abhebt. Ich verwende für dieses Rezept getrocknete Kirschen – getrocknete Cranberrys, getrocknete Heidelbeeren oder getrocknete Aprikosen eignen sich jedoch ebenso gut.

1	Tasse Quinoa
½	Tasse rohe Mandeln, grob gehackt
½	Tasse rohe Pekannüsse, Walnüsse oder Cashewkerne, grob gehackt
3	EL roher Honig
2	EL natives Olivenöl extra
½	TL gemahlener Zimt
½	TL Meersalz
½	Tasse getrocknete Kirschen, gehackt
	ungesüßte Mandelmilch, nach Belieben
	frische Beeren, nach Belieben

Den Backofen auf 175 °C vorheizen.

Die Quinoa spülen, bis das Wasser klar bleibt. In einer dünnen Schicht auf Pergamentpapier streichen und mindestens 1 Std. trocknen lassen. Darauf achten, dass die Quinoa vor der Weiterverarbeitung vollständig getrocknet ist.

In einer großen Schüssel Quinoa, Mandeln, Pekannüsse, Honig, Öl, Zimt und Salz mischen, bis alles gut vermengt ist. Die Mischung in einer dünnen Schicht auf ein tiefes Backblech verstreichen, das mit Backpapier ausgelegt ist. 20–25 Min. goldbraun backen. Das Müsli aus dem Ofen nehmen, die getrockneten Kirschen unterrühren und 20 Min. zum Abkühlen beiseitestellen. Das Müsli mit den Händen in kleine Stücke brechen. Die Müslistückchen pur oder in einer Schüssel mit Mandelmilch und frischen Beeren servieren. Das Müsli ist in einem verschlossenen Behälter 5 Tage haltbar.

ERGIBT 2 ½ TASSEN

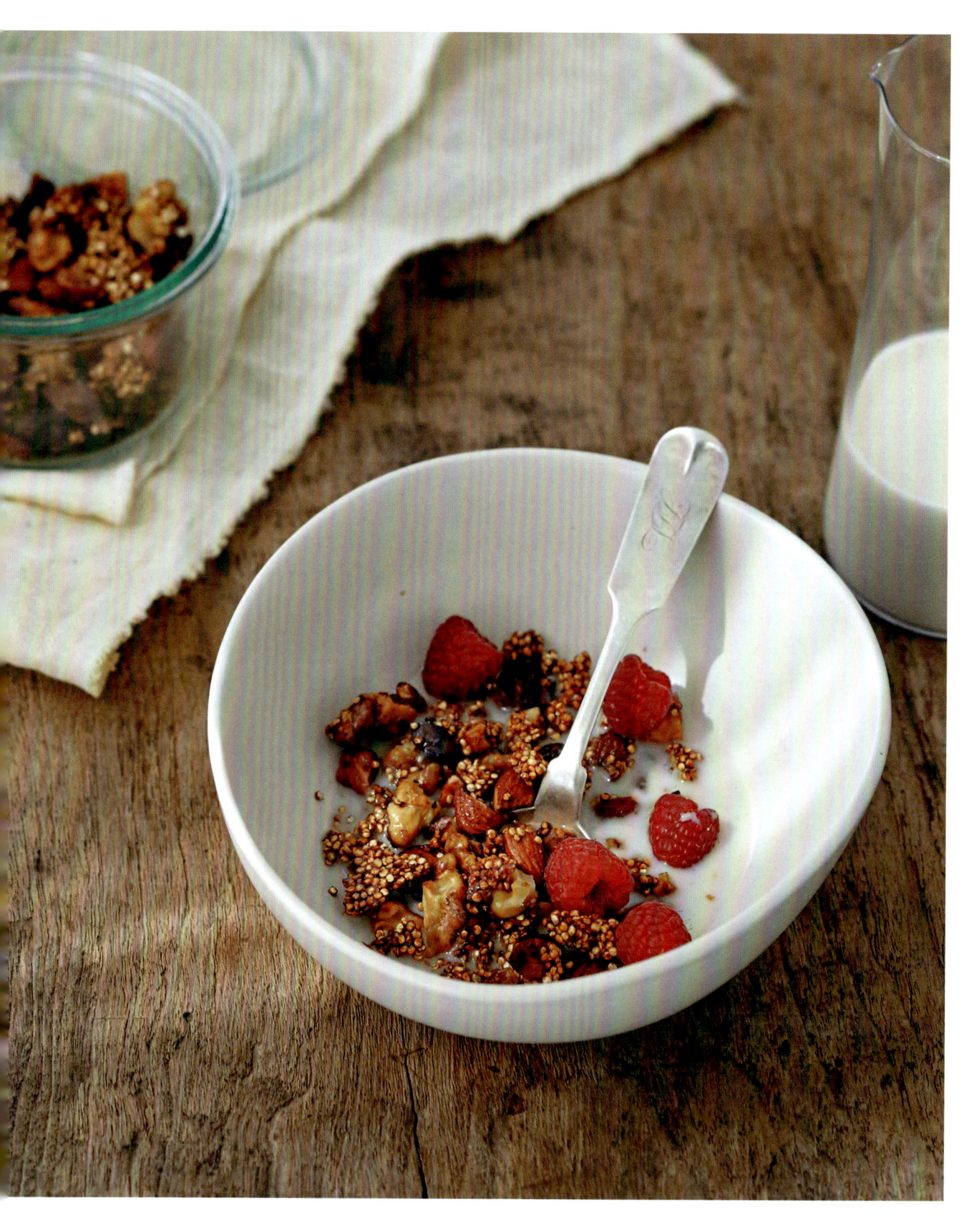

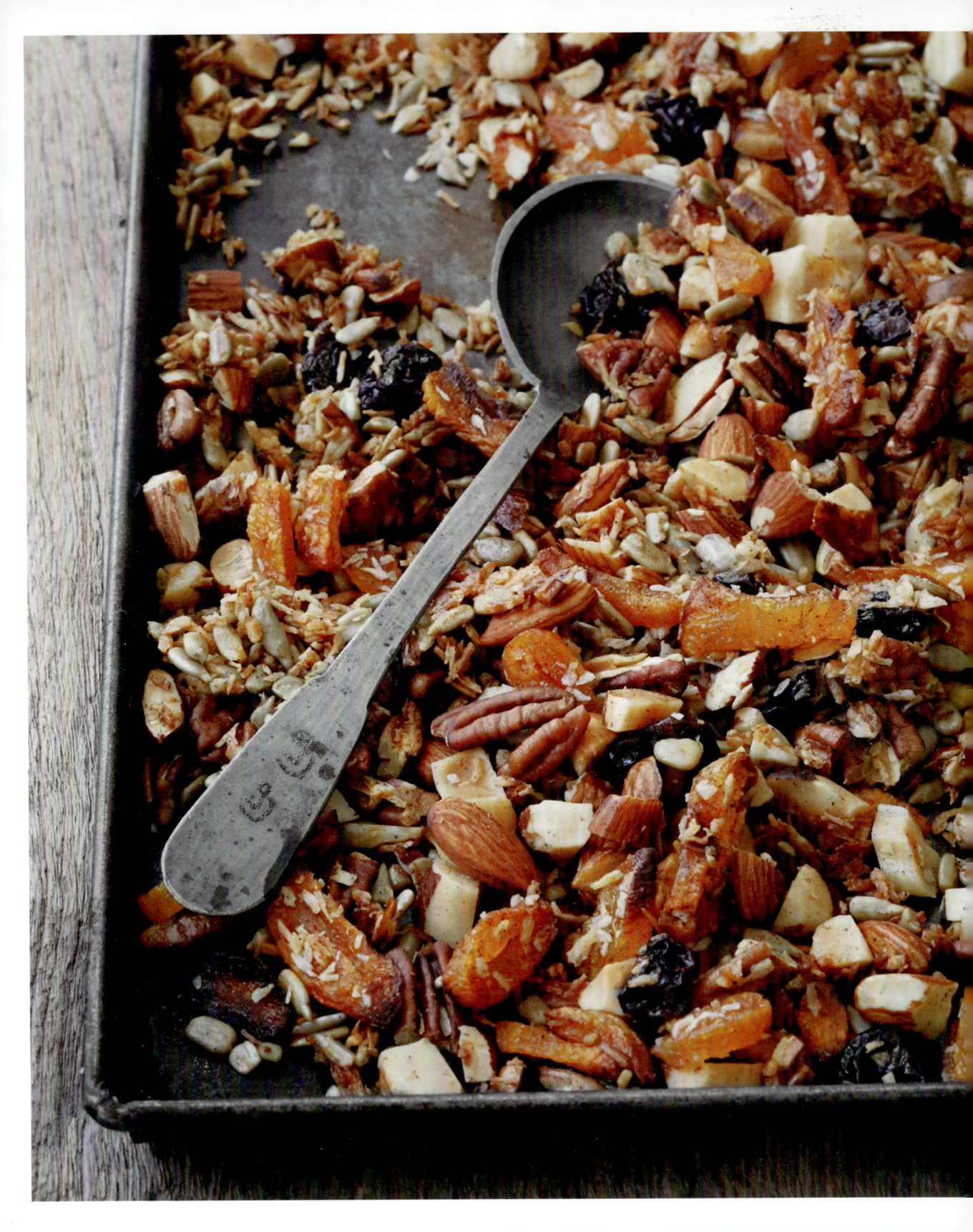

Amies
GETREIDEFREIES MÜSLI

Wenn Sie kein Getreidefan sind, ist dieses Müsli für Sie genau richtig. Es ist eine einfache Mischung aus rohen Nüssen, Samen, schwefelfreiem Trockenobst und ungesüßten Kokosraspeln – kinderleicht (tatsächlich eignet sich das Rezept gut, um Kinder dabei helfen zu lassen). Bereiten Sie gleich eine ausreichende Menge für die ganze Woche zu – eine Portion ist im Handumdrehen aufgebraucht! Bei diesem Rezept können Sie zudem die Zutaten je nach Saison anpassen. Die hier angegebene Version eignet sich gut für Frühling und Sommer. Für eine Herbst-/Winterversion ersetzen Sie die Kirschen durch Cranberrys, die Pekannüsse durch Walnüsse, die Aprikosen durch Sultaninen und die Sonnenblumenkerne durch Kürbiskerne. Tauschen Sie den gemahlenen Zimt durch Kürbiskuchengewürz aus und nehmen Sie Ahornsirup anstelle von Honig. Dieses Müsli eignet sich auch sehr gut als Geschenk: einfach in ein Glasgefäß füllen und mit einem festlichen Band dekorieren.

1½	Tassen rohe Mandeln, gehackt
1½	Tassen ungesüßte Kokosraspel
1	Tasse rohe Pekannüsse, gehackt
1	Tasse rohe Paranüsse, gehackt
1	Tasse geschälte rohe Sonnenblumenkerne
1	TL gemahlener Zimt
1	Prise Meersalz
¼	Tasse zerlassenes Kokosöl
¼	Tasse roher Honig oder Ahornsirup
3	EL Wasser
1½	TL Mandelextrakt
1	Tasse getrocknete Aprikosen, gehackt
½	Tasse getrocknete Kirschen, gehackt

Den Backofen auf 160 °C vorheizen. Ein tiefes Backblech mit Backpapier auslegen.

In einer großen Schüssel Mandeln, Kokosraspel, Pekannüsse, Paranüsse, Sonnenblumenkerne, Zimt und Salz mischen. In einer kleinen Schüssel Öl, Honig, Wasser und Mandelextrakt verquirlen. Die feuchten Zutaten zu der Nussmischung geben und alles gut mischen.

Das Müsli in einer dünnen Schicht auf das vorbereitete Backblech streichen und 25–30 Min. goldbraun backen, nach der Hälfte der Zeit wenden. Das Müsli aus dem Ofen nehmen und die getrockneten Aprikosen und Kirschen untermischen. Vor dem Servieren 15 Min. zum Abkühlen beiseitestellen. Es ist in einem verschlossenen Behälter im Kühlschrank 3–5 Tage haltbar.

ERGIBT 8 TASSEN

Energiespendendes AHORNSIRUP-CRANBERRY-AMARANTH-MÜSLI

Amaranth lässt sich genau wie Popcorn puffen und auf dem Herd ganz einfach zubereiten. Dieses Müsli ist pur eine perfekte Getreidemahlzeit oder eignet sich als Topping für Mandel- oder Kokosjoghurt, für meine milchfreien Eiscremes (siehe Seite 342–347), frische Beeren oder glutenfreie Haferflocken. Alternativ können Sie dieses Müsli auch über gegrillte oder pochierte Früchte streuen. Wandeln Sie es nach Belieben ab, indem Sie andere Nüsse verwenden und anstelle der Cranberrys getrocknete Kirschen oder Sultaninen nehmen.

½	Tasse Amaranth
½	Tasse rohe Cashewkerne
¼	Tasse getrocknete Cranberrys, fein gehackt
¼	Tasse rohe Mandeln, gehackt
¼	Tasse rohe Walnüsse, gehackt
2 ½	EL Ahornsirup
2	EL natives Olivenöl extra
½	TL gemahlener Zimt
½	TL Meersalz

Den Backofen auf 175 °C vorheizen. Ein tiefes Backblech mit Backpapier auslegen.

Ein tiefe Pfanne bei starker Hitze mindestens 5 Min. erhitzen, bis sie sehr heiß ist. 2 Teelöffel Amaranth hineingeben und die Körner puffen lassen. Das Aufplatzen der Körner beginnt nach 15–20 Sek., je nachdem, wie heiß die Pfanne ist. Nicht zu viel Amaranth auf einmal in die Pfanne geben, sonst platzen die Körner nicht auf. Den gepufften Amaranth in eine große Schüssel füllen. Dann die nächste Portion Amaranth in die Pfanne geben, bis der ganze Amaranth gepufft ist.

Cashewkerne, Cranberrys, Mandeln, Walnüsse, Ahornsirup, Öl, Zimt und Salz unter den gepufften Amaranth mischen. Die Mischung auf das vorbereitete Backblech streichen und zu einer 1,25 cm dicken Schicht andrücken. 12–14 Min. backen. Vor dem Servieren mindestens 10 Min. abkühlen lassen. Das Müsli ist in einem verschlossenen Behälter bis zu 5 Tage im Kühlschrank haltbar.

ERGIBT 2 ½ TASSEN

MACADAMIA-HAFERFLOCKEN-PFANNE

Im Herbst tauchen überall Kürbisse auf, aber ich liebe sie das ganze Jahr über. Dieses herzhafte Haferflockengericht sieht einfach lecker aus, wenn es direkt in der Pfanne serviert wird (vor allem, wenn Sie eine gusseiserne Pfanne verwenden). Es ist bestens geeignet für einen Sonntagsbrunch. Reste können Sie für ein schnelles Frühstück unter der Woche verwenden.

1½	EL zerlassenes Kokosöl
2	EL gemahlener Leinsamen
⅓	Tasse Wasser
2	Tassen glutenfreie Haferflocken
½	Tasse getrocknete Kirschen, fein gehackt
1	EL Kürbiskuchengewürz
1	TL gemahlener Zimt
1	TL aluminiumfreies Backpulver
½	TL Meersalz
2	Tassen ungesüßte Mandelmilch
1	Tasse Kürbispüree (siehe unten)
¼	Tasse Ahornsirup
2	TL Vanilleextrakt
1	Tasse rohe Macadamianüsse, fein gehackt

Den Backofen auf 190 °C vorheizen. Eine ofenfeste Pfanne mit 1 Teelöffel Öl einfetten.

Leinsamen zusammen mit dem Wasser in eine kleine Schüssel geben. 5 Min. beiseitestellen, bis die Mischung breiig wird. Anschließend gut verrühren.

In einer Schüssel Haferflocken, Kirschen, Kürbiskuchengewürz, Zimt, Backpulver und Salz vermengen. In eine zweite Schüssel Mandelmilch, Kürbispüree, 2 Esslöffel Ahornsirup, Vanille und die Leinsamenmischung geben. Alles gut verquirlen. Die Mandelmilchmischung unter die Haferflockenmischung rühren und alles vermengen. In die Pfanne füllen.

In einer kleinen Schüssel die Macadamianüsse, den übrigen Ahornsirup und das übrige Öl mischen. Über die Masse in der Pfanne streuen. 30 Min. goldbraun backen. Aus dem Ofen nehmen und vor dem Servieren mindestens 10 Min. leicht abkühlen lassen. Warm servieren.

4–6 PORTIONEN

HAUSGEMACHTES KÜRBISPÜREE Verwenden Sie eine essbare Kürbissorte Ihrer Wahl und halbieren Sie jeden Kürbis. Die Kerne entfernen und nach Belieben später im Backofen rösten. Die Kürbishälften mit der Schnittseite nach unten bei 175 °C 1 Std. rösten, bis die Schale unter dem Druck eines Holzlöffels nachgibt (große Kürbisse in dicke Spalten schneiden, auf ein tiefes Backblech legen und 45 Min. rösten). Zum Abkühlen beiseitestellen. Wenn der Kürbis so weit abgekühlt ist, dass Sie ihn anfassen können, das Kürbisfleisch herauskratzen und in die Küchenmaschine geben. Zu einer glatten Masse verarbeiten. Portionen von jeweils ca. 400 g oder 1½ Tassen in Gefrierbeutel füllen. Die Beutel, flach gedrückt, in die Kühltruhe legen und bei Bedarf verwenden.

Für sonntagmorgens
HEIDELBEER-BIRNEN-HAFERFLOCKEN-AUFLAUF

Bäckt man Haferflocken im Ofen, anstatt sie auf dem Herd zu kochen, erhalten sie eine dickere und kernigere Konsistenz. Die gebackenen Haferflocken vor dem Servieren unbedingt 15 Min. stehen lassen. Direkt aus dem Ofen serviert, würden sie zerbröseln! Dies ist ein einfaches Rezept für einen Wochenendbrunch. Reste eignen sich für ein schnelles Frühstück unter der Woche.

3	EL zerlassenes Kokosöl
1	EL Chiasamen
3	EL Wasser
2	Tassen glutenfreie Haferflocken
½	Tasse rohe Pekannüsse, gehackt
1 ½	TL gemahlener Zimt
1	TL aluminiumfreies Backpulver
½	TL gemahlener Ingwer
¼	TL gemahlener Kardamom
1	große Prise Meersalz
1 ¾	Tassen ungesüßte Mandelmilch
¼	Tasse Ahornsirup
1	EL Vanilleextrakt
½	große Birne, Kerngehäuse entfernt und in dünne Scheiben geschnitten
1	Tasse frische Heidelbeeren
	Honig-Mandel-Mus (siehe Seite 315) oder ein anderes Nussmus, nach Belieben

Den Backofen auf 175 °C vorheizen. Eine große gusseiserne Pfanne mit 1 Esslöffel Öl einfetten und beiseitestellen.

Die Chiasamen zusammen mit dem Wasser in eine kleine Schüssel geben. 5 Min. beiseitestellen, bis ein Brei entsteht. Anschließend gut verrühren.

In einer großen Schüssel Haferflocken, Pekannüsse, Zimt, Backpulver, Ingwer, Kardamom und Salz mischen. In einer kleinen Schüssel die Mandelmilch mit Ahornsirup, Vanille, dem übrigen Öl und der Chiamischung verquirlen. Die feuchten Zutaten unter die trockenen Zutaten heben und verrühren, bis alles gut vermengt ist.

Die Birnenscheiben in einer Lage auf dem Boden der Auflaufform auslegen. Die Haferflockenmischung über die Birnenscheiben gießen und mit Heidelbeeren belegen. 30 Min. goldbraun backen. Aus dem Ofen nehmen und vor dem Servierern 15 Min. stehen lassen. Nach Belieben mit dem Honig-Mandel-Mus garnieren und servieren.

6–8 PORTIONEN

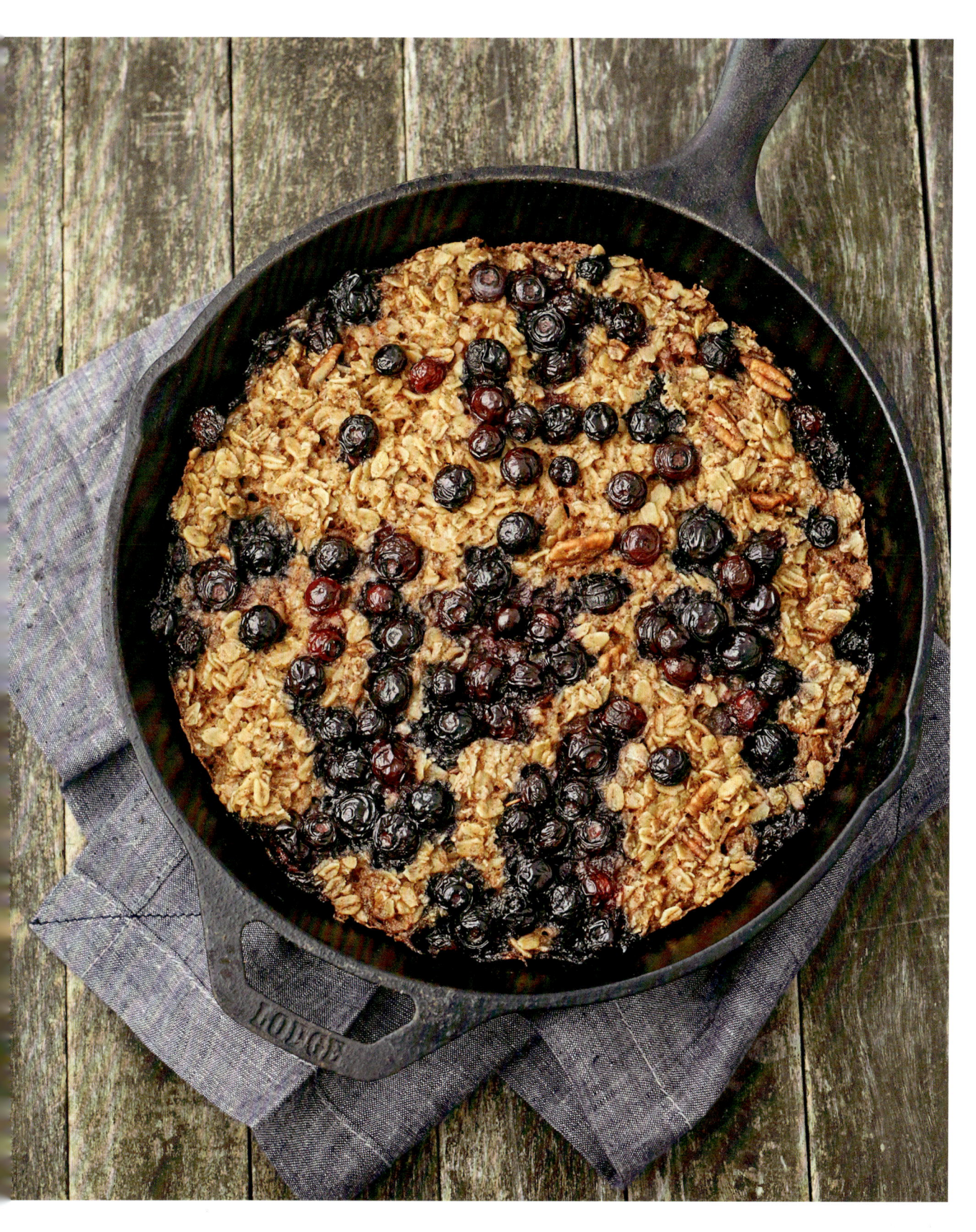

Raffinierter CRANBERRY-GEWÜRZ-QUINOA-AUFLAUF

Dieses leichte und luftige Gericht erinnert mich an einen Haferflockenauflauf. Durch die Quinoa, die sehr viel Eiweiß enthält, wird es jedoch nahrhafter. Um es noch reichhaltiger zu machen, vor dem Servieren einen Schuss Mandelmilch dazugeben. Reste wärmen Sie auf, indem Sie sie auf ein mit Backpapier ausgelegtes Backblech legen und bei 175 °C 5 Min. in den Backofen geben. Eine zusätzliche Prise Meersalz verstärkt das Aroma!

1	TL zerlassenes Kokosöl
2	EL gemahlene Leinsamen
6	EL Wasser
½	Tasse weiße Quinoa, gespült
½	Tasse rote Quinoa, gespült
2 ½	TL gemahlener Zimt
½	TL gemahlene Muskatnuss
½	TL gemahlener Kardamom
½	TL gemahlener Ingwer
1	kleine Prise gemahlene Gewürznelken
	Meersalz
2	große reife Bananen, in dünne Scheiben geschnitten
1	Birne, entkernt und in 0,5 cm große Würfel geschnitten
½	Tasse getrocknete Cranberrys
2	Tassen ungesüßte Mandelmilch
3	EL Ahornsirup
1 ½	TL Vanilleextrakt
½	Tasse rohe Mandelblättchen

Den Backofen auf 175 °C vorheizen. Eine 20 x 20 cm große Auflaufform mit Öl einfetten.

Die Leinsamen zusammen mit dem Wasser in eine kleine Schüssel geben. 5 Min. beiseitestellen, bis sich ein Brei gebildet hat. Anschließend gut verrühren.

In einer großen Schüssel weiße und rote Quinoa, 2 Teelöffel Zimt, Muskatnuss, Kardamom, Ingwer, Gewürznelke und eine kleine Prise Salz vermengen. In die vorbereitete Auflaufform füllen. Die Quinoamischung mit den Bananenscheiben, Birnenwürfeln und den Cranberrys belegen.

In einer kleinen Schüssel die Mandelmilch mit Ahornsirup, Vanille und der Leinsamenmischung verquirlen. Die Mandelmilchmischung über die Bananen, Birnen und Cranberrys gießen. Mit den Mandelblättchen und dem übrigen Zimt bestreuen.

50–55 Min. backen. Aus dem Ofen nehmen und die noch flüssige Mischung zum Abkühlen 30 Min. oder so lange beiseitestellen, bis alle Flüssigkeit aufgesaugt ist. Warm auf Tellern servieren oder über Nacht in den Kühlschrank stellen. Bei Bedarf nachsalzen.

4–6 PORTIONEN

»Morgenglück« KAROTTENMUFFINS

Dies sind die einzigen Muffins im gesamten Buch, und Sie werden Sie nicht mehr missen wollen! Sie sind eine leckere Kombination aus Karottenkuchen, Zucchinimuffin und Bananenbrot. Wenn Sie möchten, servieren Sie sie mit etwas Köstlicher Cashew-Dessertcreme (siehe Seite 373) als gesunden Nachmittagsimbiss oder als Dessert.

3	EL natives Olivenöl extra, plus mehr zum Fetten der Muffinform
2	EL Chiasamen
6	EL Wasser
1	große reife Banane, zerdrückt
¼	Tasse ungesüßtes Apfelmus
3 ½	EL Ahornsirup
2	große Karotten, geschält und gerieben
1	große Zucchini, gerieben
1 ½	Tassen glutenfreies Hafermehl, fertig gemahlen oder selbst hergestellt (siehe Seite 47)
¼	Tasse rohe Mandelblättchen
½	Tasse getrocknete Cranberrys
¼	Tasse glutenfreie, milchfreie Zartbitter-Schokostückchen, nach Belieben
1	TL aluminiumfreies Backpulver
1 ½	TL gemahlener Zimt
½	TL Natron
¼	TL Meersalz
½	TL gemahlener Ingwer
1	Prise gemahlenes Piment
	Köstliche Cashew-Dessertcreme (siehe Seite 373), zum Garnieren, nach Belieben

Den Backofen auf 175 °C vorheizen. Eine Muffinform mit 12 Mulden mit Öl einfetten oder Papierförmchen hineinsetzen.

In einer kleinen Schüssel die Chiasamen mit Wasser mischen und ca. 5 Min. beiseitestellen, bis ein Brei entsteht. Anschließend gut verrühren.

Banane, Apfelmus, Ahornsirup, Öl und Chiamischung in eine mittelgroße Schüssel geben. Verquirlen, bis alles gut vermengt ist. Karotten und Zucchini unterheben.

In einer mittelgroßen Schüssel Hafermehl, Mandeln, Cranberrys, Schokostückchen (falls verwendet), Backpulver, Zimt, Natron, Salz, Ingwer und Piment mischen. Die Bananenmischung zu den trockenen Zutaten geben und vorsichtig unterrühren. Nicht zu lange rühren.

Den Teig löffelweise in die vorbereitete Muffinform geben. Jede Mulde zu drei Vierteln füllen. 20 Min. backen, bis die Muffins goldbraun sind. Aus dem Ofen nehmen und vor dem Servieren 10 Min. abkühlen lassen. Nach Belieben nun jeden Muffin mit etwas Cashew-Dessertcreme garnieren. Übrige Muffins und Creme in zwei verschlossenen Behältern im Kühlschrank aufbewahren.

ERGIBT 12 STÜCK

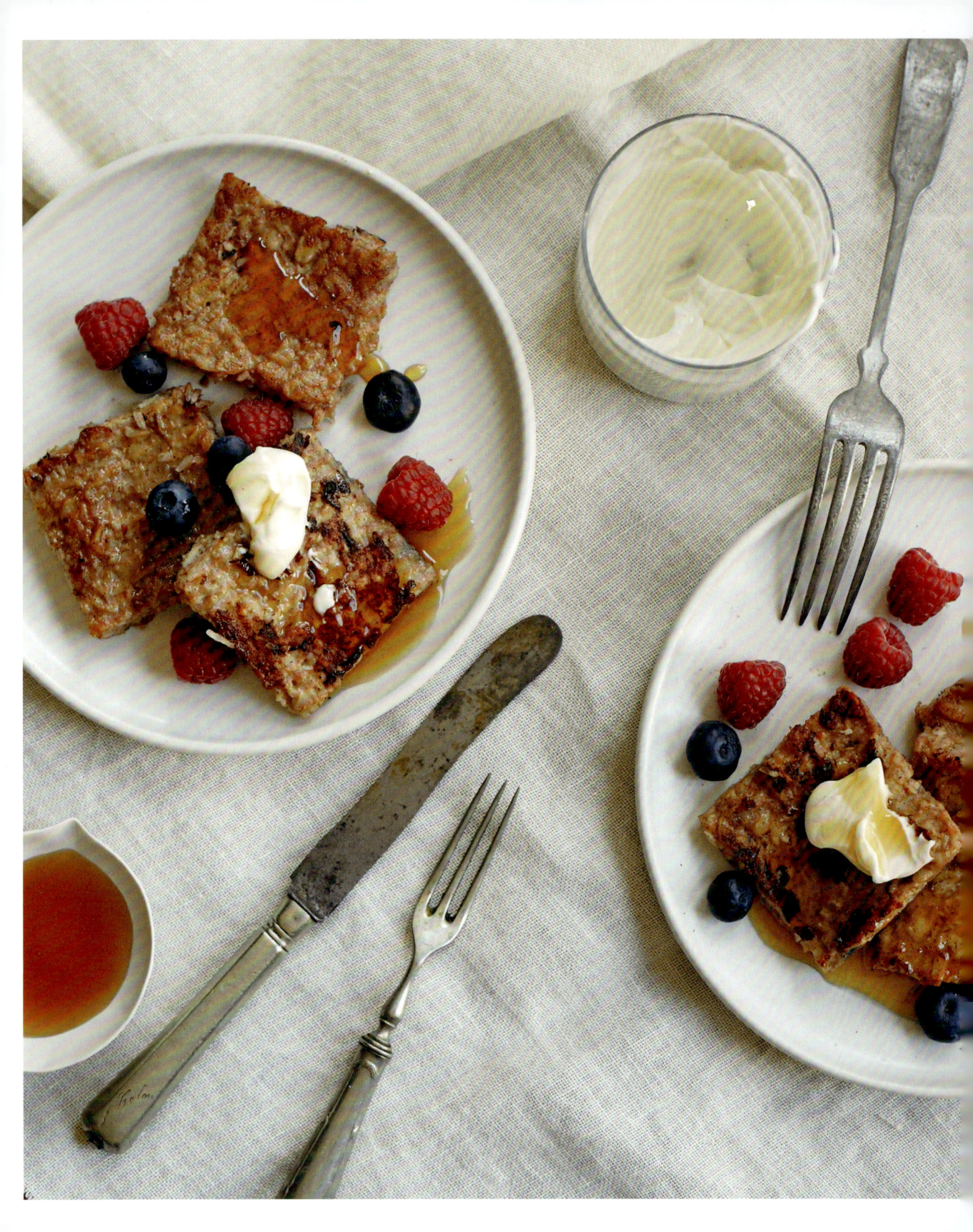

BROTFREIE ARME RITTER MIT KOKOS-VANILLE

Arme Ritter ohne Brot? Das geht! Haferflocken, die über Nacht eingeweicht werden, ergeben einen köstlichen brotähnlichen Kuchen, der in Streifen geschnitten und wie Arme Ritter verarbeitet werden kann. Sollten Sie für glutenfreies Brot bisher nichts übrig gehabt haben, wird dieses Rezept eine Offenbarung für Sie sein. Um sicherzustellen, dass die Haferflocken ausreichend Einweichzeit haben, mit der Zubereitung dieses Rezepts am besten am Vorabend beginnen. Das Geheimnis, wie das »Brot« fest wird: die Mischung nicht abdecken.

ÜBER-NACHT-»BROT«

	zerlassenes Kokosöl, zum Fetten der Form
2¼	Tassen Wasser
1½	Tassen glutenfreie Haferflocken
1½	TL gemahlener Zimt
1	TL Vanilleextrakt
¼	TL Meersalz

TEIG

1	EL gemahlene Leinsamen
3	EL Wasser
⅔	Tasse Kokosmilch zum Kochen (Vollfettstufe)
2	EL roher Honig
1	EL ungesüßte Kokosraspel
1	EL Vanilleextrakt
2	TL gemahlener Zimt
¼	TL gemahlenes Piment
	Kokosöl, zum Fetten der Pfanne

TOPPINGS (NACH BELIEBEN)

Ahornsirup

frische Beeren

Kokos-Schlagsahne (siehe Seite 372)

»BROT« ZUBEREITEN: Eine 20 x 20 cm große Backform mit Öl einfetten.

Das Wasser in einem großen Topf aufkochen. Haferflocken, Zimt, Vanille und Salz darin bei mittlerer Hitze kochen, bis die Haferflocken weich sind. In die Backform füllen. Über Nacht im Kühlschrank fest werden lassen, die Form dabei nicht zudecken.

Die Haferflocken aus dem Kühlschrank nehmen und in 5 x 5 cm große Quadrate schneiden.

TEIG ZUBEREITEN: Die Leinsamen in eine Schüssel geben, das Wasser zugießen. 5 Min. beiseitestellen, bis ein Brei entsteht. Dann gut vermischen.

In einer großen Schüssel die übrigen Teigzutaten außer dem Kokosöl vermengen und gut mischen. Die Leinsamenmischung einrühren. Alles in eine 25 x 25 cm oder 23 x 33 cm große Backform gießen. Die Haferflockenquadrate in den Teig tauchen und von jeder Seite 3 Min. einweichen. Jedes Quadrat sollte vollständig mit Teig überzogen sein. Falls nötig, mit einem Löffel nachhelfen.

1 Teelöffel Öl in einer großen Pfanne bei geringer Hitze zerlassen. Jeweils 3 »Brot«-Quadrate in der Pfanne 4–5 Min. von jeder Seite goldbraun backen. Mit den übrigen Quadraten wiederholen. Pro Portion 1 Teelöffel Öl verwenden. Pur oder mit Toppings und warm servieren. Tipp: Zum Warmhalten die Quadrate auf ein Backblech legen und bei 90 °C in den Backofen geben.

4 PORTIONEN

HIRSE-GEMÜSE-TACOS AUF ZWEIERLEI ART

Die Kombination dieser Füllung aus Vollkorn und Gemüse sättigt garantiert bis zur nächsten Mahlzeit.

1 ½	Tassen gekochte Hirse (siehe Seite 112)
¼	Tasse Koriandergrün, fein gehackt
1	EL frisch gepresster Limettensaft
¼	TL Meersalz
8	glutenfreie Vollkorn-Tortillas (ohne Mais)
1	Rezept Butternusskürbis und Mangold oder Portobello-Pilz und rote Paprika (siehe rechts)
1	Tasse Rotkohl, gehobelt
1	große reife Avocado, entsteint, geschält und in dünne Scheiben geschnitten
4	Frühlingszwiebeln, in dünne Scheiben geschnitten
	Meersalz und frisch gemahlener schwarzer Pfeffer
	Kreuzkümmel-Cashew-Cremesauce (siehe Seite 238), nach Belieben
	Sensationelle Sriracha-Sauce (siehe Seite 326), nach Belieben

In einer Schüssel Hirse, Koriandergrün, Limettensaft und Salz vermengen und beiseitestellen.

Eine (oder beide) der Varianten zubereiten.

Zum Zusammenstellen der Tortillas diese auf einem Backblech bei 175 °C im Backofen oder in einer trockenen Pfanne bei mittlerer Hitze auf dem Herd erwärmen. Die warmen Tortillas auf eine Servierplatte oder Teller legen. Die Hirse auf die Tortillas verteilen. Jeweils entweder Kürbis-Mangold-Mischung oder Pilz-Paprika-Mischung auf der Hirse anrichten. Mit Kohl, Avocadoscheiben und Frühlingszwiebeln belegen und salzen und pfeffern. Zum Schluss nach Belieben mit etwas Kreuzkümmel-Cashew-Cremesauce und/oder Sensationeller Sriracha-Sauce garnieren.

GESCHMACKSOPTIONEN:

BUTTERNSSKÜRBIS UND MANGOLD

2	EL Kokosöl
4	Tassen Butternusskürbis, geschält, entkernt und in 0,5 cm große Würfel geschnitten
½	Bund Mangold, fein gehackt
½	TL Chilipulver
¼	TL Meersalz
¼	TL frisch gemahlener schwarzer Pfeffer

In einer Pfanne das Öl bei mittlerer Hitze erhitzen. Den Kürbis darin 7–8 Min. anbraten. Die übrigen Zutaten dazugeben und ca. 2 Min. anbraten, bis der Mangold zusammenfällt. Warm halten.

PORTOBELLO-PILZ UND ROTE PAPRIKA

2–3	EL natives Olivenöl extra
1	Portobello-Pilz, in 8 Scheiben geschnitten
1	rote Paprika, in Streifen geschnitten
¼	TL gemahlener Kreuzkümmel
¼	TL Meersalz
¼	TL frisch gemahlener schwarzer Pfeffer
1	Prise Chipotlepulver
¼	Tasse Radieschen, in dünne Scheiben geschnitten, zum Garnieren

In einer Pfanne 2 Esslöffel Öl erhitzen. Die Pilzscheiben in die Pfanne legen. Zugedeckt 4 Min. garen, dann wenden und weitere 2 Min. garen. Paprika, Kreuzkümmel, Salz, Pfeffer, Chipotlepulver und das übrige Öl zugeben. 5 Min. garen, dabei umrühren. Mit Radieschen garnieren. Warm halten.

4 PORTIONEN

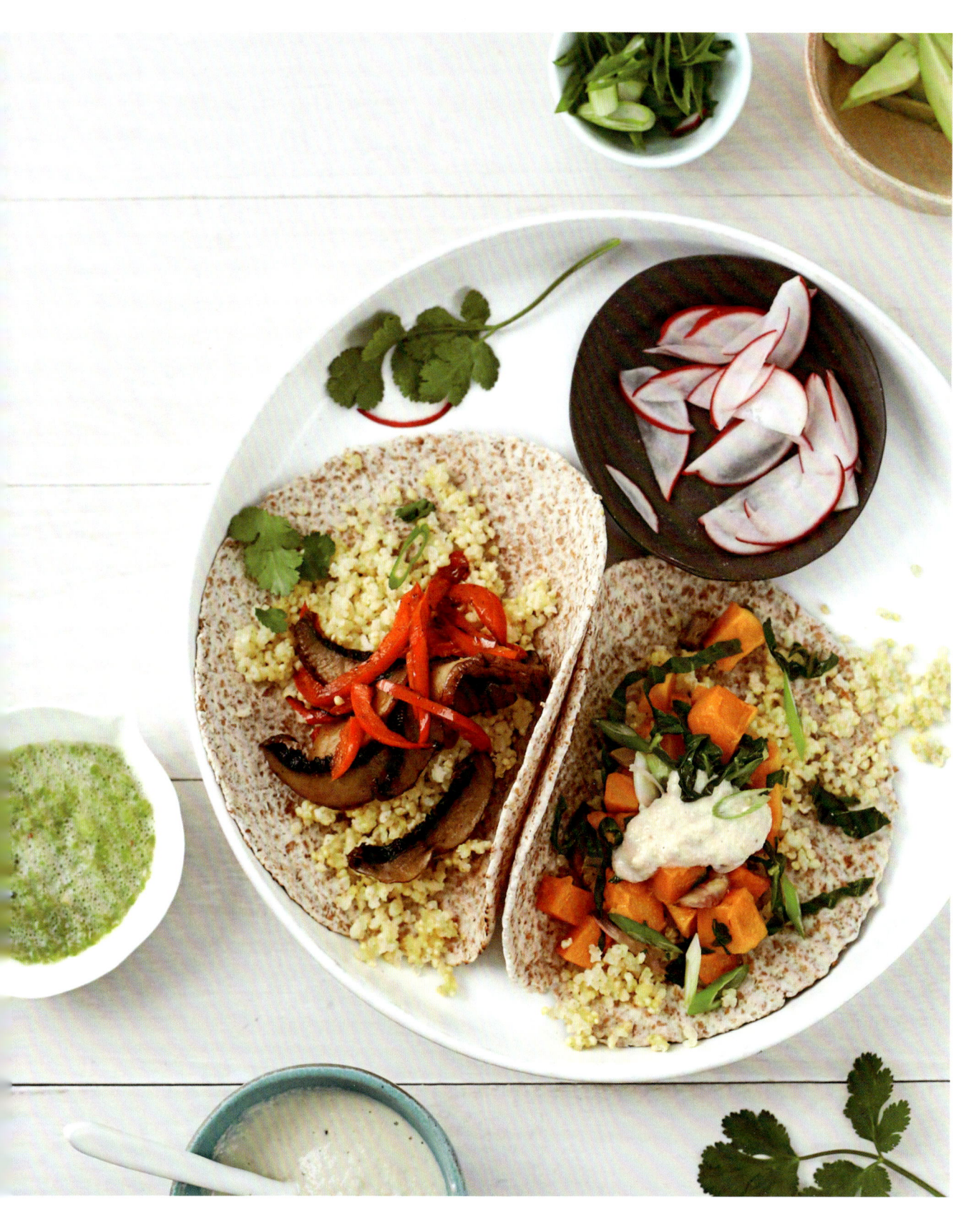

Verlockende BANANEN-MANDEL-PFANNKUCHEN

Diese Pfannkuchen werden nicht mit normalem Weizenmehl zubereitet, sondern mit glutenfreiem Hafermehl und Mandelmehl. Sie können Hafer- und Mandelmehl kaufen oder selbst herstellen (siehe Seite 47). Ich empfehle, gleich etwas mehr davon herzustellen, damit Sie es immer zur Hand haben. Tipp: Um die Pfannkuchen vor dem Servieren warm zu halten, in einer Lage auf einem Backblech bei 90 °C in den Backofen geben.

- 1 EL gemahlene Leinsamen
- 3 EL Wasser
- 1 Tasse glutenfreies Hafermehl, fertig gemahlen oder selbst hergestellt (siehe Seite 47)
- ½ Tasse Mandelmehl, fertig gemahlen oder selbst hergestellt (siehe Seite 47)
- 1 EL aluminiumfreies Backpulver
- ½ TL gemahlener Zimt
- ¼ TL Meersalz
- ¼ TL gemahlener Kardamom
- 1 große reife Banane
- 1 Tasse ungesüßte Mandelmilch
- 1 EL roher Honig
- 1 TL Vanilleextrakt
- 3 TL zerlassenes Kokosöl, plus mehr bei Bedarf, zum Fetten der Pfanne

Steinobst, Beeren oder Orangen, in Scheiben geschnitten, als Belag, nach Belieben

Leinsamen in eine kleine Schüssel geben und das Wasser zugießen. 5 Min. beiseitestellen, bis ein Brei entsteht. Anschließend gut mischen.

In einer mittleren Schüssel Hafermehl und Mandelmehl, Backpulver, Zimt, Salz und Kardamom gut mischen. In einer kleinen Schüssel die Banane zerdrücken, dann Mandelmilch, Honig, Vanille und die Leinsamenmischung dazugeben und alles gut verquirlen. Die Bananenmischung unter die trockenen Zutaten heben und vorsichtig vermengen.

½ Teelöffel Öl in einer großen Pfanne bei mittlerer Temperatur erhitzen. Einen großen Schöpfer Pfannkuchenteig in die Mitte der Pfanne geben und ca. 3 Min. backen, bis der Teig an der Oberfläche Blasen wirft. Mit einem Spatel wenden und von der anderen Seite 1–2 Min. goldbraun backen. Den Pfannkuchen auf einen Teller legen und mit dem übrigen Teig und Öl ebenso verfahren. Warm servieren, nach Belieben mit frischem Obst belegen.

ERGIBT 6 STÜCK

WEITERE BELAGVARIANTEN FÜR DIE PFANNKUCHEN

- Mit Honig beträufeln
- Kokos-Schlagsahne (siehe Seite 372)
- Scheiben einer reifen Banane
- Geröstetes Kokos-Macadamia-Mus mit Steinobst (siehe Seite 343)

Langes Wochenende
PFANNENGERÜHRTES MIT KICHERERBSEN UND SPINAT

Ich war lange auf der Suche nach einer Alternative zu Rührei und bin sehr froh, eine gefunden zu haben. Sie können dieses pfannengerührte Gericht pur genießen, als Füllung für Tacos und Burritos verwenden oder mit angebratenem Gemüse auf glutenfreiem Vollkorntoast servieren. Nach Belieben mit frischen Kräutern garnieren.

1	EL Kokosöl
4	Tassen Kichererbsen, gekocht (siehe Seite 107)
¼	TL gemahlener Kreuzkümmel
¼	TL Chilipulver
¼	TL Meersalz
¼	TL frisch gemahlener schwarzer Pfeffer
4	Tassen Babyspinat
¼	Tasse Wasser
2	große reife Avocados, entsteint, geschält und in dünne Scheiben geschnitten
8	Stängel frischer Schnittlauch, in feine Röllchen geschnitten
1	EL Sesamsamen

Das Öl in einer Pfanne bei mittlerer Hitze erhitzen. Die Kichererbsen in die Pfanne geben, die Hälfte davon mit dem Rücken einer Gabel zerdrücken. Kreuzkümmel, Chilipulver, Salz und Pfeffer unterrühren und unter häufigem Rühren 2 Min. anbraten. Spinat und Wasser zugeben und ca. 2 Min. weich garen. Vom Herd nehmen und mit Avocadoscheiben, Schnittlauch und Sesamsamen garnieren. Sofort servieren.

4 PORTIONEN

Ohne Ei
HUEVOS RANCHEROS

Liebhaber der Huevos können sich freuen! Dieses mexikanische Lieblingsgericht können Sie sogar dann genießen, wenn Sie keine Eier essen. Ich habe die Eier durch mein Pfannengerührtes mit Kichererbsen und Spinat ersetzt. Zudem sind diese Huevos Rancheros so schnell und einfach zuzubereiten, dass Sie sie sogar an einem Wochentag morgens zusammenrühren können und dennoch rechtzeitig den Weg zur Arbeit antreten.

8	glutenfreie Vollkorn-Tortillas (ohne Mais)
1	Rezept Pfannengerührtes mit Kichererbsen und Spinat (linke Spalte)
1	Rezept Perfektes Pico de Gallo (siehe Seite 250)
1	große reife Avocado, entsteint, geschält und in dünne Scheiben geschnitten
2	Frühlingszwiebeln, in dünne Scheiben geschnitten
1	Handvoll Koriandergrün, fein gehackt
	Meersalz und frisch gemahlener schwarzer Pfeffer
1	Limette, in Spalten geschnitten

Die Tortillas auf einem Backblech bei 175 °C im Backofen oder in einer trockenen Pfanne auf dem Herd bei mittlerer Hitze erwärmen. Die erwärmten Tortillas auf eine Servierplatte oder Teller legen. Das Pfannengerührte mit Kichererbsen und Spinat auf die Tortillas verteilen und jeweils mit einem Löffel des Pico de Gallo, Avocadoscheiben, Frühlingszwiebeln und Koriandergrün garnieren. Nach Belieben salzen und pfeffern. Mit Limettensaft beträufeln und sofort servieren.

4 PORTIONEN

GUTEN MORGEN: FRÜHSTÜCK UND BRUNCH

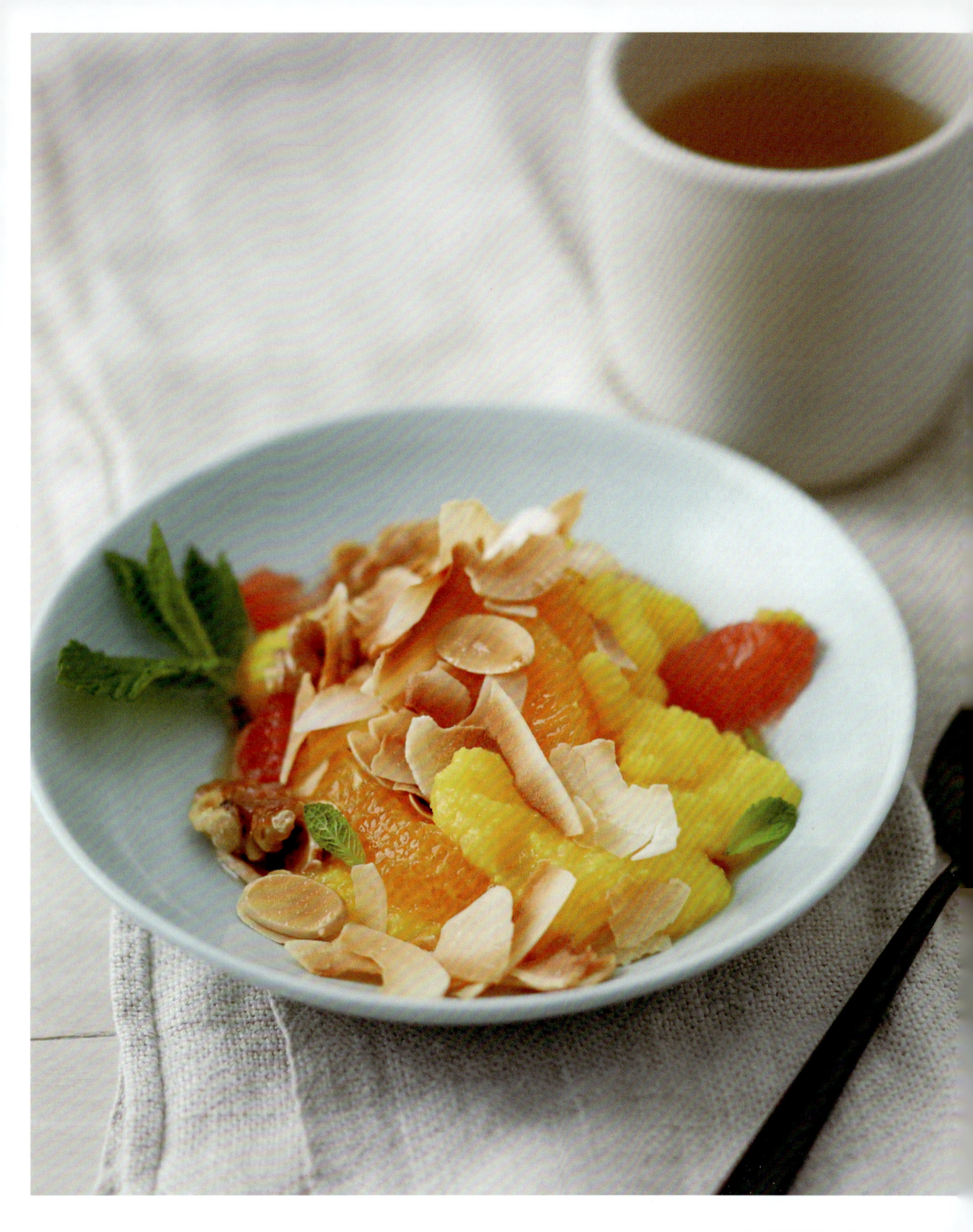

MANGO-KOKOSSAHNE-PARFAIT

Nachdem ich aufgehört hatte, Milchprodukte zu essen, musste ich meine Definition eines Parfaits ändern. Ich habe jedoch festgestellt, dass man keine Eiscreme und kein Joghurt braucht, um die Nachspeise herzustellen. Bei diesem Rezept verwende ich eine Sauce aus Mangopüree, um den Geschmack der Orangen und Nüsse hervorzuheben. Es eignet sich gut für einen Brunch. Damit dieses Gericht auch ein Hingucker wird, am besten in kleinen Parfait- oder Saftgläsern servieren (sieht aber auch in Schälchen hübsch aus).

1	große reife Mango, geschält, entsteint und gewürfelt
2	EL zerlassenes Kokosöl
2	mittelgroße Navelorangen, geschält, entkernt und in Spalten zerteilt
½	Tasse rohe Mandelblättchen
2	EL ungesüßte Kokosflocken
¼	Tasse rohe Walnüsse, gehackt
2	TL frische Minze, fein gehackt
	Grapefruitspalten, geschält, zum Servieren, nach Belieben

Mango und Kokosöl in einem Mixer oder der Küchenmaschine zu Püree verarbeiten.

Die Orangen auf zwei Servierschälchen verteilen und mit der Mangomischung garnieren. Die Schälchen 30 Min. in den Kühlschrank stellen.

Während das Parfait kalt wird, die Mandeln in einer trockenen Pfanne 2 Min. bei mittlerer Hitze rösten. Auf einen Teller geben. Die Kokosflocken in die Pfanne geben und 2 Min. leicht rösten.

Zum Servieren der Parfaits jedes Schüsselchen mit der Hälfte der gerösteten Mandeln und Kokosflocken, Walnüssen, Minze und nach Belieben Grapefruitspalten garnieren. Sofort servieren.

2 PORTIONEN

Umwerfender ROHER PEKANNUSS-WALNUSS-PFLAUMEN-CRUMBLE

Ich muss gestehen, dass ich dieses Rezept beinahe bei den Desserts eingeordnet hätte. Es ist üppig, aber nicht zu süß – daher habe ich es schließlich doch zum Frühstück dazugenommen. Sollten Sie es jedoch bei der nächsten Dinnerparty als Dessert servieren, können Sie unbesorgt sein: Niemand wird vermuten, Sie hätten es aus dem Frühstückskapitel!

¾	Tasse Medjool-Datteln, entsteint
½	Tasse rohe Pekannüsse
½	Tasse rohe Walnüsse
2	EL geschälte rohe Hanfsamen
¼	TL Vanilleextrakt
1	Prise gemahlener Zimt, plus mehr zum Garnieren
1	Prise Meersalz
5	Pflaumen, entsteint und gewürfelt oder in Scheiben
2	EL roher Honig
	Köstliche Cashew-Dessertcreme (siehe Seite 373), zum Servieren

Datteln, Pekannüsse, Walnüsse, Hanfsamen, Vanille, Zimt und Salz in der Küchenmaschine bei Intervallschaltung verarbeiten, bis die Mischung bröselig wird. In eine kleine Schüssel füllen. Bei sofortiger Verwendung beiseitestellen (Sie können den Crumble auch einen Tag im Voraus zubereiten und bis zum Servieren in einem verschlossenen Behälter im Kühlschrank aufbewahren).

Die Pflaumen in eine Schüssel geben, mit Honig beträufeln, anschließend auf vier Schüsselchen verteilen. Die Crumble-Mischung darübergeben. Zum Schluss mit etwas Cashew-Dessertcreme und Zimt garnieren. Sofort servieren.

4 PORTIONEN

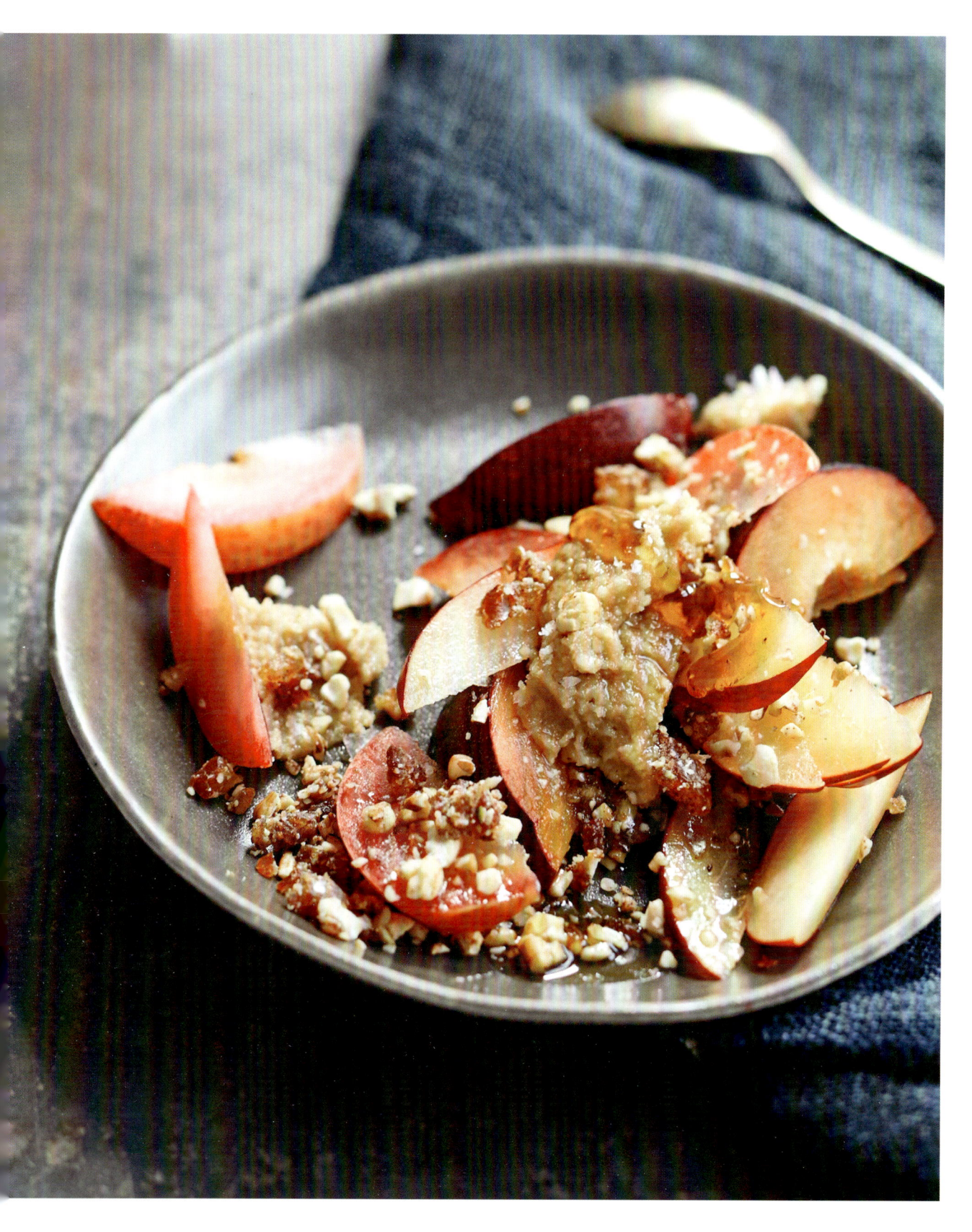

Ohne Backen
ENERGIERIEGEL

Vor einem langen Flug von Manhattan nach L. A. bereite ich eine Portion dieser Riegel zu und esse sie im Flieger. Sie sind sehr viel »sauberer« als die industriell verarbeiteten Riegel, die man kaufen kann. Natürlich sind sie auch für zu Hause ein Genuss.

1	Tasse glutenfreie Haferflocken
½	Tasse ungesüßte Kokosflocken, geröstet (siehe Seite 122)
½	Tasse getrocknete Cranberrys
⅓	Tasse glutenfreies Hafermehl, fertig gemahlen oder selbst hergestellt (siehe Seite 47)
¼	Tasse geschälte rohe Sonnenblumenkerne
2	EL Chiasamen
¼	TL Meersalz
½	Tasse Mandelmus
2	EL zerlassenes Kokosöl
2	EL roher Honig
1	TL Vanilleextrakt

Eine 20 x 20 cm große Backform oder eine Tarteform mit 20 cm Durchmesser mit Backpapier auslegen.

In einer Schüssel Haferflocken, Kokosflocken, Cranberrys, Hafermehl, Sonnenblumenkerne, Chiasamen und Salz gut mischen. In einer zweiten Schüssel Mandelmus, Öl, Honig und Vanille verquirlen. Die Mandelmus- unter die Hafermischung heben und vermengen. Den Teig in die vorbereitete Backform geben und 2–3 Std. im Kühlschrank fest werden lassen. In 8 Riegel schneiden.

ERGIBT 8 STÜCK

Über Nacht zubereitet
FRÜHSTÜCKSBECHER MIT SCHWARZEM REIS UND BEEREN

Dieser Becher, der sich im Voraus zubereiten lässt, ist etwas völlig anderes als die üblichen, industriell verarbeiteten Schüsselchen mit Cerealien, die man fertig kaufen kann. Ich esse dazu gerne Kokos- oder Mandeljoghurt und eine Prise fein gehackte frische Minze. Sie können den Becher aber auch mit frischen Beeren Ihrer Wahl, Pfirsichwürfeln und meinem Getreidefreien Müsli servieren.

1	Tasse schwarzer Reis
1	Tasse Kokosmilch zum Kochen (Vollfettstufe)
2	EL Ahornsirup, bei Bedarf mehr
2	EL ungesüßte Kokosraspel
½	TL Meersalz
½	TL Vanilleextrakt
1	Tasse frische Beeren
1	Pfirsich, entsteint und gewürfelt
½	Tasse Amies Getreidefreies Müsli (siehe Seite 129), als Belag
1	große Prise gemahlener Zimt

Den Reis in einem Topf kochen (siehe Seite 114, bei Bedarf mehr Wasser zugießen). Kokosmilch, Ahornsirup, Kokosraspel, Salz und Vanille zugeben. Bei mittlerer Hitze 8–10 Min. kochen, bis die Mischung eine puddingähnliche Konsistenz bekommt. Vom Herd nehmen und zum Abkühlen beiseitestellen. Den abgekühlten Reis in einem verschlossenen Behälter in den Kühlschrank stellen. Am nächsten Morgen gekühlt, bei Zimmertemperatur oder auf dem Herd erwärmt servieren, garniert mit Beeren, Pfirsich, Amies Getreidefreiem Müsli und Zimt.

4 PORTIONEN

Kleine Häppchen

Ich liebe kleine Snacks. Jeder, der mich kennt, wird Ihnen erzählen, dass meine Tasche immer mit ausreichend Essen gefüllt ist, um für alles gerüstet zu sein – von einem Blutzucker-Crash bis zu mehreren Tagen Aufenthalt in einem Luftschutzbunker. Besonders Fingerfood ist genau mein Ding: Wenn es nicht unbedingt sein muss, mühe ich mich nicht mit Besteck ab.

Worum mich meine Kunden und Leser immer wieder bitten, sind Ideen für Snacks. Frühstück, abgehakt. Mittagessen, abgehakt. Abendessen, abgehakt. Aber Snacks? Welche Alternativen zu Snacks aus dem Automaten gibt es? Wir wissen alle, dass Hersteller von industriell verarbeiteten Lebensmitteln den Markt für Snacks dominieren, ihre Produkte jedoch eher als Treibstoff für ihren Profit als für unseren Körper geeignet sind. Ich bin wie viele von Ihnen mit Fruit-Roll-Ups (Gummischlangen) aufgewachsen. Ich habe mich davon und von ähnlichen Snacks ernährt. Wir brauchen jedoch mehr, um durch den Tag zu kommen (und gesund zu bleiben). Hier finden Sie einige Alternativen.

Der entscheidende Punkt dabei ist, das Geschmacksprofil für Alltagssnacks (und auch fürs Wochenende) aufzupeppen, z. B. mit Getreidefreien Zitronen-Pfeffer-Mandel-Crackern (siehe Seite 170), Gesprenkelten Sesam-Mandel-Häufchen (siehe Seite 148) und Göttlichen Paprika-Kichererbsen-Croutons (siehe Seite 152). Wahrscheinlich haben Sie schon bis zum Abwinken Karotten und fertig abgepackten Hummus verzehrt – daher werden Sie meine frischen hausgemachten Hummusrezepte (siehe Seite 309–312) mit Rohkost lieben oder mein Honig-Mandel-Mus (siehe Seite 315) mit Apfelscheiben und Clementinenspalten. Bestreuen Sie alles mit gerösteten Kokosflocken (wie Sie Kokosflocken rösten, lesen Sie auf Seite 122) und Zimt.

Diese Snacks sind ganz einfach. Bereiten Sie am kommenden Wochenende gleich einige zu und genießen Sie diese die Woche über. *Happy snacking*!

PERFEKTE PARTYNÜSSE AUF DREIERLEI ART

Hausgemachte geröstete Nüsse schmecken besser, wenn Sie dafür keine industriell verarbeiteten Nüsse verwenden, die normalerweise mit entzündungsfördernden (oft versteckten) Zutaten wie Rapsöl, raffiniertem Tafelsalz, raffiniertem Zucker, Glutamat und weiteren Zusätzen hergestellt werden.

GESPRENKELTE SESAM-MANDEL-HÄUFCHEN

Der Sommer ist die Zeit für meine Nuss-Snacks. Als ich das Rezept kreierte, malte ich mir aus, wie diese kleinen Mandeln nach einem kurzen »Sommerurlaub« im Backofen bunt gesprenkelt wieder herauskommen würden! Schwarze Sesamsamen erhalten ihren auffälligen Farbton durch Phytochemikalien (nahrhafte pflanzliche chemische Stoffe). Sie sehen auf diesen Mandeln besonders hübsch aus, aber Sie können auch braune oder gelbe Sesamsamen nehmen.

2	EL roher Honig
2	Tassen rohe Mandeln
3	EL schwarze oder weiße Sesamsamen
¼	TL Meersalz
¼	TL gemahlener Piment

Den Backofen auf 175 °C vorheizen. Ein tiefes Backblech mit Backpapier auslegen.

In einem kleinen Topf den Honig bei mittlerer Hitze 20 Sek. erhitzen. Vom Herd nehmen und sofort die übrigen Zutaten gut untermischen, sodass die Mandeln mit Honig bedeckt sind. Probieren und bei Bedarf nachwürzen.

Die Mandeln auf dem vorbereiteten Backblech verteilen und 12–15 Min. goldbraun rösten. Zum Abkühlen beiseitestellen. Vor dem Servieren oder Aufbewahren in kleine Häufchen zerbrechen. In einem verschlossenen Behälter bis zu 5 Tage im Kühlschrank haltbar.

Anmerkung: Diese Häufchen sind etwas klebrig. Sie sind perfekt als süßes Dessert oder Nachmittagssnack geeignet.

ERGIBT 2 ½ TASSEN

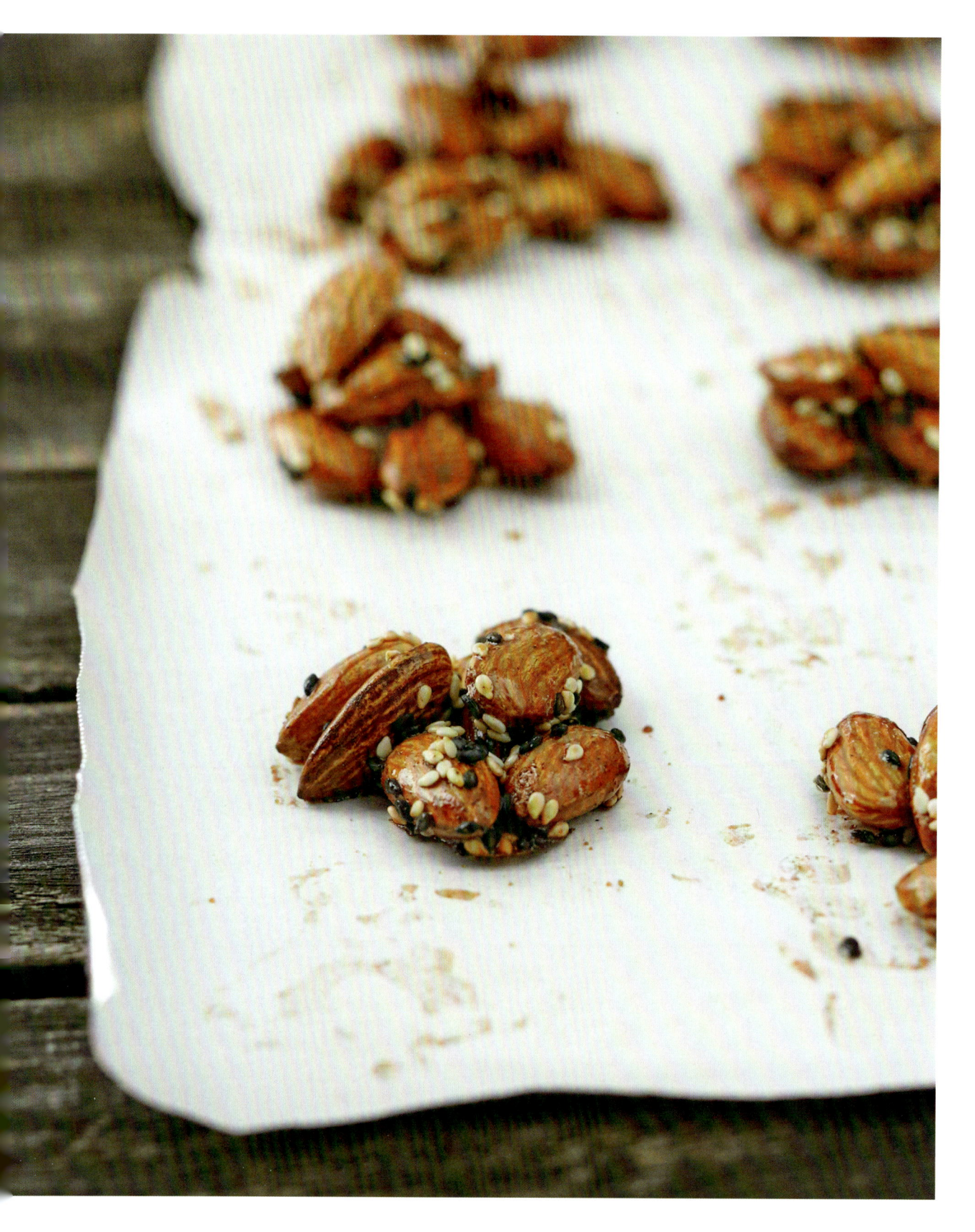

BLANCHIERTE MANDELN MIT MEERSALZ

Servieren Sie diese knackigen Mandeln als Appetithäppchen oder Nachmittagssnack. Geben Sie Ihre Lieblingsgewürze dazu. Eine Prise Cayennepfeffer sorgt für Schärfe, für den richtigen Kick können Sie zwei Prisen verwenden!

2	Tassen rohe Mandeln
1	TL natives Olivenöl extra
½	TL Meersalz
½	TL frisch gemahlener schwarzer Pfeffer
1	Prise Cayennepfeffer

Die Mandeln zum Blanchieren 1 Min. in einen Topf mit kochendem Wasser geben, anschließend mit einem Schaumlöffel herausnehmen. Wenn die Mandeln so weit abgekühlt sind, dass man sie anfassen kann, die Häutchen abziehen (sie sollten sehr leicht abgehen – falls dies nicht der Fall ist, noch 1 Min. in kochendes Wasser legen). Darauf achten, die Mandeln nicht zu lange im Wasser liegen zu lassen, sonst weichen sie durch.

Den Backofen auf 175 °C vorheizen. Ein tiefes Backblech mit Backpapier auslegen.

Die Mandeln mit Öl mischen und auf das vorbereitete Backblech legen. Ca. 20 Min. goldbraun rösten, nach der Hälfte der Zeit wenden. Die Mandeln aus dem Ofen nehmen und mit Salz, Pfeffer und Cayennepfeffer bestreuen. Anschließend schwenken, um sie mit den Gewürzen zu überziehen. Bei Bedarf nachwürzen. Die Mandeln sind in einem verschlossenen Behälter im Kühlschrank bis zu 5 Tage haltbar.

ERGIBT 2 TASSEN

GERÖSTETE PEKANNÜSSE MIT AHORNSIRUP UND SRIRACHA

Diese Pekannüsse eignen sich perfekt als Knabberei bei einer Dinnerparty, bevor das Hauptgericht serviert wird. Wenn Sie die Nüsse schärfer mögen, geben Sie mehr Sriracha-Sauce dazu. Aber Vorsicht – durch die Hitze beim Rösten intensiviert sich die Schärfe!

2	Tassen rohe Pekannüsse
3	EL Ahornsirup
2	EL Sensationelle Sriracha-Sauce (siehe Seite 326)
	Meersalz

Den Backofen auf 160 °C vorheizen. Ein tiefes Backblech mit Backpapier auslegen.

In einer mittelgroßen Schüssel die Pekannüsse mit Ahornsirup, Sriracha-Sauce und Salz nach Geschmack mischen. Die Nüsse auf dem vorbereiteten Backblech verteilen und 15 Min. rösten, bis sie zu bräunen beginnen. Aus dem Ofen nehmen und 15 Min. abkühlen lassen. Sofort servieren oder in einem verschlossenen Behälter bis zu 3 Tage aufheben.

ERGIBT 2 TASSEN

KNUSPRIGE BROTSTANGEN EINMAL ANDERS
(als süße Variante mit Schokolade beträufelt)

Servieren Sie diese Brotstangen zu Suppen oder Salaten oder um sie in meine Salsa-Rezepte (siehe Seite 238 und 315–316) oder Hummus-Rezepte (siehe Seite 309–311) zu dippen. Anstelle der Mandeln können auch geschälte rohe Kürbis- oder Sonnenblumenkerne verwendet werden. Für eine süße Alternative verwenden Sie glutenfreies Zimt-Rosinen-Brot anstelle des Vollkornbrots.

BROTSTANGEN

- 6 Scheiben glutenfreies Vollkornbrot, in 2 cm breite Streifen geschnitten
- 3 EL roher Honig, bei Bedarf mehr
- 3 EL rohe Mandelblättchen

  Meersalz und frisch gemahlener schwarzer Pfeffer

  gemahlener Zimt, nach Belieben

SCHOKOLADE ZUM BETRÄUFELN (NACH BELIEBEN)

- ½ Tasse glutenfreie milchfreie Zartbitterschokoladestückchen

BROTSTANGEN ZUBEREITEN: Den Backofen auf 200 °C vorheizen. Ein tiefes Backblech mit Backpapier auslegen.

Die Brotstangen in einer Lage auf das vorbereitete Backblech legen. Mit einem kleinen Pinsel eine Seite der Brotstangen mit Honig bestreichen. Die klebrige Honigseite sofort mit den Mandeln belegen – den Honig nicht ins Brot einziehen lassen, sonst haften die Mandeln nicht auf dem Brot. Bei Bedarf mehr Honig verwenden. Salzen, pfeffern und nach Belieben mit Zimt bestreuen.

Die Brotstangen 15 Min. goldbraun backen. Die Stangen sofort mit einem Spatel auf einen Teller legen und warm oder bei Zimmertemperatur servieren (falls beim Backen einige Mandeln abfallen, diese für Salate oder Suppen aufheben).

SCHOKOLADE ZUM BETRÄUFELN ZUBEREITEN: Die Schokostückchen im Wasserbad bei mittlerer Hitze ca. 10 Min. schmelzen. Die gebackenen Brotstangen mit der geschmolzenen Schokolade beträufeln. Die Brotstangen auf ein mit Backpapier ausgelegtes Backblech legen und 10–15 Min. in den Kühlschrank stellen, bis die Schokolade fest wird.

6 PORTIONEN

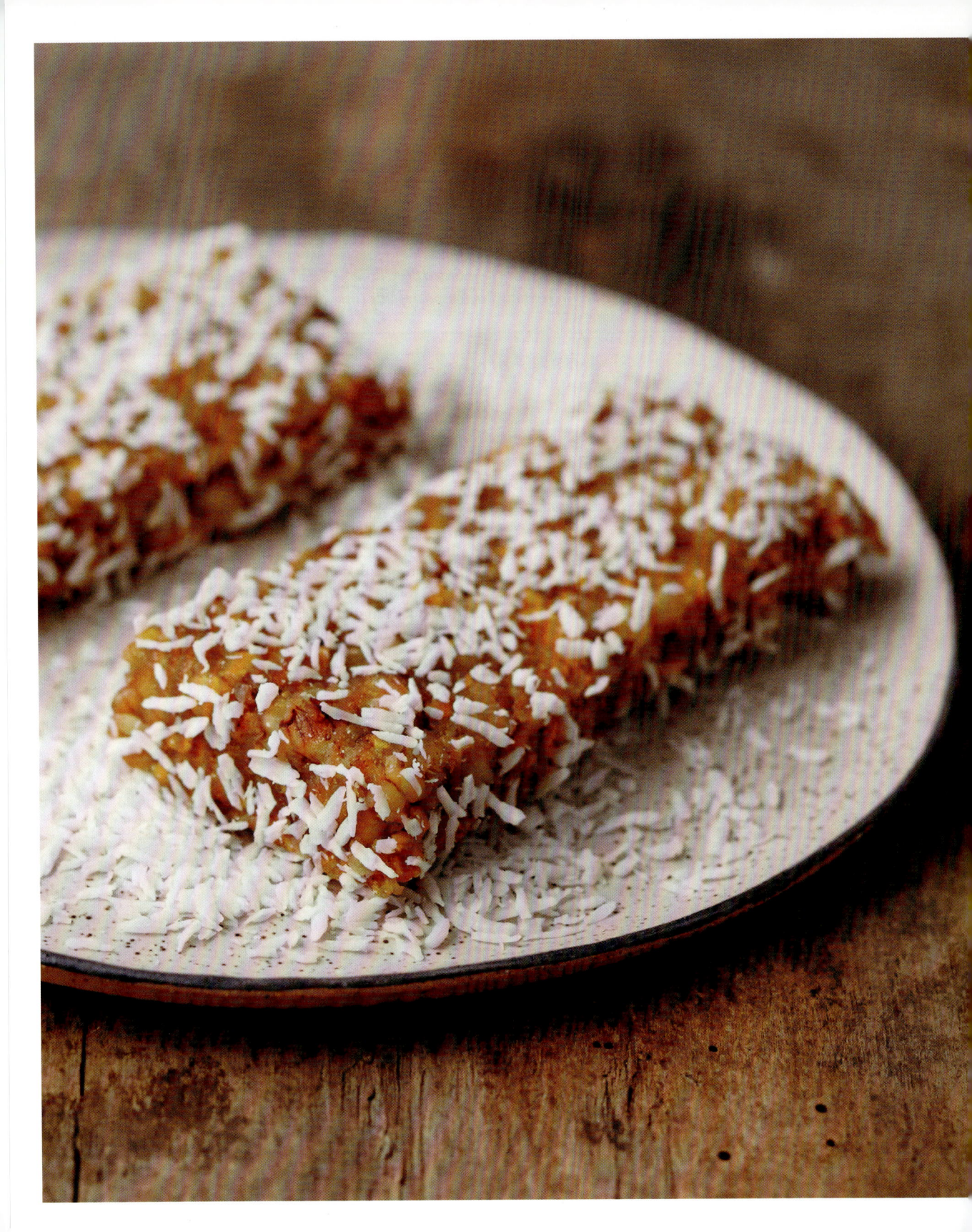

REICHHALTIGE MANGO-KARDAMOM-WALNUSS-RIEGEL

Diese leckeren und gesunden Riegel werden nicht lange vorhalten! Sie enthalten Orangenschale und Mango – eine farbenfrohe Kombination. Zudem haben sie eine natürliche Süße ohne jeglichen raffinierten Zucker. Solche Riegel finden Sie in keinem Geschäft, das ist sicher! Eine exotischere Geschmacksnote erzielen Sie, wenn Sie bei einer Portion die Sultaninen durch fein gehackte, getrocknete Ananas ersetzen oder den Teig zu Kugeln formen und in Kokosraspeln wälzen. Ein großartiger Snack für zwischendurch und auch als Frühstück geeignet. Für unterwegs einfach in Pergamentpapier wickeln.

3	Tassen rohe Walnüsse, 4 Std. in Wasser eingeweicht, abgetropft und gespült
3	Tassen getrocknete Mango, gehackt
3	Tassen Sultaninen
¾	TL gemahlener Zimt
¾	TL gemahlener Kardamom
¾	TL frisch abgeriebene Orangenschale
¾	TL Meersalz
	Kokosöl, zum Fetten der Hände
1 ½	Tassen ungesüßte Kokosraspel

Die Walnüsse in der Küchenmaschine bei Intervallschaltung grob verarbeiten. Nicht zu lange bearbeiten (es soll kein Nussmus werden). In eine kleine Schüssel umfüllen.

Mango, Sultaninen, Zimt, Kardamom, Orangenschale und Salz in der Küchenmaschine gut mischen. Die vorbereiteten Walnüsse zugeben und bei Intervallschaltung alles gut mischen.

Die Handflächen mit dem Öl fetten und die Mischung zu einer großen Kugel formen. Die Kugel zwischen zwei Lagen Backpapier legen und mit einer Teigrolle zu einem 1,25 cm dicken und 23 x 30 cm großen Rechteck ausrollen. Die Platte auf ein Schneidbrett legen und mindestens 3 Std. in den Kühlschrank stellen. Anschließend aus der Platte 18 Riegel von 5 x 7,5 cm schneiden und jeden Riegel nacheinander in eine große Schüssel legen. Kokosraspel zugeben und die Schüssel schwenken, damit die Riegel von allen Seiten mit der Mischung bedeckt werden. Die Riegel sind in einem luftdicht verschlossenen Behälter im Kühlschrank bis zu 1 Woche haltbar.

ERGIBT 18 STÜCK

Leckerer und milchfreier
NUSSKÄSE UND BEEREN AUF TOAST

Ein wunderbar kräftiger Snack – perfekt, wenn Ihr Magen zu knurren anfängt. Rühren Sie am Sonntagabend meinen Milchfreien Cremigen Cashew-Käse (siehe Seite 316) oder den Milchfreien »Ricotta«-Käse aus rohen Macadamianüssen (siehe Seite 317) an und genießen Sie ihn die Woche über mit diesem Rezept. Reste dieser Nusskäsesorten können Sie unter meinen Butternusskürbis-Palmkohl-Salat mit Nüssen (siehe Seite 218) mischen. Lassen Sie die Beeren in einem Topf mit Honig und Zitronensaft langsam erhitzen, bis die Beeren platzen und zu einem herrlichen Beerenkompott werden. Das Volumen der Beeren bleibt dabei erhalten – es wird keine Marmelade daraus. Nur so werden sie zu dem herrlichen Belag auf dem milchfreien Nusskäse. Für eine getreidefreie Variante nehmen Sie anstelle des Brotes 0,5 cm dicke, diagonal geschnittene Zucchinischeiben. Anmerkung: Honig nach Belieben verwenden. Wenn die Beeren sehr süß sind, werden Sie ihn nicht brauchen.

2	Tassen gemischte frische Beeren (Heidelbeeren, Himbeeren, Brombeeren oder Erdbeeren)
1	EL frisch gepresster Zitronensaft
1	EL roher Honig, plus mehr zum Beträufeln, nach Belieben
4	Scheiben glutenfreies italienisches Vollkornbrot, diagonal halbiert und getoastet
¼	Tasse Milchfreier Cremiger Cashew-Käse (siehe Seite 316) oder Milchfreier »Ricotta«-Käse aus rohen Macadamianüssen (siehe Seite 317)
2	EL rohe Mandelblättchen
¼	TL Meersalz
¼	TL frisch gemahlener schwarzer Pfeffer

Die Beeren in einer großen Schüssel mit dem Zitronensaft und dem Honig nach Belieben mischen. In einem mittelgroßen Topf bei mittlerer Hitze ca. 5 Min. langsam sieden lassen, bis einige Beeren aufplatzen und Saft freisetzen.

Jede Brotscheibe mit 1 Esslöffel einer Milchfreien Nusskäsesorte bestreichen und die Beerenmischung auf den Brotscheiben verteilen. Vor dem Servieren mit Honig beträufeln und mit den Mandeln bestreuen. Dann salzen und pfeffern

4 PORTIONEN

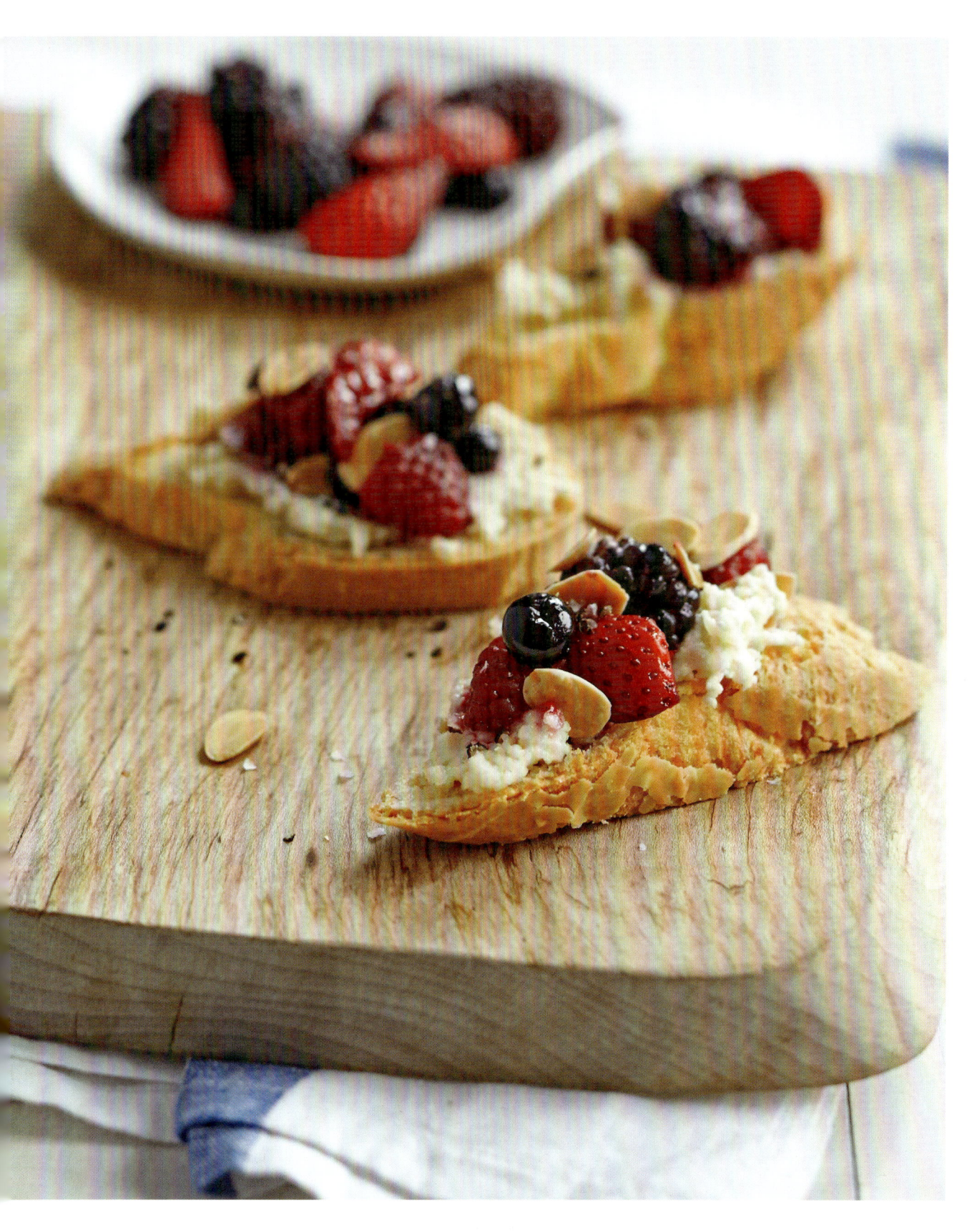

Spornt zu Höchstleistungen an
ROHE GESCHICHTETE HAFERFLOCKENQUADRATE

Wenn Sie erst einmal eines dieser Quadrate gekostet haben, werden Sie nie wieder einen industriell verarbeiteten Riegel kaufen wollen. Sie werden vielleicht mehr Zeit in der Küche verbringen, aber es lohnt sich! Diese Quadrate sind weich, kernig und perfekt als Snack oder Dessert. Bewahren Sie sie im Kühlschrank auf, sonst zerläuft das Kokosöl und sie werden klebrig.

QUADRATE

- ¾ Tasse Datteln, entsteint und gehackt
- ½ Tasse glutenfreie Haferflocken
- ¼ Tasse geschälte rohe Hanfsamen
- 2 EL Mandelmus
- 1 EL Ahornsirup
- 1 EL zerlassenes Kokosöl
- 1 EL Chiasamen
- 1 EL Mandelmehl, fertig gemahlen oder selbst hergestellt (siehe Seite 47)
- 1 ½ TL Vanilleextrakt
- 1 TL gemahlener Zimt
- ¼ TL Meersalz

BELAG

- 2 EL zerlassenes Kokosöl
- 1 ½ EL ungesüßtes Kakaopulver
- 2 TL roher Honig
- 1 Prise Meersalz
- 1 EL Sesamsamen, zum Bestreuen

QUADRATE ZUBEREITEN: Eine 20 x 20 cm große Backform mit Backpapier auslegen.

Die Datteln und die Haferflocken in der Küchenmaschine gut vermengen. Die übrigen Zutaten für die Quadrate zugeben und bei Intervallschaltung untermischen.

Die Mischung mit den Händen in die vorbereitete Backform drücken und diese beiseitestellen.

BELAG ZUBEREITEN: In einem kleinen Topf bei geringer Hitze Öl, Kakaopulver, Honig und Salz langsam verquirlen, bis alles gut vermischt ist. Die warme Kokos-Kakao-Mischung über die Masse in der Backform gießen und mit Sesamsamen bestreuen. Im Kühlschrank mindestens 5 Std. oder über Nacht kalt werden lassen. Vor dem Servieren in 9 Quadrate schneiden. Diese halten sich im Kühlschrank bis zu 4 Tage.

ERGIBT 9 STÜCK

ROHE ROMANASALAT-SOMMERROLLEN
mit Mandel-Walnuss-Dip

Ich habe asiatische Frühlingsrollen immer geliebt. Das heißt jedoch nicht, dass es für diejenigen unter uns mit Nahrungsmittelüberempfindlichkeiten keine Alternative gibt. Genau wie die traditionellen Rollen sind diese mit Gemüse gefüllt, allerdings werden die traditionellen Reispapierblätter durch Salatblätter ersetzt, und jede Rolle wird mit etwas Mandel-Walnuss-Dip gefüllt. Ich habe zudem den üblichen Erdnuss-Dip gegen eine Variante mit Mandel und Walnuss ausgetauscht. Wahrscheinlich wird von der Füllung etwas übrig bleiben. Sie können Reste am nächsten Tag unter einen Salat mischen. Übrigen Dip können Sie zu Gemüserohkost servieren.

MANDEL-WALNUSS-DIP

- ¼ Tasse rohe Mandeln
- ¼ Tasse rohe Walnüsse, grob gehackt
- 1 mittelgroße Salatgurke, gewürfelt
- ½ mittelgroße orange Paprika, Samen entfernt, gewürfelt
- 1 geröstete Knoblauchzehe (siehe Seite 337)
- 1 EL roher Honig
- 1 TL frisch gepresster Zitronensaft, plus mehr nach Belieben
- 1 Prise rote Paprikaflocken
- Meersalz und frisch gemahlener schwarzer Pfeffer, nach Belieben

ROHE ROMANASALAT-SOMMERROLLEN

- 4–6 große Blätter Romanasalat
- 2 Karotten, geschält und zu Julienne geschnitten
- 2 Selleriestangen, in dünne Scheiben geschnitten
- 1 Tasse Cocktailtomaten, geviertelt
- 2 Frühlingszwiebeln oder 4 Stängel frischer Schnittlauch, in dünne Scheiben bzw. Röllchen geschnitten
- 2 EL frische krause Petersilie, fein gehackt

Dip zubereiten: Mandeln und Walnüsse im Mixer fein mahlen. Die übrigen Zutaten zugeben und pürieren, bis die Masse glatt und cremig ist. 10 Min. in den Kühlschrank geben. Vor dem Servieren gut mischen.

Sommerrollen zubereiten: Die Salatblätter auf eine glatte Arbeitsfläche legen. Karotten, Sellerie, Cocktailtomaten, Frühlingszwiebeln und Petersilie darauf verteilen. Die Sommerrollen mit Mandel-Walnuss-Dip beträufeln und wie ein Burrito aufrollen.

2 PORTIONEN, ERGIBT 1 TASSE DIP-SAUCE

Mutige
ROSENKOHL-CHIPS

Als ich die ersten Schritte auf meinem Weg zu mehr Wohlbefinden ging, verbrachte ich meine Tage mit Arztterminen und den Beschränkungen im sterilen Labyrinth der Krebsklinik. Die Snacks, die dort angeboten wurden, waren bestenfalls ungesund. Schlimmstenfalls waren sie ironischerweise vollgepackt mit Chemikalien. Ich lernte schnell, meine eigenen Leckereien mitzubringen, um meine Blutzuckerwerte und meine Laune zu verbessern. Dazu zählten diese einfachen Chips aus Rosenkohl. Bald brachte ich genügend davon mit, um sie mit den Krankenschwestern zu teilen. Wenn Sie sie einmal gekostet haben, werden Sie die stärkereichen, weniger vollwertigen Alternativen (auch als weiße Kartoffelchips bekannt) nicht mehr vermissen. Für Gäste oder eine Dinnerparty eignen sich die Chips sehr gut zum Garnieren von Suppen oder glutenfreien Vollkorngerichten (wie Quinoa-Salaten). Mit geröstetem Gemüse wird eine Beilage daraus. Wenn Sie aromatisiertes Olivenöl vorrätig haben, können Sie anstelle des Olivenöls bei diesem Rezept Zitronen- oder Blutorangen-Olivenöl verwenden.

24	mittelgroße Rosenkohlröschen, Strunk jeweils abgeschnitten
1	EL natives Olivenöl extra
	Meersalz und frisch gemahlener schwarzer Pfeffer

Den Backofen auf 160 °C vorheizen.

Von jedem Rosenkohlröschen 10–12 Blätter abziehen und in eine große Schüssel geben (den Strunk großzügig abschneiden, sodass sich die Blätter problemlos lösen). Öl zugießen, nach Belieben salzen und pfeffern. Die Schüssel schwenken, bis die Blätter mit der Mischung überzogen sind.

Die Blätter auf einem tiefen Backblech in einer Lage verteilen. 12 Min. backen. Dann das Backblech rütteln und die Blätter mit einem Spatel wenden, damit sie gleichmäßig rösten. Weitere 6–8 Min. backen, bis die Blätter knusprig sind. Sofort servieren.

4 PORTIONEN

HABEN SIE EIN HERZ Nach der Zubereitung der Chips können Sie die inneren »Herzen« der Rosenkohlröschen (insgesamt ca. 2 Tassen) in eine leckere Beilage verwandeln oder unter einen Salat mischen. Die Röschen hierzu halbieren, auf ein tiefes Backblech legen und mit 1 Esslöffel nativem Olivenöl extra mischen. Nach Belieben salzen und pfeffern. Bei 175 °C 20-25 Min. rösten.

Unglaublich leckere GRÜNE BOHNEN-CHIPS

Meine Familie liebt es, an Filmabenden diese Chips anstelle fertiger Chips oder Salzbrezeln aus der Tüte zu knabbern. Sie haben die gleiche Knusprigkeit wie normale Chips, jedoch ohne die entzündungsfördernden Öle und Zusätze. Wenn Sie einen anderen Geschmack möchten, geben Sie z. B. eine Prise Selleriesalz dazu, nachdem Sie die Chips aus dem Ofen genommen haben.

- 1 Tasse grüne Bohnen, Enden abgeschnitten
- 1 EL natives Olivenöl extra
-   Meersalz und frisch gemahlener schwarzer Pfeffer

Den Backofen auf 200 °C vorheizen.

Die grünen Bohnen auf einem tiefen Backblech verteilen und mit Öl und Salz und Pfeffer mischen. 20–25 Min. backen, bis sie sehr knusprig und goldbraun sind. Aus dem Ofen nehmen, bei Bedarf nachsalzen und nachpfeffern und vor dem Servieren 5–10 Min. abkühlen lassen.

ERGIBT 1 TASSE

Unwiderstehliche MIT CHIPOTLE »FRITTIERTE« GRÜNE TOMATEN

Diese grünen Tomaten enthalten viel gesundes Eiweiß und Omega-3-Fettsäuren. Als abendlichen Appetithappen unter der Woche oder als Beilage servieren. Nicht vergessen, das Backblech mit Backpapier auszulegen – die Säure der Tomaten kann mit Metall reagieren.

- ½ Tasse gemahlene Leinsamen
- ¼ Tasse Chiasamen
- ¼ Tasse geschälte rohe Hanfsamen
- 1 TL Chilipulver
- ½ TL Meersalz
- ½ TL frisch gemahlener schwarzer Pfeffer
- ½ TL Chipotlepulver
- 3 große grüne Tomaten, quer in 1,25 cm dicke Scheiben geschnitten (ca. 12 Scheiben)
- ¼ Tasse natives Olivenöl extra

Den Backofen auf 220 °C vorheizen. Ein tiefes Backblech mit Backpapier auslegen.

In der Küchenmaschine Lein-, Chia-, Hanfsamen, Chilipulver, Salz, Pfeffer und Chipotlepulver mischen. Bei Intervallschaltung verarbeiten, bis die Mischung sehr fein ist. Auf einen Teller geben.

Die Tomatenscheiben mit einem Küchenpinsel mit Öl bestreichen und in der Leinsamenmischung wälzen. Die Tomaten auf das Backblech legen. 15 Min. backen, dann die Tomatenscheiben wenden und weitere 10 Min. goldbraun backen. Aus dem Ofen nehmen und warm servieren.

4–6 PORTIONEN

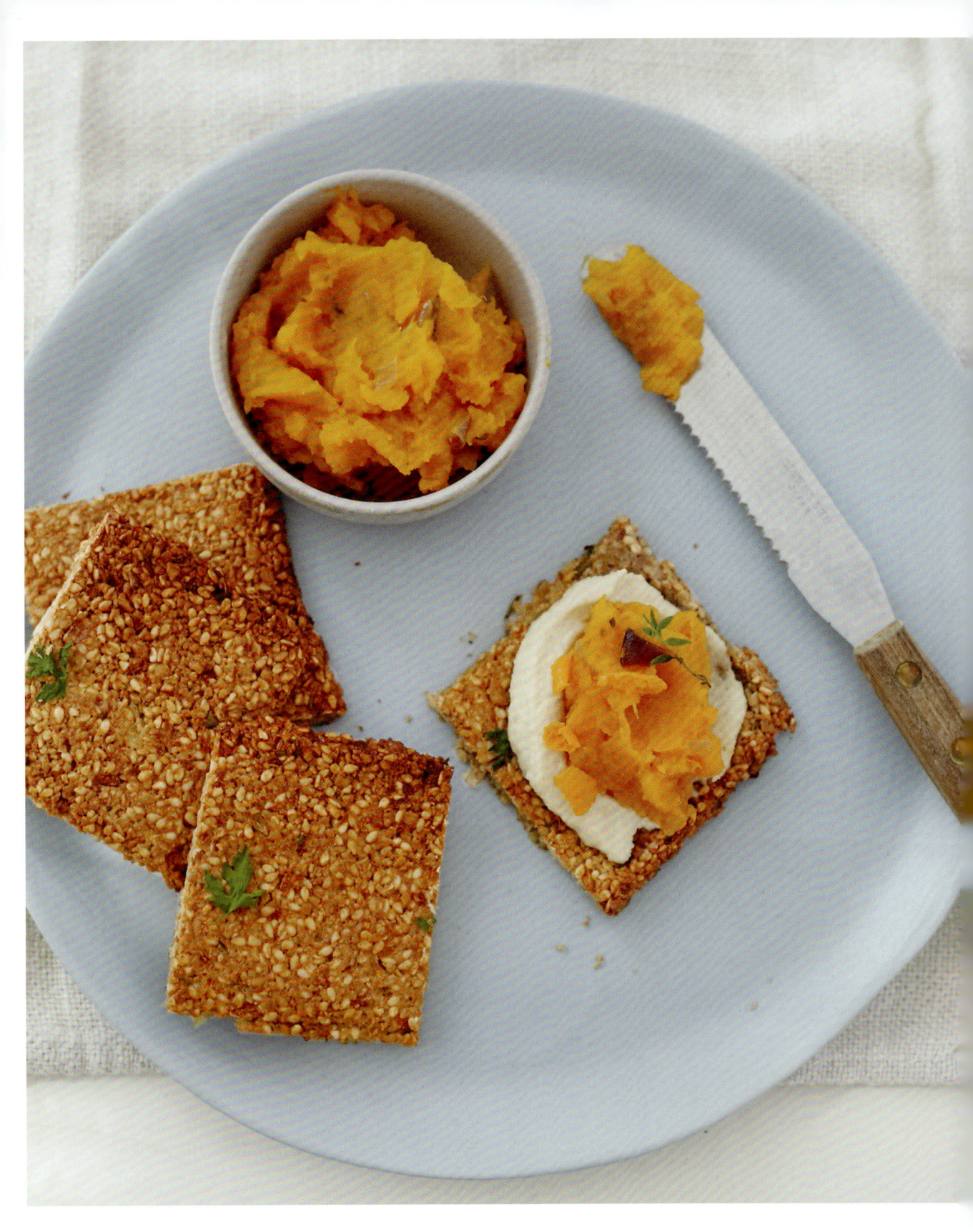

GROSSARTIGE BROTSCHEIBEN MIT AHORNSIRUP-KÜRBIS-AUFSTRICH
mit karamellisierten roten Zwiebeln

Schon als Mädchen habe ich karamellisierte Zwiebeln geliebt. Nachdem ich jedoch herausfand, dass in Restaurants entzündungsförderndes Rapsöl, raffinierter Zucker und Ähnliches bei der Zubereitung verwendet werden, entschied ich mich dafür, mein eigenes Rezept zu entwickeln. Die süßen roten Zwiebeln werden mit Orangensaft, nativem Olivenöl extra, Thymian und Meersalz gebacken. Sie sind das perfekte i-Tüpfelchen für meine Großartigen Brotscheiben mit Ahornsirup-Kürbis-Aufstrich. Ich bin ein absoluter Fan von Butternusskürbis, und wenn Sie meine Getreidefreien Cracker (siehe Seite 164–170) mit Milchfreiem Cremigem Cashew-Käse (siehe Seite 316) und einem Löffel von diesem warmen Kürbis bestreichen, werden Sie nie wieder einen anderen Snack essen wollen. Er ist auch bestens für Gäste geeignet.

1	großer Butternusskürbis, geschält, entkernt und der Länge nach halbiert
1	große rote Zwiebel, in dünne Scheiben geschnitten
2	EL natives Olivenöl extra
2	EL frisch gepresster Orangensaft
½	TL frische Thymianblättchen, fein gehackt
	Meersalz
2	TL Ahornsirup
2	TL Apfelessig
1	große Prise Chilipulver
1	Rezept Getreidefreie Cracker (siehe Seite 164–170) oder glutenfreie Vollkorncracker
1	großer Klecks Milchfreier Cremiger Cashew-Käse (siehe Seite 316), nach Belieben
¼	TL frisch abgeriebene Orangenschale

Den Backofen auf 175 °C vorheizen.

Den Kürbis in 2,5 cm große Würfel schneiden und in eine große Schüssel geben. Die Zwiebel, 1 Esslöffel Öl, den Orangensaft, Thymian und nach Belieben Salz zugeben. Die Mischung in einer Lage auf einem großen tiefen Backblech verteilen und ca. 35 Min. backen, bis Kürbis und Zwiebel weich sind. Die Mischung in die Küchenmaschine oder einen Mixer umfüllen, das übrige Öl, Ahornsirup und Essig zugeben. Bei Intervallschaltung zu einer glatten Paste verarbeiten. Chilipulver und nach Belieben mehr Salz zugeben und noch einmal mischen.

Zum Servieren die Cracker nach Belieben mit Cashew-Käse bestreichen und mit etwas Ahornsirup-Kürbis-Mischung garnieren. Wenn Sie den Nusskäse nicht verwenden, einfach die Kürbismischung auf die Cracker streichen. Mit Orangenschale garnieren. Warm servieren.

4 PORTIONEN

GETREIDEFREIE CRACKER

Diese sechs Rezepte für getreidefreie Cracker sind der Hit. Ich bereite gerne zwei Portionen von jedem Rezept zu und biete sie als Crackerbüffet im Tapas-Stil mit meinen Superweichen karamellisierten roten Zwiebeln (siehe Seite 280), Tomatensauce aus sonnengetrockneten Tomaten (siehe Seite 328), Sensationeller Sriracha-Sauce (siehe Seite 326), Tapenade mit Kalamata-Oliven und Cashewkernen (siehe Seite 312) und meinen Hummusrezepten (siehe Seite 309–312) an. Apropos Tapas: Probieren Sie meine Serviervorschläge auf Seite 72. Diese glutenfreien Cracker sind auch mit meinem Honig-Mandel-Mus (siehe Seite 315) ein toller Snack oder ergeben mit meinem Ohne Alufolie gerösteten Knoblauch (siehe Seite 337) oder mit meinen Salaten ein Hauptgericht. Alternativ die Cracker anstelle von Croutons verwenden.

Getreidefreie PERFEKTE PETERSILIE-SONNENBLUMEN-CRACKER

Diese herzhaften Cracker sind knusprig und voller Kräuter. Sie passen gut zu jedem meiner Aufstriche (wie meinen Milchfreien Nusskäsesorten, siehe Seite 315–318 oder meinen Hummusrezepten, siehe Seite 309–312), belegt mit Gemüse-Juliennes oder Keimlingen. Auch pur schmecken sie toll.

1 ¼	Tassen geschälte rohe Sonnenblumenkerne, geröstet (siehe Seite 116)
¾	Tasse Sesamsamen
⅓	Tasse rote Zwiebel, gehackt
¼	Tasse frische glatte Petersilie, fein gehackt
2	EL Wasser, mehr bei Bedarf
1	TL getrockneter Rosmarin
¾	TL Meersalz
½	TL frisch gemahlener schwarzer Pfeffer

Den Backofen auf 175 °C vorheizen. Ein Backblech mit Backpapier auslegen.

In der Küchenmaschine die Sonnenblumenkerne und Sesamsamen bei Intervallschaltung verarbeiten. Die übrigen Zutaten dazugeben und weiter verarbeiten, bis die Mischung einem Nussmus ähnelt.

Die Mischung auf dem vorbereiteten Backblech verteilen und mit einem Löffelrücken flach drücken. Ein weiteres Backpapier auf die Mischung legen und diese mit einem Nudelholz auf ein 0,5 cm dickes Rechteck ausrollen. Das obere Backpapier abnehmen und 12 Quadrate mit dem Messer anzeichnen, dabei aber nicht durchschneiden.

15–18 Min. backen, dabei das Blech nach der Hälfte der Backzeit einmal drehen. Aus dem Ofen nehmen, auskühlen lassen, in Quadrate zerbrechen oder diese an den eingeritzten Linien mit einem Messer zuschneiden. Die Cracker sind in einem verschlossenem Behälter im Kühlschrank 1 Woche haltbar.

ERGIBT 12 STÜCK

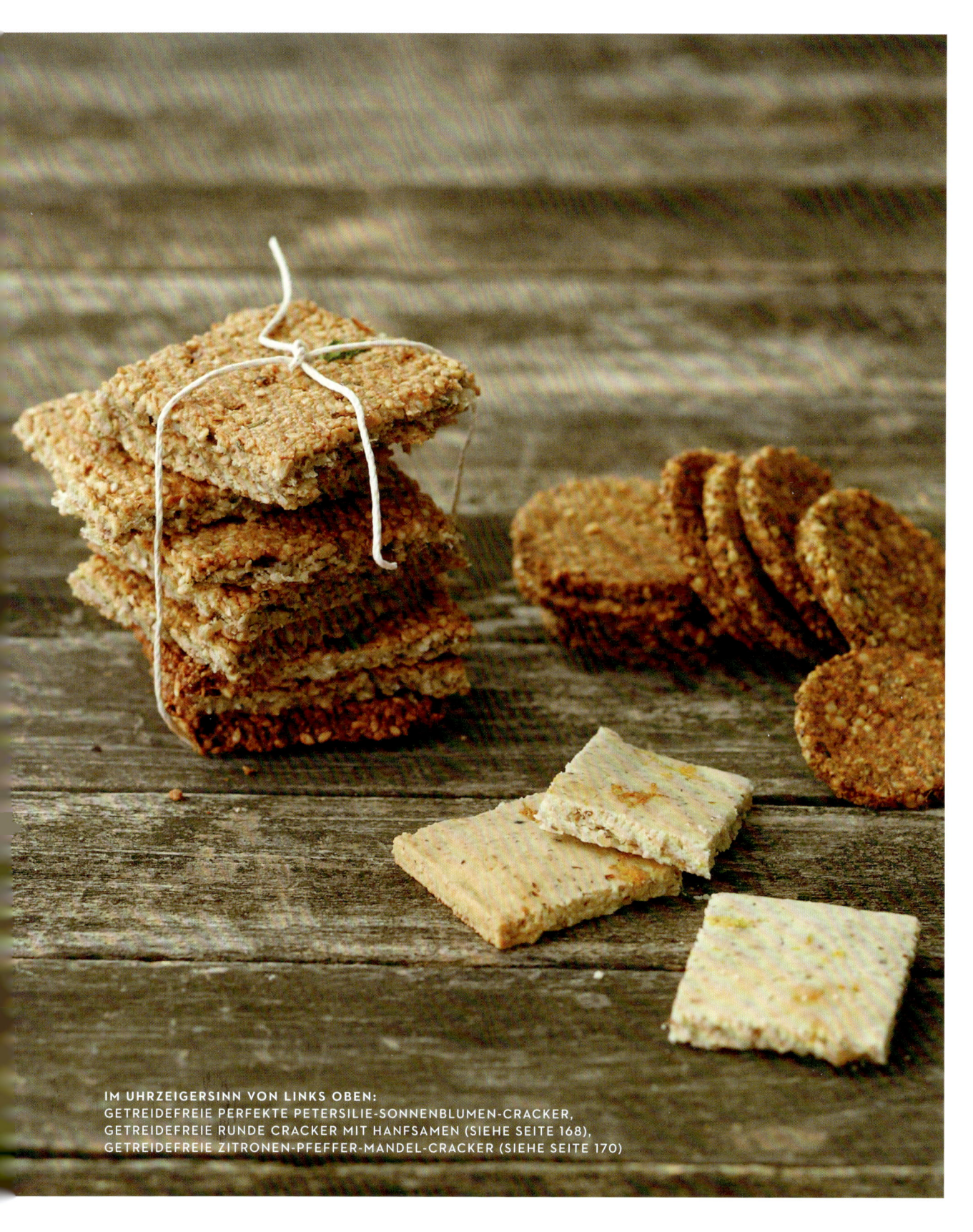

IM UHRZEIGERSINN VON LINKS OBEN:
GETREIDEFREIE PERFEKTE PETERSILIE-SONNENBLUMEN-CRACKER,
GETREIDEFREIE RUNDE CRACKER MIT HANFSAMEN (SIEHE SEITE 168),
GETREIDEFREIE ZITRONEN-PFEFFER-MANDEL-CRACKER (SIEHE SEITE 170)

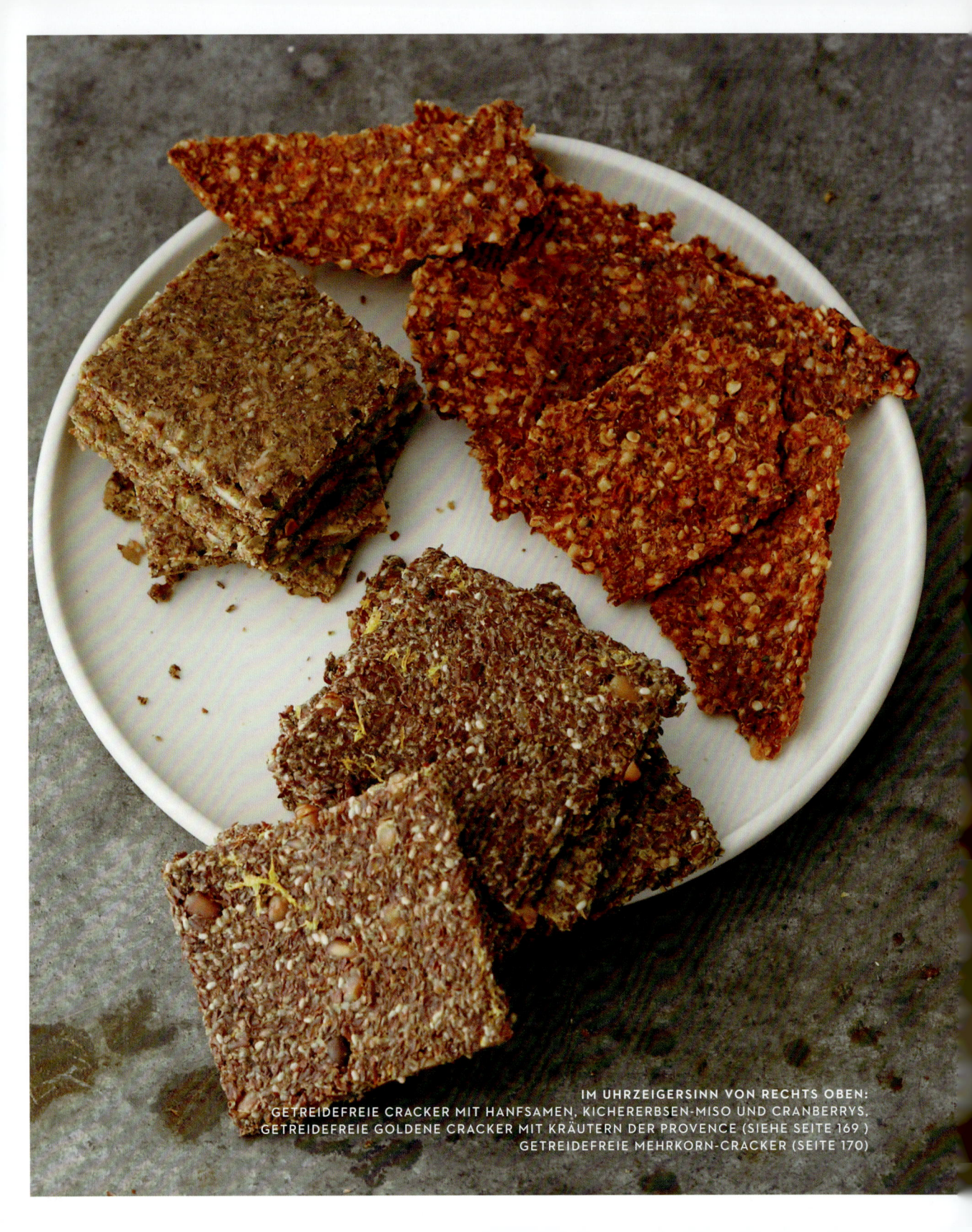

IM UHRZEIGERSINN VON RECHTS OBEN:
GETREIDEFREIE CRACKER MIT HANFSAMEN, KICHERERBSEN-MISO UND CRANBERRYS,
GETREIDEFREIE GOLDENE CRACKER MIT KRÄUTERN DER PROVENCE (SIEHE SEITE 169)
GETREIDEFREIE MEHRKORN-CRACKER (SEITE 170)

GETREIDEFREIE CRACKER MIT HANFSAMEN, KICHERERBSEN-MISO UND CRANBERRYS

Diese Cracker schmecken nicht nur lecker, sondern sie enthalten auch viel Eiweiß (und Ballaststoffe) und sind vollständig getreidefrei. Die Kombination von Tomaten und Kichererbsen-Miso-Paste bietet viel umami, eine der fünf Grundgeschmacksrichtungen, die Essen unwiderstehlich macht. Sie können diese Cracker ins Restaurant mitnehmen, sodass Sie Ihr eigenes getreidefreies »Brot« genießen können, während alle anderen bei dem glutenreichen Brotkorb zugreifen.

- 1 Tasse Kirschtomaten, gewürfelt
- 1/3 Tasse getrocknete Cranberrys
- 1 EL Kichererbsen-Miso-Paste
- 2 Tassen rote Zwiebeln, fein gehackt
- 3/4 Tasse gemahlene Leinsamen
- 1 Knoblauchzehe, fein gehackt
- 1/4 TL getrockneter Rosmarin
- 1/2 Tasse geschälte rohe Hanfsamen
- 2 EL Chiasamen
- 1/4 TL Meersalz
- 1/4 TL frisch gemahlener schwarzer Pfeffer

Den Backofen auf 120 °C vorheizen. Ein Backblech mit Backpapier auslegen.

In der Küchenmaschine Tomaten, Cranberrys und Miso-Paste vermengen und zu einer glatten Masse verarbeiten. Zwiebel, Leinsamen, Knoblauch und Rosmarin zugeben und alles zu einer glatten Mischung verarbeiten. In eine große Schüssel füllen, Hanfsamen, Chiasamen, Salz und Pfeffer zugeben und alles vermengen.

Die Mischung auf das vorbereitete Backblech geben und mit einem Spatel zu einer gleichmäßigen, 0,5 cm dicken Schicht verstreichen. Die Mischung mit Backpapier abdecken.

1 Std. backen, dann das Backblech einmal drehen und das Backpapier abnehmen. Noch 1 Std. backen, bis der Teig goldbraun ist. Aus dem Ofen nehmen und ca. 15 Min. vollständig auskühlen lassen. Vor dem Servieren oder Aufbewahren in Stücke brechen oder schneiden. Die Cracker halten in einem verschlossenen Behälter bis zu 4 Tage.

8 PORTIONEN (CA. 20 STÜCK)

Getreidefreie RUNDE CRACKER MIT HANFSAMEN

Diese runden Cracker sind leicht und kernig mit einem Hauch Schärfe. Sie passen gut zu meinen Aufstrichen oder Dips, vor allem zu meinen Milchfreien Nusskäsesorten (siehe Seite 315–318) und meinen Salsas (siehe Seite 238 und 313–314). Auch pur schmecken sie einfach lecker.

½	Tasse geschälte rohe Kürbiskerne, fein gemahlen (siehe Anmerkung)
¼	Tasse Mandelmehl, fertig gemahlen oder selbst hergestellt (siehe Seite 47)
¼	Tasse gemahlene Leinsamen
¼	Tasse geschälte rohe Hanfsamen
1	TL Chilipulver
1	TL getrockneter Oregano
¼	TL Meersalz
1	Prise Cayennepfeffer
¼	Tasse Wasser
1	EL natives Olivenöl extra
1	TL frisch abgeriebene Orangenschale

Den Backofen auf 175 °C vorheizen. Ein Backblech mit Backpapier auslegen.

In einer Schüssel gemahlene Kürbiskerne, Mandelmehl, Leinsamen, Hanfsamen, Chilipulver, Oregano, Salz und Cayennepfeffer vermengen. Wasser, Öl und Orangenschale zugeben und alles gut mischen. Es sollte eine leicht feuchte und klebrige Masse entstehen.

Entweder mit einem Messlöffel (½ Teelöffel) Teig auf das vorbereitete Backblech tropfen lassen und mit einem Löffelrücken auf höchstens 3 mm Dicke flach drücken oder den gesamten Teig auf das Backblech füllen, mit einem Blatt Backpapier abdecken und mit dem Teigroller 3 mm dick ausrollen, dann mit einem kleinen runden Plätzchenausstecher die Cracker ausstechen. Darauf achten, dass die Cracker gleichmäßig dick sind. 15 Min. knusprig und goldbraun backen. Aus dem Ofen nehmen und vor dem Servieren oder Aufbewahren vollständig abkühlen lassen. Die Cracker sind in einem verschlossenen Behälter im Kühlschrank bis zu 1 Woche haltbar.

Anmerkung: Zum feinen Mahlen der Kürbiskerne können Sie einen Mini-Mixer verwenden.

ERGIBT 12 STÜCK

Getreidefreie
GOLDENE CRACKER MIT KRÄUTERN DER PROVENCE

Diese Cracker werden mit Chiasamen zubereitet, dadurch werden sie etwas luftiger und weicher. Alleine oder mit einem meiner Aufstriche (Hummus, Seite 309–312, oder Tapenade mit Kalamata-Oliven und Cashewkernen, Seite 312). Sie sind auch ein toller Beitrag zu meiner Vegetarischen Vorspeisenplatte (siehe Seite 104).

- 1 Tasse gemahlene Leinsamen
- ½ Tasse geschälte rohe Sonnenblumenkerne, geröstet (siehe Seite 116)
- ½ Tasse Chiasamen
- ¼ Tasse rohe Pinienkerne, geröstet (siehe Seite 116)
- 1 EL Kokosmehl
- 1 TL Kräuter der Provence
- 1 TL frisch abgeriebene Zitronenschale
- ½ TL frisch gemahlener schwarzer Pfeffer
- 1 TL Meersalz
- 1 Prise Cayennepfeffer
- 1 Tasse Wasser

Den Backofen auf 175 °C vorheizen. Ein Backblech mit Backpapier auslegen.

In einer Schüssel alle Zutaten mit Ausnahme des Wassers gut vermengen. Dann das Wasser einrühren und gut untermischen.

Die Masse auf das vorbereitete Backblech geben und mit einem Löffelrücken etwas flach drücken. Ein Blatt Backpapier auf den Teig legen und diesen mit einem Nudelholz zu einem 0,5 cm dicken Rechteck ausrollen. Das obere Backpapier entfernen und in den Teig 16 Quadrate mit einem Messer einritzen, den Teig aber nicht durchschneiden.

25 Min. backen, bis die Ränder goldbraun sind. Das Backblech nach der Hälfte der Backzeit drehen. Aus dem Ofen nehmen und mindestens 15–20 Min. vollständig abkühlen lassen. Vor dem Servieren oder Aufbewahren in Quadrate zerbrechen oder mit einem Messer an den eingeritzten Linien trennen. Die Cracker halten sich in einem verschlossenen Behälter im Kühlschrank bis zu 1 Woche.

ERGIBT 16 STÜCK

Getreidefreie
ZITRONEN-PFEFFER-MANDEL-CRACKER

Diese knusprigen Cracker haben ein mildes Aroma und können pur oder mit meinem Milchfreien Nusskäse (siehe Seite 315–318) oder der Tapenade mit Kalamata-Oliven und Cashewkernen (siehe Seite 312) serviert werden.

1¼	Tassen Mandelmehl, fertig gemahlen oder selbst hergestellt (siehe Seite 47)
¼	Tasse geschälte rohe Sonnenblumenkerne
1	EL gemahlene Leinsamen
½	TL Meersalz
½	TL frisch abgeriebene Zitronenschale
½	TL frisch gemahlener schwarzer Pfeffer
3	EL Wasser

Den Backofen auf 175 °C vorheizen. Ein Backblech mit Backpapier auslegen.

Alle Zutaten mit Ausnahme des Wassers in der Küchenmaschine bei Intervallschaltung krümelig verarbeiten. Bei laufender Küchenmaschine das Wasser langsam zugießen.

Den Teig auf das vorbereitete Backblech geben. Ein Blatt Backpapier auf den Teig legen und diesen mit einem Teigroller zu einem 0,5 cm dicken Rechteck ausrollen. Das obere Backpapier entfernen und in den Teig 24 Quadrate ritzen.

15 Min. backen, bis die Ränder leicht gebräunt sind. Vollständig abkühlen lassen und in Quadrate zerbrechen oder mit einem Messer entlang der eingeritzten Linien schneiden. Die Cracker sind in einem verschlossenen Behälter im Kühlschrank bis zu 1 Woche haltbar.

ERGIBT 24 STÜCK

Getreidefreie
MEHRKORN-CRACKER

Diese leinsamigen, weichen und kernigen Cracker passen gut zu meinen Hummusrezepten (siehe Seite 309–312). Perfekt als Appetithappen vor dem Abendessen.

½	Tasse rohe Walnüsse
1	Tasse geschälte rohe Kürbiskerne, geröstet (siehe Seite 116)
½	Tasse gemahlene Leinsamen
½	TL gemahlener Kreuzkümmel
½	TL Meersalz
½	TL frisch gemahlener schwarzer Pfeffer
1	Prise rote Paprikaflocken
½	Tasse Wasser

Den Backofen auf 175 °C vorheizen. Ein Backblech mit Backpapier auslegen.

Die Walnüsse in der Küchenmaschine fein mahlen. Die übrigen Zutaten mit Ausnahme des Wassers dazugeben und bei Intervallschaltung vermengen. Das Wasser langsam zugießen und einige Male die Intervallschaltung betätigen. Die Mischung sollte sehr feucht sein.

Die Masse auf das vorbereitete Backblech geben und mit einem Spatel zu einem 0,5 cm dicken Rechteck verstreichen. Die Mischung 12 Min. ruhen lassen, dann 20 Min. backen. Mit einem Buttermesser Quadrate einritzen, das Backblech drehen und weitere 15 Min. goldbraun backen. Vollständig abkühlen lassen und vor dem Servieren in Stücke brechen oder mit einem Messer entlang der eingeritzten Linien schneiden. Die Cracker sind in einem verschlossenen Behälter im Kühlschrank bis zu 1 Woche haltbar.

ERGIBT 20 STÜCK

Vorspeisen und Suppen

Leichte Kost? Vielleicht. Aber unterschätzen Sie Suppen und Vorspeisen nicht! Diese Rezepte sind alles andere als langweilig. Natürlich eignen sie sich bestens für Partys und als leckere Vorspeisen, sind aber auch pur fantastisch.

Es wird fälschlicherweise oft angenommen, dass eine gesunde Mahlzeit mindestens ein Drittel der täglich benötigten Nährstoffe beinhalten muss. Es ist jedoch tatsächlich einfacher, die Bedürfnisse durch den Verzehr verschiedenartiger Mahlzeiten über den Tag verteilt zu erfüllen – und dafür sind meine Vorspeisen ideal! Einige dieser Vorspeisen können Sie sogar als Hauptgericht servieren. Ich verwandle meine Küche gerne in ein Tapas-Restaurant und bereite eine Reihe vorspeisenähnlicher Gerichte zu, die gut zusammenpassen und sich hinsichtlich Geschmacksprofil und Nährwert ergänzen. Egal unter welcher Voraussetzung Sie diese leckeren Vorspeisen genießen: Sie sind eine tolle Möglichkeit, den Einstieg in giftfreies Essen zu finden.

Ein Wort zu Suppen

Es gibt doch nichts Besseres für die Seele als einen großen Teller Suppe. Nichts ist einfacher zubereitet – und lässt sich dazu noch problemlos mitnehmen. Ich transportiere meine Suppen inzwischen mit der Thermoskanne überallhin.

Wie Sie sich vorstellen können, bin ich kein Fan von Dosensuppen – sie enthalten nicht nur viel Natrium, Zuckerzusätze, Füllstoffe und Konservierungsstoffe, sondern befinden sich in Dosen. Das bedeutet, es werden Chemikalien verwendet, um das Nahrungsmittel zu konservieren und die Dose auszukleiden. BPA, Schwermetalle und Aluminium gehen dabei in das Nahrungsmittel über. Das ist alles andere als lecker.

Und wie steht es mit Suppen in Restaurants und Imbissen? Sie werden nie mit endgültiger Sicherheit wissen, welche Zutaten sich in diesen Suppen verstecken. Wenn Sie auf bestimmte Zutaten überempfindlich reagieren so wie ich, können Sie sich damit eine Menge Probleme einhandeln. Haben Sie sich erst einmal an hausgemachte Suppen gewöhnt, wird es Ihnen schwer fallen, zu Fertigsuppen & Co. zurückzukehren.

Jedes Suppenrezept in diesem Buch ist frei von Gluten, Milch, Soja, Mais, Ei und Erdnüssen. Nichts kommt aus einer Dose oder Packung, und es wird auch kein raffinierter Zucker verwendet. Viele meiner Suppen sind eine bunte Mischung frischer Zutaten und Gemüse. Sobald Sie wissen, was Ihnen schmeckt, können Sie wunderbar improvisieren! Falls Sie noch nicht so weit sind, dienen diese Rezepte als einfache Anleitung. Fühlen Sie sich jedoch frei, sie zu variieren. Und das Beste daran ist: Suppen duften bereits auf dem Herd köstlich – und schmecken anschließend einfach großartig.

HAUSGEMACHTE TORTILLA-PARTY-SCHÜSSEL

Wenn Sie erst einmal von dieser Schüssel gekostet haben, werden Sie neue Maßstäbe setzen. Während alle anderen bei Partys sich die Bäuche mit Buffalo Wings, die viel fructosereichen Maissirup enthalten, und Pommes vollschlagen, die mit Zutaten zubereitet sind, die Sie nicht einmal aussprechen können, mischen Sie sich diese einfache Partyschüssel zusammen. Es ist die perfekte Vorspeise zum Mitnehmen für ein Picknick, sommerliche Straßenfeste und Sportevents (wobei Sie diese Schüssel selbstverständlich jederzeit auch Freunden servieren können).

1½	Tassen Cannellinibohnen, gekocht (siehe Seite 107)
1½	Tassen schwarze Bohnen, gekocht (siehe Seite 107)
1	TL Chilipulver
1	TL gemahlener Kreuzkümmel
	Meersalz und frisch gemahlener schwarzer Pfeffer
1	Tüte glutenfreie Vollkorn-Tortilla-Chips (450 g, ohne Mais)
2	große reife Avocados, entsteint, geschält und gewürfelt
1	Schale Kirschtomaten, halbiert
1½	Tassen Pico de Gallo (siehe Seite 250) oder fertig gekaufte Salsa
1	Tasse Milchfreier cremiger Cashew-Käse (siehe Seite 316)
½	Tasse Koriandergrün, fein gehackt
4	Frühlingszwiebeln, weiße und hellgrüne Teile in dünne Scheiben geschnitten

Den Backofengrill auf höchster Stufe vorheizen.

In einer Schüssel beide Bohnensorten, Chilipulver und Kreuzkümmel vermengen und nach Belieben salzen und pfeffern. Eine 23 x 35 cm große Auflaufform mit den Tortilla-Chips auslegen und die Bohnenmischung darüber verteilen. Bohnen und Tortilla-Chips 5 Min. auf mittlerer Einschubleiste grillen (oder, falls Sie einen offenen Grill verwenden, 15 cm von der Wärmequelle entfernt). Aus dem Ofen nehmen und Avocado, Tomaten, Pico de Gallo, Cashew-Käse, Koriandergrün und Frühlingszwiebeln darauf anrichten. Warm servieren und Servietten dazulegen, damit die Gäste mit den Fingern essen können.

6–8 PORTIONEN

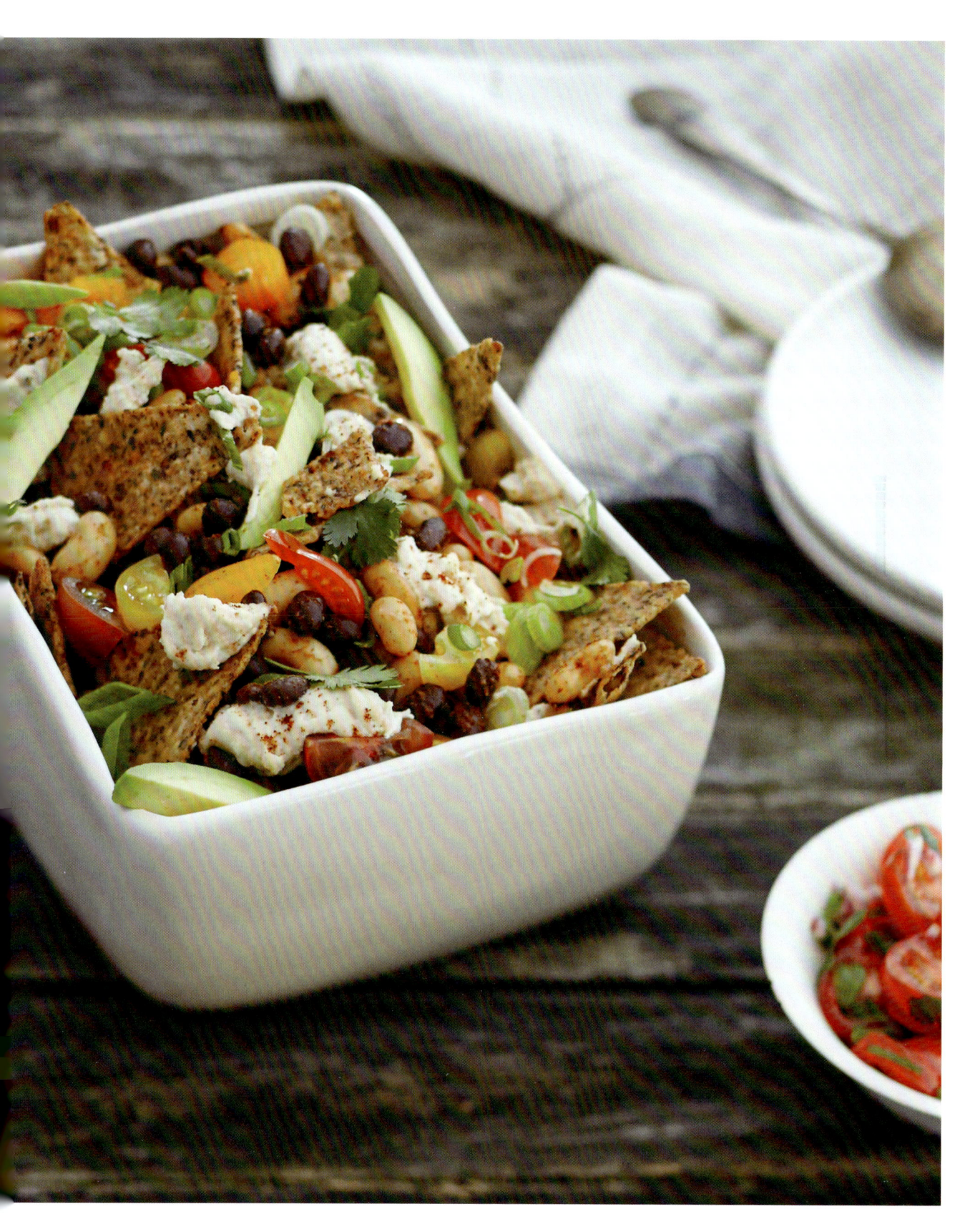

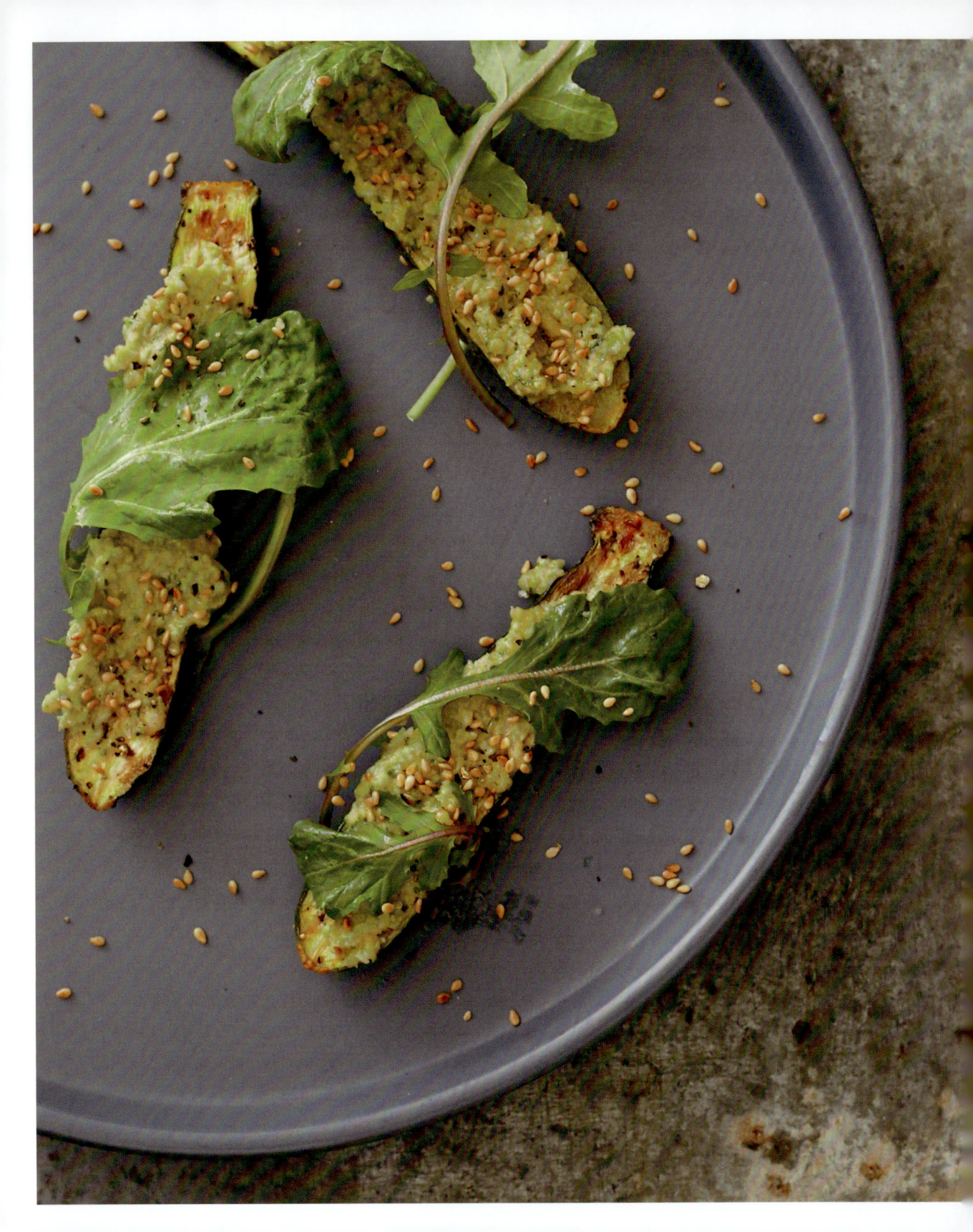

Belebendes
ZUCCHINI-INGWER-CASHEW-PESTO AUF ZUCCHINISCHEIBEN

Im Hochsommer, wenn es in den Lebensmittelgeschäften reichlich Zucchini gibt (oder diese buchstäblich den Garten übernehmen), brauchen Sie immer wieder neue Ideen, um die grüne Fülle zu nutzen. Dieses Rezept ist schnell zubereitet, aber dennoch eindrucksvoll. Es eignet sich auch als Appetithappen für eine Party.

1	kleine Zucchini, Enden abgeschnitten
2	EL natives Olivenöl extra, plus mehr zum Bestreichen der Zucchini
	Meersalz und frisch gemahlener schwarzer Pfeffer
½	Tasse rohe Cashewkerne
¼	Tasse Gurke, geschält und gewürfelt
1	EL frischer Basilikum, fein gehackt
1	EL frischer Ingwer, geschält und fein gehackt
1	TL gemahlener Ingwer
1	TL Zitronengras, fein gehackt
1	kleine Knoblauchzehe
1	Tasse Rucola
1	EL Sesamsamen, geröstet (siehe Seite 116), zum Servieren

Den Backofen auf 175 °C vorheizen. Ein tiefes Backblech mit Backpapier auslegen.

Die Zucchini der Länge nach in 0,5 cm dicke Scheiben schneiden und diese auf das vorbereitete Backblech legen. Die Scheiben von beiden Seiten mit Öl bestreichen und nach Belieben salzen und pfeffern. 10 Min. backen, die Scheiben wenden und weitere 5 Min. backen, bis sie weich sind. Die Scheiben auf einer Servierplatte anrichten.

In der Küchenmaschine Cashewkerne, Gurke, Basilikum, frischen Ingwer und Ingwerpulver, 2 Esslöffel Öl, Zitronengras und Knoblauch mischen und nach Geschmack salzen und pfeffern. Ca. 2 Min. glatt pürieren. Die Masse an den Schüsselrändern nach unten streichen und die Küchenmaschine weitere 1–2 Min. laufen lassen, bis das Pesto vollständig glatt ist.

Jede Zucchinischeibe in der Mitte mit Pesto bestreichen und mit Rucola belegen. Mit gerösteten Sesamsamen bestreuen und als ganze Scheiben oder, in 2,5 cm große mundgerechte Stücke geschnitten, mit Zahnstochern servieren.

2 PORTIONEN

NORI-WRAPS »SUNRISE«
mit würzigem Tahini-Dressing

Wenn Sie California-Roll-Sushi mögen, werden Sie diese Nori-Wraps lieben (wobei ich persönlich sie sehr viel besser finde). Das Tahini-Dressing hat Suchtpotenzial, und der Kohl sorgt für extra Knackigkeit. Hobeln Sie den Kohl mit der Küchenmaschine, damit er möglichst dünn wird. Achten Sie darauf, dass die Gemüsestreifen alle dieselbe Länge und Breite haben, damit sie nicht über die Ränder der Noriblätter hängen. So wird das Aufrollen einfacher. Reste des Tahini-Dressings können Sie als Salatdressing oder als Dip für Rohkost verwenden.

WÜRZIGES TAHINI-DRESSING

2	EL frisch gepresster Zitronensaft
1¼	EL Kichererbsen-Miso-Paste
1	EL Tahini (siehe Anmerkung Seite 309)
2	Medjool-Datteln, entsteint
1	Knoblauchzehe, fein gehackt
¼	TL rote Paprikaflocken
	Wasser, nach Bedarf

NORI-WRAPS »SUNRISE«

4	Nori-Algenblätter
¼	kleiner Rotkohl, sehr dünn gehobelt
1	große Karotte, geschält, in Julienne geschnitten
1	kleiner gelber Sommerkürbis, Fruchtfleisch in Julienne geschnitten
1	kleine Salatgurke, in Julienne geschnitten
1	große reife Avocado, entsteint, geschält und in Scheiben geschnitten

TAHINI-DRESSING ZUBEREITEN: Alle Dressingzutaten mit Ausnahme des Wassers in einen Mixer geben und zerkleinern. Dabei nach und nach teelöffelweise Wasser zugeben, bis die Mischung eine dünne Sauce wird.

NORI-WRAPS ZUBEREITEN: Die Nori-Blätter auf eine Arbeitsfläche legen. Kohl, Karotte, Kürbis, Gurke und Avocado auf die Blätter verteilen. Auf jeden Gemüsestapel 1 gehäuften Esslöffel Tahini-Dressing geben und die Nori-Blätter aufrollen. Sofort servieren.

ANMERKUNG: Sie können daraus auch attraktive Appetithäppchen zubereiten, indem Sie jedes Nori-Blatt vierteln und mit Gemüse und Dressing garnieren (siehe Bild rechts).

4 PORTIONEN, ERGIBT ⅓ TASSE DRESSING

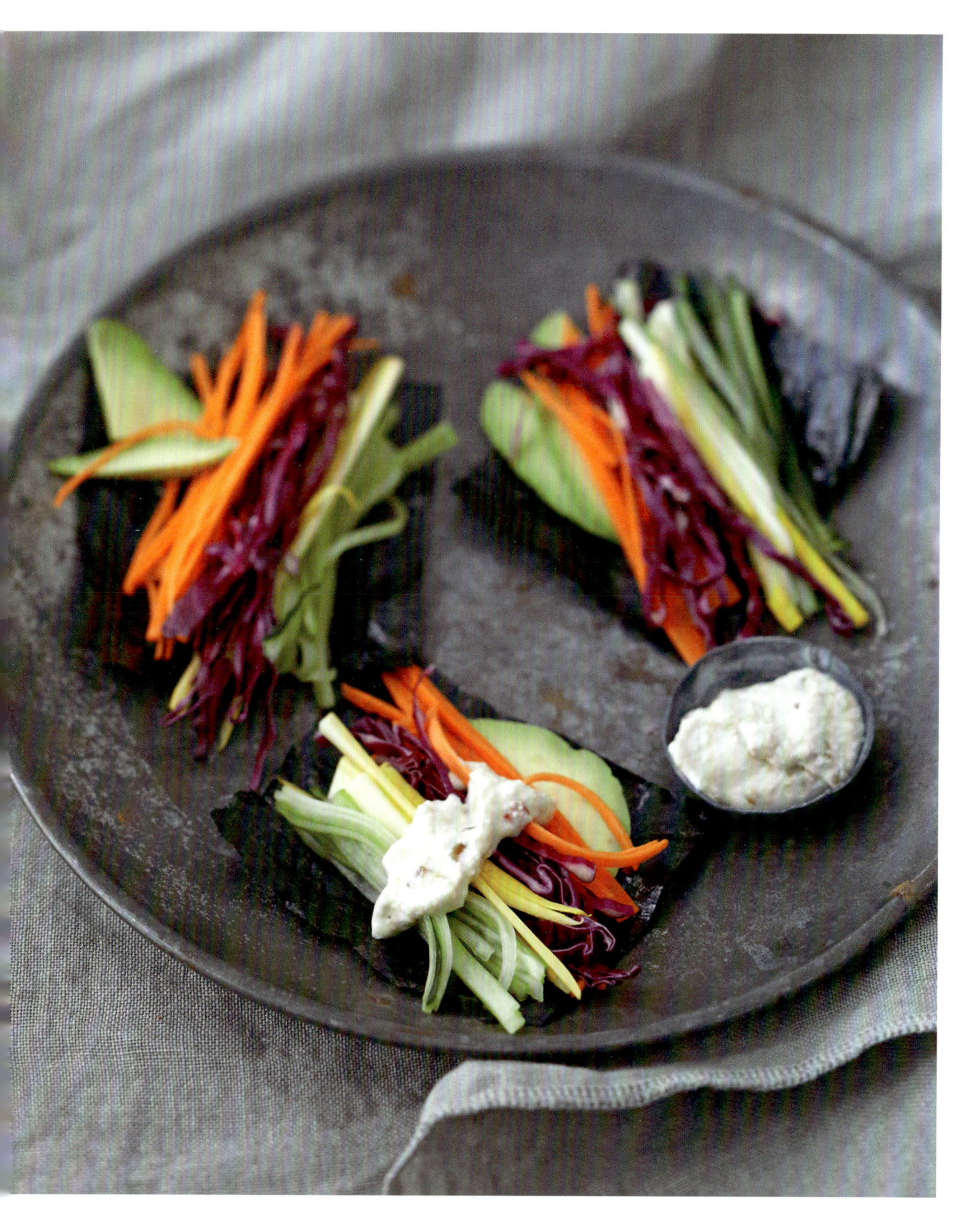

ROHE JICAMA-ROMANASALAT-WRAPS
mit Dill-Limetten-Dressing

Jicama (auch Yambohne genannt) wurde lange ausschließlich bei mexikanischen Gerichten verwendet. Dabei ist es so ein wunderbares Gemüse: leicht, knackig und mit einem besonderem Aroma. Bei diesem Rezept wickle ich Jicama in Romanasalatblätter, eine tolle Alternative zu den üblichen, industriell verarbeiteten Wraps auf Getreidebasis. Romanasalatblätter sind robust genug, um die eingewickelten Zutaten zu halten, aber auch weich genug, um mit Genuss hineinzubeißen.

3	EL geschälte rohe Kürbiskerne
2	EL frisch gepresster Limettensaft
1	EL frischer Dill oder frisches Basilikum, fein gehackt
1½	TL weiße Sesamsamen
1	Prise rote Paprikaflocken
	Meersalz und frisch gemahlener schwarzer Pfeffer
8	große Blätter Romanasalat
½	Tasse Ölfreier traditioneller Hummus (siehe Seite 309)
2	große Karotten, geschält und fein gerieben
1	mittelgroße Jicama, geschält und fein gerieben, oder gehobelt bzw. gewürfelt
2	Tassen Rotkohl, fein gehobelt
1	Tasse Salatgurke, gewürfelt
	Sprossen oder Keimlinge zum Garnieren, nach Belieben

In einer kleinen Schüssel Kürbiskerne, Limettensaft, Dill, Sesamsamen und Paprikaflocken mischen und nach Belieben salzen und pfeffern.

Die Romanasalatblätter auf eine Arbeitsfläche legen. Auf jedem Blatt 2 Esslöffel Hummus verstreichen und diesen mit Karotte, Jicama, Kohl und Gurke belegen. Mit der Kürbiskernmischung bestreuen und nach Belieben mit Sprossen oder Keimlingen garnieren. Die Salatblätter der Länge nach aufrollen. Sofort servieren

---

4 PORTIONEN

AVOCADOS MIT KRÄUTERN
und Zitronen-Dressing

Als ich diese Avocados das erste Mal zubereitet habe, konnte ich kaum glauben, wie eine Handvoll einfacher Zutaten so schmackhaft sein kann. Die geschmorte Zitrone bringt den cremig-rauchigen Geschmack der warmen Avocado erst richtig zur Geltung. Die Tomaten-Basilikum-Mischung ist das berühmte i-Tüpfelchen dieses Gerichts.

10	Datteltomaten, halbiert
¼	Tasse Mandelblättchen, geröstet (siehe Seite 116)
1	EL frisches Basilikum, fein gehackt
2	TL natives Olivenöl extra, plus mehr zum Grillen
	Meersalz und frisch gemahlener schwarzer Pfeffer
2	große reife Avocados, halbiert, entsteint und geschält
1	große Zitrone, halbiert
4	Stängel frischer Schnittlauch, in feine Röllchen geschnitten

Den Grill auf mittlere Stufe vorheizen.

In einer Schüssel Tomaten, Mandeln, Basilikum und Öl mischen, nach Belieben würzen.

Die Schnittfläche der Avocado- und Zitronenhälften mit Öl bestreichen. Mit der Schnittfläche nach unten 8 Min. auf den Grill legen, bis bei den Avocados Grillstreifen zu sehen sind und die Zitronen karamellisiert sind. Auf eine Platte geben.

Die Tomaten-Basilikum-Mischung auf die Avocado geben. Mit Schnittlauch bestreuen und mit Zitronensaft beträufeln. Sofort servieren.

4 PORTIONEN

GEGRILLTE GRÜNE BOHNEN, SCHALOTTEN UND FRÜHLINGSZWIEBELN
mit Romesco-Sauce

Schalotten sind milder als Zwiebeln und schmecken vom Grill besonders lecker. Hier kombiniere ich sie mit Frühlingszwiebeln und grünen Bohnen und serviere diesen Gemüsemix auf einer großen Platte, beträufelt mit Romesco-Sauce und garniert mit Haselnüssen und Petersilie.

1	EL natives Olivenöl extra, plus mehr zum Fetten des Grillkorbs
2	Tassen grüne Bohnen, Enden abgeschnitten
8	große dicke Frühlingszwiebeln
2	Schalotten, der Länge nach in Scheiben geschnitten
¼	TL Meersalz
¼	TL frisch gemahlener schwarzer Pfeffer
1 ½	Tassen Romesco-Sauce (siehe Seite 272)
¼	Tasse glatte Petersilie, fein gehackt
1	EL rohe Haselnüsse, gehackt

Den Grill auf mittlere Stufe vorheizen. Einen Grillkorb leicht mit Öl fetten.

In einer Schüssel grüne Bohnen, Frühlingszwiebeln und Schalotten vermengen. Mit Öl beträufeln, salzen und pfeffern. Schwenken, bis alles gut mit der Mischung überzogen ist. In den Grillkorb füllen.

8–10 Min. grillen, bis das Gemüse weich ist, nach der Hälfte der Zeit wenden. Auf einer Platte anrichten und mit Romesco-Sauce übergießen. Mit Petersilie und Haselnüssen garnieren. Warm servieren.

4–6 PORTIONEN

VORSPEISEN UND SUPPEN

GEGRILLTE VIDALIA-ZWIEBELN
mit Heidelbeer-Estragon-Dressing

Vidalia-Zwiebeln sind so herrlich süß, dass sie praktisch keine Gewürze benötigen. Einfach grillen, mit Dressing beträufeln und fertig ist eine wunderbare Vorspeise. Bereiten Sie das Dressing am besten am Vortag zu und kühlen es über Nacht, damit sich die Aromen bestmöglich verbinden.

HEIDELBEER-ESTRAGON-DRESSING

- ⅔ Tasse frische Heidelbeeren
- ¼ Tasse Apfelessig
- 3 EL natives Olivenöl extra
- 2 EL roher Honig
- 1 TL frischer Estragon, fein gehackt
- Meersalz und frisch gemahlener schwarzer Pfeffer

GEGRILLTE VIDALIA-ZWIEBELN

- 3 EL natives Olivenöl extra, plus mehr zum Fetten des Grillkorbs
- 4 mittelgroße Vidalia-Zwiebeln (alternativ süße Zwiebeln), in 1,5 cm dicke Scheiben geschnitten
- Meersalz und frisch gemahlener schwarzer Pfeffer

DRESSING ZUBEREITEN: Alle Zutaten für das Dressing in einem Mixer vermengen und fein pürieren. In einem verschlossenen Einweckglas über Nacht in den Kühlschrank stellen, damit sich die Aromen verbinden können.

ZWIEBELN ZUBEREITEN: Den Grill auf mittlere Stufe vorheizen. Den Grillkorb leicht mit Öl fetten.

Die Zwiebelscheiben mit Öl bestreichen und nach Belieben salzen und pfeffern. Die Zwiebeln in den Grillkorb legen und auf den Grill geben. 10 Min. grillen, bis sie weich sind und Grillstreifen sichtbar werden. Nach der Hälfte der Zeit einmal wenden.

Die Zwiebeln auf einer Servierplatte anrichten. Mit Heidelbeer-Estragon-Dressing beträufeln und sofort servieren. Das übrige Dressing dazu servieren.

6–8 PORTIONEN, ERGIBT ¾ TASSE DRESSING

GEGRILLTE ARTISCHOCKEN
mit Honig-Minze-Dip

Ich liebe Artischocken in jeglicher Form, aber gegrillt erreicht dieses Gemüse ein ganz besonderes Geschmackslevel – genau wie der Honig-Minze-Dip, mit dem sie serviert werden. Mit frischem Basilikum und Zitronensaft ergänzt er das erdige Aroma der Artischocken. Sie werden Artischocken nie wieder mit einem Butter-Dip essen wollen.

HONIG-MINZE-DIP

- ⅓ Tasse frische Minze, fein gehackt
- 2 EL natives Olivenöl extra
- 2 EL frisch gepresster Zitronensaft
- 1 EL roher Honig
- 1 EL frisches Basilikum, fein gehackt
- 1 Prise Meersalz

GEGRILLTE ARTISCHOCKEN

- 4 große Artischocken, Spitzen und Blätter entfernt, der Länge nach halbiert (siehe Anmerkung)
- 2 EL frisch gepresster Zitronensaft
- 3 EL natives Olivenöl extra
- Meersalz und frisch gemahlener schwarzer Pfeffer

DIP ZUBEREITEN: In einer kleinen Schüssel alle Zutaten für den Dip verquirlen. Den Dip in einem verschlossenen Behälter 30 Min. oder bis zum Servieren in den Kühlschrank geben.

ARTISCHOCKEN ZUBEREITEN: Von jeder Artischocke mit einem Löffel das »Heu« entfernen und die Hälften mit 1 Esslöffel Zitronensaft beträufeln, damit sie nicht braun werden.

Einen Dampfgarkorb in einen Topf setzen, der bis zum Boden des Korbs mit Wasser gefüllt ist. Die Artischocken in den Korb legen und bei mittlerer Hitze ca. 30 Min. dünsten, bis sie weich sind.

Auf eine Servierplatte legen und die Schnittflächen der Artischocken mit Öl und dem übrigen Zitronensaft bestreichen. Nach Belieben salzen und pfeffern.

Den Grill auf mittlere Stufe vorheizen.

Die gedünsteten Artischocken mit der Schnittfläche nach unten ca. 10 Min. auf den Grill legen.

Die Artischocken mit Honig-Minze-Dip servieren.

ANMERKUNG: Um die Spitzen und Blätter der Artischocken zu entfernen, mit einem scharfen Messer ca. 2,5 cm oben von jeder Artischocke abschneiden. Harte Blätter vom Stiel entfernen und anschließend oben von den Blättern 0,5 cm abschneiden.

4 PORTIONEN, ERGIBT ⅓ TASSE DIP

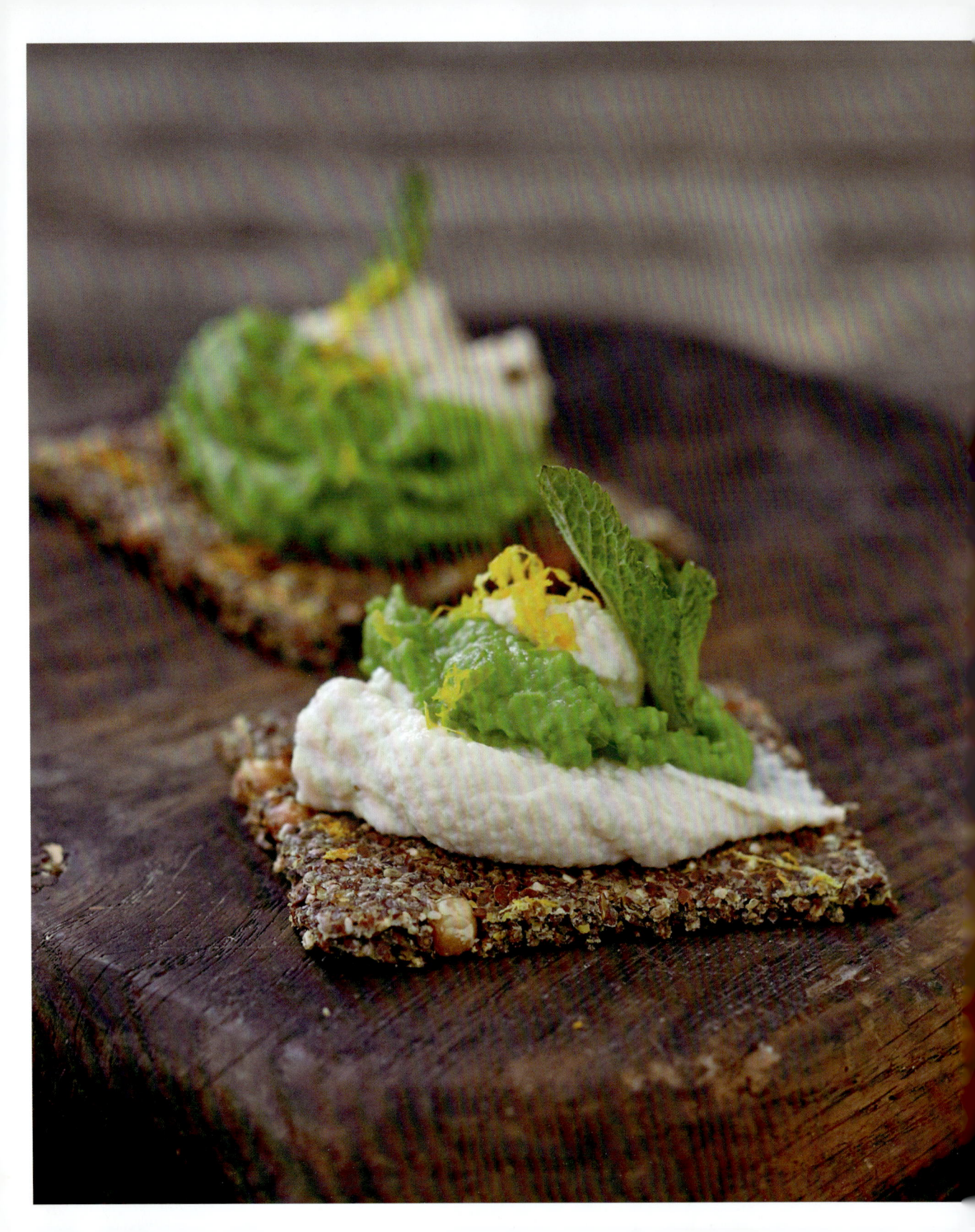

SÜSSE-ERBSEN-CROSTINI
mit milchfreiem cremigem Cashew-Käse

Bei diesem Rezept kombiniere ich Cashew-Käse mit einem zitronigen Erbsenaufstrich, was einen würzigen Kontrast ergibt. Beides schmeckt aber auch alleine gut. Servieren Sie z. B. Erbsenaufstrich mit glutenfreiem Vollkornbrot oder meinen Getreidefreien Crackern (siehe Seite 164–170) und Milchfreiem cremigem Cashew-Käse (siehe Seite 316) mit Obstscheiben oder gerösteten Paprikastreifen. Bei Verwendung von TK-Erbsen diese aus dem Gefrierfach nehmen, abmessen und in ein Sieb geben. 1–2 Min. kaltes Wasser über die Erbsen laufen lassen, bis sie aufgetaut sind. Gut abtropfen lassen.

- 1½ Tassen grüne Erbsen, frisch oder TK und aufgetaut
- 3 EL frische Minze, fein gehackt
- 1 EL frisch gepresster Zitronensaft
- 1 EL natives Olivenöl extra
- 1 Prise frisch abgeriebene Zitronenschale, plus mehr zum Garnieren, nach Belieben
- Meersalz und frisch gemahlener schwarzer Pfeffer
- Milchfreier cremiger Cashew-Käse (siehe Seite 316)
- Glutenfreies Vollkornbrot, getoastet, oder Getreidefreie Cracker (siehe Seite 164–170)
- frische Minzeblätter, zum Garnieren, nach Belieben

Erbsen, Minze, Zitronensaft und Öl in der Küchenmaschine zu einer glatten Masse verarbeiten. Nach Belieben mit Zitronenschale würzen, salzen und pfeffern und bei Intervallschaltung vermengen.

Den Cashew-Käse auf Toast oder Cracker streichen. Mit der Erbsenmischung bestreichen, nach Belieben mit Zitronenschale und Minzeblättern garnieren und sofort servieren.

4 PORTIONEN

GELBE ZUCCHINI-MACADAMIA-GRÜNKOHL-SCHIFFCHEN

Vom vitaminreichen dunkelgrünen Grünkohl bis zu den eiweißreichen Macadamianüssen trägt jede Zutat dieses Gerichts zu Ihrer Gesundheit bei. Die Schiffchen sind zudem noch ein Hingucker und eine tolle Abwechslung zu Mischgemüse. Die Kräuter machen aus einfachen Zucchini ein frisch-aromatisches Gericht. Nach Belieben können Sie es auch mit Pinienkernen oder gehackten gerösteten Mandeln bestreuen. Alternativ können Sie auch meinen Milchfreien cremigen Cashew-Käse (siehe Seite 316) anstelle des empfohlenen Milchfreien Macadamia-»Rahmkäses« verwenden (siehe Seite 318).

2	mittelgroße gelbe Zucchini
1	EL natives Olivenöl extra
1	große Knoblauchzehe, fein gehackt
1	Tasse orange oder rote Datteltomaten, geviertelt
1/3	Tasse Grünkohl oder Mangold, gehackt und Stiele entfernt
4	Baby-Bella-Pilze, fein gehackt
1/4	Tasse frische glatte Petersilie, fein gehackt
	Meersalz
2	EL Milchfreier Macadamia-»Rahmkäse« (Seite 318), zum Servieren, plus mehr bei Bedarf
4	Stängel frischer Schnittlauch, in feine Röllchen geschnitten, zum Garnieren
	einige Zweige frische Minze oder Koriandergrün, fein gehackt, zum Garnieren

Den Backofen auf 175 °C vorheizen.

Die Zucchini auf ein tiefes Backblech legen und 15–20 Min. backen, bis das Fleisch zart und die Schale weich ist. Aus dem Ofen nehmen, halbieren und das Fleisch mit einem Löffel herauslösen, dabei ca. 0,8 cm von der Schale stehen lassen. Das Fleisch aufheben.

In einer großen Pfanne das Olivenöl bei geringer Hitze erhitzen und den Knoblauch darin 30 Sek. anbraten. Das Zucchinifleisch in die Pfanne geben, die Hitze erhöhen und ca. 5 Min. goldbraun anbraten. Tomaten, Grünkohl und Pilze zugeben und ca. 5 Min. weiterbraten, bis die Tomaten Saft abgeben und der Grünkohl weich ist. Vom Herd nehmen, die Petersilie unterrühren und salzen.

Den Macadamia-Rahmkäse mit der Grünkohlmischung vermengen und die Masse in die Zucchinischiffchen füllen. Mit Schnittlauch und Minze garnieren. Warm servieren und nach Belieben mehr Nusskäse dazugeben.

2 PORTIONEN

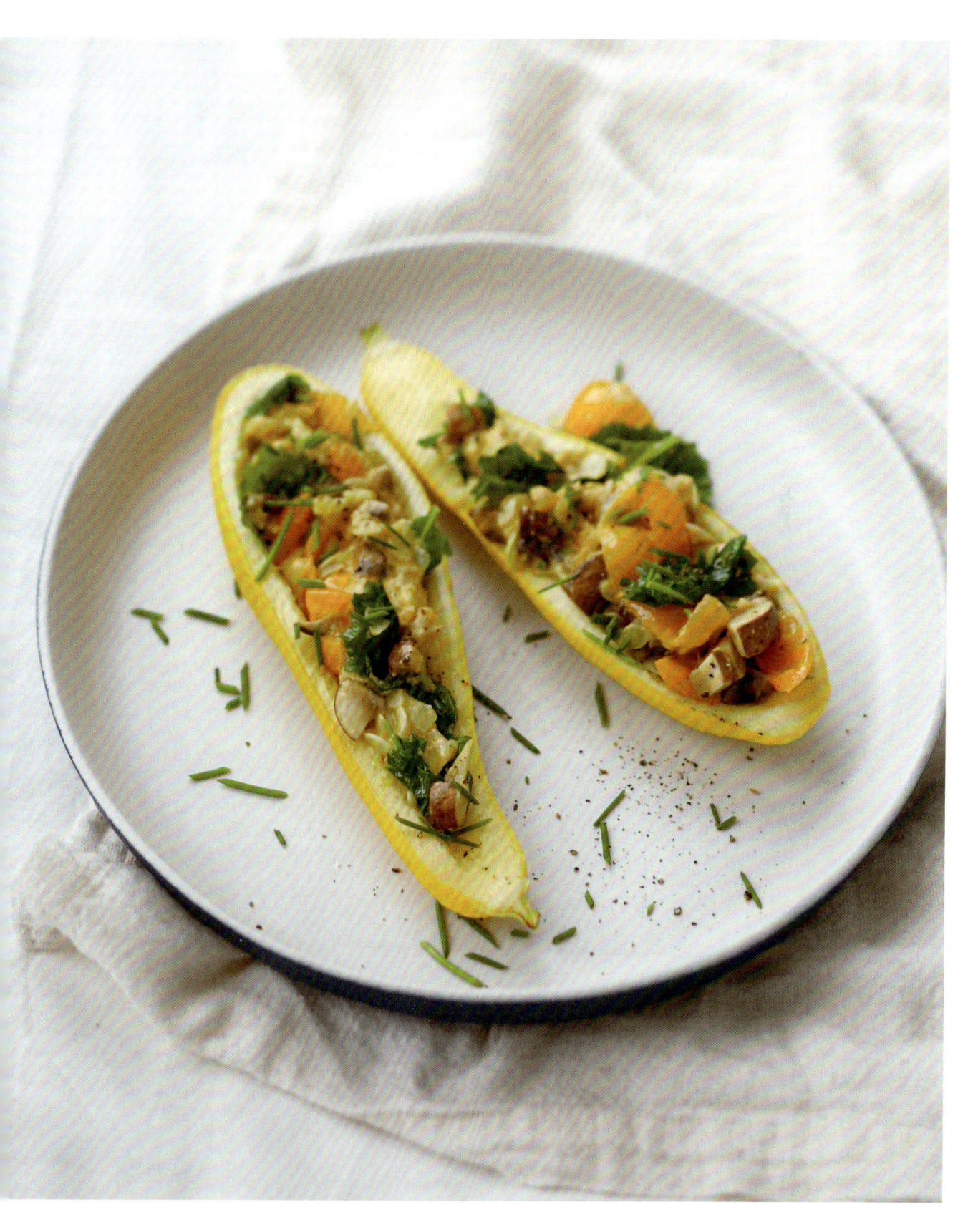

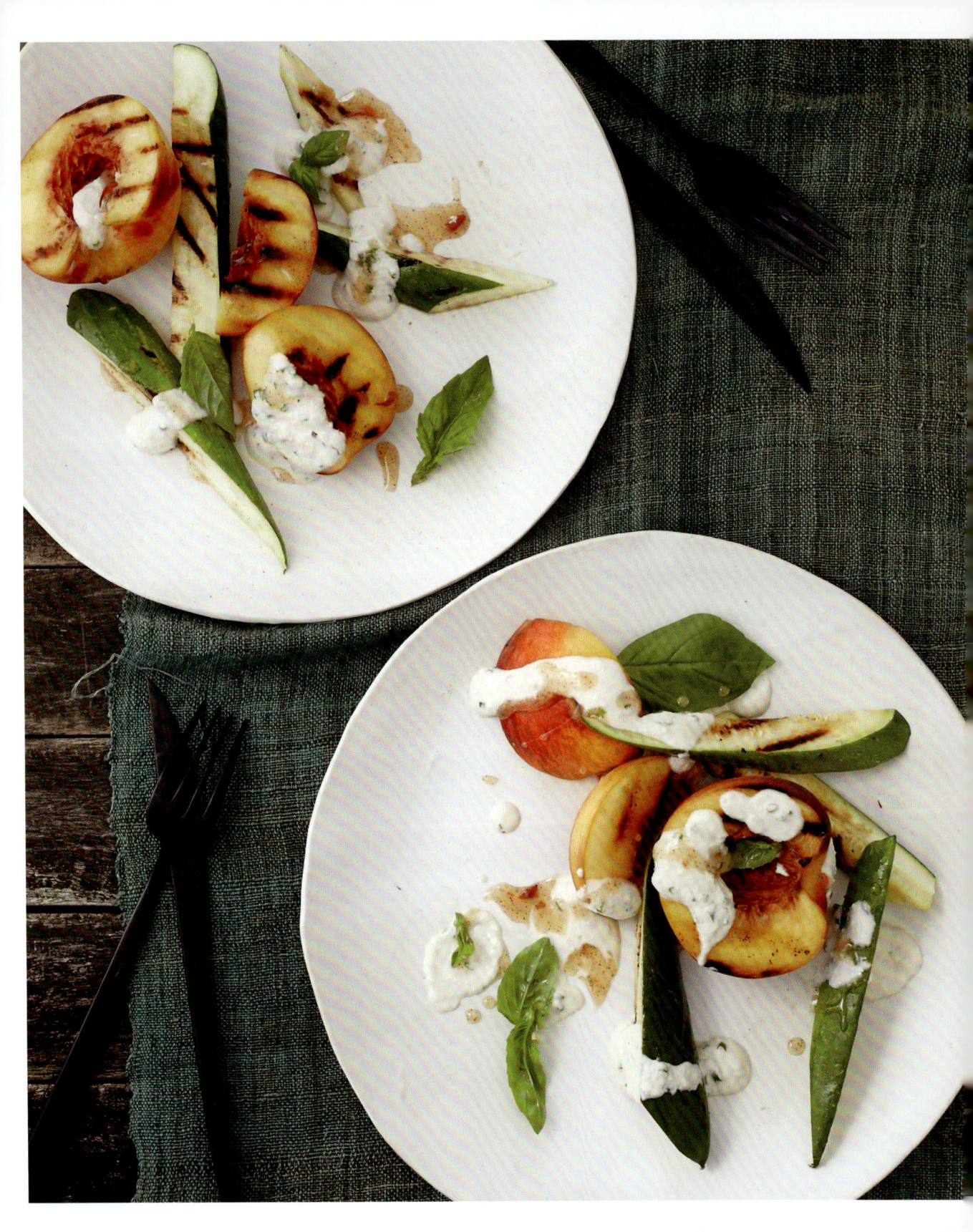

GEGRILLTER PFIRSICH UND ZUCCHINISPALTEN MIT MILCHFREIEM CASHEW-KÄSE
und Honig-Chili-Sauce

Im Sommer werde ich häufig gefragt, welche fleischlosen Gerichte ich zum Grillen verwende. Gemüsefrikadellen und gegrillte Pilze eignen sich sehr gut, aber das ist noch lange nicht alles. Diese gegrillten Pfirsiche und Zucchinispalten, verfeinert mit meinem Milchfreien Cashew-Käse und Honig-Chili-Sauce, bereiten der Langeweile beim vegetarischen Grillen ein Ende. Selbst Fleischesser werden sie lieben. Die Sauce passt auch sehr gut zu gebratenen Süßkartoffeln, zu meinen Milchfreien Eiscremes (siehe Seite 342–347) und zu Brownies.

1½	EL natives Olivenöl extra, plus mehr zum Fetten des Grillkorbs
3	EL roher Honig
½	TL Chilipulver
2	große Zucchini, in Spalten oder 1,25 cm dicke Scheiben geschnitten
½	TL geräuchertes Meersalz
¼	TL frisch gemahlener schwarzer Pfeffer
2	feste große Pfirsiche, halbiert und entsteint
2	frische Basilikumblätter oder Stängel Schnittlauch, in feine Röllchen geschnitten, zum Garnieren
	Milchfreier cremiger Cashew-Käse (siehe Seite 316)

Den Grill auf mittlere Stufe vorheizen. Einen Grillkorb leicht mit Öl fetten.

In einer kleinen Schüssel Honig und Chilipulver verquirlen, dann beiseitestellen.

In einer großen Schüssel die Zucchini mit 1 Esslöffel Öl, Salz und Pfeffer mischen. Die Schnittfläche der Pfirsiche mit dem übrigen Esslöffel Öl bestreichen. Die Zucchini in den Grillkorb geben und die Pfirsichhälften mit der Schnittfläche nach unten auf den Grill legen. Zucchini und Pfirsiche 7–10 Min. grillen, dann wenden und ca. 5 Min. weitergrillen, bis sie goldbraun sind und Grillstreifen zu sehen sind.

Zucchini und Pfirsiche auf einer Servierplatte anrichten und mit der Honig-Chili-Sauce beträufeln. Mit Basilikum garnieren und warm mit etwas Cashew-Käse servieren.

6–8 PORTIONEN

GETREIDEFREIE »BRUSCHETTA« MIT GRÜNKOHL, SÜSSKARTOFFEL
und Sonnenblumen-Dressing

Bruschetta ist ein italienisches Rezept, das typischerweise mit getoastetem Brot zubereitet wird. Diese brotfreie Variante, die Süßkartoffel als Unterlage verwendet, ist nahrhafter – aber ebenso köstlich. Dieses Gericht eignet sich zwar bestens als Vorspeise für viele Gäste (die Zutaten einfach nach Bedarf verdoppeln oder verdreifachen), aber Sie müssen damit nicht bis zur nächsten Party warten: Ich habe diese Bruschetta schon oft ganz alleine in meiner Wohnung in Manhattan verspeist.

SONNENBLUMEN-DRESSING

- ½ Tasse geschälte rohe Sonnenblumenkerne
- ⅓ Tasse Apfelessig
- ¼ Tasse natives Olivenöl extra
- 3 EL Wasser
- 2 EL roher Honig oder Ahornsirup
- 1 TL Dijon-Senf
- ¼ TL Meerrettich
- Meersalz und frisch gemahlener schwarzer Pfeffer, nach Geschmack

GETREIDEFREIE BRUSCHETTA

- 1 große Süßkartoffel, geschält und in 1,25 cm dicke Scheiben geschnitten
- frisch gepresster Saft von 1 großen Limette
- 1 EL natives Olivenöl extra
- 1 TL Coconut Aminos
- ¼ TL frisch gemahlener schwarzer Pfeffer
- 1 großer Bund Grünkohl, Stiele entfernt, gehackt
- 1½ Tassen Sprossen, zum Garnieren
- 4 Stängel frischer Schnittlauch, in feine Röllchen geschnitten, zum Garnieren
- 1 EL Sesamsamen, zum Garnieren

SONNENBLUMEN-DRESSING ZUBEREITEN: Alle Dressingzutaten in einem Mixer zu einer glatten Masse verarbeiten.

BRUSCHETTA ZUBEREITEN: Einen Dampfgarkorb in einen großen Topf stellen, der bis zum Korbboden mit Wasser gefüllt ist. Die Süßkartoffeln darin zugedeckt bei mittlerer Hitze ca. 7 Min. weich dünsten.

Den Grill auf mittlere Stufe vorheizen.

In einer kleinen Schüssel Limettensaft, Öl, Coconut Aminos und Pfeffer verquirlen.

In einer großen Schüssel den Grünkohl mit der Hälfte des Limetten-Dressings mischen. Den Grünkohl auf einem Backblech mit Rand verteilen, das Backblech auf den Grill legen und ca. 10 Min. grillen, bis der Grünkohl knusprig ist.

Die Süßkartoffelscheiben auf einer Servierplatte verteilen, mit dem übrigen Limetten-Dressing beträufeln, mit gegrilltem Grünkohl belegen und mit Sonnenblumen-Dressing beträufeln. Mit Sprossen, Schnittlauch und Sesamsamen garnieren und sofort servieren.

4 PORTIONEN, ERGIBT 1 TASSE DRESSING

SOMMERZUCCHINI-SUPPE MIT FRISCHEM BASILIKUM

Am Anfang meiner Entgiftung vertrug ich nur flüssige Nahrung. Die Ärzte westlicher Schulmedizin, die ich konsultierte, empfahlen mir, ich solle es mit Flüssigmahlzeiten wie diesen milchshakeähnlichen Getränken probieren, die in Drogeriemärkten verkauft werden. Ich war schockiert darüber, wie ungesund sie sind. Ich konnte die auf dem Etikett aufgeführten Zutaten oft nicht einmal aussprechen! Wie konnten Ärzte ihren Patienten solche Nahrungsmittel als gute Alternative empfehlen? Ich war fest entschlossen, eine bessere Möglichkeit zu finden, und fing an, selbst alle möglichen gesunden Nahrungsmittel zu einer Flüssigmahlzeit zu mixen. Während dieser Experimentierphase erfand ich dieses Rezept, das inzwischen zu einer meiner kalten Lieblingssuppen zählt. Wer hätte gedacht, dass pürierte Zucchini so fantastisch schmecken? Diese Suppe ist perfekt als leckere Wochenendmahlzeit im Sommer oder als tolle Vorspeise für eine Dinnerparty.

4	Tassen natriumarme Gemüsebrühe
¼	Tasse natives Olivenöl extra, plus mehr zum Beträufeln
½	mittelgroße Zwiebel, gewürfelt
1	mittelgroße Karotte, geschält und gewürfelt
1	kleine Selleriestange, gewürfelt
7	mittelgroße Zucchini, Enden abgeschnitten, entkernt und gewürfelt
	Meersalz und frisch gemahlener schwarzer Pfeffer
½	Tasse frisches Basilikum, fein gehackt
1	Tasse glutenfreie Kräutercroutons (siehe Seite 198), zum Garnieren
	Keimlinge, zum Garnieren
	frische Basilikumblätter, in feine Streifen geschnitten, zum Garnieren

In einem Topf die Brühe bei starker Hitze zum Kochen bringen. Dann vom Herd nehmen und beiseitestellen.

In einem zweiten Topf das Öl bei mittlerer Hitze erhitzen. Zwiebel, Karotte und Sellerie darin ca. 4 Min. anbraten, bis alles weich ist. Ein Drittel der Zucchini dazugeben und nach Belieben salzen und pfeffern. 2 Min. weiterbraten und mit den übrigen Zucchini wiederholen.

Die Brühe zugießen, den Deckel aufsetzen und alles aufkochen. Ca. 8 Min. weiterköcheln lassen, bis die Zucchini weich sind. Das Basilikum zugeben und mitkochen, bis es zusammenfällt.

Die Suppe etwas abkühlen lassen, anschließend portionsweise im Mixer fein pürieren. Falls nötig, die Suppe durch ein feines Sieb streichen und bei Bedarf nachwürzen. Auf Suppenschüsseln verteilen und mit Kräutercroutons, Keimlingen sowie Basilikum garnieren. Mit etwas Öl beträufeln und servieren.

6 PORTIONEN

GOLDENE PAPRIKASUPPE

Wenn Sie den Löffel in diese Paprika-Süßkartoffel-Kombination tauchen, ist es, als tauchten Sie in eine Schüssel voller Sonnenschein ein. Es ist das perfekte Gegenmittel an einem grauen Wintertag. Diese Suppe lässt sich auch gut einfrieren. Wenn Sie keine Gäste damit bewirten, frieren Sie Reste für einen späteren Zeitpunkt ein. Ich genieße zu dieser Suppe gerne meinen Gekneteten Grünkohlsalat mit pikanten Haselnüssen (siehe Seite 209).

¼	Tasse natives Olivenöl extra
½	kleine Zwiebel, gewürfelt
2	mittelgroße Karotten, geschält und gewürfelt
1	Selleriestange, gewürfelt
	Meersalz und frisch gemahlener schwarzer Pfeffer
8	gelbe, rote und/oder orange Paprikaschoten, Samen entfernt und gehackt
1	große Süßkartoffel, geschält und gehackt
4	Tassen natriumarme Gemüsebrühe
1	EL frischer Majoran, fein gehackt
	Wasser, bei Bedarf
1	Rezept Glutenfreie Kräutercroutons (siehe Seite 198), zum Garnieren
	Avocadoscheiben, zum Garnieren, nach Belieben
	frisches Koriandergrün, fein gehackt, zum Garnieren, nach Belieben
	Sensationelle Sriracha-Sauce (siehe Seite 326), zum Garnieren, nach Belieben

In einem großen Topf das Olivenöl bei mittlerer Hitze erhitzen. Zwiebel, Karotten, Sellerie und jeweils eine Prise Salz und schwarzen Pfeffer darin ca. 4 Min. anbraten. Die Paprikas zugeben und ca. 6 Min. anbraten, bis sie weich sind. Süßkartoffeln und Brühe zugeben. Nach Belieben salzen und pfeffern, den Topf zudecken und die Suppe aufkochen. Die Hitze reduzieren und den Majoran zugeben. Ca. 20 Min. köcheln lassen, bis das Gemüse gar ist.

Die Suppe etwas abkühlen lassen, dann portionsweise im Mixer fein pürieren. Bei Bedarf die Suppe mit etwas Wasser verdünnen. Bei Bedarf mit Salz und schwarzem Pfeffer nachwürzen. Die Suppe wieder in den Topf füllen und bis zum Servieren warm halten. Mit Kräutercroutons und nach Belieben, mit Avocadoscheiben und Koriandergrün garniert sowie mit Sriracha-Sauce beträufelt, servieren.

6–8 PORTIONEN

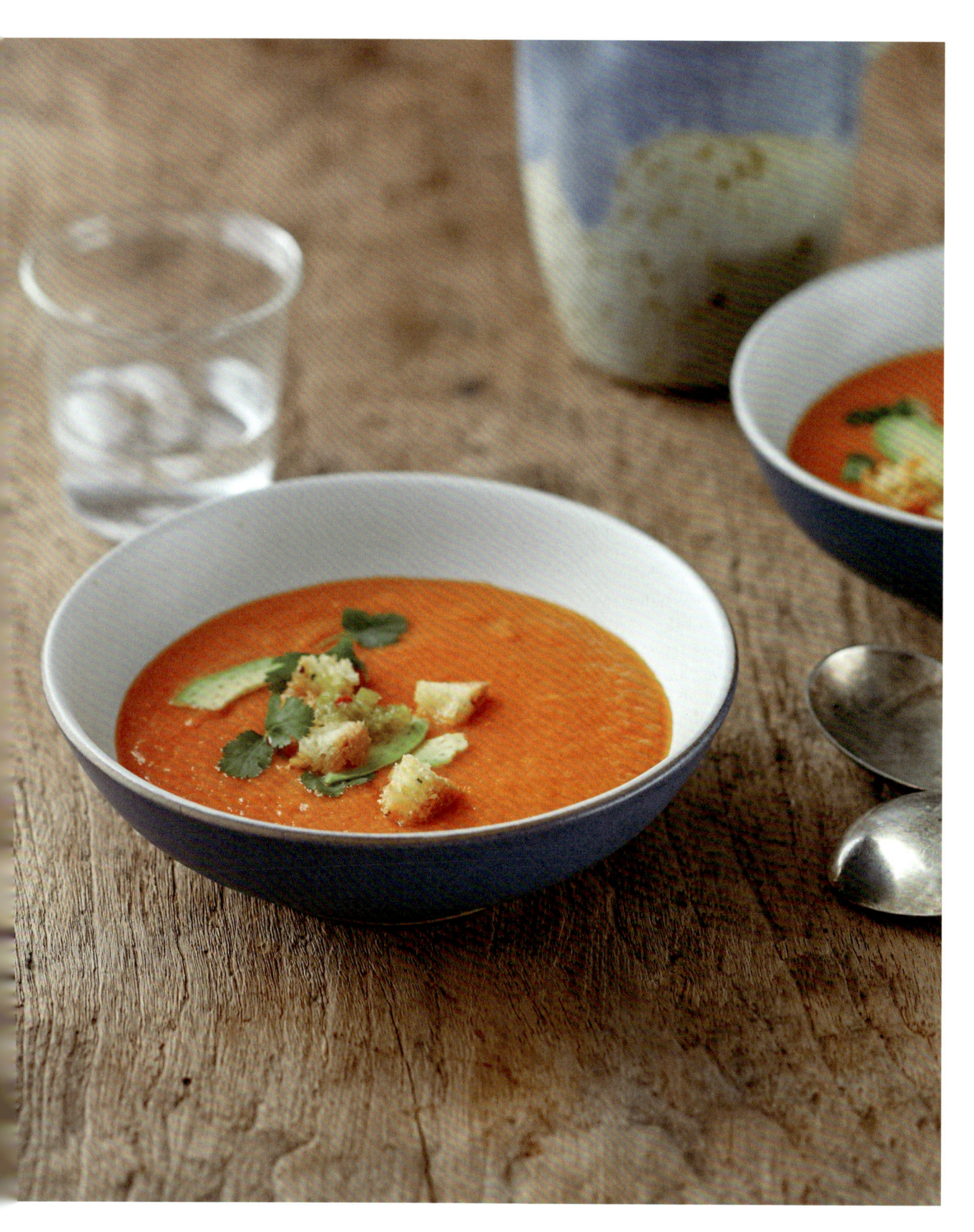

GERÖSTETE BUTTERNUSSKÜRBISSUPPE
mit Mohnsamen- und Ahornsirup-Balsamico-Einlage

Bei dieser Kürbissuppe verwende ich Mohnsamen aus mehreren Gründen: Erstens bin ich ein Mädchen aus New Jersey, mein Herz schlägt für Manhattan, und echte New Yorker essen nun mal Mohn-Bagel. Das ist für mich natürlich keine Option, aber Mohnsamen liebe ich trotzdem. Was wäre da also besser als Mohnsamen in der Suppe? Dabei stört es absolut nicht, dass sie ganz nebenbei für eine angenehme Knusprigkeit sorgen und eine Dosis Kalzium, Eisen, Zink und die Mikronährstoffe Folat und Niacin liefern. Sie können anstelle der Birnen für diese Suppe auch Äpfel nehmen. Hauptsache, Sie lassen die Einlage nicht weg!

1	großer Butternusskürbis
3 ½	Tassen natriumarme Gemüsebrühe
3	große Birnen, Kerngehäuse entfernt, gewürfelt
¼	TL gemahlener Ingwer
¼	TL Meersalz
¼	TL frisch gemahlener schwarzer Pfeffer
¼	TL gemahlener Zimt
1	EL Aceto balsamico
1	EL Ahornsirup
1	EL Mohnsamen, zum Garnieren
1	Prise gemahlene Muskatnuss, zum Garnieren

Den Backofen auf 175 °C vorheizen. Ein tiefes Backblech mit Backpapier auslegen.

Die Enden des Kürbis abschneiden und entsorgen. Den Kürbis der Länge nach halbieren und die Kerne entfernen. Die Kürbishälften mit der Schnittfläche nach unten auf das vorbereitete Backblech legen. 45 Min. backen, bis der Kürbis weich ist. Zum Abkühlen beiseitestellen.

Mit einem Löffel das Fleisch herauslösen und in einen großen Topf geben. Brühe, Birnen, Ingwer, Salz, Pfeffer und Zimt zugeben. Bei mittlerer Hitze 10–12 Min. kochen, bis alles gut durchgewärmt ist.

Inzwischen in einer kleinen Schüssel Essig und Ahornsirup verquirlen und beiseitestellen.

Die Kürbissuppe in einen Mixer füllen und fein pürieren. Bei Bedarf nachsalzen.

Die Suppe auf Suppenschüsseln verteilen und mit Mohnsamen, Muskatnuss und Ahornsirup-Balsamico-Mischung garnieren. Sofort servieren.

---

4 PORTIONEN

CREMIGE ESTRAGON-BLUMENKOHL-SUPPE
mit Kichererbsen

Sie brauchen keine Sahne, um eine köstlich cremige Suppe zuzubereiten. Der Beweis: Diese schnelle Blumenkohlsuppe – einfach nur anbraten, köcheln lassen und servieren. Mit dem Trick, mit dem ich hier arbeite – einer Mischung aus Cashewkernen und Hülsenfrüchten – kann jede Suppe angedickt werden!

2	EL natives Olivenöl extra
1	große Stange Lauch, in dünne Ringe geschnitten
3	Stangen Sellerie, in Scheiben geschnitten
1	große Knoblauchzehe, fein gehackt
1	großer Blumenkohl, in Röschen zerteilt
1	Tasse Kichererbsen oder Cannellinibohnen, gekocht (siehe Seite 107)
¼	TL rote Paprikaflocken
	Meersalz und frisch gemahlener schwarzer Pfeffer
5 ½	Tassen natriumarme Gemüsebrühe
¼	Tasse frischer Estragon, fein gehackt, plus mehr zum Garnieren
4	Stängel frischer Schnittlauch, in feine Röllchen geschnitten, plus mehr zum Garnieren
½	Tasse rohe Cashewkerne
2	EL Wasser, bei Bedarf

In einem großen Topf das Öl bei mittlerer Hitze erhitzen. Den Lauch darin 3 Min. anbraten. Sellerie und Knoblauch zugeben und ca. 2 Min. mitbraten, bis der Sellerie weich ist. Blumenkohl, Kichererbsen, rote Paprikaflocken und nach Belieben Salz und Pfeffer zugeben. Gut mischen, dann die Brühe zugießen. Zugedeckt ca. 20 Min. kochen, bis der Blumenkohl weich ist. Den Herd ausschalten und Estragon sowie Schnittlauch unterrühren.

Die Suppe abkühlen lassen, dann portionsweise zusammen mit den Cashewkernen im Mixer fein pürieren. Bei Bedarf die Suppe mit etwas Wasser verdünnen. Falls nötig mit Salz und Pfeffer nachwürzen. Die Suppe wieder in den Topf geben und bis zum Servieren warm halten. Auf Suppenschüsseln verteilen und, mit noch etwas Estragon und Schnittlauch garniert, servieren.

4 PORTIONEN

SO WIRD DIE SUPPE NOCH BESSER Glutenfreies gekochtes Getreide wie Quinoa, Teff, Hirse, braunen Reis, Wildreis, schwarzen Reis oder Amaranth in die Suppe einrühren. So erhält sie zusätzlich Eiweiß und Ballaststoffe.

LINSENSUPPE
mit Curry

Mein Vater liebt Linsensuppe aus der Dose. Dieses Rezept habe ich entwickelt, um ihm die ungesunde Dosensuppe abzugewöhnen und ihn stattdessen für den echten Genuss zu gewinnen. Und es hat funktioniert – er ist inzwischen ein Fan dieser Suppe. Sie wird püriert, unterscheidet sich also von der klassischen Version mit ganzen Linsen. Sie hat außerdem ein tolles Curryaroma, das Ihre Geschmacksknospen begeistern wird. Die Suppe eignet sich perfekt für einen kalten Wintertag. Sie können dazu auch meine Getreidefreien Cracker (siehe Seite 164–170) reichen.

1	EL natives Olivenöl extra
¾	Tasse weiße Zwiebel, fein gehackt
1	Knoblauchzehe, fein gehackt
1	TL frischer Ingwer, geschält, fein gehackt
2	TL Currypulver
¼	TL Meersalz
¼	TL frisch gemahlener schwarzer Pfeffer
1	Prise rote Paprikaflocken
7	Tassen natriumarme Gemüsebrühe
1 ½	Tassen getrocknete grüne Linsen
1 ½	Tassen junger Grünkohl
1	EL Aceto balsamico
3	EL frisches Koriandergrün, fein gehackt, zum Garnieren
2	EL geschälte rohe Kürbiskerne, geröstet (siehe Seite 116), zum Garnieren

In einem großen Topf das Öl bei mittlerer Hitze erhitzen. Die Zwiebel darin ca. 3 Min. glasig dünsten. Knoblauch und Ingwer zugeben und 1 Min. mitbraten. Currypulver, Salz, Pfeffer und Paprikaflocken zugeben und noch 45 Sek. anbraten. Brühe, Linsen, Grünkohl und Essig zugeben. Den Topf zudecken, die Hitze erhöhen und die Suppe aufkochen. Den Deckel abnehmen, die Hitze reduzieren und die Suppe leicht köcheln lassen, bis die Linsen gar sind. Dies dauert ca. 15 Min., ist aber je nach Sorte unterschiedlich. Mit Salz abschmecken.

Die Suppe etwas abkühlen lassen und dann portionsweise im Mixer fein pürieren. Die Suppe wieder in den Topf geben und bis zum Servieren warm halten. Auf Suppenschüsseln verteilen und, mit Koriandergrün und Kürbiskernen garniert, servieren.

---

4 PORTIONEN

Sojafreie KICHERERBSEN-MISO-SUPPE

So schwierig es auch ist, wegen Überempfindlichkeiten oder anderen gesundheitlichen Problemen auf Nahrungsmittel zu verzichten, die man liebt, hier eine gute Nachricht: Ich habe für fast jedes Nahrungsmittel einen leckeren Ersatz gefunden. Dazu gehört Miso-Suppe. Wegen meiner Schilddrüsenunterfunktion meide ich Soja. Zum Glück weiß ich inzwischen, dass Miso auch aus Kichererbsen zubereitet werden kann. Für dieses Rezept verwende ich zudem Dulse und Nori, zwei nahrhafte Algensorten. Falls Sie diese nicht bekommen, nehmen Sie stattdessen eine Prise rote Paprikaflocken. Dieses Rezept ist für eine Portion, denn ich genieße diese Suppe gerne öfter unter der Woche, wenn ich alleine esse.

1	Tasse Wasser
1	kleine Stange Lauch oder 2 Frühlingszwiebeln, geputzt und in sehr dünne Ringe oder Scheiben geschnitten
1	großer Portobello-Pilz, fein gehackt
	Meersalz und frisch gemahlener schwarzer Pfeffer
2	TL Kichererbsen-Miso-Paste
1	TL Dulse-Flocken oder 1 Stück Dulse, in kleine Stücke gezupft
1	Blatt Nori, in 2,5 cm große Stücke gezupft, nach Belieben
2	Stängel frischer Schnittlauch, in feine Röllchen geschnitten, zum Garnieren
	Sesamsamen, zum Garnieren

In einem kleinen Topf das Wasser bei starker Hitze aufkochen. Lauch und Pilze zugeben und nach Belieben salzen und pfeffern. Die Hitze reduzieren und die Suppe 10–12 Min. leicht köcheln lassen, bis das Gemüse weich ist. Vom Herd nehmen und die Miso-Paste zugeben. Gut unterrühren, bis sie sich gelöst hat. Dulse und nach Belieben Nori zugeben. In eine Suppenschüssel füllen und, mit Schnittlauch und Sesamsamen garniert, servieren.

1 PORTION

LECKERE GARNITUREN

- dünn gehobelter China- oder Rotkohl
- in Stücke geschnittener Spargel
- in Röllchen geschnittener frischer Schnittlauch
- Babyspinat
- gewürfelte Süßkartoffeln
- in Scheiben geschnittene Pilze
- Zuckererbsen
- Kaiserschoten
- Sprossen
- in dünne Scheiben geschnittene Frühlingszwiebeln
- in Scheiben geschnittener Daikon-Rettich
- in Scheiben geschnittene Karotten
- in Scheiben geschnittene Radieschen
- geröstete Sesamsamen

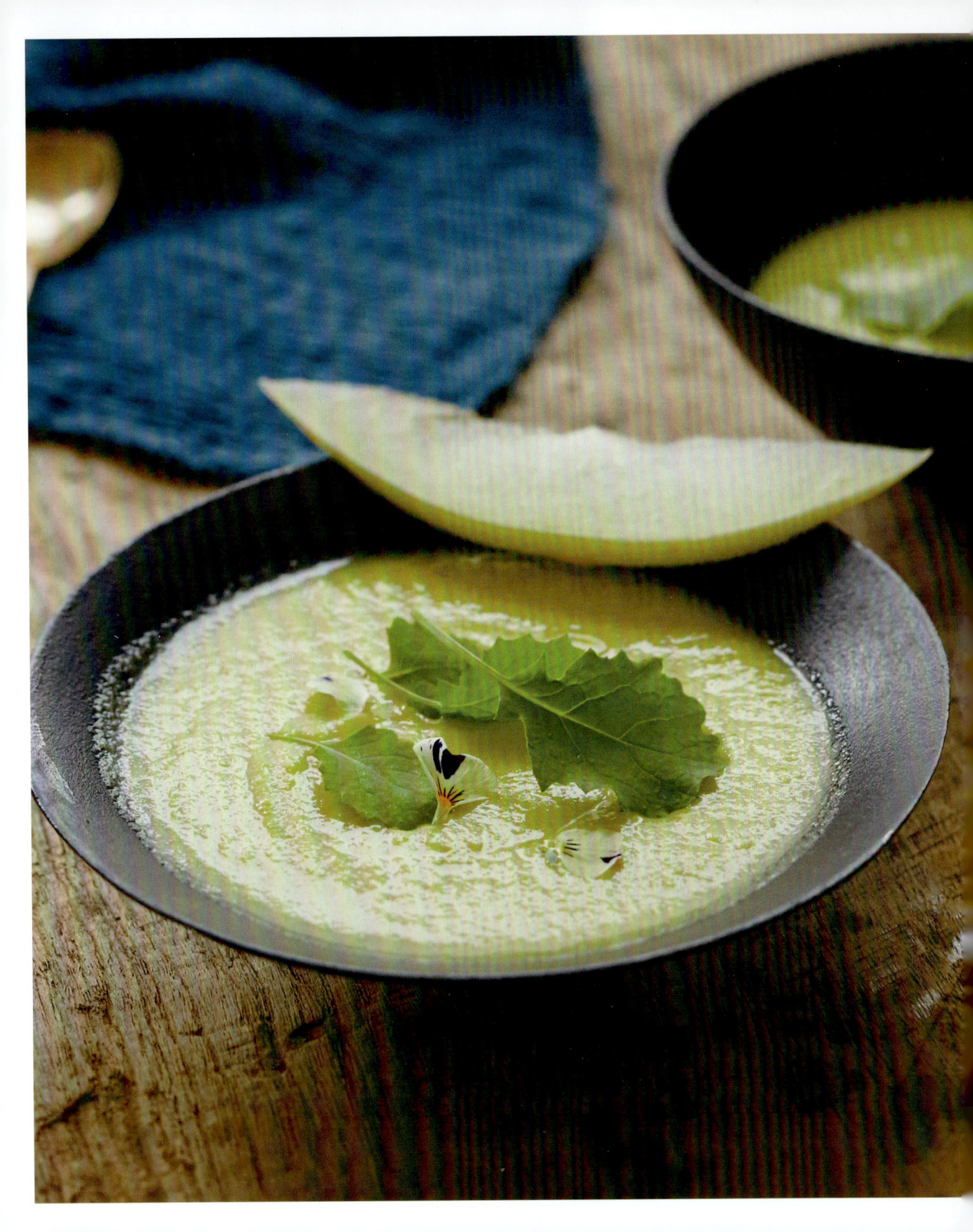

PIKANTER HONIGMELONEN-GURKEN-GAZPACHO

An einem heißen Tag erfrische ich mich am liebsten mit einer kalten Suppe, vor allem mit einer, bei der nichts gekocht werden muss. Obgleich diese Honigmelonen-Gurken-Kombination pikant ist – dank Rucola und Jalapeño –, ist sie für den Magen nicht belastend. Wenn Sie Gäste damit bewirten möchten, servieren Sie den Gazpacho in Dessertgläsern.

- 1 Salatgurke, geschält und gewürfelt
- 1 große grüne oder gelbe Tomate (z. B. eine alte Tomatensorte), gewürfelt, plus mehr zum Garnieren, nach Belieben
- 2 Tassen Honigmelone, gehackt
- 1 kleine süße weiße Zwiebel, gewürfelt
- 2 Stangen Sellerie, gehackt
- 1 Tasse Rucola, plus eine Handvoll zum Garnieren
- 1 Jalapeño, Samen entfernt (wenn es nicht ganz so scharf sein soll, weniger verwenden)
- 1 EL frische Minze, fein gehackt
- 1 EL natives Olivenöl extra
- 1 Knoblauchzehe, gehackt
- ½ TL Meersalz
- ¼ TL rote Paprikaflocken
- 1 große reife Avocado, entsteint, geschält und gewürfelt, zum Garnieren

In einem Mixer Gurke, Tomate, Melone, Zwiebel, Sellerie, Rucola, Jalapeño, Minze, Öl, Knoblauch, Salz und rote Paprikaflocken mischen. Fein pürieren und anschließend zugedeckt 1 Std. oder länger in den Kühlschrank geben.

Vor dem Servieren eventuell nachsalzen. Gekühlt servieren und nach Belieben mit Tomate, Rucola und Avocado garnieren.

4–6 PORTIONEN

GERÖSTETE TOMATEN-BASILIKUM-SUPPE
mit glutenfreien Kräutercroutons

Diese Suppe zählt zu meinen langjährigen Favoriten. Sie wird mit Tomaten zubereitet, die mit Knoblauch und nativem Olivenöl perfekt geröstet werden. Für eine gewisse Knackigkeit sorgen meine Glutenfreien Kräutercroutons. Einfach lecker!

GLUTENFREIE KRÄUTERCROUTONS

2	EL natives Olivenöl extra
1	TL getrocknetes Basilikum
1	TL getrockneter Rosmarin
1	TL getrockneter Thymian
¼	TL Meersalz
¼	TL frisch gemahlener schwarzer Pfeffer
6	Scheiben glutenfreies Vollkornbrot, in 1,25 cm große Würfel geschnitten
¼	Tasse Milchfreier Paranuss-Parmkäse (siehe Seite 316)

TOMATE-BASILIKUM-SUPPE

11	mittelgroße reife Tomaten, geviertelt
¼	Tasse natives Olivenöl extra, plus 2 EL
¼	Tasse Aceto balsamico
8	Knoblauchzehen, fein gehackt
1	Prise Chilipulver
	Meersalz und frisch gemahlener schwarzer Pfeffer
1	mittelgroße rote Zwiebel, gehackt
1	mittelgroße süße weiße Zwiebel, gehackt
½	Tasse frisches Basilikum, fein gehackt
¼	Tasse frische krause Petersilie, fein gehackt
4	Tassen Wasser

CROUTONS ZUBEREITEN: Den Backofen auf 190 °C vorheizen. Ein Backblech mit Backpapier auslegen.

In einer Schüssel Öl, Basilikum, Rosmarin, Thymian, Salz und Pfeffer mischen. Die Brotwürfel darin schwenken. Die Hälfte des Paranuss-Parmkäses darüberstreuen und alles schwenken. Mit dem übrigen Käse wiederholen. Die Croutons auf dem Backblech verteilen und 12 Min. backen. Nach der Hälfte der Backzeit das Blech kräftig rütteln. Vor dem Servieren auskühlen lassen. Die Croutons sind in einem verschlossenen Behälter bei Zimmertemperatur bis zu 4 Tage haltbar.

SUPPE ZUBEREITEN: Den Ofen auf 250 °C vorheizen.

In einer großen Schüssel Tomaten, ¼ Tasse Öl, Essig, Knoblauch, Chilipulver sowie Salz und Pfeffer mischen. Die Tomaten mit der Schnittfläche nach unten in einer Lage in eine Pfanne oder auf ein Backblech legen. Ca. 45 Min. rösten, dann zum Abkühlen beiseitestellen. Die Haut von den Tomaten abziehen und entsorgen, den Saft zurückbehalten.

Das übrige Öl in einem großen Topf bei mittlerer Hitze erhitzen. Rote und weiße Zwiebeln sowie 1 Teelöffel Salz zugeben und ca. 40 Min. braten, bis die Zwiebeln karamellisiert sind. Basilikum und Petersilie zugeben und 2 Min. anbraten. Die Tomaten, den Tomatensaft und Wasser zugeben. Zugedeckt aufkochen lassen, dann die Hitze reduzieren und die Suppe zugedeckt 35 Min. köcheln lassen. Die Suppe warm servieren und nach Belieben mit Kräutercroutons bestreuen.

---

6 PORTIONEN, ERGIBT 3 ½ TASSEN CROUTONS

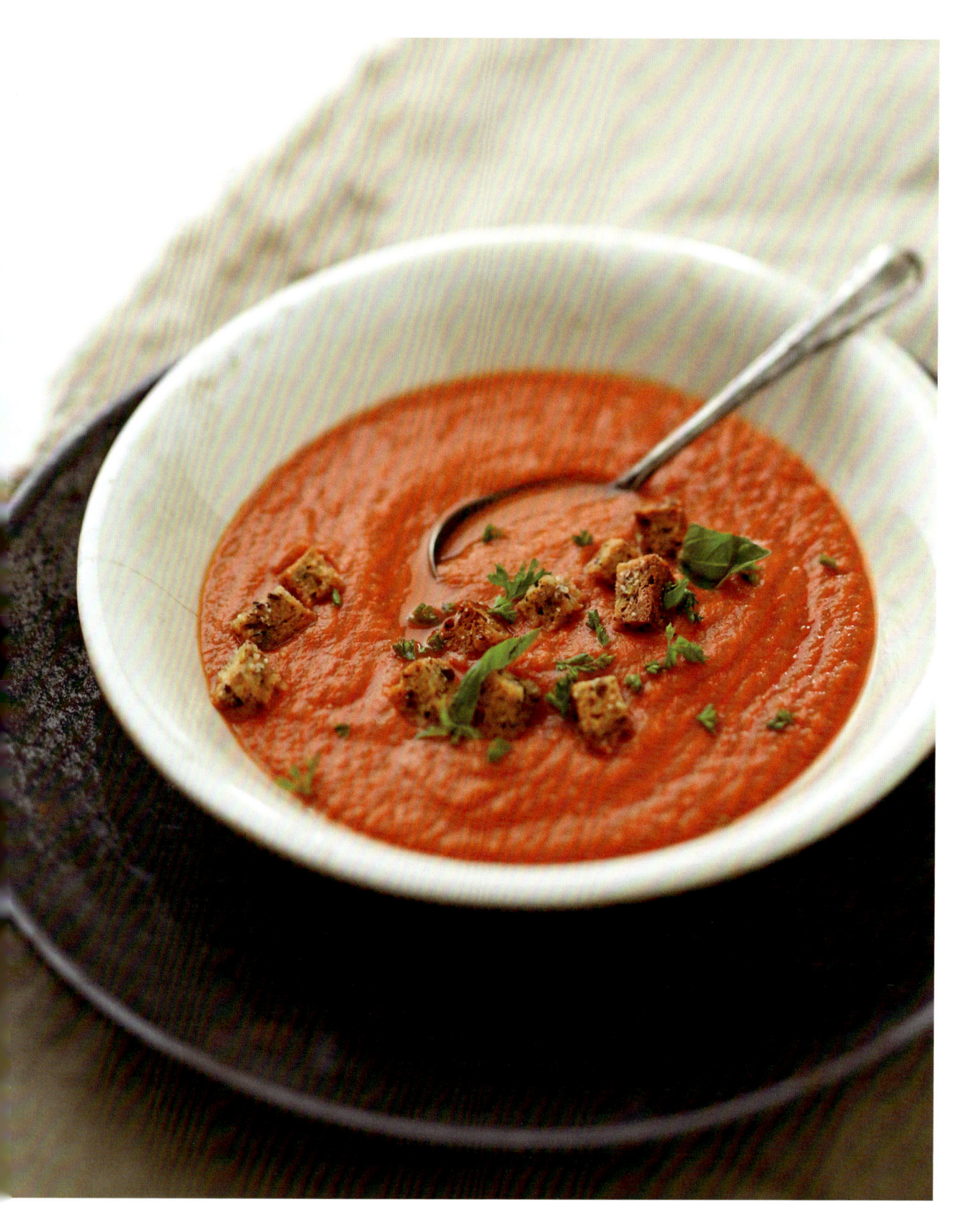

ROTE-BETE-CREMESUPPE
mit Honig-Chili-Tortillastreifen

Wenn Essen Medizin ist, dann ist diese Suppe ein gut ausgerüsteter Erste-Hilfe-Kasten. Servieren Sie diese Suppe in weißen Suppenschüsseln – der Farbkontrast ist fantastisch. Je frischer die Rote Bete, desto leichter lassen sie sich schälen.

HONIG-CHILI-TORTILLA-STREIFEN

- 2 EL natives Olivenöl extra
- 1 EL roher Honig
- 2 TL Chilipulver
- 1 TL Meersalz
- ½ TL frisch gemahlener schwarzer Pfeffer
- 8 glutenfreie Vollkorn-Tortillas (25 cm Durchmesser, ohne Mais)
- Meersalz, zum Bestreuen

ROTE-BETE-CREMESUPPE

- 4 große Rote Bete, abgebürstet und geputzt
- 2¼ Tassen Wasser
- 1 große reife Avocado
- 2 EL frisch gepresster Limettensaft
- 2 EL geschälte rohe Hanfsamen
- 1 TL Meersalz
- ¼ TL gemahlener Kreuzkümmel
- ¼ TL frisch gemahlener schwarzer Pfeffer
- frisches Koriandergrün, fein gehackt, zum Garnieren
- Chiasamen, zum Garnieren, nach Belieben
- Keimlinge, zum Garnieren, nach Belieben

TORTILLASTREIFEN ZUBEREITEN: Den Backofen auf 175 °C vorheizen.

In einer Schüssel Öl, Honig, Chilipulver, Salz und Pfeffer mischen. Die Tortillas von beiden Seiten mit der Ölmischung bestreichen, dann aufstapeln und in 0,5 cm breite Streifen schneiden.

Die Streifen in einer Lage auf zwei tiefe Backbleche verteilen. 20–25 Min. backen. Aus dem Ofen nehmen und abkühlen lassen, dann mit Salz bestreuen. Sie sind in einem verschlossenen Behälter bei Zimmertemperatur bis zu 1 Woche haltbar.

SUPPE ZUBEREITEN: Den Ofen auf 210 °C vorheizen.

Die Roten Beten in eine ofenfeste Glasform mit Deckel legen, ¼ Tasse Wasser zugeben und die Form zudecken. 45 Min. – 1 Std. rösten, bis die Beten mit einer Gabel eingestochen werden können. So weit abkühlen lassen, dass man sie anfassen kann.

Mit Küchenpapier die Haut von den Beten rubbeln, anschließend die Beten grob in 2,5 cm große Stücke schneiden. Die Avocado schälen und entsteinen, dann in 2,5 cm große Stücke schneiden. In einem Mixer die Beten, übriges Wasser, Avocado, Limettensaft, Hanfsamen, Salz, Kreuzkümmel und Pfeffer fein pürieren.

3–4 Std. in den Kühlschrank geben, bis die Suppe vollständig abgekühlt ist. Auf Suppenschüsseln verteilen. Mit Koriandergrün und nach Belieben mit Chiasamen sowie Keimlingen bestreuen. Mit Honig-Chili-Tortilla-Streifen servieren.

4 PORTIONEN

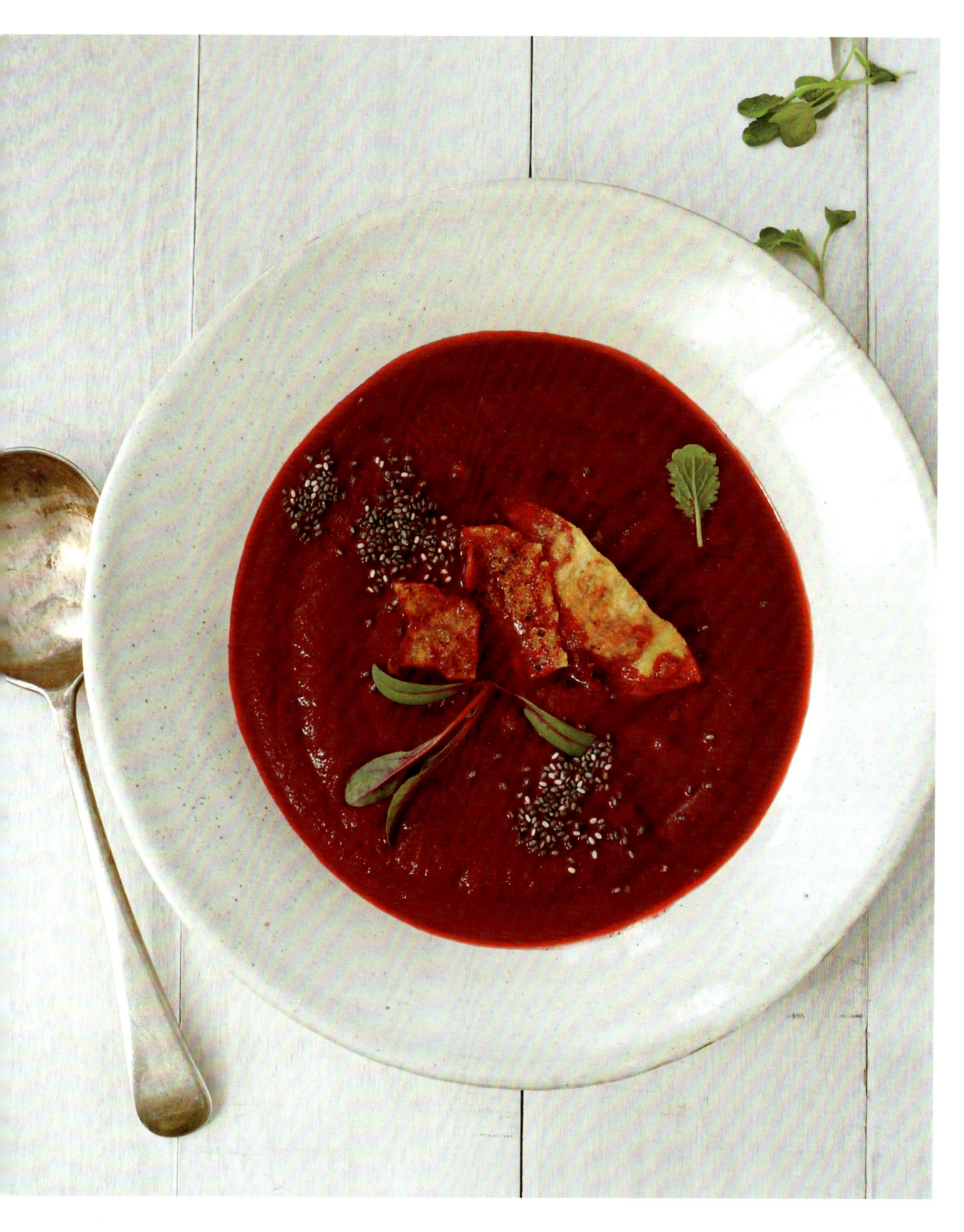

Gesunde ENTGIFTENDE GEMÜSEBRÜHE

Diese Gemüsebrühe verwende ich anstelle aller fertig gekauften Varianten. Sie ist einfach, lecker, enthält viele Vitamine und ist ein wahrer Genuss. Da klare Gemüsebrühe im Magen nicht verdaut werden muss, kann sie in kleinen Mengen über den Tag verteilt getrunken oder zusammen mit anderen gekochten Gemüsesorten zu Mahlzeiten gegessen werden. Sie können diese Brühe bei allen Rezepten verwenden, bei denen Brühe benötigt wird und als Grundlage für Pfannengerichte, Pasta, Risotto und andere Suppen. Wenn Sie einen komplexeren Geschmack wünschen, geben Sie eine kleine Fenchelknolle, eine Selleriestange, ½ Lauchstange oder einige schwarze Pfefferkörner und Lorbeerblätter dazu. Die Suppe in kleinen, verschlossenen Behältern in der Kühltruhe aufbewahren, damit Sie bei Bedarf immer passende Portionen auftauen können.

- 6 große Karotten, geschält und in große Stücke geschnitten
- 2 große Pastinaken, geschält und in große Stücke geschnitten
- 2 mittelgroße Süßkartoffeln, geschält und in große Stücke geschnitten
- 1 große rote Zwiebel, mit Haut, in große Stücke geschnitten
- 1 großer Daikon-Rettich, in große Stücke geschnitten
- 2 Tassen Shiitake-Pilze
- 4 Knoblauchzehen, mit Haut, zerdrückt
- 2 EL Dulse-Flocken, nach Belieben
- 2 Stängel frischer Thymian
- 4 Stängel frische glatte Petersilie
- 12 Tassen Wasser
- Meersalz und frisch gemahlener schwarzer Pfeffer

In einem großen Topf Karotten, Pastinaken, Süßkartoffeln, Zwiebel, Daikon-Rettich, Pilze, Knoblauch, Dulse (nach Belieben), Thymian und Petersilie mischen. Das Wasser zugießen und bei starker Hitze aufkochen. Die Hitze reduzieren, den Topf zudecken und die Suppe 2–3 Std. köcheln lassen. Durch ein feinmaschiges Sieb streichen und nach Belieben salzen und pfeffern. Das Gemüse aufheben und pur essen oder für Saucen und Eintöpfe verwenden. Die Brühe vollständig abkühlen lassen. Sie ist in einem verschlossenen Einweckglas im Kühlschrank bis zu 4 Tage oder in der Kühltruhe bis zu 3 Monate haltbar.

ERGIBT 3 LITER

DURCH FOLGENDE ZUTATEN ERHÄLT DIE BRÜHE NOCH MEHR AROMA Sojafreie Kichererbsen-Misopaste • Kombu-Algen • Dulse-Algen • Nori-Algen • Rosa Himalayasalz, Meersalz oder meine Aromatisierten Meersalze (siehe Seite 333) • Bohnensprossen • Pak Choi • Geröstete Sesamsamen • Karottengrün • Pilzstiele • Fruchtfleisch vom Entsaften von Karotten und Grüngemüse wie Sellerie

Samtige BIRNE-FENCHEL-SUPPE

Fenchel und Birnen sind eine Kombination aus dem Feinschmeckerhimmel. Dabei schadet es auch nicht, dass Fenchel eine Menge Vorteile mitbringt: Flavonoide, Vitamin C, Ballaststoffe, Folat und Kalium machen ihn zu einem Gemüse, das gut ist fürs Immunsystems sowie für die Darm- und die Herzgesundheit. Auf Fenchel greife ich immer zurück, wenn ich einen verdorbenen Magen habe und mich nicht wohl fühle. Hier habe ich ihn mit süßen Birnen kombiniert zu einer herrlichen, cremigen Suppe, die leicht verdaulich ist. Mit dieser Suppe kommen Sie gut in den Herbst, sie passt perfekt zu Gerichten mit gerösteten Kastanien, braunem Reis und weiteren glutenfreien kräftigen Getreidesorten. Wählen Sie dafür unbedingt Birnen, die fest und noch nicht überreif sind. Wenn Sie eine Fenchelknolle kaufen, an der noch das Fenchelgrün ist, heben Sie es zum Garnieren der Suppe auf.

- 1 EL natives Olivenöl extra, plus mehr zum Beträufeln
- 1 mittelgroße süße weiße Zwiebel, gewürfelt
- 1 Knoblauchzehe, gehackt
- ½ TL gemahlener Koriander
- ½ TL gemahlener Kardamom
- ¼ TL gemahlene weiße Pfefferkörner
- 1 Lorbeerblatt
- 2 mittelgroße Fenchelknollen, geputzt und in dünne Scheiben geschnitten
- 4 Tassen natriumarme Gemüsebrühe
- 2 feste mittelgroße Birnen (z. B. Kaiser Alexander), geschält, Kerngehäuse entfernt, gewürfelt
- 2 EL glatte Petersilie, fein gehackt, zum Garnieren
- Meersalz zum Garnieren

In einem großen Topf das Öl bei mittlerer Hitze erhitzen. Die Zwiebel darin 4–5 Min. anbraten, bis sie goldbraun wird. Knoblauch, Koriander, Kardamom, Pfeffer und Lorbeerblatt zugeben und 30 Sek. unter Rühren anbraten. Fenchel und ½ Tasse Brühe zugeben und ohne Deckel unter häufigem Rühren 7 Min. kochen. Die Birnen und die übrige Brühe zugeben. Zudecken, die Hitze erhöhen und die Suppe aufkochen. Die Hitze wieder reduzieren und 35–40 Min. köcheln lassen, bis der Fenchel weich ist. Ohne Deckel abkühlen lassen und das Lorbeerblatt herausnehmen.

Die Suppe portionsweise in den Mixer geben und fein pürieren. Dann wieder in den Topf geben und bis zum Servieren warm halten. Auf Suppenschüsseln verteilen und jede Schüssel mit etwas Öl beträufeln, mit Petersilie bestreuen und nach Belieben salzen.

4–6 PORTIONEN

FRÜHLINGSSUPPE MIT KORIANDER, LAUCH UND ERBSEN

Ich frage mich, ob ich in einem früheren Leben möglicherweise ein Kaninchen war? Wenn Sie mich sehen könnten, wie ich an meinem winzigen Fenstergarten in Manhattan Kräuter pflücke und sie roh esse, würden Sie sich das ebenfalls fragen. Ich liebe frische Kräuter! Daher bin ich auch von dieser Suppe so begeistert. Sie enthält viel Koriandergrün, ein großartiges Kraut zum Entgiften, das vollgepackt ist mit Antioxidantien und das dieser Suppe Aroma verleiht. Wenn Sie Kräuter ebenso lieben wie ich, können Sie noch etwas Estragon oder Salbei dazugeben. Diese köstliche Suppe lässt sich gut mit anderen leichten Hauptgerichten kombinieren. Knausern Sie nicht bei der Zitronenschale – sie liefert den letzten Schliff.

1	EL natives Olivenöl extra
2	große Stangen Lauch, weiße und hellgrüne Teile, in dünne Ringe geschnitten
1	Knoblauchzehe, fein gehackt
¼	TL gemahlener Koriander
	Meersalz und frisch gemahlener schwarzer Pfeffer
4	Tassen natriumarme Gemüsebrühe
3	Tassen Erbsen, frisch oder TK und aufgetaut
2	EL frisches Koriandergrün, fein gehackt
¼	Tasse Daikon-Rettich, in Julienne geschnitten, zum Garnieren
1	TL frisch abgeriebene Zitronenschale, zum Garnieren
	Fleur de Sel oder feines Meersalz

In einem großen Topf das Öl bei mittlerer Hitze erhitzen. Den Lauch darin ca. 4 Min. anbraten, bis er weich wird. Knoblauch, Koriander und nach Geschmack Salz und Pfeffer zugeben und noch 1 Min. anbraten. Die Brühe zugießen und aufkochen. 20 Min. köcheln lassen, dann die Erbsen und das Koriandergrün zugeben. Weitere 2 Min. köcheln lassen.

Die Suppe etwas abkühlen lassen, anschließend portionsweise im Mixer fein pürieren. Die Suppe wieder in den Topf geben und bis zum Servieren warm halten. Auf Suppenschüsseln verteilen und jede Schüssel mit Rettich, Zitronenschale und einer Prise Salz garnieren.

4–6 PORTIONEN

LAUCH RICHTIG SÄUBERN Da Lauch teilweise unter der Erde wächst, sammelt sich häufig Schmutz zwischen den Blättern. Daher ist es wichtig, Lauch vor dem Kochen gut zu waschen. Die Wurzeln und die festen dunkelgrünen Spitzen der Blätter abschneiden, dann welke Schichten ablösen. Die Stangen der Länge nach halbieren und unter kaltem fließendem Wasser spülen, dabei die Schichten voneinander lösen und den Schmutz, der dazwischensitzt, herausreiben.

KOKOS-CURRY-KAROTTEN-SUPPE

Kokoswasser in einer Suppe? Ja, das geht! Verwechseln Sie Kokoswasser nicht mit Kokosmilch aus der Dose. Kokoswasser gibt es in kleinen Tetrapacks im Lebensmittelgeschäft (siehe Seite 48). Es gibt dieser kräftigen orangenen Suppe voller leckerer Zutaten ein herrliches Aroma.

2	EL Kokosöl
3	Tassen Karotten, geschält und gewürfelt
1	große Süßkartoffel, geschält und gewürfelt
1	große Vidalia-Zwiebel (alternativ: süße Zwiebel), gehackt
¼	TL Meersalz
¼	TL frisch gemahlener schwarzer Pfeffer
1	EL frischer Ingwer, geschält, fein gehackt
3	Tassen natriumarme Gemüsebrühe
2	Tassen Kokoswasser
2	EL frisch gepresster Limettensaft
1 ½	TL Currypulver
¼	TL gemahlener Kardamom
¼	Tasse ungesüßte Kokosflocken, geröstet (siehe Seite 122), zum Garnieren

In einem großen Topf das Öl bei mittlerer Hitze erhitzen. Karotten, Süßkartoffel, Zwiebel, Salz und Pfeffer dazugeben. Den Topf zudecken und unter gelegentlichem Rühren ca. 10 Min. anbraten, bis das Gemüse weich ist. Den Ingwer zugeben und weitere 30 Sek. anbraten. Die Brühe zugießen, die Hitze erhöhen und die Suppe ca. 3 Min. köcheln lassen. Die Hitze reduzieren und zugedeckt 10 Min. köcheln lassen.

Die Suppe etwas abkühlen lassen und dann portionsweise im Mixer fein pürieren. Die Suppe wieder in den Topf geben. Kokoswasser, Limettensaft, Curry sowie Kardamom zugeben und gut untermischen. Bei Bedarf mit Salz und Pfeffer nachwürzen. Auf Suppenschüsseln verteilen, mit gerösteten Kokosflocken garnieren und warm servieren.

4–6 PORTIONEN

EINFACHES MAROKKANISCHES WEISSE-BOHNEN-CHILI

Lassen Sie sich von der langen Liste an Zutaten für diesen Eintopf nicht abschrecken: Sie müssen nur alles in einen Topf geben und kochen. Mit anderen Worten: Es ist eine ideale Mahlzeit für einen langen Arbeitstag. Es ist zudem ein herrliches Eintopfgericht, das sich gut einfrieren lässt. Ich habe bei Hirse »nach Belieben« angegeben. Wenn Sie das Chili dicker mögen, verwenden Sie die Hirse, aber Sie können sie ebenso weglassen, falls Sie keine vorrätig haben.

½	Tasse Hirse, nach Belieben
1	große weiße Zwiebel, gewürfelt
1	EL natives Olivenöl extra
1	große rote Paprika, Samen entfernt, gewürfelt
2	Knoblauchzehen, fein gehackt
	Meersalz
½	TL gemahlener Zimt
½	TL gemahlener Kreuzkümmel
½	TL gemahlener Kardamom
4	Tassen Cannellinibohnen, gekocht (siehe Seite 107)
3	Tassen natriumarme Gemüsebrühe
2	große reife Tomaten, gewürfelt
1	Tasse Sultaninen
	frisch gemahlener schwarzer Pfeffer
4	Tassen Babyspinat
½	Tasse frisches Koriandergrün, fein gehackt
2	EL geschälte rohe Sonnenblumenkerne, geröstet (siehe Seite 116)
	rote Paprikaflocken, nach Belieben

Wenn Sie Hirse verwenden, kochen Sie sie laut Kochanweisung auf Seite 112.

Einen Topf bei mittlerer Hitze erhitzen. Zwiebel und Öl in den Topf geben und die Zwiebel ca. 5 Min. anbraten, bis sie weich und glasig ist. Die Paprika weitere 4 Min. mitbraten. Knoblauch, ½ Teelöffel Salz, Zimt, Kreuzkümmel und Kardamom zugeben. 3 Min. unter Rühren anbraten, dann Bohnen, Brühe, Tomaten, Sultaninen und nach Belieben schwarzen Pfeffer zugeben. Zugedeckt ca. 40 Min. köcheln lassen, bis das Gemüse weich ist.

Das Chili vom Herd nehmen, den Spinat unterrühren, bis er zusammenfällt. Bei Bedarf nachwürzen. Die gekochte Hirse, falls verwendet, auf sechs Servierschüsseln verteilen. Das Chili auf der Hirse anrichten und mit Koriandergrün, Sonnenblumenkernen und roten Paprikaflocken garnieren. Sofort servieren.

6 PORTIONEN

Schnelle Salate

Es lässt sich einfach nicht vermeiden: Zur Mittagszeit müssen Sie etwas essen, und je mehr dieses Essen industriell verarbeitet ist, desto schlechter fühlen Sie sich danach. Ich will Ihnen Ihr bisheriges Mittagessen abgewöhnen. Vergessen Sie den Standard-Eisbergsalat mit etwas Thunfisch aus der Dose und mysteriösen, fettfreien Dressings oder die traurigen Sandwiches mit industriell verarbeitetem Fleisch. Diese Schüsseln voll frischer Köstlichkeiten enthalten glutenfreies Getreide, frisches Obst, Gemüse, Bohnen, Samen und Nüsse. Das ist kein »Gesundheitsessen«. Es ist echte Nahrung: Eine schmackhafte Mischung leckerer und giftfreier Nahrungsmittel, die Ihnen für den Tag Kraft geben. Diese Salate sind großartig als Mittagessen, leichtes Abendessen und als Möglichkeit, Reste vom Vortag zu verarbeiten, oder als Vorspeise für Gäste. Die Zutaten sind frisch, vollwertig und dem jahreszeitlichen Angebot entsprechend.

Ich war nie ein »Salatmädchen«. Ich brauche richtiges Essen, nicht nur einige Salatblättchen. Daher können Sie sich darauf verlassen, dass diese Rezepte Mahlzeiten sind, die sättigen sollen. Inzwischen finde ich Salate wirklich toll. Manchmal gehe ich bei der Zubereitung richtig zur Sache und mische ihn mit bloßen Händen. Heute sind für mich Salate eine Form von Kunst.

Sie finden in diesem Kapitel eine Sammlung saisonaler, frischer und schmackhafter Vollwertsalate mit einfachen, aber unwiderstehlichen Dressings, die alles andere als langweilige Mahlzeiten ergeben. Zudem enthalten sie viele Ballaststoffe, Eiweiß, Mineralstoffe, Antioxidantien, Chlorophyll, gesunde Fette, pflanzliche Stoffe und Vitamine. Betrachten Sie diese Rezepte als Anregungen – Sie können selbst kreativ werden und manches weglassen, dafür anderes dazunehmen. Sie haben keine Mandeln? Probieren Sie es stattdessen mit Sonnenblumenkernen. Kein Fan von Grünkohl? Entscheiden Sie sich für Babyspinat. Andere mögen kein Koriandergrün. Nehmen Sie stattdessen Basilikum.

Hier folgen einige Tipps für einen erfolgreichen Start:

▸ **Zeit sparen:** Schneiden Sie Sonntagabend frisches Gemüse und bewahren Sie es, luftdicht verschlossen, im Kühlschrank auf. So können Sie die Woche über aus einer Art »Salatbar« immer wieder neue Salate mixen, ohne jedes Mal neu mit der Schnippelei anfangen zu müssen. Dasselbe gilt für Dressings.

▸ **Den persönlichen Traum-Salat zusammenstellen:** Beginnen Sie mit einem Grundstock aus rohem Gemüse und Grüngemüse (Grünkohl, Löwenzahn, Spinat, Rucola, Mangold etc.). Sorgen Sie anschließend für geschmackliche Kontraste und unterschiedliche Konsistenzen (knusprig, cremig, süß, glatt, säuerlich und salzig). Fügen Sie gesunde Fette hinzu, beispielsweise durch reife Avocados, knackige rohe Nüsse und Samen. Sie sind hoffentlich kein Fan von Eisbergsalat, denn Sie werden in diesem Kapitel keinen finden. Er belegt zu viel wertvolle Anbaufläche für Salate, ohne im Gegenzug viel zu bieten.

▸ **Fertigdressings weglassen:** Ich weiß, dass es verlockend ist, nach einem industriell verarbeiteten Fertigdressing zu greifen – es gibt jede Menge zur Auswahl. Doch ein typisches Fertigdressing wird mit raffiniertem Öl, raffiniertem Salz und raffiniertem Zucker zubereitet – genug, um in Ihrem Körper eine starke entzündliche Reaktion hervorzurufen. Zudem enthalten sie viele Konservierungsstoffe und Chemikalien (Inhaltsstoffe mit vielen Buchstaben und Zahlen). Verbessern Sie das Nährstoffprofil Ihrer Salate zum Mittag- oder Abendessen, indem Sie meine einfachen und frischen Salatdressings verwenden.

GEKNETETER GRÜNKOHLSALAT
mit pikanten Haselnüssen

Grünkohlsalate sind inzwischen nichts Außergewöhnliches mehr, aber dieser hier hebt sich durch seine Kombination von kräftigen Aromen (durch Grapefruit- und Limettensaft) und pikanter Würze (durch Chilipulver und Cayennepfeffer) ab. Roher krauser Grünkohl ist oft etwas hart, nehmen Sie daher lieber glatten Palmkohl. Durch gründliches Kneten wird der Kohl weich.

½	Tasse rohe Haselnüsse
2	EL natives Olivenöl extra
¼	TL Chilipulver
1	Prise Cayennepfeffer
1	große Grapefruit
1	Bund Grünkohl, Stiele entfernt, Blätter gehackt
2	EL frisch gepresster Limettensaft
1	EL Aceto balsamico
¼	TL Meersalz
1	Prise frisch gemahlener schwarzer Pfeffer
½	mittelgroße reife Avocado, entsteint, geschält und in dünne Scheiben geschnitten

Den Backofen auf 175 °C vorheizen.

Die Haselnüsse in einer Lage auf einem tiefen Backblech verteilen. 12–14 Min. backen, bis sie goldbraun sind. Abkühlen lassen, dann zwischen den Händen rubbeln, um die Häutchen der Nüsse zu entfernen.

In einer großen Pfanne 1 Esslöffel Öl bei mittlerer Hitze erhitzen. Haselnüsse, Chilipulver und Cayennepfeffer darin 1–2 Min. anbraten. Dann beiseitestellen.

Ober- und Unterseite der Grapefruit abschneiden. Von dort aus die Schale abziehen, dabei auch die weiße Haut unter der Schale entfernen. Zwischen den weißen Trennhäuten einschneiden, dann Grapefruitspalten herauslösen.

In einer großen Schüssel Grünkohl, Limettensaft, das übrige Öl, Essig, Salz und Pfeffer mischen. Den Kohl mit den Händen ca. 1 Min. kneten, bis die Blätter weich werden (siehe Seite 102). Haselnüsse, Grapefruit und Avocadoscheiben darauf anrichten. Vorsichtig schwenken, um alles zu vermengen. Dann servieren.

---

2 PORTIONEN

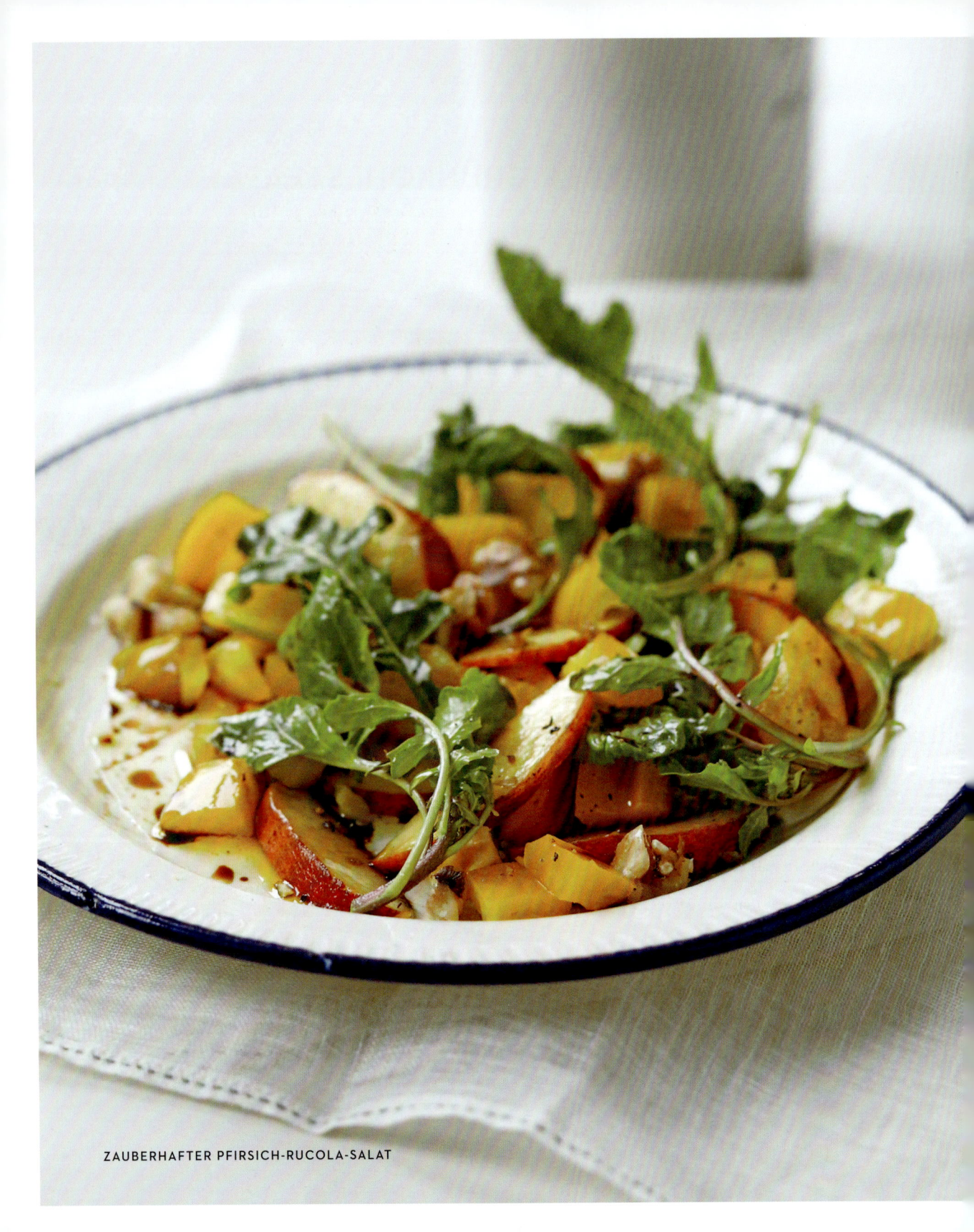

ZAUBERHAFTER PFIRSICH-RUCOLA-SALAT

Zauberhafter
PFIRSICH-RUCOLA-SALAT

Dieser Salat liefert bei sehr wenig Mühe sehr viel Gutes. Die Zubereitung nimmt nur ca. 5 Min. in Anspruch, und die Kombination aus Paprika, Pfirsichen und Rucola ist einfach perfekt. In einer großen Schüssel servieren, damit man ihn auch optisch genießen kann.

10	Tassen Rucola
5	mittelgroße reife Pfirsiche, entsteint und gewürfelt
2	gelbe oder orange Paprika, Samen entfernt, gewürfelt
1/3	Tasse rohe Walnüsse, fein gehackt
2	EL natives Olivenöl extra
2	EL Aceto balsamico
1	EL frisch gepresster Zitronensaft
1/4	TL frisch abgeriebene Zitronenschale
1/4	TL Meersalz
1/4	TL frisch gemahlener schwarzer Pfeffer

In einer großen Schüssel Rucola, Pfirsiche, Paprika und Walnüsse mischen.

In einer kleinen Schüssel Öl, Essig, Zitronensaft, Zitronenschale, Salz und Pfeffer verquirlen.

Das Dressing über den Salat geben, mischen und servieren.

6–8 PORTIONEN

Einfach leckerer
GURKEN-KRÄUTER-SOMMERSALAT

Dieser einfache, aber schmackhafte Salat ist der perfekte Beilagensalat für jede Mahlzeit. Bei der Zubereitung helfen auch Kinder gerne, denn alle Zutaten kommen in einen fest verschließbaren Behälter und werden dann geschüttelt, bis alles vermengt ist.

2	große Gurken, geschält, entkernt und grob gehackt
3	EL Pinienkerne, geröstet (siehe Seite 122)
1	kleine Schalotte, in dünne Scheiben geschnitten
1	EL frisch gepresster Zitronensaft
1	EL natives Olivenöl extra
2	TL Apfelessig
2	TL frische Minze, fein gehackt
2	TL frisches Basilikum, fein gehackt
2	TL frischer Schnittlauch, in feine Röllchen geschnitten
1/4	TL frisch abgeriebene Zitronenschale
	Meersalz und frisch gemahlener schwarzer Pfeffer, nach Belieben

Alle Zutaten in einen Behälter mit Deckel geben. Schütteln, bis alles gut vermischt ist. In eine Schüssel umfüllen und servieren.

4 PORTIONEN

Unglaublich leckerer CRANBERRY-CURRY-WALDORF-SALAT

Diese gesunde Abwandlung eines traditionellen Waldorf-Salats – ohne Mayo und Walnüsse – ist sehr schnell zubereitet. Sie können diesen Salat nicht nur wie hier auf Kopfsalat anrichten, sondern auch auf klein geschnittenen Romana-Salatherzen oder anderen Blattsalaten. Er ist außerdem gut geeignet als Füllung für ein glutenfreies Vollkorn-Tortillawrap.

SALAT

1½	Tassen Kichererbsen, gekocht (siehe Seite 107)
2	Stangen Sellerie, in dünne Scheiben geschnitten
1	große Karotte, geschält und geraspelt
1	roter Apfel, Kerngehäuse entfernt, gewürfelt
¼	Tasse rohe Cashewkerne, gehackt und geröstet (siehe Seite 116)
¼	Tasse getrocknete Cranberrys
1½	EL frische glatte Petersilie, fein gehackt

MANDELMUS-DRESSING

¼	Tasse Mandelmus
4½	EL frisch gepresster Zitronensaft
1	TL roher Honig
¼	TL Currypulver
1	Prise gemahlener Kreuzkümmel
	Meersalz und frisch gemahlener schwarzer Pfeffer
1	EL Wasser, plus mehr bei Bedarf
4–6	große Blätter Kopfsalat, zum Servieren

SALAT ZUBEREITEN: In einer großen Schüssel Kichererbsen, Sellerie, Karotte, Apfel, Cashewkerne, Cranberrys und Petersilie mischen.

DRESSING ZUBEREITEN: In einer kleinen Schüssel Mandelmus, Zitronensaft, Honig, Currypulver, Kreuzkümmel sowie Salz und Pfeffer verquirlen. Zum Verdünnen des Dressings nach und nach Wasser zugeben, bis es gießfähig ist. Mit Salz und Pfeffer abschmecken.

Wenn Sie den Salat als Wrap servieren wollen, mischen Sie die Kichererbsenmischung mit dem Mandelmus-Dressing und wickeln diese in Salatblätter. Alternativ legen Sie die Salatblätter auf eine Servierplatte und richten die Kichererbsenmischung und das Mandelmus-Dressing darauf an.

4–6 PORTIONEN

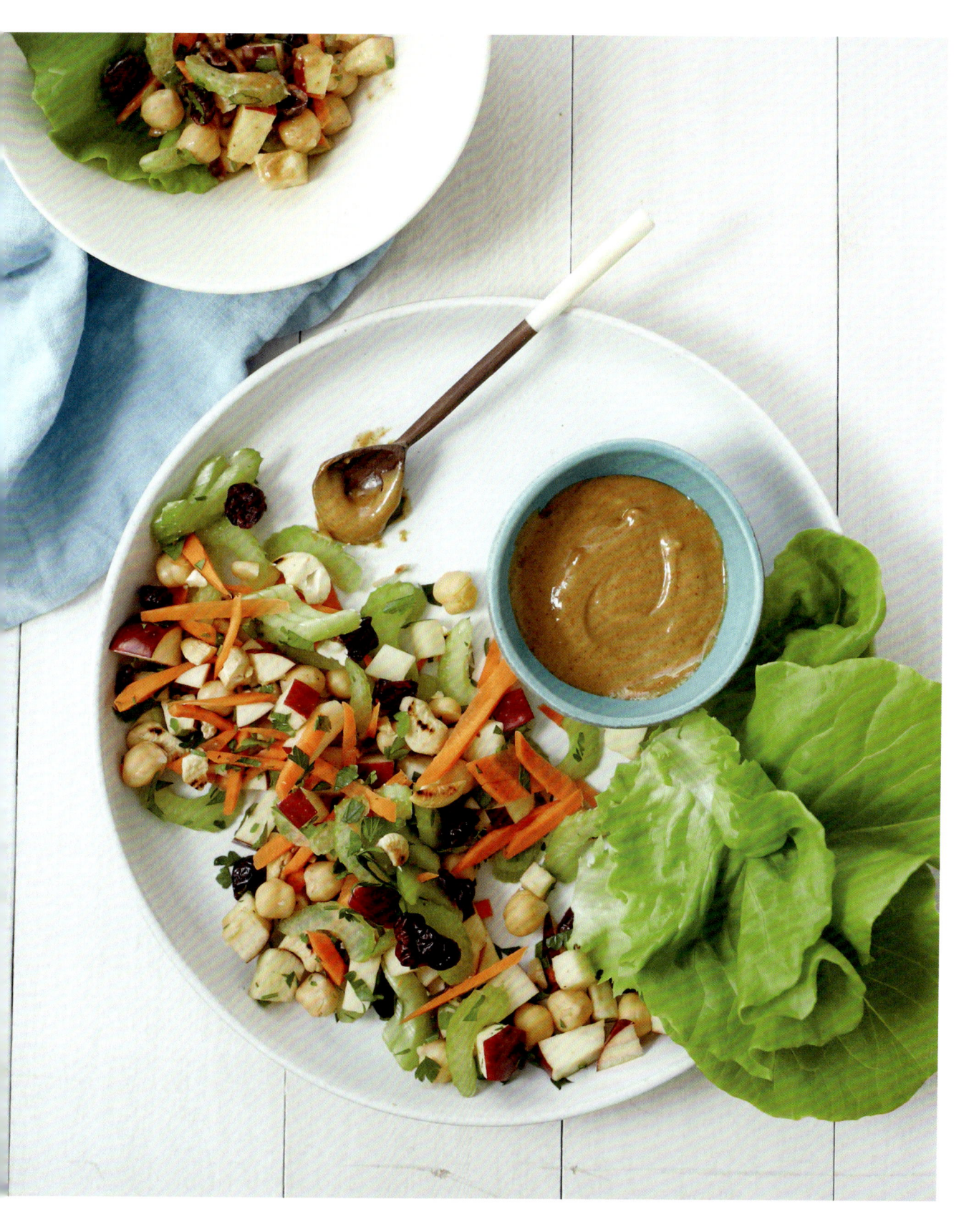

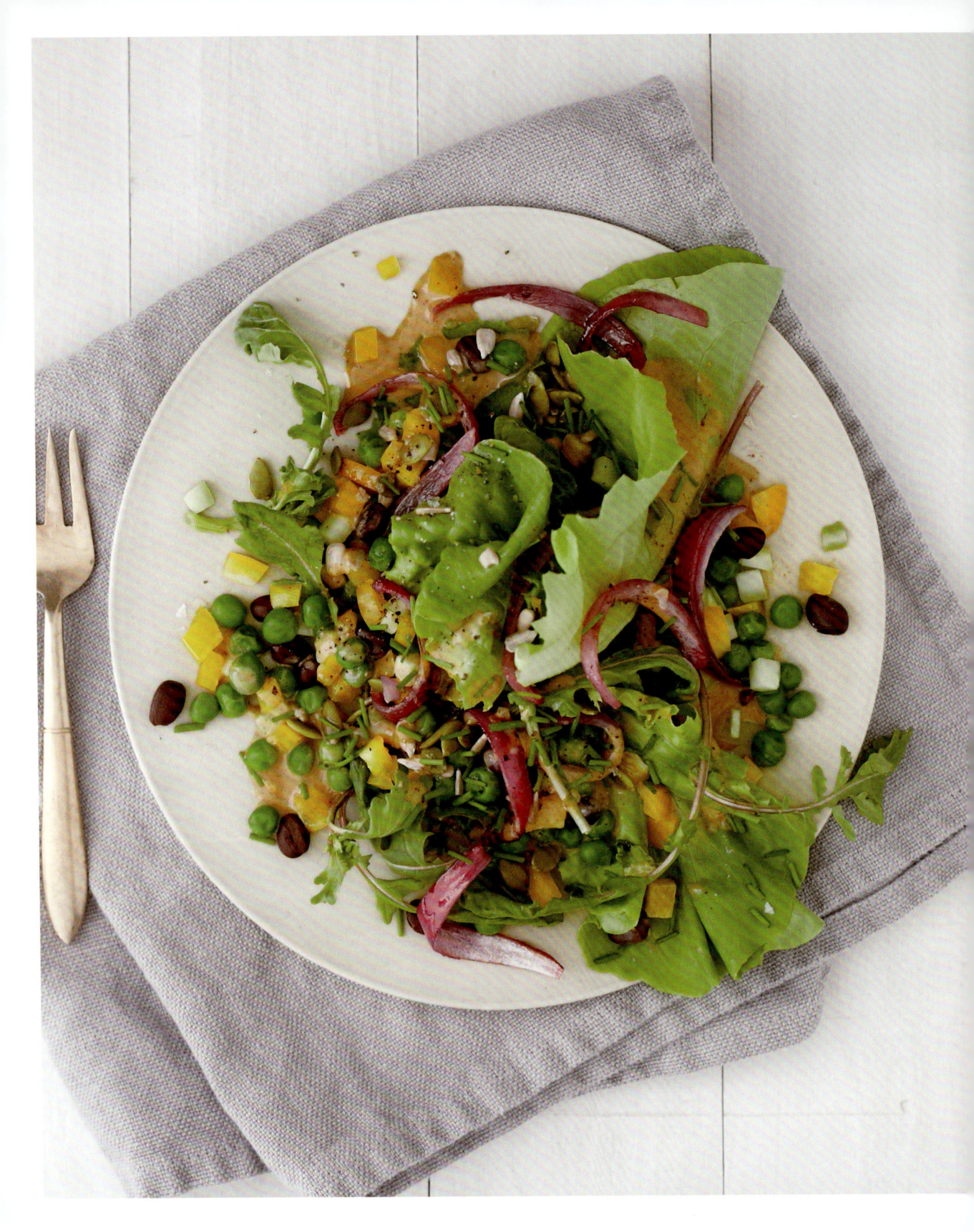

SALAT MIT GERÖSTETEN ZWIEBELN UND ERBSEN
mit frischer Minze und cremigem Mandel-Dressing

Der absolute Hit für jedes Picknick! Das Dressing ist süßlich und wird durch das Mandelmus cremig. Falls Sie ein nussigeres Aroma bevorzugen, rösten Sie die Kerne in einer Pfanne ohne Fettzugabe (siehe Seite 116).

CREMIGES MANDEL-DRESSING

1½	EL Mandelmus
2	EL natives Olivenöl extra
1	EL Ahornsirup
2	TL frisch gepresster Limettensaft
¼	TL Meersalz
1	Prise Chilipulver
1	Prise frisch gemahlener schwarzer Pfeffer

ZWIEBEL-ERBSEN-SALAT

1	große rote Zwiebel, in 0,5 cm dicke Scheiben geschnitten
2	EL natives Olivenöl extra
	Meersalz und frisch gemahlener schwarzer Pfeffer, nach Geschmack
1	mittelgroße Salatgurke, gewürfelt
1	gelbe Paprika, gewürfelt
1	Tasse schwarze Bohnen, gekocht (siehe Seite 107)
1	Tasse Erbsen, frisch oder TK und aufgetaut
3	EL geschälte rohe Sonnenblumenkerne
3	EL geschälte rohe Kürbiskerne
2	Tassen Kopfsalatblätter, in Stücke zerpflückt
1	Tasse Rucola
1	kleines Bund frischer Schnittlauch, in feine Röllchen geschnitten, zum Garnieren
	einige Zweige frische Minze, fein gehackt, zum Garnieren

DRESSING ZUBEREITEN: In einer kleinen Schüssel alle Dressing-Zutaten verquirlen, bis die Mischung eine glatte Konsistenz erhält.

SALAT ZUBEREITEN: Den Backofen auf 175 °C vorheizen.

In einer Schüssel die Zwiebel mit Öl, Salz und Pfeffer mischen. Auf einem tiefen Backblech verteilen und ca. 30 Min. backen, bis die Zwiebel weich und karamellisiert ist. Dabei nach jeweils 10 Min. wenden, damit die Zwiebel gleichmäßig bräunt.

In einer großen Schüssel die gerösteten Zwiebeln, Gurke, Paprika, schwarze Bohnen, Erbsen, Sonnenblumen- und Kürbiskerne mischen. Das cremige Mandel-Dressing zugeben und alles mischen. Kopfsalat und Rucola zugeben und vorsichtig unterheben. Mit Schnittlauch und Minze garnieren. Sofort servieren.

2 PORTIONEN, ERGIBT 5 ESSLÖFFEL DRESSING

CRANBERRY-GRÜNKOHL-SALAT
mit Walnüssen und Brokkoli-Pesto

Pesto wird üblicherweise mit Käse zubereitet. Wenn Sie jedoch erst einmal diese milchfreie Brokkoli-Variante probiert haben, werden Sie sehen, dass es auch sehr gut ohne Käse geht. Dieses Pesto schmeckt so himmlisch wie jede Version mit Parmesan. Bereiten Sie gleich mehr davon zu und mischen Sie es später während der Woche unter geröstetes Gemüse, servieren Sie es als Snack zu meinen Getreidefreien Crackern (siehe Seite 164–170) oder geben Sie es über warme glutenfreie Vollkornnudeln für ein einfaches Essen unter der Woche.

SCHNELLES BROKKOLI-PESTO

- 2 Tassen Brokkoliröschen, gehackt
- ⅓ Tasse geschälte rohe Hanfsamen
- ⅓ Tasse frisches Basilikum, fein gehackt
- 1 EL frisch gepresster Zitronensaft
- 1 EL natives Olivenöl extra
- 1 EL Wasser
- 1 Knoblauchzehe
- ½ TL Meersalz
- ¼ TL rote Paprikaflocken
- ¼ TL Paprikapulver

CRANBERRY-GRÜNKOHL-SALAT

- 1 großes Bund Grünkohl, Stiele entfernt, Blätter klein geschnitten oder in mundgerechte Stücke zerzupft
- 3 EL frisch gepresster Orangensaft
- 2 EL natives Olivenöl extra
- ¼ TL Meersalz
- ¼ TL frisch gemahlener schwarzer Pfeffer
- 1 mittelgroßer roter Apfel, Kerngehäuse entfernt, gewürfelt
- ½ Tasse rohe Walnüsse, grob gehackt
- ½ Tasse getrocknete Cranberrys

PESTO ZUBEREITEN: Alle Pesto-Zutaten in der Küchenmaschine zu einer glatten Masse verarbeiten.

SALAT ZUBEREITEN: Den Grünkohl in eine große Schüssel geben. Mit den Händen ca. 3 Min. mit Orangensaft, Öl, Salz und Pfeffer verkneten, bis die Blätter weicher geworden sind. Apfel, Walnüsse und Cranberrys zufügen und alles mischen. Das Brokkoli-Pesto zum Salat geben und untermischen. Sofort servieren.

4 PORTIONEN ALS HAUPTGERICHT,
6 PORTIONEN ALS BEILAGE,
ERGIBT 1 TASSE PESTO

CREMIGER CASHEW-CAESAR-SALAT
mit Grünkohl

Ich finde, Caesar-Salat gehört zu den Speisen, auf die man am schwersten verzichten kann. Bei dieser Variante werden Sie den üblichen (und alles andere als gesunden) Caesar-Salat jedoch schnell vergessen können. Er wird ohne Milchprodukte, Eier oder Sardellen zubereitet, bietet aber dennoch denselben salzigen Geschmack wie die traditionelle Version. Und da Grünkohl nicht so schnell zusammenfällt wie Romanasalat, hält sich dieser Salat auch mehrere Stunden bis zum Picknick, Mittagessen oder Barbecue.

CASHEW-CAESAR-DRESSING

- ¼ Tasse rohe Cashewkerne
- 2 EL Apfelessig
- 2 EL frisch gepresster Zitronensaft
- 2 EL Dulse-Flocken
- 2 Knoblauchzehen, fein gehackt
- 2 TL Kichererbsen-Miso-Paste
- 1 TL Dijon-Senf
- 1 Prise frisch gemahlener schwarzer Pfeffer
- 1 Prise Chilipulver
- ¼ Tasse natives Olivenöl extra
- ¼ Tasse Wasser

SALAT

- 4 Tassen junger Grünkohl, fein gehackt
- 1 rote Paprika, Samen entfernt, gewürfelt
- ¼ Tasse frische glatte Petersilie, fein gehackt
- ¼ Tasse geschälte rohe Hanfsamen
- 3 große Frühlingszwiebeln, in dünne Scheiben geschnitten
- glutenfreie Kräutercroutons (siehe Seite 198), nach Belieben, zum Servieren

DRESSING ZUBEREITEN: In einem Mixer Cashewkerne, Essig, Zitronensaft, Dulse, Knoblauch, Miso-Paste, Senf, Pfeffer und Chilipulver mischen. Bei Intervallschaltung nur so lange mischen, dass noch einzelne Stückchen erkennbar sind. Bei laufendem Mixer das Öl langsam zugießen. Wenn die Mischung emulgiert, esslöffelweise Wasser zugeben, bis das Dressing eine gießfähige, aber nicht zu flüssige Konsistenz hat.

SALAT ZUBEREITEN: In einer großen Schüssel Grünkohl, Paprika, Petersilie, Hanfsamen und Frühlingszwiebeln mischen. Nach Belieben eine Handvoll Kräutercroutons zugeben, mit dem Dressing beträufeln, mischen und servieren.

4 PORTIONEN

Nussiger BUTTERNUSSKÜRBIS-PALMKOHL-SALAT

Entscheidend für dieses Rezept ist, den Kürbis nur so lange zu backen, dass er gerade anfängt, weich zu werden. Durch zu langes Garen wird er matschig. Um die richtige Konsistenz zu erreichen, sollten Sie den Kürbis während der Backzeit daher immer wieder prüfen.

KÜRBIS

- 1 großer Butternusskürbis, geschält, entkernt und in 2,5 cm große Würfel geschnitten
- 2 EL natives Olivenöl extra
- 2 EL roher Honig
- Meersalz und frisch gemahlener schwarzer Pfeffer

DRESSING

- 1 kleine Schalotte, gehackt
- 2 EL natives Olivenöl extra, plus 2 TL
- 3 EL Apfelessig
- 1 TL Senfpulver
- 1 Prise Muskatnuss
- Meersalz und frisch gemahlener schwarzer Pfeffer

SALAT

- 2 Bund Palmkohl, Stiele entfernt, Blätter gehackt
- ¾ Tasse getrocknete Cranberrys
- 3 ½ EL Milchfreier cremiger Cashew-Käse (siehe Seite 316)
- ¼ Tasse rohe Walnüsse, gehackt und geröstet (siehe Seite 116)

KÜRBIS ZUBEREITEN: Den Backofen auf 175 °C vorheizen.

In einer mittelgroßen Schüssel den Kürbis mit Öl, Honig und nach Belieben mit Salz und Pfeffer mischen. Alles schwenken, bis der Kürbis mit der Mischung überzogen ist, dann auf einem tiefen Backblech verteilen. 20 Min. backen, bis der Kürbis weich wird, aber nicht zerfällt. Auf Zimmertemperatur abkühlen lassen.

DRESSING ZUBEREITEN: Eine kleine Pfanne bei mittlerer Hitze erhitzen. Die Schalotte darin mit 2 Teelöffeln Öl ca. 3 Min. anbraten, bis sie weich, aber nicht gebräunt ist. Abkühlen lassen. In einer kleinen Schüssel Essig, das übrige Öl, Senf und Muskatnuss mischen. Mit Salz und Pfeffer abschmecken.

SALAT ZUBEREITEN: In einer großen Schüssel Kohl, Cranberrys und Dressing mischen. Das Dressing mit den Händen ca. 1 Min. unter den Kohl kneten, bis die Blätter weich werden. Den Kürbis zugeben und vorsichtig unterheben. Mit Cashew-Käse und gerösteten Walnüssen garnieren. Sofort servieren.

4 PORTIONEN

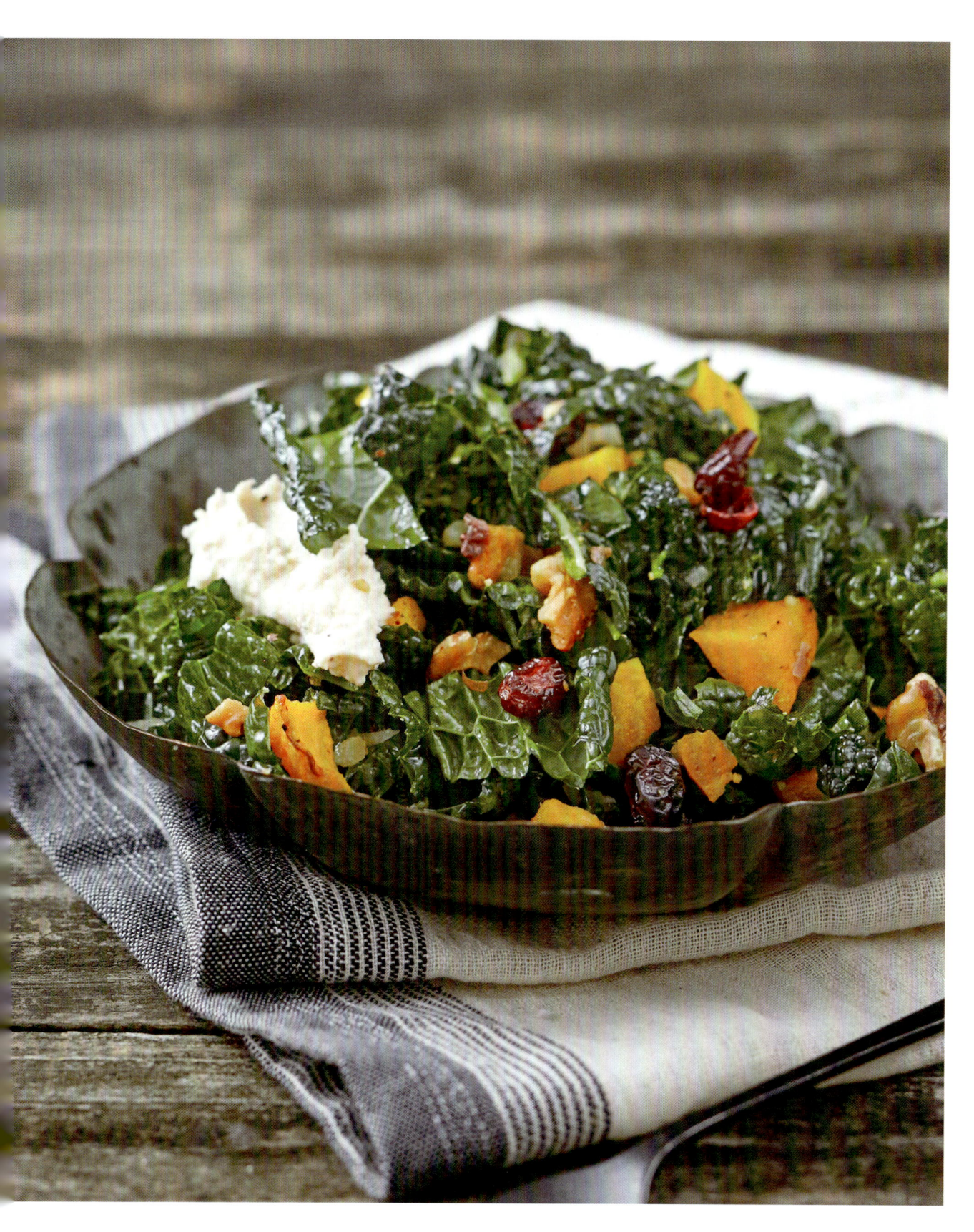

Nahrhafter NEKTARINE-BASILIKUM-HIRSE-SALAT

Hirse ist sehr zart – sie erinnert mich an das Couscous, das ich als Kind und Jugendliche gegessen habe, bevor ich auf glutenfreie Nahrung umgestiegen bin. Dieses Rezept ist eine frische Beilage, die sich unter der Woche auch als schnelles Abendessen eignet. Wenn Sie keine Hirse vorrätig haben, können Sie den Salat auch mit Quinoa zubereiten. Sie können die Nektarinen zudem durch Pfirsiche und den Orangen- durch Grapefruitsaft ersetzen.

- 1 Tasse Hirse
- 1 große Nektarine, entsteint und gewürfelt
- ½ Tasse rohe Pekannüsse, geröstet (siehe Seite 116)
- ⅓ Tasse frisch gepresster Orangensaft, plus 1 EL
- ¼ Tasse gehackte Vidalia-Zwiebel (alternativ: süße Zwiebel)
- ¼ Tasse frisches Basilikum, fein gehackt
- 4 Stängel frischer Schnittlauch, in feine Röllchen geschnitten
- 2 EL natives Olivenöl extra
- 1 EL frisch abgeriebene Orangenschale, nach Belieben
- ⅛ TL gemahlener Zimt
- Meersalz und frisch gemahlener schwarzer Pfeffer

Die Hirse kochen (siehe Seite 112). 15 Min. abkühlen lassen und mit einer Gabel auflockern. Die übrigen Zutaten zugeben, mischen und sofort servieren.

4 PORTIONEN

Unverzichtbare BASILIKUMHIRSE FÜR EIN PICKNICK

Dieses köstliche Gericht für ein Picknick ist mit süßem Basilikumaroma durchzogen und erhält zudem durch den Apfelessig Geschmack und durch die gerösteten Pinienkerne Knusprigkeit. Die Hirse ist auch als Beilage gut geeignet, Sie können sie also zu einem Picknick mitnehmen oder unter der Woche als Salat servieren und Reste am nächsten Mittag verzehren.

- 1 Tasse Hirse
- 3 EL natives Olivenöl extra
- 3 EL Apfelessig
- Meersalz und frisch gemahlener schwarzer Pfeffer
- 1 große Tomate (z. B. von einer alten Tomatensorte), gewürfelt
- 1 große Salatgurke, gewürfelt
- ½ kleine rote Zwiebel, gewürfelt
- ¼ Tasse frisches Basilikum, fein gehackt, plus einige Blätter zum Garnieren
- ¼ Tasse Pinienkerne, geröstet (siehe Seite 116)

Die Hirse kochen (siehe Seite 112). Etwas abkühlen lassen und mit 1 Esslöffel Öl mischen.

In einer kleinen Schüssel Essig, das übrige Öl und nach Belieben Salz und Pfeffer verquirlen.

In einer zweiten Schüssel gekochte Hirse, Tomate, Gurke, Zwiebel und Basilikum mischen. Mit der Essig-Öl-Mischung beträufeln und die Pinienkerne zugeben. Alles gut vermischen. Mit Salz und Pfeffer abschmecken. Sofort oder gekühlt servieren.

4 PORTIONEN

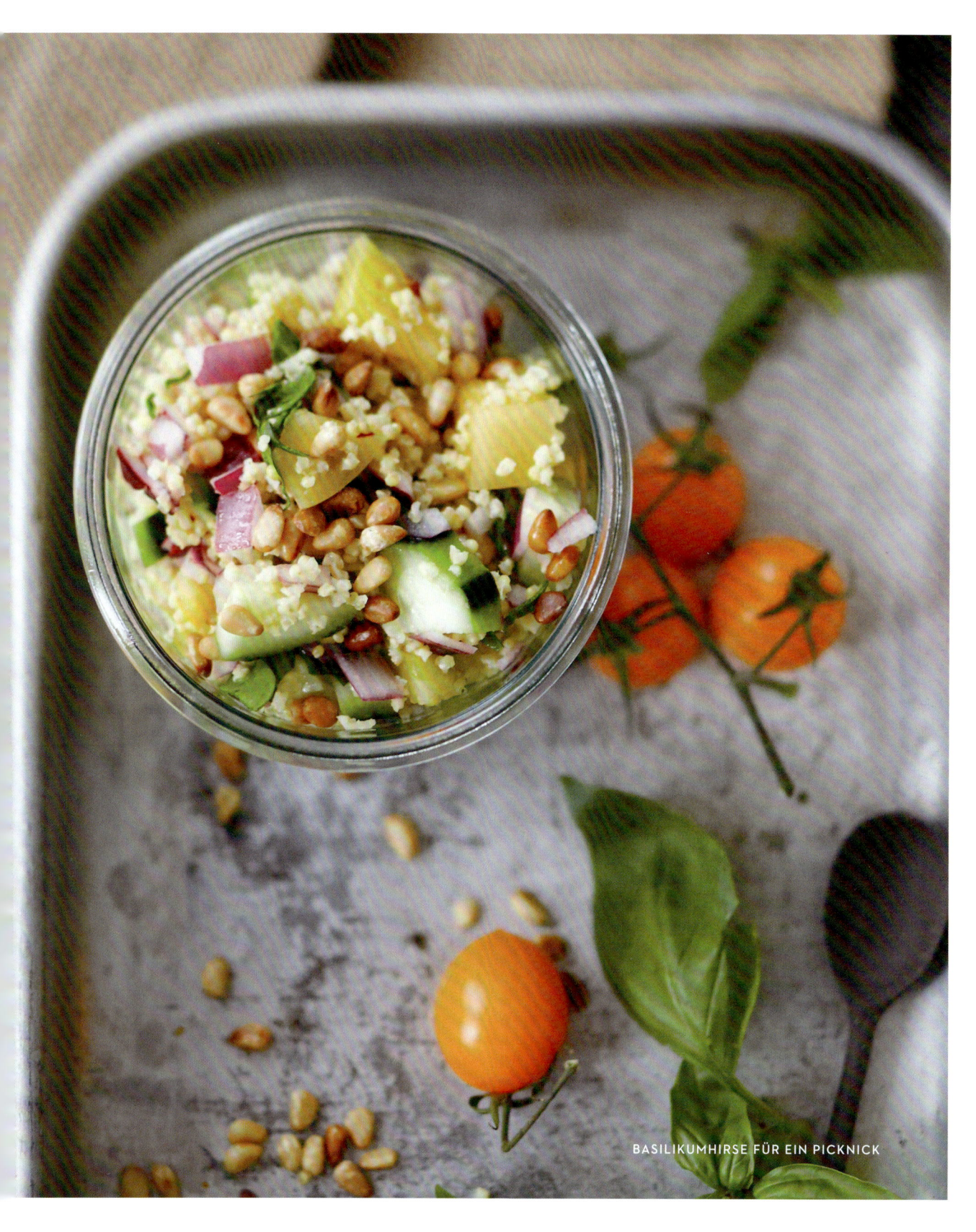

BASILIKUMHIRSE FÜR EIN PICKNICK

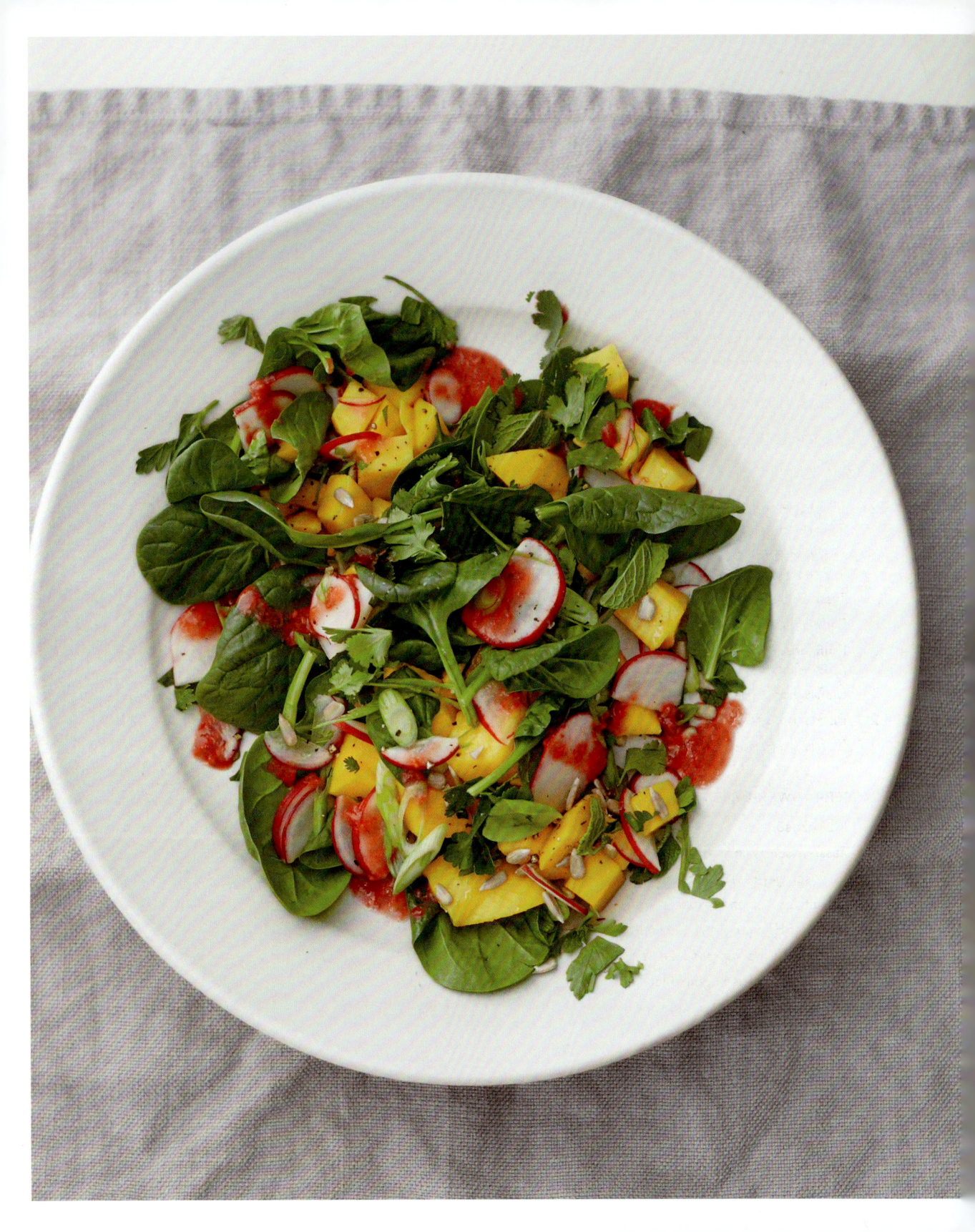

MANGOSALAT
mit Himbeer-Ingwer-Dressing und gerösteten Sonnenblumenkernen

Wenn Sie nach einer Möglichkeit suchen, sich selbst etwas Gutes zu tun, haben Sie sie hier gefunden – dieser Salat ist so bunt und pikant, dass er die Stimmung von jedem aufhellt. Zudem ist diese Kombination aus Obst und Salat sehr nahrhaft: Das Vitamin C in der Mango hilft, das Eisen aus dem Spinat aufzunehmen. Das Himbeer-Ingwer-Dressing kann auch zum Anmachen anderer Salate verwendet werden. Ich serviere Dressingreste besonders gerne zu Grünkohl. Im Sommer, wenn Steinobst Saison hat, können Sie die Mango auch durch Pfirsiche ersetzen.

MANGOSALAT

½	Tasse geschälte rohe Sonnenblumenkerne
1	Prise Meersalz
3	große Mangos, geschält, entsteint und in 2,5 cm große Würfel geschnitten
½	Tasse Babyspinat
8	Radieschen, in dünne Scheiben geschnitten
3	Frühlingszwiebeln, in dünne Scheiben geschnitten
3	EL frisches Koriandergrün, fein gehackt
2	EL frische glatte Petersilie, fein gehackt
2	EL frische Minze, fein gehackt

HIMBEER-INGWER-DRESSING

2	TL Kokosöl
1	Tasse frische Himbeeren
2	EL frisch gepresster Zitronensaft
1½	EL natives Olivenöl extra
2	TL roher Honig oder Ahornsirup
0,5	cm frischer Ingwer, geschält und gerieben
	Meersalz und frisch gemahlener schwarzer Pfeffer

SALAT ZUBEREITEN: Die Sonnenblumenkerne in einer großen Pfanne bei mittlerer Hitze so lange rösten, bis sie duften, dabei regelmäßig schwenken. Vom Herd nehmen und salzen.

DRESSING ZUBEREITEN: In einem Topf das Kokosöl bei mittlerer Hitze erhitzen. Die Himbeeren zugeben und ca. 1 Min. rühren, bis sie Saft abgeben. In einen Mixer geben. Dann Zitronensaft, Olivenöl, Honig und Ingwer zugeben und alles glatt pürieren. Nach Belieben salzen und pfeffern. Anmerkung: Kokosöl wird bei Zimmertemperatur fest, das Dressing daher sofort verwenden.

In einer großen Schüssel Mangos, Spinat, Radieschen, Frühlingszwiebeln, Koriandergrün, Petersilie und Minze mischen. Mit dem Himbeer-Ingwer-Dressing beträufeln und unterheben. Mit gerösteten Sonnenblumenkernen garnieren und sofort servieren.

4 PORTIONEN, ERGIBT 1 TASSE DRESSING

TRAUMSALAT MIT MANGO UND VIEL GRÜN
mit glutenfreien Kräutercroutons

Mango und frischer Dill verbinden sich hier zu einer leckeren Mahlzeit für zwei – oder auch für einen. Die Reste können auch noch am nächsten Tag gegessen werden. Durch den Limettensaft bleibt der Salat frisch, sodass er problemlos einen Tag lang hält.

1	große Mango, geschält, entsteint und gewürfelt
1½	EL natives Olivenöl extra
1	EL frisch gepresster Limettensaft
1	EL frischer Dill, fein gehackt
1	kleine Knoblauchzehe, fein gehackt
1	Prise rote Paprikaflocken
2	Tassen Babyspinat
1	große rote Paprika, Samen entfernt, gewürfelt
1	mittelgroße reife Avocado, entsteint, geschält und gewürfelt
	Meersalz und frisch gemahlener schwarzer Pfeffer
1	Handvoll Glutenfreie Kräutercroutons (siehe Seite 198), nach Belieben

In einer großen Schüssel Mango, Öl, Limettensaft, Dill, Knoblauch und rote Paprikaflocken mischen. Spinat, Paprika, Avocado und nach Belieben Salz und Pfeffer zugeben und alles vermengen. Nach Belieben mit Kräutercroutons servieren.

2 PORTIONEN

ESTRAGON-GRAPEFRUIT-SALAT
mit Macadamia-Ahornsirup-Dressing

Diesen hochsommerlichen Beilagensalat serviere ich meiner Familie, wenn wir an der Küste Urlaub machen. Er ist einfach zuzubereiten und sehr erfrischend. Die rubinrote Grapefruit sorgt für einen Hauch natürlicher Süße.

GRAPEFRUIT-SALAT

2	Tassen Babyspinat oder Rucola
2	große Grapefruits, gekühlt, geschält und in Spalten zerteilt
¼	Tasse rote Zwiebel, fein gehackt
¼	Tasse frischer Estragon, fein gehackt

MACADAMIA-AHORNSIRUP-DRESSING

¼	Tasse Apfelessig
⅓	Tasse Ahornsirup
	Meersalz und frisch gemahlener schwarzer Pfeffer
½	Tasse rohe Macadamianüsse, fein gehackt
2	EL frischer Estragon, fein gehackt

SALAT ZUBEREITEN: Den Spinat auf vier Servierteller verteilen. Grapefruit, Zwiebel und Estragon darauf anrichten.

DRESSING ZUBEREITEN: In einer kleinen Schüssel Essig, Ahornsirup und Salz sowie Pfeffer verquirlen. Nüsse und Estragon zugeben und alles mischen. Den Salat mit dem Macadamia-Ahornsirup-Dressing beträufeln und sofort servieren. Reste des Dressings sind in einem verschlossenen Behälter im Kühlschrank bis zu 4 Tage haltbar.

4 PORTIONEN, ERGIBT ¾ TASSE DRESSING

Ultimativer QUINOA-KIRSCH-PEKANNUSS-SALAT

Dieser süße und zugleich herzhafte Salat eignet sich als Hauptspeise, aber auch als Beilage zum Abendessen. Sie werden die Kombination aus Kirschen und Honig mit gerösteten Pekannüssen und frischer Petersilie lieben. Wenn Sie keine frischen Kirschen bekommen, können Sie diese durch getrocknete Kirschen oder Weinbeeren ersetzen. Anstelle der Pekannüsse können Sie zudem Haselnüsse oder Mandeln verwenden.

QUINOA-SALAT

- 1½ Tassen Quinoa, gespült
- 2 Tassen frische Kirschen, entsteint und halbiert
- 3 kleine oder 2 große Stangen Sellerie, gewürfelt
- ½ Tasse rohe Pekannüsse, grob gehackt und geröstet (siehe Seite 124)
- ⅓ Tasse frische krause Petersilie, fein gehackt

DRESSING

- 2 EL frisch gepresster Zitronensaft, plus 1 TL
- 1 EL Dijon-Senf
- 1 EL roher Honig
- Meersalz und frisch gemahlener schwarzer Pfeffer
- 3 EL natives Olivenöl extra
- ¼ Tasse Frühlingszwiebeln, in dünne Scheiben geschnitten, zum Garnieren
- 1 TL frisch abgeriebene Zitronenschale, zum Garnieren

SALAT ZUBEREITEN: Die Quinoa kochen (siehe Seite 112). Abkühlen lassen und mit einer Gabel auflockern. In einer großen Schüssel die gekochte Quinoa mit Kirschen, Sellerie, Pekannüssen und Petersilie mischen. 5 Min. ziehen lassen, damit sich die Aromen verbinden können.

DRESSING ZUBEREITEN: In einer kleinen Schüssel Zitronensaft, Senf, Honig und nach Belieben Salz und Pfeffer verquirlen. Die Mischung weiter schlagen, dabei langsam das Öl zugießen.

Das Dressing über den Quinoa-Salat träufeln und gut vermischen. Mit Frühlingszwiebeln und Zitronenschale garnieren. Sofort servieren.

4–6 PORTIONEN

Hauptgerichte

Wahrscheinlich sind viele unter Ihnen wie ich mit verkochtem Gemüse aufgewachsen, das beinah zu Tode gegart wurde. Das ist sehr schade, denn es bedeutet, dass eine ganze Nahrungsmittelgruppe bei Ihnen einen schlechten Geschmack hinterlassen hat. Ich glaube, dass Gemüse in der US-amerikanischen Ernährung so lange eine Nebenrolle gespielt hat, weil nur wenige gelernt haben, es so zuzubereiten, dass man es mit Vergnügen isst. Doch das ist nun vorbei!

Ich bin bei diesem Thema natürlich voreingenommen. Gemüse und ich führen bereits eine lange Beziehung. Ich gehöre zu den wenigen Menschen, die sich für Rosenkohl begeistern und habe immer eine Zucchini als kleinen Imbiss in der Tasche (das ist kein Witz). Aber ich habe in meiner Vergangenheit auch schlechte Gemüsegerichte kennengelernt und habe mich deshalb der Entwicklung außergewöhnlicher und leckerer Gemüserezepte gewidmet.

Ich bin keine Veganerin, aber ich bin davon überzeugt, dass Gemüse durchaus als Hauptmahlzeit glänzen kann. Falls Sie befürchten, davon nicht satt zu werden: Keine Sorge, diese Gemüsemahlzeiten enthalten viele gesunde Kohlenhydrate, Eiweiß, Ballaststoffe und gesunde Fette, die sättigen. Und was ist mit dem Geschmack? Sie werden sich wundern! Ob bei meinen glutenfreien oder fleischlosen Gerichten – Sie werden angenehm überrascht sein, dass Sie mit diesen Rezepten nicht einfach nur ein Häkchen hinter Ihre tägliche Ration Gemüse machen können. Diese Gemüsegerichte sind so köstlich, dass Sie, Ihre Familie und Ihre Freunde sie lieben werden.

Alle Rezepte sind für überempfindliche Esser geeignet, da sie ohne Ei, Mais, Milchprodukte, Gluten, Erdnüsse, Soja und raffinierten Zucker zubereitet werden. Stattdessen werden Sie Zutaten entdecken, die vielleicht neu für Sie sind wie Kokosöl, Kichererbsen-Miso-Paste, Hirse, schwarzer Reis und Coconut Aminos.

Unabhängig von Ihren Kochfähigkeiten oder Ihrer -erfahrung können Sie diese Mahlzeiten mit allem zubereiten, was Ihre Küche hergibt. Viel einfacher geht es wirklich nicht. Haben Sie dabei keine Angst vor Fetten wie in Avocados, Nüssen oder Samen. Diese gesunden Fette können Ihnen beim Abnehmen helfen, indem Sie Eiweiß und Faserstoffe liefern und so Ihren Blutzuckerspiegel ausgeglichen halten. Zudem brauchen Ihre Hormone gesunde Fette, um gut funktionieren zu können. Kein Fett bedeutet daher auch keine normale Hormonproduktion, was alles andere als lustig ist.

Sie werden dabei keine Zugeständnisse machen müssen – weder beim Aroma, noch bei der Konsistenz oder beim Geschmack. Seien Sie bereit für die frische Knackigkeit von Gemüse, das richtig zubereitet wurde, für cremige Saucen aus rohen Nüssen wie Cashewkernen und Mandeln und für den herzhaften und pikanten Geschmack, den Sie immer und immer wieder werden genießen wollen. Willkommen zu einer völlig neuen Art des Essens!

GEMÜSEPASTA MIT RÜBSTIEL

Bei diesem gesunden Gericht liegt der Schwerpunkt eindeutig beim Gemüse, nicht bei den Nudeln. Dadurch ist dieses Pastagericht leicht, aber sättigend.

340	g glutenfreie Vollkornnudeln (Penne oder Spiralnudeln)
2	EL natives Olivenöl extra
1	Schalotte, gewürfelt
2	kleine Portobello-Pilze, in Scheiben geschnitten
2	Knoblauchzehen, fein gehackt
1	Bund Rübstiel, Enden abgeschnitten, in 2,5 cm große Stücke geschnitten
1	rote Paprika, Samen entfernt, gewürfelt
1	Tasse schwarze Oliven, entsteint und halbiert
¼	TL Meersalz
¼	TL frisch gemahlener schwarzer Pfeffer
3	EL natriumarme Gemüsebrühe
½	Tasse frisches Basilikum, fein gehackt
1	Prise rote Paprikaflocken
1	Rezept Tomatensauce aus sonnengetrockneten Tomaten (siehe Seite 328), erwärmt, als Topping
1–2	EL Käsefreier Parmesan (siehe Seite 315) oder Milchfreier Paranuss-Parmkäse (siehe Seite 316), nach Belieben

Einen großen Topf mit Wasser zum Kochen bringen. Die Nudeln laut Packungsanweisung darin kochen. Abgießen, mit kaltem Wasser abspülen und in eine große Schüssel füllen. 2 Teelöffel Öl unterrühren, damit die Nudeln nicht zusammenkleben.

Das übrige Öl in einer großen Pfanne bei mittlerer Hitze erhitzen. Schalotte und Pilze darin ca. 3 Min. anbraten. Den Knoblauch dazugeben und 1 weitere Min. anbraten. Rübstiel, Paprika, Oliven, Salz und Pfeffer zugeben und alles gut verrühren. Die Brühe zugießen und zugedeckt ca. 10 Min. weiterkochen lassen, bis das Gemüse weich und zart ist. Nach der Hälfte der Zeit umrühren.

Die Gemüsemischung mit den gekochten Nudeln mischen und Basilikum sowie rote Paprikaflocken vorsichtig unterheben. Die Tomatensauce über die Nudeln geben, nach Belieben mit Käsefreiem Parmesan bestreuen und erneut mischen. Sofort servieren.

4 PORTIONEN

Eine Schüssel Genuss
MANGOLD-GARTENKRÄUTER-PASTA

Als Stadtbewohnerin habe ich keinen eigenen Garten, esse aber so, als hätte ich einen. Für diese glutenfreien Nudeln verwende ich mein Lieblingsblattgemüse zusammen mit einigen köstlichen Kräutern, die mir jedes Mal ein Lächeln ins Gesicht zaubern. Cremige Avocado, Kichererbsen-Miso und Limettensaft sind eine tolle Kombination, die für ein köstliches Aroma sorgen.

MANGOLD-PASTA

340	g glutenfreie Vollkorn-Penne
1	Bund Mangold, Stiele entfernt, Blätter fein gehackt
¼	Tasse frisches Koriandergrün, fein gehackt
¼	Tasse frisches Basilikum, fein gehackt
6	Stängel frischer Schnittlauch, fein gehackt
1	große reife Avocado, entsteint, geschält und gewürfelt
1	TL frische Minze, fein gehackt
1	Prise rote Paprikaflocken

SAUCE

2¼	EL frisch gepresster Limettensaft
1	EL natives Olivenöl extra
1	EL Kichererbsen-Miso-Paste
1	große Knoblauchzehe, fein gehackt
1	TL frischer Ingwer, geschält, fein gehackt
1	TL roher Honig
	Meersalz

PASTA ZUBEREITEN: Die Nudeln laut Packungsanweisung kochen. Abgießen und zum Abkühlen beiseitestellen. Wenn sie abgekühlt sind, in eine große Schüssel füllen und Mangold, Koriander, Basilikum, Schnittlauch, Avocado, Minze und rote Paprikaflocken zugeben. Vorsichtig vermengen.

SAUCE ZUBEREITEN: In einer kleinen Schüssel Limettensaft, Öl, Miso-Paste, Knoblauch, Ingwer, Honig und nach Belieben Salz verquirlen.

Die Sauce über die Nudelmischung geben und vorsichtig untermengen. Warm oder bei Zimmertemperatur servieren.

4–6 PORTIONEN

FRÜHLINGSGEMÜSE-PAELLA

Eine Paella zu essen ist wie eine Reise in eine andere Welt und dort die Küche einer anderen Kultur zu genießen. Was außerdem toll ist an einer Paella: Alles wird in einer Pfanne zubereitet, sodass nach dem Essen auch nur eine Pfanne abgespült werden muss. Dies ist eine leichte Variante des spanischen Gerichts mit Frühlingsspargel und einer Kombination aus Cannellinibohnen und Kichererbsen als Eiweißlieferanten.

2	EL natives Olivenöl extra
1	große süße weiße Zwiebel, gehackt
1	Schale Kirschtomaten, geviertelt
1	orange Paprika, Samen entfernt, gewürfelt
1	Knoblauchzehe, fein gehackt
1	Tasse brauner Reis
1	TL Safranfäden
1	TL Chilipulver
½	TL geräuchertes Paprikapulver
¼	TL rote Paprikaflocken
¼	TL Meersalz, plus mehr bei Bedarf
¼	TL frisch gemahlener schwarzer Pfeffer, plus mehr bei Bedarf
4	Tassen natriumarme Gemüsebrühe
1	Tasse Cannellinibohnen, gekocht (siehe Seite 107)
1	Tasse Kichererbsen, gekocht (siehe Seite 107)
1	Tassen grüne TK-Erbsen
1	Bund Spargel, Enden abgeschnitten, in 2,5 cm große Stücke geschnitten
3	EL frische glatte Petersilie, fein gehackt, zum Garnieren
3	EL frisches Koriandergrün, fein gehackt, zum Garnieren

In einer großen Pfanne das Öl bei mittlerer Hitze erhitzen. Die Zwiebel darin ca. 5 Min. weich und glasig dünsten. Kirschtomaten, Paprika und Knoblauch zugeben und weitere 2 Min. unter häufigem Rühren anbraten. Reis, Safran, Chilipulver, Paprikapulver, rote Paprikaflocken, Salz und Pfeffer zugeben und die Mischung umrühren. Die Brühe zugießen und alles zugedeckt aufkochen lassen. Bei mittlerer Hitze 30–40 Min. leicht köcheln lassen, bis der Reis gar ist (dafür ein Korn in der Mitte durchschneiden und prüfen, ob die Farbe durchgängig gleich ist).

Cannellinibohnen, Kichererbsen, Erbsen und Spargel in die Pfanne geben und gut untermischen. Die Hitze reduzieren und 5–7 Min. durchwärmen lassen. Zum Abkühlen 5 Min. beiseitestellen. Nach Belieben mit mehr Salz und Pfeffer würzen, mit Petersilie und Koriandergrün garnieren und servieren.

4–6 PORTIONEN

KAROTTEN-»FETTUCCINE«
mit sonnengetrockneten Tomaten und Kürbiskernen

Bei diesem Gericht sind die »Fettuccine« aus Karotten, die mit einem Gemüseschäler in Streifen gehobelt werden. Sie werden überrascht sein, wie sehr sie wie echte Fettuccine schmecken. Die Sauce haftet gut an den Karottenstreifen und lässt jeden Bissen einfach nur lecker schmecken.

2	EL natives Olivenöl extra
1	Knoblauchzehe, fein gehackt
½	Tasse Datteltomaten, ganz oder geviertelt
2 ½	EL frisches Basilikum, in Julienne geschnitten oder gehackt
3	große Rainbow-Karotten oder orange Karotten, geschält
1	Tasse Tomatensauce aus sonnengetrockneten Tomaten (siehe Seite 328)
¼	TL süßes Paprikapulver
¼	TL Meersalz
¼	TL frisch gemahlener schwarzer Pfeffer
2	EL geschälte rohe Kürbiskerne, geröstet (siehe Seite 116), zum Garnieren

In einer großen Pfanne das Öl bei mittlerer Hitze erhitzen. Den Knoblauch darin ca. 30 Sek. anbraten, bis er weich ist und duftet. Die Tomaten und 2 Esslöffel Basilikum zugeben und ca. 5 Min. anbraten, bis die Tomaten platzen und Saft austritt. Inzwischen die Karotten in Streifen hobeln. Dafür entweder einen Spiralschneider oder einen Gemüseschäler verwenden (am einfachsten geht es, wenn Sie die Karotte dabei auf eine Arbeitsfläche stellen).

Karotten, Tomatensauce, Paprika, Salz und Pfeffer in die Pfanne geben und ca. 10 Min. garen, bis die Karotten weich sind. Vor dem Servieren mit dem übrigen Basilikum und den Kürbiskernen bestreuen.

4 PORTIONEN

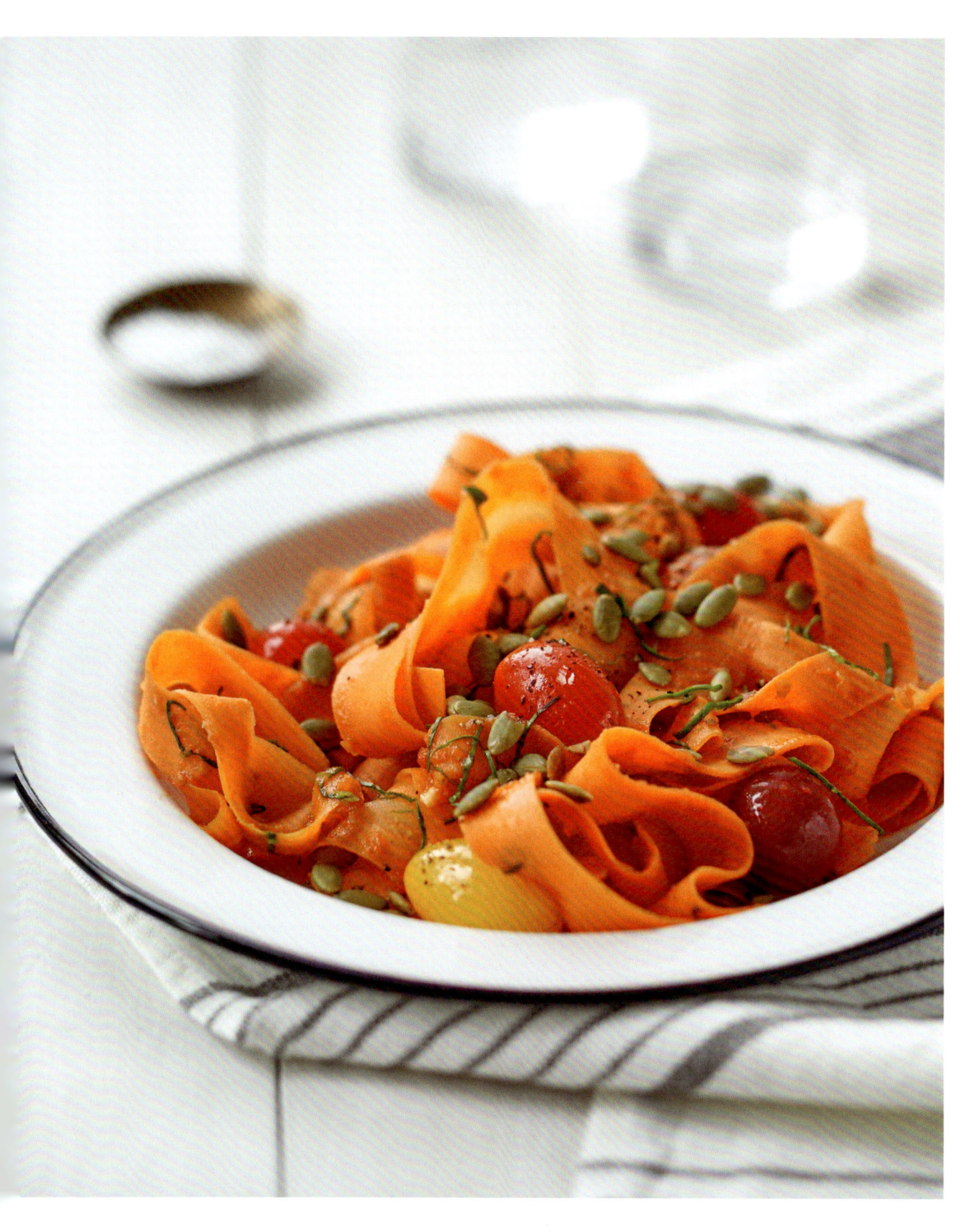

Rohes und getreidefreies ZUCCHINI-PAD-THAI

Dieses Gericht kommt ohne Reis oder Weizennudeln aus. Stattdessen spielen Zucchini die Hauptrolle. Als ich nach Manhattan zog, schwärmten meine Freunde von Pad Thai, aber die weißen Reisnudeln und der Tofu bescherten mir immer Bauchschmerzen. Also habe ich den Tofu aus dem Rezept gestrichen und mir meine eigene Version ausgedacht. Wenn Sie es etwas schärfer mögen, nehmen Sie mehr von den roten Paprikaflocken, vom Ingwer und auch mehr Zitronengras. Falls Sie keinen Spiralschneider zur Verfügung haben, schneiden Sie die Zucchini in dünne Stifte.

2	große Zucchini, mit einem Gemüseschäler oder Spiralschneider in dünne Streifen gehobelt
1	große Karotte, geschält und in Julienne geschnitten oder geraspelt
1	Tasse Rotkohl, gehobelt
2	dünne Stangen Spargel, Enden abgeschnitten, diagonal in dünne Scheiben geschnitten
⅓	Tasse rohe Cashewkerne, 10 Min. in heißem Wasser eingeweicht, abgetropft und gespült
3	große Medjool-Datteln, entsteint
2	Knoblauchzehen, fein gehackt
2	EL frisch gepresster Zitronensaft
1	EL Mandelmus
1	TL frisch abgeriebene Zitronenschale
2	TL frischer Ingwer, geschält und gerieben, plus mehr bei Bedarf
1	Stängel Zitronengras, fein gehackt, plus mehr bei Bedarf
½	TL rote Paprikaflocken, plus mehr bei Bedarf
	Meersalz
¼	Tasse Wasser
2	EL frisches Koriandergrün, fein gehackt, zum Garnieren
2	EL rohe Mandelblättchen, geröstet (siehe Seite 116), zum Garnieren
4	Stängel frischer Schnittlauch, fein gehackt, zum Garnieren

In einer großen Schüssel Zucchini, Karotte, Kohl und Spargel mischen. Dann beiseitestellen.

Die Cashewkerne mit Datteln, Knoblauch, Zitronensaft, Mandelmus, Zitronenschale, Ingwer, Zitronengras, roten Paprikaflocken und nach Belieben Salz in einen Mixer geben und pürieren. Dabei esslöffelweise Wasser zugeben, bis die Sauce glatt, aber nicht dünn und wässerig ist. Die Mischung salzen. Die Sauce über die Zucchinimischung gießen und vorsichtig vermengen. Mit Koriandergrün, Mandeln und Schnittlauch garnieren. Sofort servieren.

2 PORTIONEN

MINI-FRIKADELLEN AUS SCHWARZEM REIS UND MANDELN
in Radicchio-Hülle

Ich kann mich gar nicht mehr erinnern, wie viele enttäuschende Veggie-Burger ich in meinem Leben schon gegessen habe. Das hat mich dazu veranlasst, mir diese Mini-Frikadellen auszudenken, die in einer leckeren Radicchio-Hülle serviert werden. Achten Sie darauf, aus den geraspelten Karotten alle Feuchtigkeit zu pressen. Wenn Sie ganze Leinsamen kaufen, mahlen Sie diese sehr fein. Sie können zum Mahlen eine Kaffeemühle verwenden.

½	Tasse schwarzer Reis
1	Tasse Wasser, plus 3 EL
2	EL natives Olivenöl extra
3	große Knoblauchzehen, fein gehackt
¼	TL Chilipulver
¼	TL gemahlener Koriander
½	mittelgroße rote Zwiebel, gewürfelt
2	Tassen Baby-Bella-Pilze, fein gehackt
2	mittelgroße Karotten, geschält und geraspelt
2	EL frisch gepresster Orangensaft
¼	TL frisch abgeriebene Orangenschale
¼	TL getrocknetes Basilikum
½	TL Meersalz
¼	TL frisch gemahlener schwarzer Pfeffer
2	EL Leinsamen, sehr fein gemahlen
1	Tasse Mandelmehl, fertig gemahlen oder selbst hergestellt (siehe Seite 47)
⅓	Tasse frisches Koriandergrün, fein gehackt
8	Radicchio-Blätter, zum Servieren
1	große reife Avocado, entsteint, geschält und in dünne Scheiben geschnitten
2	kleine rote Radieschen, in dünne Scheiben geschnitten
½	Tasse frisches Basilikum, fein gehackt
	Sensationelle Sriracha-Sauce (siehe Seite 326), zum Servieren

Den Reis mit 1 Tasse Wasser in einen kleinen Topf geben. Das Wasser aufkochen lassen, dann die Hitze reduzieren. Den Reis zugedeckt 30 Min. leicht köcheln lassen, bis er weich ist und alles Wasser aufgenommen hat. Abkühlen lassen.

In einer Pfanne 1 Esslöffel Öl bei mittlerer Hitze erhitzen. Knoblauch, Chilipulver und Koriander darin ca. 30 Sek. anbraten, bis die Gewürze duften. Die Zwiebel zugeben und ca. 10 Min. dünsten. Pilze, Karotten, Orangensaft, Orangenschale, getrocknetes Basilikum, Salz und Pfeffer zugeben und ca. 5 Min. kochen, bis die Flüssigkeit verdampft ist und die Karotten weich sind. Abkühlen lassen.

Die Leinsamen mit 3 Esslöffeln Wasser in einer Schüssel mischen. Ca. 10 Min. beiseitestellen, bis sich ein Brei bildet. In einer zweiten Schüssel den Reis und die Zwiebelmischung mit der Leinsamenmischung, Mandelmehl und Koriandergrün vermengen. Aus der Masse 8 Frikadellen formen.

1 Esslöffel Öl in einer Pfanne erhitzen. Die Frikadellen darin bei mittlerer Hitze ca. 5 Min. von jeder Seite goldbraun braten.

Jede Frikadelle in ein Radicchio-Blatt geben, mit Avocado, Radieschen und Basilikum belegen und mit Salz und Pfeffer würzen. Mit Sriracha-Sauce beträufeln. Einen Zahnstocher von oben durch das Salatblatt in die Frikadelle stecken. Warm servieren.

ERGIBT 8 STÜCK

PORTOBELLO-FRIKADELLEN IN MANGOLDHÜLLE
gefüllt mit milchfreiem cremigem Cashew-Käse

Ich kann nicht leugnen, dass ich ein Fan von Veggie-Frikadellen bin. Für die meisten braucht man jedoch ziemlich viele Zutaten, und auch wenn sie nicht schwer zuzubereiten sind, möchte man manchmal einfach etwas auf ein »Brötchen« geben. Diese Portobello-Frikadellen sind die Lösung. Sie müssen lediglich die Pilze etwas würzen, sie im Ofen erhitzen, etwas Garnitur dazugeben und schon können Sie hineinbeißen! Wenn Sie etwas mehr Zeit haben, können Sie die Pilze langsam garen, wodurch ihr fleischiges Aroma besser zur Geltung kommt. Sonst brauchen Sie nur 20 Min. bei 175 °C.

- 1 EL natives Olivenöl extra
- 1 EL Coconut Aminos
- 4 große Portobello-Pilze, nur die Köpfe
- 4 große Mangoldblätter, Stiele entfernt
- Milchfreier cremiger Cashew-Käse (siehe Seite 316)
- frisch gemahlener schwarzer Pfeffer, nach Belieben
- 2 EL frische glatte Petersilie, fein gehackt
- 2 EL Frühlingszwiebeln, in dünne Scheiben geschnitten
- 1 große Tomate, in 4 dicke Scheiben geschnitten

Den Backofen auf 175 °C vorheizen.

In einer kleinen Schüssel Öl und Coconut Aminos mischen. Jeden Pilzkopf mit der Mischung bestreichen und die Pilze mit der Stielseite nach unten auf ein tiefes Backblech legen. 20 Min. backen, bis die Pilze gar sind. Aus dem Ofen nehmen und etwas abkühlen lassen.

Jeden Pilz auf ein Mangoldblatt setzen, mit etwas Cashew-Käse bestreichen und pfeffern. Mit Petersilie und Frühlingszwiebeln garnieren und mit einer Tomatenscheibe belegen. Sofort servieren.

4 PORTIONEN

ANTIOXIDATIVES WILDREIS-FLADENBROT
mit Kichererbsen-Knoblauch-Sauce

Wenn Sie Falafel mögen, werden Sie dieses herzhafte, außen knusprige und innen saftige Fladenbrot lieben. Die Hauptzutaten – Schälerbsen und Wildreis – klingen vielleicht nicht sehr sexy, aber sie bilden in dieser Kombination einen tollen Kontrast. Anmerkung: Es ist wichtig, Erbsen und Reis nicht zu lange zu kochen, denn sie sollen gar, aber nicht matschig sein! Reste der Kichererbsen-Knoblauch-Sauce können Sie zu rohem oder gekochtem Gemüse servieren.

WILDREIS-FLADENBROT

- 1½ Tassen Schälerbsen, gekocht (siehe Seite 107), gut abgetropft
- 1½ Tassen Wildreis, gekocht (siehe Seite 114), abgetropft
- ¼ Tasse Kokosöl
- 1 TL getrockneter Oregano
- 1 TL getrockneter Thymian
- 1 TL getrocknete Petersilie
- ½ TL Meersalz
- ½ TL frisch gemahlener schwarzer Pfeffer

KICHERERBSEN-KNOBLAUCH-SAUCE

- 2 EL natives Olivenöl extra
- 2 Knoblauchzehen, zerdrückt
- 1½ Tassen Kichererbsen, gekocht (siehe Seite 107)
- 1 Tasse natriumarme Gemüsebrühe, plus mehr zum Verdünnen der Sauce
- 1 EL frisch gepresster Zitronensaft
- ½ TL Chilipulver
- ½ TL gemahlener Kreuzkümmel
- Meersalz und frisch gemahlener schwarzer Pfeffer

WEITERE SERVIERVORSCHLÄGE

Hummus (siehe Seite 309–312), Tomatensauce nach alter Art (siehe Seite 326) oder eine der Garnituren von Seite 243

FLADENBROT ZUBEREITEN: Den Backofen auf 175 °C vorheizen. Ein tiefes Backblech mit Backpapier auslegen.

Schälerbsen, Reis, Öl, Oregano, Thymian, Petersilie, Salz und Pfeffer in der Küchenmaschine zu einem glatten Teig verarbeiten. Auf dem vorbereiteten Backblech verteilen und mit dem Rücken eines Löffels auf dem Backpapier zu einer 0,6–1,25 cm dicken Teigplatte verstreichen.

Je nach Dicke des Teiges 55–60 Min. backen, bis er goldbraun ist. Aus dem Ofen nehmen und zum Abkühlen 10 Min. beiseitestellen. Das Fladenbrot in Rechtecke schneiden.

SAUCE ZUBEREITEN: In einer Pfanne das Öl bei mittlerer Hitze erhitzen. Den Knoblauch darin anbraten. Dann Kichererbsen, Brühe, Zitronensaft, Chilipulver und Kreuzkümmel zugeben und zum Sieden bringen. Ca. 10 Min. köcheln lassen. Nach Belieben salzen und pfeffern und in einen Mixer füllen. So lange mixen, bis die Mischung auf einem Löffelrücken liegen bleibt. Falls sie zu dick ist, mehr Brühe zugießen, bis die gewünschte Konsistenz erreicht ist.

Das Fladenbrot mit Kichererbsen-Knoblauch-Sauce beträufeln oder mit Zutaten Ihrer Wahl belegen. Warm oder bei Zimmertemperatur servieren.

2 PORTIONEN, ERGIBT 2 TASSEN SAUCE

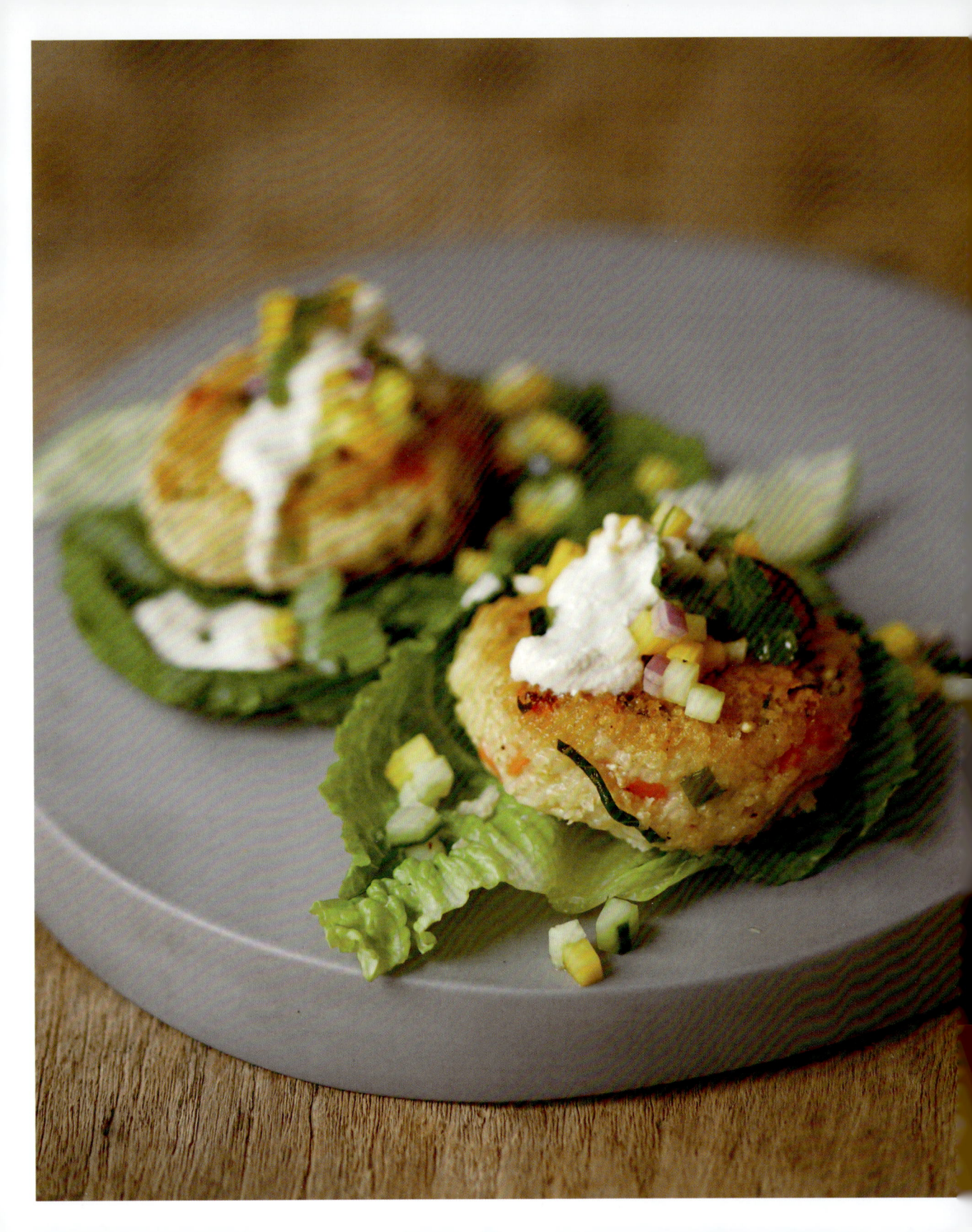

ZITRONEN-BASILIKUM-HIRSE-FRIKADELLEN
mit wunderbarer Mango-Salsa

Diese Frikadellen mit frischem Geschmack ergeben unter der Woche ein einfaches Abendessen. Sie werden nicht im Brötchen serviert, stattdessen können Sie die Frikadellen in Romana- oder Kopfsalatblätter wickeln und mit den Händen essen. Achten Sie darauf, dass die Hirse nicht zu trocken ist, sonst zerfallen die Frikadellen!

1	Tasse Hirse
½	TL Meersalz, plus 1 Prise
1	EL gemahlene Leinsamen
3	EL Wasser
1	große Karotte, geschält und gerieben
4	Frühlingszwiebeln, in dünne Scheiben geschnitten
1	Handvoll frische Basilikumblätter, fein gehackt
2	EL frisch gepresster Zitronensaft
2 ½	TL frisch abgeriebene Zitronenschale
½	TL frisch gemahlener schwarzer Pfeffer
3	EL Kokosöl
6	große Romana- oder Kopfsalatblätter
	Mango-Salsa (siehe Seite 238), zum Servieren
	Kreuzkümmel-Cashew-Cremesauce (siehe Seite 238), zum Servieren

Die Hirse mit einer Prise Salz kochen (siehe Seite 112). Zum Abkühlen beiseitestellen.

Während die Hirse kocht, Leinsamen und Wasser in einer kleinen Schüssel mischen. Ca. 10 Min. beiseitestellen, bis die Mischung breiig wird. Anschließend gut mischen.

Karotten, Frühlingszwiebeln, Basilikum, Zitronensaft, Zitronenschale, Salz und Pfeffer in einer großen Schüssel vermengen. Die abgekühlte Hirse zusammen mit der Leinsamen-Karotten-Mischung in die Schüssel geben und alles mischen. Mit den Händen aus der Mischung 6 Frikadellen formen.

In einer großen Pfanne das Öl bei mittlerer Hitze erhitzen. Die Frikadellen darin von jeder Seite 7–8 Min. goldbraun braten. Mit etwas Mango-Salsa und Kreuzkümmel-Cashew-Cremesauce garnieren und in Salatblätter wickeln. Warm servieren. Ungebratene Frikadellen sind im Kühlschrank bis zu 4 Tage oder in der Kühltruhe bis zu 1 Monat haltbar. Die einzelnen Frikadellen getrennt durch Pergamentpapier in einen verschließbaren Behälter geben.

6 PORTIONEN

Wunderbare MANGO-SALSA

Diese Salsa ist ideal, um Salaten, Frikadellen und Tacos noch mehr Aroma zu verleihen. Ich gebe gerne einen Löffel davon und etwas von meinem Milchfreien cremigen Cashew-Käse (siehe Seite 316) auf meine Getreidefreien Cracker (siehe Seite 164–170).

1	reife Mango, geschält, entsteint und fein gewürfelt
1	mittelgroße Salatgurke, fein gewürfelt
3	EL rote Zwiebel, fein gewürfelt
1	EL frisches Koriandergrün, fein gehackt
2	TL frisch gepresster Limettensaft
	Meersalz und frisch gemahlener schwarzer Pfeffer

Alle Zutaten in einer großen Schüssel mischen. Auf Wunsch mehr rote Zwiebel dazugeben, wenn die Salsa pikanter sein soll. Sofort servieren.

ERGIBT 1 ½ TASSEN

Kreuzkümmel-Cashew- CREMESAUCE

Ich liebe den Geschmack und die Konsistenz dieser milchfreien Cremesauce. Sie ist samtig-weich und aromatisch. Diese Sauce können Sie auch mit Resten von geröstetem Gemüse als Nachmittagsimbiss genießen.

1	Tasse rohe Cashewkerne
¾	Tasse Wasser
¼	Tasse frisch gepresster Zitronensaft
½	TL gemahlener Kreuzkümmel
¼	TL Meersalz

Alle Zutaten in einem Mixer vermengen und zu einer glatten Sauce verarbeiten. Gekühlt oder bei Zimmertemperatur servieren. Reste dieser Sauce sind in einem verschlossenem Behälter im Kühlschrank bis zu 5 Tage haltbar.

ERGIBT 1 ½ TASSEN

GARTENKRÄUTER-RATATOUILLE OHNE AUBERGINE

Ratatouille, ein leckerer provenzalischer Gemüseeintopf, enthält normalerweise Auberginen. Ich finde jedoch, dass er ebenso lecker französisch mit Paprika, Kürbis und Tomaten schmeckt. Reste passen großartig zu glutenfreiem Vollkorn wie Hirse oder Quinoa.

2	große grüne Zucchini, gewürfelt
2	große gelbe Zucchini, gewürfelt
1	rote Paprika, Samen entfernt, gewürfelt
1	gelbe oder orange Paprika, Samen entfernt, gewürfelt
6	EL natives Olivenöl extra
	Meersalz und frisch gemahlener schwarzer Pfeffer
1	große weiße Zwiebel, gewürfelt
2	große Knoblauchzehen, fein gehackt
1	Schale Datteltomaten, halbiert
2½	EL frische glatte Petersilie, fein gehackt
2	EL frischer Thymian, fein gehackt
2	EL frisches Basilikum, fein gehackt
1	EL frischer Rosmarin, fein gehackt
1	EL Aceto balsamico
	käsefreier Parmesan (siehe Seite 315), zum Garnieren, nach Belieben

Den Backofen auf 230 °C vorheizen. Ein tiefes Backblech mit Backpapier auslegen.

In einer großen Schüssel Zucchini und Paprika mit 4 Esslöffeln Öl mischen. Nach Belieben salzen und pfeffern. Das Gemüse auf dem vorbereiteten Backblech verteilen und 20–25 Min. goldgelb rösten. Nach der Hälfte der Zeit wenden, dann aus dem Ofen nehmen und beiseitestellen.

In einem großen Topf das übrige Öl bei mittlerer Hitze erhitzen. Die Zwiebel darin ca. 5 Min. glasig dünsten. Den Knoblauch zugeben, 30 Sek. anbraten und anschließend die Tomaten zufügen. Alles weitere 7–8 Min. dünsten, bis die Tomaten weich sind. Das geröstete Gemüse, Petersilie, Thymian, Basilikum, Rosmarin und Essig zugeben und gut vermischen. Alles salzen und pfeffern und nach Belieben mit etwas Parmesan garnieren. Sofort servieren.

4 PORTIONEN

GEMÜSEFRIKADELLEN IN MANGOLDBLÄTTERN

Süßkartoffeln und Karotten bilden die Grundlage für diese Frikadellen – beide sind gute Quellen für das antioxidative Betakarotin. Viele Gemüsefrikadellen werden mit der Küchenmaschine zubereitet. Für diese Version brauchen Sie jedoch keine, und Sie sparen damit Zeit zum Abspülen.

1	Tasse Hirse
2	mittelgroße Süßkartoffeln, geschält und in 1,25 cm große Würfel geschnitten
2	Tassen natriumarme Gemüsebrühe
1	Tasse Kichererbsen, gekocht (siehe Seite 107)
1	Tasse Karotten, geschält und gerieben
5½	EL gemahlene Leinsamen
3½	TL frisches Basilikum, fein gehackt
½	Tasse geschälte rohe Kürbiskerne
1½	TL Meersalz
½	TL frisch gemahlener schwarzer Pfeffer
½	TL Chilipulver
½	TL frischer Thymian, fein gehackt
8	Mangoldblätter, Stiele entfernt, zum Servieren
2	große Tomaten (z. B. eine alte Tomatensorte), in dünne Scheiben geschnitten, zum Servieren
	Kreuzkümmel-Cashew-Cremesauce (siehe Seite 238), zum Servieren
8	frische Basilikumblätter, zum Servieren

Den Backofen auf 200 °C vorheizen. Ein tiefes Backblech mit Backpapier auslegen.

In einem Topf Hirse, Süßkartoffeln und Brühe vermengen. Zugedeckt zum Kochen bringen, die Hitze reduzieren und ca. 20 Min. köcheln lassen, bis Hirse und Süßkartoffeln weich sind. Zum Abkühlen beiseitestellen.

In einer großen Schüssel die abgekühlte Hirse mit Süßkartoffeln, Kichererbsen, Karotten, Leinsamen, gehacktem Basilikum, Kürbiskernen, Salz, Pfeffer, Chilipulver und Thymian vermengen. Mit einem Kartoffelstampfer oder der Rückseite einer Gabel die Süßkartoffeln und Kichererbsen zerdrücken, dabei einige größere Stückchen übrig lassen. Mit den Händen aus der Mischung 8 Frikadellen formen.

Die Frikadellen auf das vorbereitete Backblech legen. 15 Min. von einer Seite backen, wenden und von der anderen Seite weitere 10 Min. goldbraun backen.

Aus dem Ofen nehmen und 2–3 Min. abkühlen lassen, dann jede Frikadelle in ein Mangoldblatt wickeln und mit einer Tomatenscheibe, etwas Kreuzkümmel-Cashew-Cremesauce und einem Basilikumblatt garnieren. Sofort servieren.

8 PORTIONEN

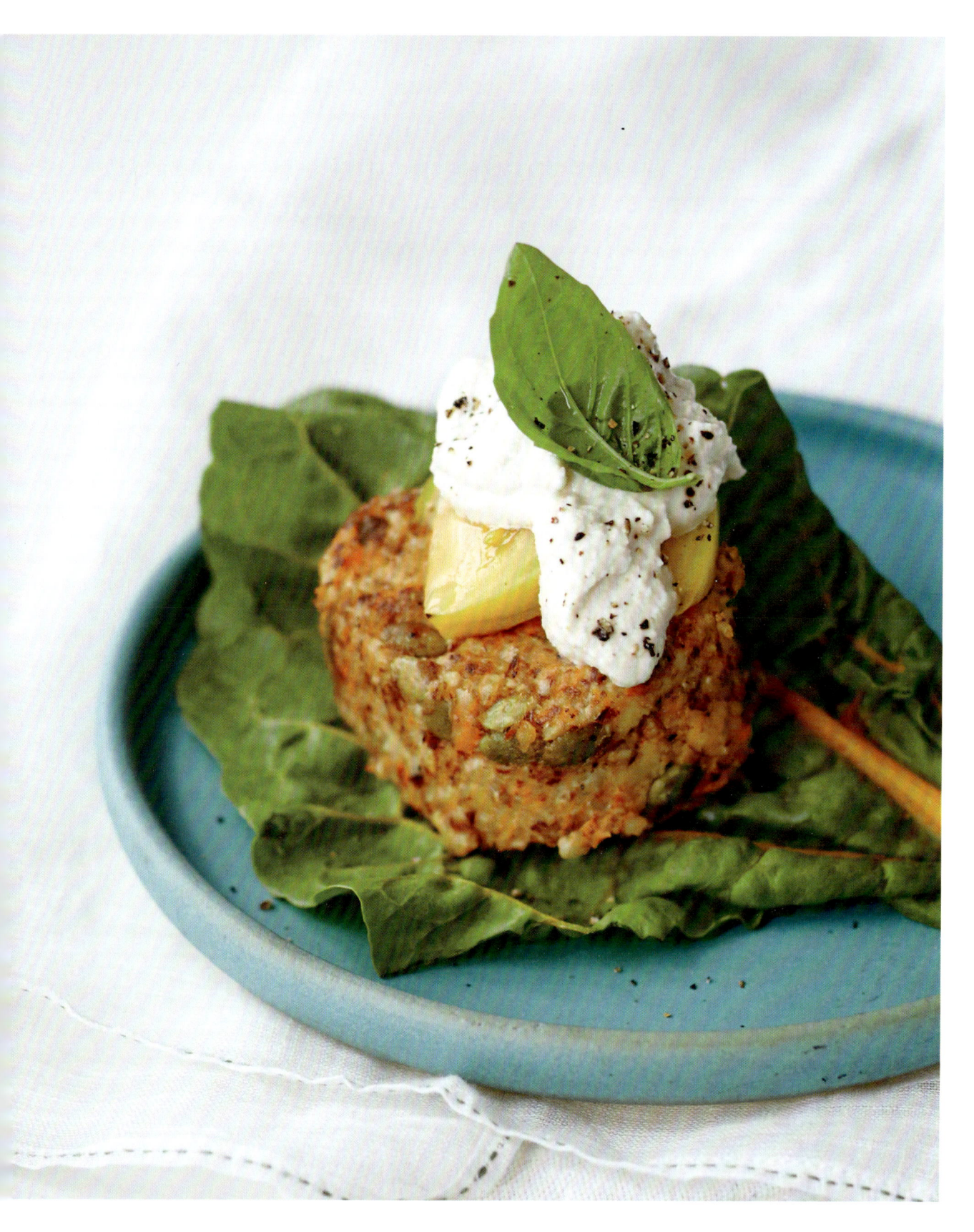

GETREIDEFREIER BUTTERNUSSKÜRBIS-PIZZABODEN
mit Karotten-Cashew-Kräuter-Sauce

Dieser Pizzaboden schmeckt fast wie ein normaler – und das ganz ohne Gluten! Reste der Karotten-Cashew-Kräuter-Sauce passen zu jedem Gemüse, insbesondere aber zu Blumenkohl, Kichererbsen, grünen Bohnen und Avocados.

KAROTTEN-CASHEW-KRÄUTER-SAUCE

2	große Karotten, geschält und gehackt
¼	Tasse rohe Cashewkerne
¼	Tasse frisches Basilikum, fein gehackt
¼	Tasse frische glatte Petersilie, fein gehackt
¼	Tasse Spinat, fein gehackt
½	Tasse natives Olivenöl extra
	frisch gepresster Saft von 1 großen Zitrone
½	TL Meersalz
¼	TL frisch gemahlener schwarzer Pfeffer
1	Prise Chilipulver, plus mehr nach Belieben

KÜRBIS-PIZZABODEN

1	großer Butternusskürbis
3	EL Chiasamen
¼	Tasse Wasser, plus 1 EL
1¼	Tassen Mandelmehl, fertig gemahlen oder selbst hergestellt (siehe Seite 47)
1	Tasse Kichererbsenmehl
1	TL getrocknete Petersilie
½	TL Meersalz
½	TL frisch gemahlener schwarzer Pfeffer
2	mittelgroße Knoblauchzehen, fein gehackt
¾	Tasse Datteltomaten, gewürfelt, als Belag
¼	Tasse frisches Basilikum, fein gehackt, als Belag

Sauce zubereiten: Karotten, Cashewkerne, Basilikum, Petersilie und Spinat in der Küchenmaschine vermengen. Öl, Zitronensaft, Salz, Pfeffer und Chilipulver zugeben und bei Intervallschaltung einarbeiten. Nach Belieben mehr Chilipulver zugeben.

Boden zubereiten: Den Backofen auf 175 °C vorheizen. Ein Backblech mit Backpapier auslegen. Den Kürbis auf das Blech legen und 30 Min. backen. Aus dem Ofen nehmen und ca. 10 Min. abkühlen lassen.

Die Ofentemperatur auf 200 °C erhöhen. Das Backblech mit neuem Backpapier auslegen.

Den Kürbis halbieren und die Kerne herausschaben. Die Hälften mit der Schnittfläche nach unten auf das Blech legen und 25–30 Min. backen. Abkühlen lassen. Mit einem Löffel das Fleisch herausschaben und mit einer Gabel zerdrücken.

Inzwischen in einer kleinen Schüssel 2 Esslöffel Chiasamen mit Wasser mischen und 8–10 Min. beiseitestellen, bis ein Brei entsteht. Die Ofentemperatur auf 210 °C erhöhen.

In einer Schüssel Kürbis, Chiamischung, übrige Chiasamen, beide Mehlsorten, Petersilie, Salz, Pfeffer und Knoblauch vermischen. Auf das Backblech geben und zu einem 0,5 cm dicken Rechteck oder Quadrat ausrollen. 25–30 Min. goldbraun backen. Aus dem Ofen nehmen, mit der Sauce bestreichen und mit Tomaten und Basilikum belegen. Weitere 8 Min. backen und servieren. Reste der Sauce halten sich im Kühlschrank bis zu 2 Tage.

PIZZABODEN AUS SESAM- UND MOHNSAMEN MIT BLUMENKOHL

Stellen Sie sich vor, Sie sind Künstler und dieser getreidefreie Pizzaboden ist Ihre Leinwand – legen Sie los! Unten finden Sie Vorschläge für verschiedene Pizzabeläge. Sie haben die Wahl.

2	EL gemahlene Leinsamen
6	EL Wasser
1	mittelgroßer Blumenkohl, in Röschen zerteilt
⅓	Tasse Mandelmehl, fertig gemahlen oder selbst hergestellt (siehe Seite 47)
1	EL Chiasamen
1	Knoblauchzehe, fein gehackt
1	TL Meersalz
½	TL getrockneter Oregano
½	TL getrocknetes Basilikum
¼	TL frisch gemahlener schwarzer Pfeffer
1	EL Sesamsamen
1	EL Mohnsamen
	Belag, nach Belieben (siehe unten)

AUSWAHL AN PIZZABELÄGEN

▸ Ohne Alufolie gerösteter Knoblauch (siehe Seite 337)

▸ Tomatensauce aus sonnengetrockneten Tomaten (siehe Seite 328)

▸ Aromatisch marinierte, geröstete Paprika (siehe Seite 286)

Den Backofen auf 175 °C vorheizen. Ein Backblech mit Backpapier auslegen.

In einer kleinen Schüssel Leinsamen und Wasser mischen. Mindestens 5 Min. beiseitestellen, bis die Mischung breiig wird.

Den Blumenkohl in der Küchenmaschine bei Intervallschaltung fein mahlen. Es sollte ca. 2 Tassen ergeben. Auf dem vorbereiteten Backblech verteilen und 30 Min. backen. Während der Backzeit den Blumenkohl mindestens zweimal wenden. In eine große Schüssel umfüllen und ca. 10 Min. abkühlen lassen. Den Blumenkohl in eine doppelte Lage Baumwolltuch wickeln und mit den Händen möglichst viel Wasser herausdrücken. Das überschüssige Wasser entsorgen.

In einer großen Schüssel Blumenkohl, Leinsamenmischung, Mandelmehl, Chiasamen, Knoblauch, Salz, Oregano, Basilikum und Pfeffer vermengen. Die Masse auf einem mit Backpapier ausgelegten Backblech verteilen und mit einem Spatel zu einem dünnen Boden verstreichen. Mit Sesam- und Mohnsamen bestreuen. Ca. 30 Min. goldbraun backen. Mit einem weiteren Blatt Backpapier abdecken und den Boden auf ein zweites Backblech stürzen. Weitere 15 Min. backen. Mit dem gewünschten Belag belegen und weitere 10 Min. backen, bis der Belag gar ist. Warm servieren.

2 PORTIONEN

KÖSTLICHE QUINOA-PIZZA
mit Karottenstreifen und Schalotten

Quinoa ist eine Art Wundersamen. Abgesehen davon, dass Quinoa wegen ihres bemerkenswerten Eiweißgehalts unsere Wertschätzung verdient, eignet sie sich sehr gut für einen Pizzaboden. Dieses Rezept ergibt eine einfache Pizza. Wenn Sie den Geschmack noch etwas aufpeppen möchten, bestreichen Sie den Boden zusätzlich mit einem meiner Pestos.

BODEN

1	Tasse Quinoa, über Nacht eingeweicht, abgetropft und gespült (siehe Anmerkung)
¼	Tasse natriumarme Gemüsebrühe
¼	TL Chilipulver
¼	TL Meersalz, plus mehr bei Bedarf
¼	TL frisch gemahlener schwarzer Pfeffer, plus mehr bei Bedarf
2	EL natives Olivenöl extra, plus mehr zum Beträufeln

BELAG

¼	Tasse Tomatensauce nach alter Art (siehe Seite 326)
2	große Karotten, geschält und mit einem Gemüseschäler in dünne Streifen gehobelt
⅓	Tasse frisches Basilikum, fein gehackt
1	Schalotte, in dünne Scheiben geschnitten
1	Tasse Milchfreier cremiger Cashew-Käse (siehe Seite 316)

BODEN ZUBEREITEN: Den Backofen auf 175 °C vorheizen.

Die Quinoa zusammen mit Brühe, Chilipulver, Salz und Pfeffer in der Küchenmaschine zu einer glatten Masse verarbeiten.

Eine große gusseiserne Pfanne 5 Min. im Backofen erhitzen. Das Öl in die Pfanne geben und diese schwenken, um es zu verteilen, dann weitere 5 Min. erhitzen. Die Quinoamischung in die Pfanne geben und in einer gleichmäßigen Schicht auf den Pfannenboden drücken. Ca. 15 Min. backen, bis die Mischung fest geworden ist. Mit einem Spatel wenden und weitere 12–15 Min. goldbraun backen.

Die Tomatensauce auf den Boden streichen und mit Karotten, Basilikum und Schalotten belegen. Weitere 8 Min. backen. Aus dem Ofen nehmen und mit Cashew-Käse garnieren, mit etwas Öl beträufeln und nach Belieben salzen und pfeffern. Warm servieren.

ANMERKUNG: Zwar ist in der Tabelle auf Seite 112 angegeben, dass Quinoa nicht eingeweicht werden muss, bei diesem Rezept ist es jedoch nötig. Wenn Sie den Boden im Voraus zubereiten wollen, nehmen Sie ihn aus dem Ofen, bevor Sie ihn belegen, und lassen ihn abkühlen. Vor dem Servieren den Ofen vorheizen, den Boden belegen und wie angegeben backen.

2 PORTIONEN

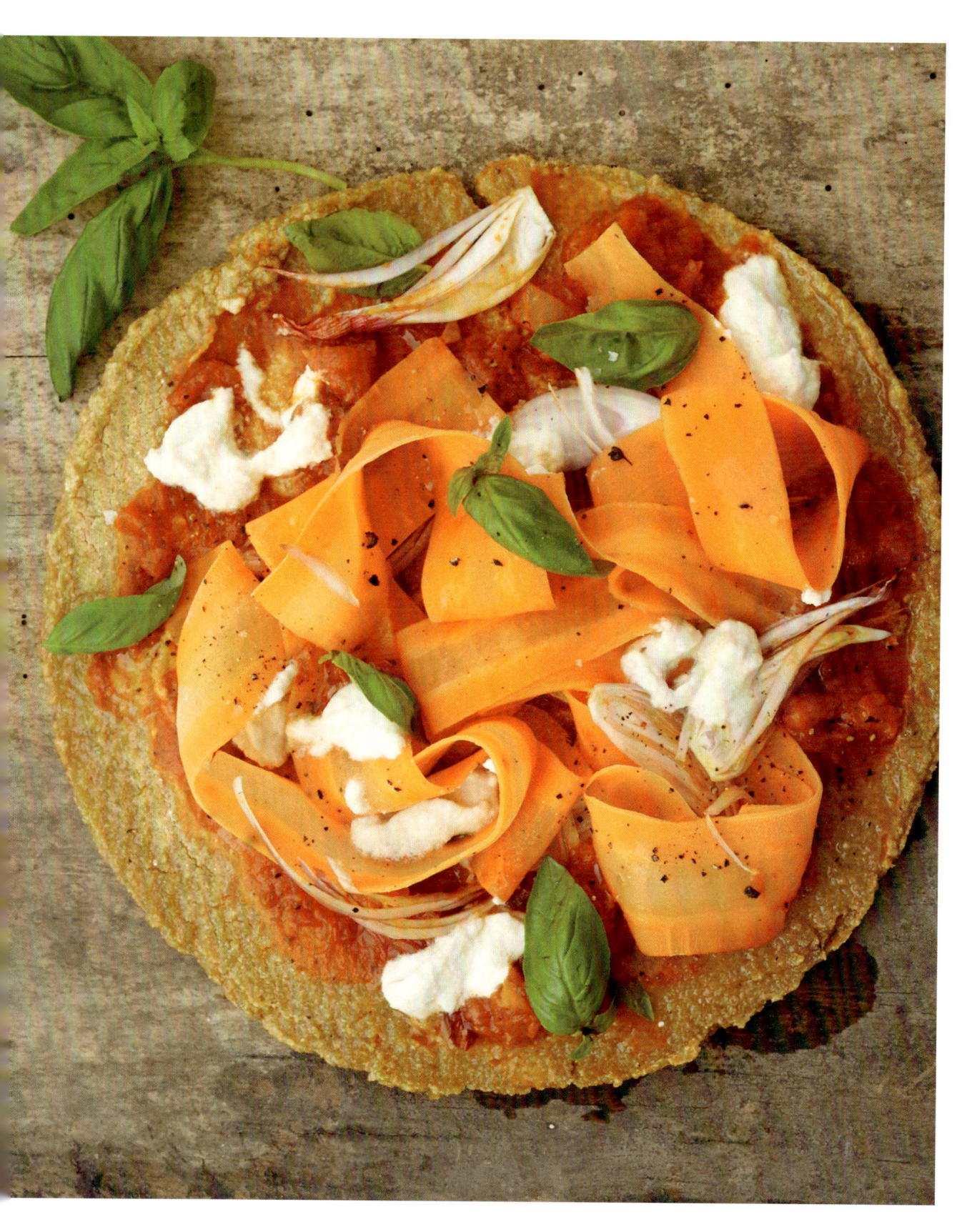

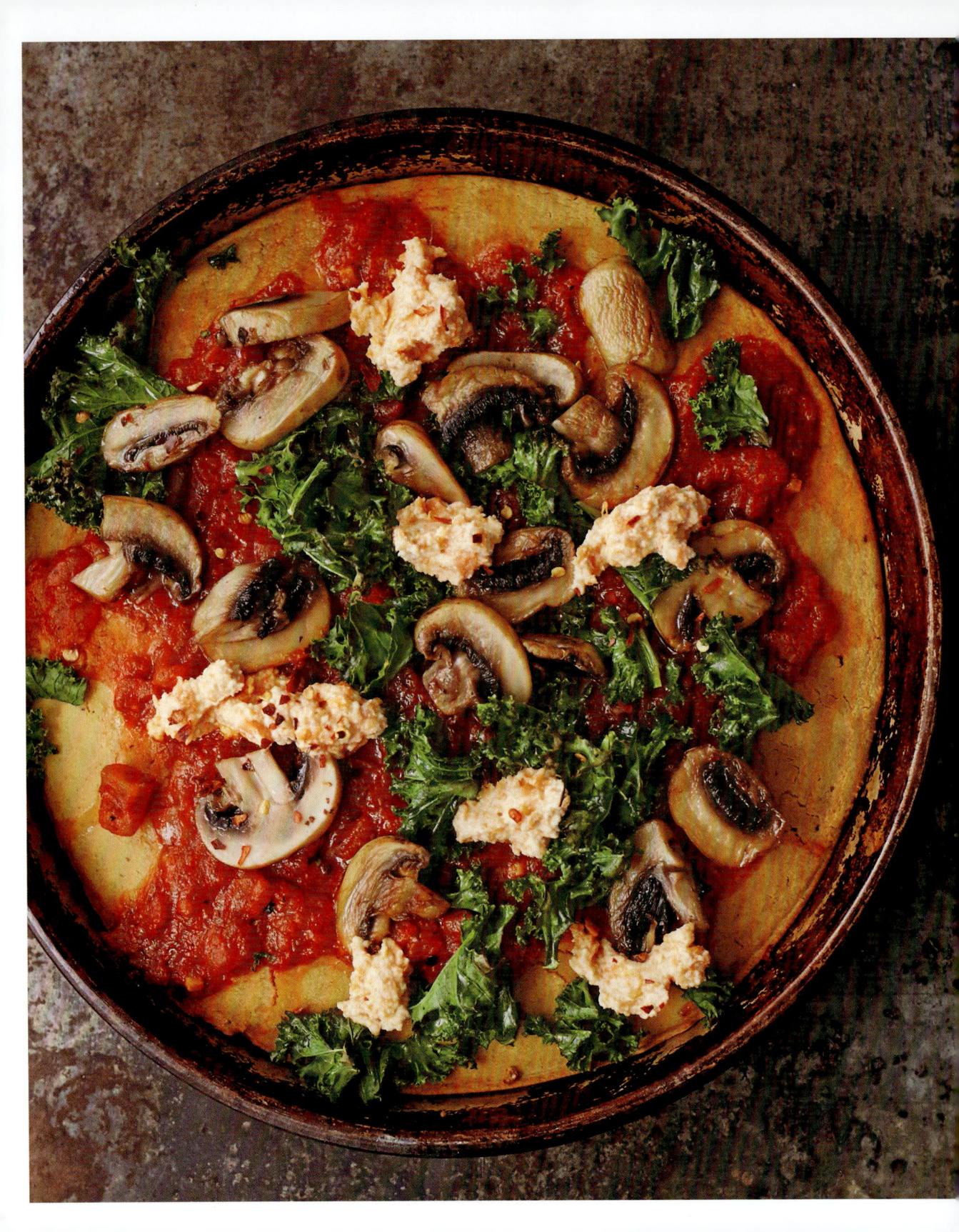

MAROKKANISCHE KICHERERBSEN-PFANNENPIZZA

Diese getreidefreie Pizza vereint herzhafte Aromen aus dem Mittleren Osten. Es ist eine Art Pizza-Auflauf, der am besten mit Messer und Gabel verspeist wird. Die fertige Pizza können Sie nach Belieben mit Ihrem Lieblingspesto garnieren.

1	Tasse Kichererbsenmehl
½	TL aluminiumfreies Backpulver
¼	TL Meersalz
¼	TL frisch gemahlener schwarzer Pfeffer
¼	TL gemahlener Kreuzkümmel
¼	TL gemahlener Koriander
1	Tasse natriumarme Gemüsebrühe
1	EL natives Olivenöl extra
¼	Tasse Tomatensauce nach alter Art (siehe Seite 326)
1	Tasse Grünkohl, Stiele entfernt, fein gehackt
½	Tasse Champignons, in dünne Scheiben geschnitten
1	kleine Frühlingszwiebel, in dünne Scheiben geschnitten
¼	Tasse Karotten-Cashew-Kräuter-Sauce (siehe Seite 242)
	rote Paprikaflocken, zum Garnieren

In einer großen Schüssel Mehl, Backpulver, Salz, Pfeffer, Kreuzkümmel und Koriander vermengen. Mit einem Schneebesen langsam die Brühe unterrühren, bis die Mischung so glatt wie Pfannkuchenteig ist.

In einer gusseisernen Pfanne das Öl auf dem Herd bei mittlerer Hitze erhitzen. Die Mehlmischung auf dem Pfannenboden verteilen. Ca. 5 Min. backen, bis der Boden goldbraun ist, dann wenden und von der anderen Seite weitere 3–4 Min. backen.

Den Backofengrill vorheizen.

Mit einem Löffelrücken die Tomatensauce auf dem Boden verstreichen, dabei einen 1,25 cm breiten Rand frei lassen. Mit Grünkohl, Pilzen und Frühlingszwiebel belegen und mit der Karotten-Cashew-Kräuter-Sauce beträufeln. 4–6 Min. unter den Backofengrill geben, bis der Grünkohl knusprig wird. Mit den roten Paprikaflocken bestreuen und warm servieren.

2 PORTIONEN

WEITERE PIZZABELÄGE

▶ Superweiche karamellisierte rote Zwiebeln (siehe Seite 280)

▶ Mit Salz und Pfeffer gebackene Schalotten (siehe Seite 280)

HAUPTGERICHTE

GEBACKENE KICHERERBSENFREIE MINI-FALAFEL
mit Cannellinibohnen-Zatar-Sauce

Wenn Sie einmal in New York City waren, wissen Sie, dass Falafel dort hoch im Kurs stehen. An jeder zweiten Straßenecke duftet es nach Kichererbsen! Das einzige Problem bei herkömmlichen Falafeln ist, dass sie frittiert werden. Das bedeutet eine Menge entzündungsförderndes Fett. Für meine gesündere Variante backe ich die Falafel und fülle sie mit anderen leckeren Zutaten wie Pilzen, Nüssen und Samen. Die Mini-Falafeln können pur gegessen werden oder Sie machen mit meinen Herzhaften Crêpes mit Kichererbsenmehl (siehe Seite 282) oder mit Mangoldblättern einen Wrap daraus.

½	Tasse gemahlene Leinsamen
⅓	Tasse Sesamsamen
2	Tassen Baby-Bella-Pilze, fein gehackt
1	kleine süße weiße Zwiebel, fein gewürfelt
2	EL natives Olivenöl extra
1	Knoblauchzehe, fein gehackt
¼	TL Meersalz
¼	TL frisch gemahlener schwarzer Pfeffer
1	große Karotte, geschält und in 2,5 cm große Stücke geschnitten
1	Tasse rohe Pekannüsse
1	Tasse rohe Cashewkerne
¾	Tasse geschälte rohe Kürbiskerne
2	EL frische glatte Petersilie, fein gehackt
2	TL frisch gepresster Zitronensaft
½	TL gemahlener Kreuzkümmel
6–8	Mangoldblätter, Stiele entfernt, zum Servieren, nach Belieben
1	Tasse Spinat, gehackt, zum Servieren
1	Tasse Rucola, zum Servieren
	Pico de Gallo (siehe Seite 250)
⅓	Tasse frisches Koriandergrün, fein gehackt, zum Servieren
	Cannellinibohnen-Zatar-Sauce (siehe Seite 250)

Den Backofen auf 120 °C vorheizen.

In einer Schüssel Leinsamen und Sesamsamen vermengen.

In einer großen Schüssel Pilze, Zwiebel, Öl, Knoblauch, Salz und Pfeffer gut mischen.

Karotte, Pekannüsse, Cashewkerne und Kürbiskerne in der Küchenmaschine zu sehr feinen Bröseln verarbeiten. Zur Pilzmischung geben. Petersilie, Zitronensaft und Kreuzkümmel zugeben und alles gut mischen.

Die Mischung zu Bällchen mit 4 cm Durchmesser formen. Die Bällchen in der Leinsamen-Sesammischung wälzen, bis sie rundherum mit Samen bedeckt sind. Auf einem tiefen Backblech ca. 30 Min. backen, bis sie außen knusprig, innen aber noch saftig sind. Aus dem Ofen nehmen.

Nach Belieben einige Falafelbällchen auf ein Mangoldblatt legen und Spinat und Rucola darüber verteilen. Etwas Pico de Gallo zugeben und mit Koriandergrün bestreuen, dann mit Cannellinibohnen-Zatar-Sauce beträufeln. Die Mangoldblätter zusammenklappen und servieren.

6–8 PORTIONEN

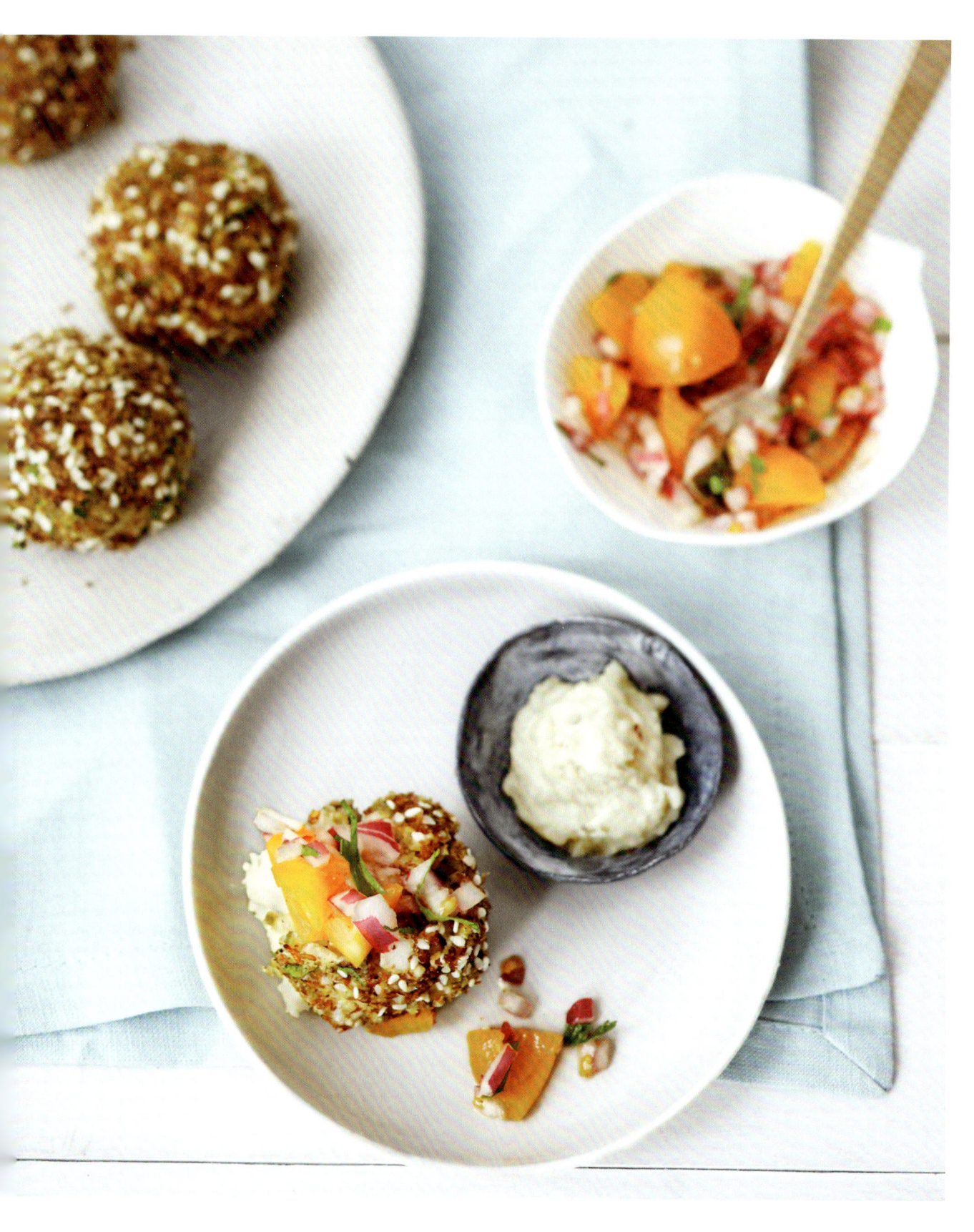

Perfektes PICO DE GALLO

Perfekt ist in diesem Fall untertrieben. Geben Sie etwas davon auf meine Gebackenen kichererbsenfreien Mini-Falafeln (siehe Seite 248) und Sie werden staunen.

- 1 Schale Kirschtomaten, in Scheiben geschnitten
- ½ kleine rote Zwiebel, gewürfelt
- 3 EL frisches Koriandergrün, fein gehackt
- 2 TL Apfelessig
- 1 Knoblauchzehe, fein gehackt
- ½ TL natives Olivenöl extra
- 1 Prise Chilipulver
- Meersalz und frisch gemahlener schwarzer Pfeffer

In einer Schüssel Tomaten, Zwiebel, Koriandergrün, Essig, Knoblauch, Öl und Chilipulver mischen. Nach Belieben salzen und pfeffern und servieren.

ERGIBT 2 TASSEN

Cannellinibohnen- ZATAR-SAUCE

Diese cremige, an Hummus erinnernde Sauce passt perfekt zu meinen Gebackenen kichererbsenfreien Mini-Falafeln (siehe Seite 248).

- 2 Tassen Cannellinibohnen, gekocht (siehe Seite 107)
- ¼ Tasse natives Olivenöl extra, plus mehr zum Beträufeln
- 2 EL frisch gepresster Zitronensaft
- 2 EL Wasser
- 2 Knoblauchzehen
- 2 TL Zatar-Gewürze*
- 1 TL Meersalz
- ¼ TL frisch gemahlener schwarzer Pfeffer

Alle Zutaten in der Küchenmaschine glatt verarbeiten und abschmecken. Nach Belieben mit etwas Öl beträufeln und servieren.

* Erhältlich in Orient-Shops und gut sortierten Lebensmittelgeschäften.

ERGIBT 2 ½ TASSEN

Wohltuender MANGOLD-LINSEN-AUFLAUF

Dieser Auflauf ist das Richtige für alle, die Lust auf ein herzhaftes Gericht haben. Die üppige Mischung aus Linsen, süßen (Vidalia-)Zwiebeln, Karotten, sonnengetrockneten Tomaten und frischen Kräutern ist für mich im Winter ein Grundnahrungsmittel. Servieren Sie dieses Rezept mit meinem Gelbem Schälerbsen-Koriander-Püree (siehe Seite 273).

1	TL natives Olivenöl extra, plus mehr zum Fetten der Auflaufform
1	Tasse braune Linsen
1	Vidalia-Zwiebel (alternativ: große süße Zwiebel), in dünne Scheiben geschnitten
2	große Karotten, geschält und geraspelt
2	Knoblauchzehen, fein gehackt
¼	TL gemahlener Kreuzkümmel
¼	TL Chilipulver
⅓	Tasse sonnengetrocknete Tomaten (nicht in Öl eingelegt), in dünne Scheiben geschnittene
	Meersalz und frisch gemahlener schwarzer Pfeffer, nach Belieben
½	Bund Mangold, Enden abgeschnitten, Blätter und Stiele fein gehackt
¼	Tasse frische glatte Petersilie, fein gehackt
¼	Tasse frisches Koriandergrün, fein gehackt

Den Backofen auf 175 °C vorheizen. Eine Auflaufform mit 25 cm Durchmesser leicht einölen.

Die Linsen weich kochen (siehe Seite 107).

Inzwischen das Öl bei mittlerer Hitze in einer großen Pfanne erhitzen. Die Zwiebel darin ca. 5 Min. glasig dünsten. Karotten, Knoblauch, Kreuzkümmel und Chilipulver zugeben und weitere 5 Min. dünsten. Die gekochten Linsen, die sonnengetrockneten Tomaten, Salz und Pfeffer gut untermischen.

Ein Drittel der Linsenmischung auf dem Boden der Auflaufform verstreichen und mit der Hälfte vom Mangold belegen. Ein weiteres Drittel der Linsenmischung, den übrigen Mangold und als letzte Schicht die übrige Linsenmischung einfüllen. Ca. 30 Min. backen. Aus dem Ofen nehmen, mit Petersilie und Koriandergrün bestreuen und warm servieren.

4 PORTIONEN

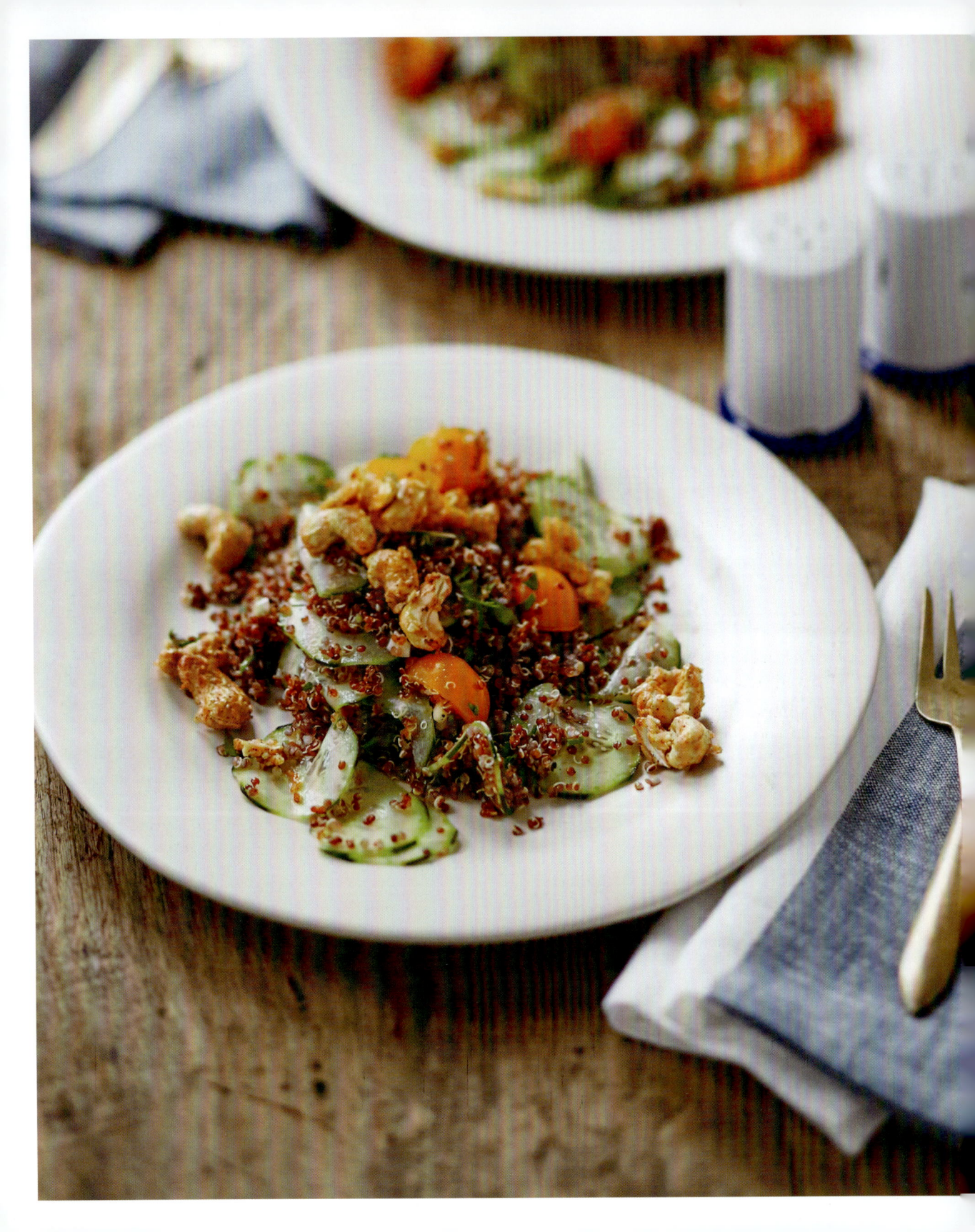

QUINOA-TABOULÉ
mit Kokos-Chili-Cashewkernen

Sind Sie bereit für ein starkes Geschmackserlebnis? Dieses Taboulé ist nicht von dieser Welt und wird Sie, kombiniert mit meinen knackigen Kokos-Chili-Cashewkernen, begeistern. Zum Glück werden für dieses Rezept nur die Hälfte der zubereiteten Cashewkerne benötigt – eine Tasse bleibt Ihnen also zum Knabbern. Ohne eine Tüte dieser Nussmischung gehe ich nie aus dem Haus.

KOKOS-CHILI-CASHEWKERNE

2	Tassen rohe Cashewkerne
¼	Tasse ungesüßte Kokosraspel
1	EL Ahornsirup
1	TL frisch gepresster Limettensaft
½	TL Chilipulver
½	TL Meersalz

QUINOA-TABOULÉ

1	Tasse rote Quinoa, gespült
2 ½	EL natives Olivenöl extra
1	EL frisch gepresster Zitronensaft
1	große Knoblauchzehe, fein gehackt
¼	TL Meersalz
¼	TL frisch gemahlener schwarzer Pfeffer
1	große Salatgurke, in dünne Scheiben geschnitten
1	Schale Datteltomaten, halbiert
1	Tasse frische krause Petersilie, fein gehackt
⅓	Tasse frisches Koriandergrün, fein gehackt, nach Belieben
2	EL frischer Schnittlauch, fein gehackt

CASHEWKERNE ZUBEREITEN: Den Backofen auf 160 °C vorheizen. Ein tiefes Backblech mit Backpapier auslegen.

In einer großen Schüssel Cashewkerne, Kokosraspel, Ahornsirup, Limettensaft, Chilipulver und Salz vermengen. Gut mischen. Die Cashewkerne in einer Lage auf dem vorbereiteten Backblech verteilen. Ca. 20 Min. backen, bis sie goldbraun sind, nach 10 Min. Backzeit wenden. Zum Abkühlen beiseitestellen.

TABOULÉ ZUBEREITEN: Inzwischen die Quinoa kochen (siehe Seite 112). Vom Herd nehmen und in eine große Schüssel umfüllen. Nach dem Abkühlen mit einer Gabel auflockern.

In einer kleinen Schüssel Öl, Zitronensaft, Knoblauch, Salz und Pfeffer verquirlen. Beiseitestellen.

Gurke, Tomaten, Petersilie, Koriandergrün (nach Belieben) und Schnittlauch zur Quinoa geben. Gut mischen. Mit dem Dressing beträufeln und dieses gut untermischen. Mit 1 Tasse Kokos-Chili-Cashewkerne garnieren. Die übrigen Cashewkerne sind in einem verschlossenen Behälter bis zu 5 Tage haltbar.

6 PORTIONEN, ERGIBT 2 TASSEN CASHEWKERNE

TACOS MIT SOMMERPFIRSICH, GERÖSTETEM FENCHEL UND QUINOA

Diese weichen Tacos vereinen mexikanische und gesundheitsbewusste Einflüsse in sich, die mich an meine vielen Sommer in Kalifornien erinnern. Sie sind ein großartiger Ersatz für die typisch kalifornischen Fisch-Tacos.

QUINOA-TACOS

- ½ Tasse rote Quinoa, gespült
- 2 große Fenchelknollen, der Länge nach in dünne Scheiben geschnitten (Fenchelgrün für eine spätere Verwendung aufheben)
- 2 EL natives Olivenöl extra
- 1 TL frisch abgeriebene Orangenschale
- ¼ TL Meersalz
- ¼ TL frisch gemahlener schwarzer Pfeffer
- ½ mittelgroße weiße Zwiebel, gewürfelt
- ½ TL gemahlener Kreuzkümmel
- ¼ TL Chilipulver

GUACAMOLE

- 2 reife mittelgroße Avocados, entsteint, geschält und gewürfelt (einen Kern aufheben)
- 3 EL frisch gepresster Limettensaft, plus 1 TL
- 2 Frühlingszwiebeln, weiße und hellgrüne Teile in dünne Ringe geschnitten
- 2 EL frisches Koriandergrün, fein gehackt
- Meersalz, nach Belieben
- 8 kleine glutenfreie Vollkorn-Tacos oder Tortillas (ohne Mais), zum Servieren
- 2 große Pfirsiche oder Pflaumen, entsteint und in Scheiben geschnitten, zum Servieren
- 1 Tasse Milchfreier cremiger Cashew-Käse (siehe Seite 316), zum Servieren
- Sensationelle Sriracha-Sauce (siehe Seite 326) oder scharfe Sauce, zum Servieren
- ⅓ Tasse frisches Koriandergrün, fein gehackt, zum Servieren

TACOS ZUBEREITEN: Die Quinoa entsprechend der Tabelle auf Seite 112 kochen.

Den Backofen auf 200 °C vorheizen.

Den Fenchel auf einem tiefen Backblech verteilen und mit 1 Esslöffel Öl beträufeln. Mit Orangenschale bestreuen, salzen und pfeffern. 10 Min. rösten, bis der Fenchel weich ist.

Inzwischen das übrige Öl in einer großen Pfanne bei mittlerer Hitze erhitzen. Die Zwiebel darin glasig dünsten. Die gekochte Quinoa, Kreuzkümmel und Chilipulver zugeben, gut vermischen und alles erwärmen. Vom Herd nehmen und mit einer Gabel auflockern.

GUACAMOLE ZUBEREITEN: In einer Schüssel alle Zutaten für die Guacamole mit einer Gabel zerdrücken und mischen. Bei Bedarf nachwürzen. Um zu verhindern, dass die Guacamole braun wird, den zurückbehaltenen Avocadokern bis zum Servieren in die Schüssel legen.

Die weichen Taco-Shells einzeln in einer großen Pfanne bei mittlerer Hitze 10–15 Sek. von jeder Seite trocken toasten.

Die Taco-Shells auf eine Arbeitsfläche legen. Quinoamischung, Fenchel, Pfirsiche und Guacamole daraufgeben. Mit Cashew-Käse und Sriracha-Sauce garnieren, mit Koriandergrün bestreuen und servieren.

4 PORTIONEN, ERGIBT ½ TASSE GUACAMOLE

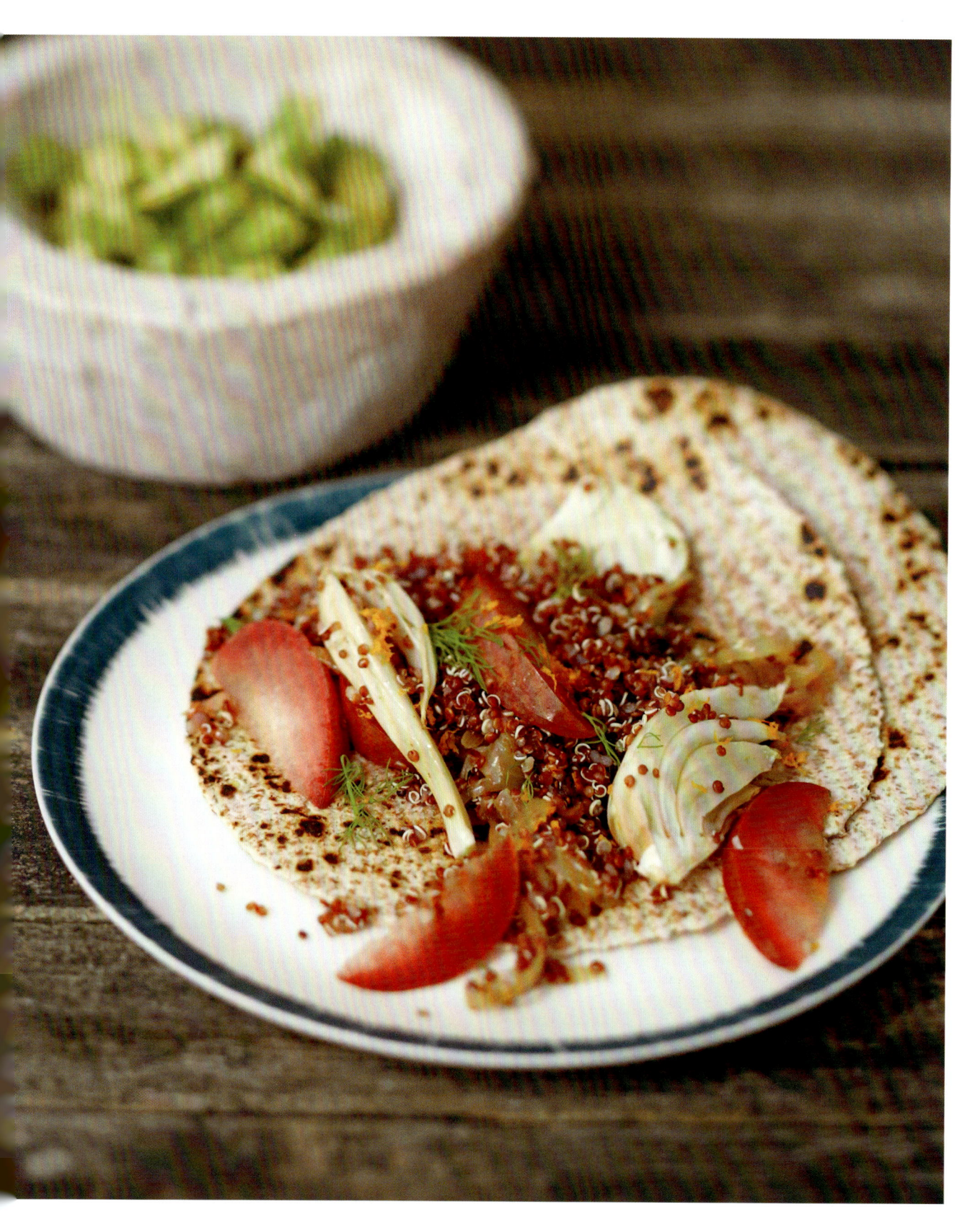

NICHT AUFGEROLLTE KÜRBIS-ENCHILADAS
mit milchfreier saurer Cashew-Sahne

Dieses Rezept ist schnell und einfach zubereitet und daher auch für ein Abendessen unter der Woche geeignet. Falls Sie es knackiger mögen, lassen Sie die Paprika beim Kochen weg und servieren Sie sie roh auf den Enchiladas.

3	EL natives Olivenöl extra
1	Tasse schwarze Bohnen, gekocht (siehe Seite 107)
2	Knoblauchzehen, fein gehackt
3	EL Wasser
1½	TL gemahlener Kreuzkümmel
¼	TL Meersalz, plus mehr nach Belieben
¼	TL frisch gemahlener schwarzer Pfeffer, plus mehr nach Belieben
½	Tasse rote Zwiebel, fein gehackt
1	rote Paprika, in dünne Streifen geschnitten
2	Tassen Palmkohl, fein gehackt
1	Tasse Kürbispüree, fertig gekauft oder selbst hergestellt (siehe Seite 131)
2	TL Chilipulver
1	Prise Cayennepfeffer
8	glutenfreie Vollkorn-Tortillas (ohne Mais)

GARNITUREN

1	reife Avocado, entsteint, geschält und in dünne Scheiben geschnitten
1	Tasse Kirschtomaten, halbiert
¼	Tasse frisches Koriandergrün, fein gehackt
3	Frühlingszwiebeln, weiße und hellgrüne Teile in dünne Scheiben geschnitten
1	EL Sesamsamen
	Limettenspalten
	Milchfreie saure Cashew-Sahne (siehe Seite 317)

In einer großen Pfanne 1 Esslöffel Öl bei mittlerer Hitze erhitzen. Bohnen, Knoblauch, Wasser, ½ Teelöffel Kreuzkümmel sowie Salz und Pfeffer in die Pfanne geben. Ca. 3 Min. anbraten, dann in eine Schüssel umfüllen.

In derselben Pfanne das übrige Öl bei mittlerer Hitze erhitzen. Die Zwiebel darin 2 Min. anbraten. Paprika dazugeben und 1–2 Min. braten. Die Bohnenmischung und den Kohl mit in die Pfanne geben, diese zudecken und den Herd ausschalten. Den Kohl zusammenfallen lassen.

Inzwischen im Mixer oder in der Küchenmaschine Kürbis, Chilipulver, den übrigen Kreuzkümmel, Cayennepfeffer und nach Belieben Salz und Pfeffer fein pürieren. Mit Salz und Pfeffer abschmecken. Die Kürbismischung in einen kleinen Topf umfüllen und bei geringer Hitze warm halten.

Die Tortillas in einer großen Pfanne bei mittlerer Hitze von jeder Seite 1 Min. trocken toasten. Das Kürbispüree auf die Tortillas streichen, darüber die schwarze Bohnenmischung geben und mit Avocadoscheiben, Tomaten, Koriandergrün, Frühlingszwiebeln, Sesamsamen und etwas Limettensaft garnieren. Zum Schluss noch etwas Cashew-Sahne darübergeben.

Anmerkung: Sie können die Tortillas auch im Backofen aufwärmen.

4 PORTIONEN

WÄRMENDES SÜSSES BASILIKUM-CURRY
mit Rosenkohl und Hirse

Diese Version eines Thai-Currys bietet das pikant-süße Aroma von Ingwer, frischen Kräutern und Kokosmilch mit genau der richtigen Schärfe. Das verstehe ich unter Futter für die Seele! Wenn Sie andere Aromen bevorzugen, verwenden Sie Thymian und Salbei anstelle von Koriandergrün und Basilikum.

3	EL Kokosöl
2	große Knoblauchzehen, fein gehackt
1½	TL gemahlene Kurkuma
1	TL rote Paprikaflocken
¾	TL Currypulver
½	TL gemahlener Ingwer
3	große Süßkartoffeln, geschält und in 1,25 cm große Stücke geschnitten
1	BPA-freie Dose Kokosmilch (380 g, Vollfettstufe)
1	Tasse Wasser
4	Tassen Rosenkohl, Köpfchen halbiert
	Meersalz
½	Tasse frisches Basilikum, fein gehackt, zum Garnieren
⅓	Tasse frisches Koriandergrün, fein gehackt, zum Garnieren
	frisch gemahlener schwarzer Pfeffer
2	Tassen Hirse, gekocht (siehe Seite 112)

In einem Topf das Öl bei mittlerer Hitze erhitzen. Den Knoblauch 30 Sek. darin anbraten, dann Kurkuma, Paprikaflocken, Currypulver und Ingwer zugeben und alles gut mischen. Die Süßkartoffeln in den Topf geben und 3–4 Min. mit anbraten.

Die Kokosmilch schütteln und zusammen mit dem Wasser in den Topf gießen. Zugedeckt bei mittlerer Hitze ca. 10 Min. köcheln lassen, bis die Süßkartoffeln weich sind. Rosenkohl zugeben und mit Salz abschmecken. Weitere 10 Min. köcheln lassen, dann vom Herd nehmen. Basilikum, Koriandergrün und Pfeffer unterrühren und auf der warmen Hirse servieren.

4 PORTIONEN

GEMÜSESCHÜSSEL MIT VIEL BROKKOLI UND DELICATA-KÜRBIS
mit Tahini-Dressing

Eine Schüssel mit gedünstetem und rohem Gemüse? Klingt nicht so interessant. Eine Schüssel mit gedünstetem und rohem Gemüse und pikantem Tahini-Dressing? Das ist eine völlig andere Geschichte. Sie werden diese Kombination lieben. Sie enthält sehr viele Ballaststoffe und schmeckt einfach fabelhaft. Mit diesem Dressing können Sie jedes Gemüse aufwerten.

GEMÜSESCHÜSSEL

- 2 EL natives Olivenöl extra
- 2 mittelgroße Köpfe Brokkoli, in Röschen zerteilt
- Meersalz und frisch gemahlener schwarzer Pfeffer
- 1 mittelgroßer Delicata-Kürbis, halbiert, entkernt und in 1,25 cm dicke Scheiben geschnitten
- 1 große Karotte, geschält und diagonal in Scheiben geschnitten
- 2 TL frischer Ingwer, geschält und fein gehackt
- 2 EL roher Honig

TAHINI-DRESSING

- ¾ Tasse Wasser
- ½ Tasse Tahini
- 1 EL frisch gepresster Zitronensaft
- 1 EL natives Olivenöl extra
- 1 TL frisch abgeriebene Zitronenschale
- 1 Knoblauchzehe, fein gehackt
- ¼ TL Paprikapulver
- 1 Prise gemahlener Kreuzkümmel
- Meersalz und frisch gemahlener schwarzer Pfeffer
- 2 Tassen Rotkohl, gehobelt, zum Servieren
- 2 Tassen Babyspinat, zum Servieren
- ¼ Tasse rote Zwiebel, in dünne Scheiben geschnitten, zum Servieren
- Geschälte rohe Sonnenblumenkerne, geröstet (siehe Seite 116), zum Garnieren

GEMÜSESCHÜSSEL ZUBEREITEN: Den Backofen auf 230 °C vorheizen.

Auf einem tiefen Backblech 1 Esslöffel Öl mit dem Brokkoli mischen und nach Belieben salzen und pfeffern. Auf einem zweiten Backblech Kürbis, Karotten und Ingwer mit Honig und übrigem Öl mischen und ebenfalls salzen und pfeffern. Beide Backbleche in den Ofen schieben und das Gemüse 15–20 Min. rösten, bis es weich ist.

DRESSING ZUBEREITEN: Alle Dressingzutaten außer Salz und Pfeffer in der Küchenmaschine glatt rühren. In eine Schüssel umfüllen, nach Belieben salzen und pfeffern und gut durchmischen.

Zum Servieren den gehobelten Kohl in die Mitte einer großen Servierplatte geben. Um den Kohl einen Ring aus Spinat anrichten. Das geröstete Gemüse und die rote Zwiebel auf dem Spinat verteilen. Mit Tahini-Dressing beträufeln. Alles mit Sonnenblumenkernen bestreuen. Falls nötig, noch einmal salzen und pfeffern. Das übrige Tahini-Dressing dazu reichen. Dressingreste sind in einem verschlossenen Behälter im Kühlschrank bis zu 5 Tage haltbar.

4 PORTIONEN, ERGIBT 1 TASSE DRESSING

GERÖSTETES WINTERGEMÜSE
mit Cannellinibohnen

Für dieses Gericht benötigen Sie nur ein Backblech. Das nenne ich ein schnelles Abendessen für unter der Woche! Beim Schneiden des Lauchs darauf achten, die Ringe nicht auseinanderzuziehen.

2	große Stangen Lauch, weiße und hellgrüne Teile in 0,5 cm dicke Ringe geschnitten
12	Rosenkohlröschen, halbiert
3	große Pastinaken, geschält und in 0,5 cm dicke runde Scheiben geschnitten
3	große Karotten, geschält und diagonal in 0,6 cm dicke Scheiben geschnitten
4	Knoblauchzehen, fein gehackt
3	EL natives Olivenöl extra
1	EL Aceto balsamico
	Meersalz und frisch gemahlener schwarzer Pfeffer
1 ½	Tassen Cannellinibohnen, gekocht (siehe Seite 107)
3	EL rohe Mandelblättchen, geröstet (siehe Seite 116)

Den Backofen auf 210 °C vorheizen.

In einer großen Schüssel Lauch, Rosenkohl, Pastinaken, Karotten, Knoblauch, Öl und Essig gut mischen. Die Mischung in einer Lage auf einem tiefen Backblech verteilen (falls nötig zwei Backbleche verwenden). Nach Belieben salzen und pfeffern. 30 Min. rösten, bis das Gemüse weich und goldbraun ist, dabei nach der Hälfte der Zeit das Gemüse wenden. Die Cannellinibohnen zufügen und noch 7–8 Min. in den Ofen geben, bis sie warm und knusprig sind. Mit den Mandeln garnieren und warm servieren.

4 PORTIONEN ALS HAUPTGERICHT,
6–8 PORTIONEN ALS BEILAGE

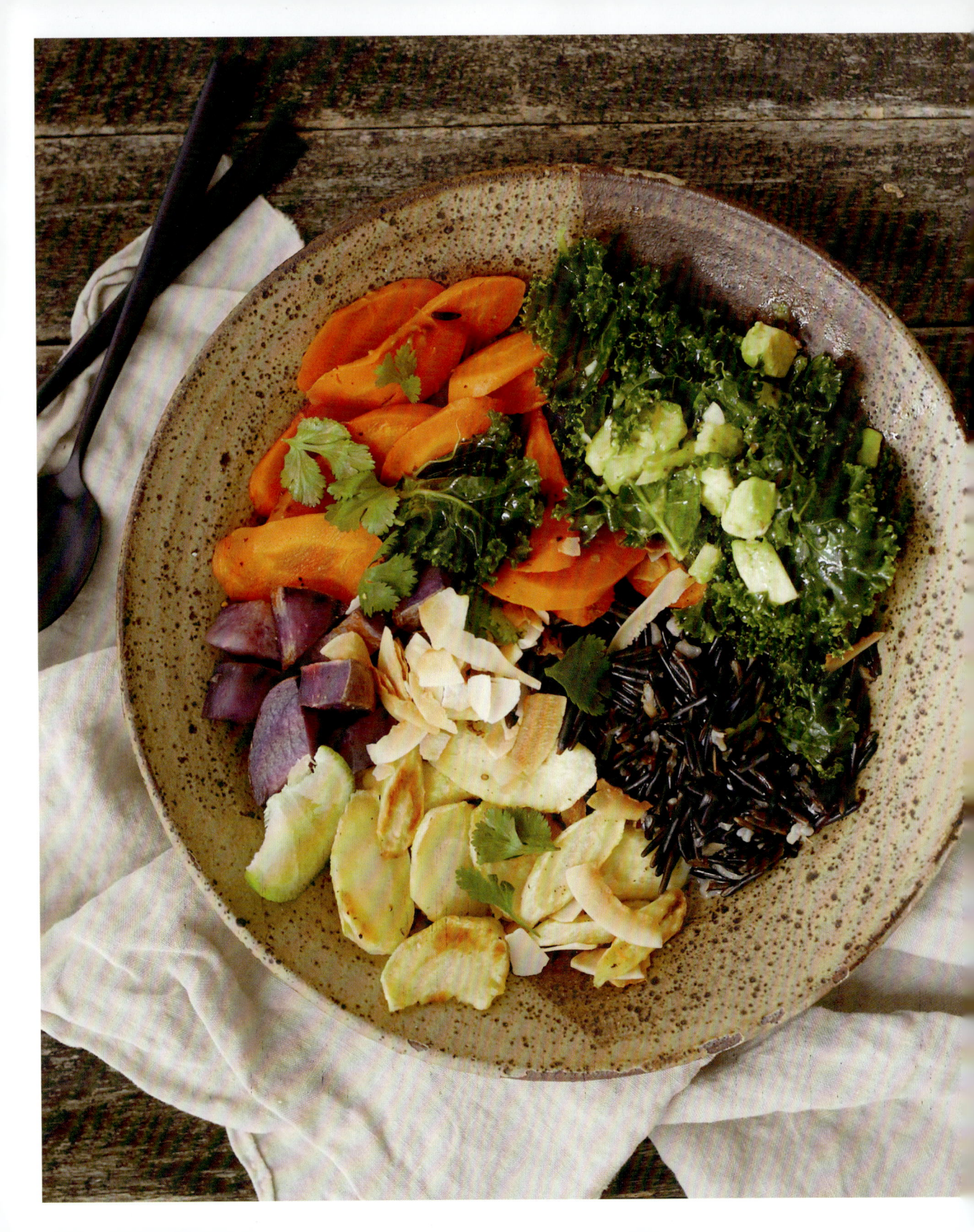

MIT SRIRACHA GERÖSTETE WILDREIS-BUDDHA-SCHÜSSEL

Reisschüsseln sind heute im Bereich gesunde Kost weit verbreitet – eine große Schüssel mit wertvollem und heilendem Inhalt. Leider schmecken sie häufig ziemlich fade, und selbst wenn Sie wissen, dass sie Ihnen guttun, werden Sie zögern, noch einmal nachzunehmen. Diese Buddha-Schüssel hingegen ist alles andere als geschmacklos. Das Geheimnis ist meine Sensationellen Sriracha-Sauce (siehe Seite 326), wodurch dieses Rezept geradezu süchtig machen kann!

1	Tasse Kokosmilch (Magerstufe)
½	Tasse Wildreis
½	TL Meersalz, plus mehr nach Belieben
1	kleiner Kopf Brokkoli, in einzelne Röschen zerteilt
3	kleine lila Kartoffeln, geschält und in 1,25 cm große Stücke geschnitten
2	mittelgroße Pastinaken, geschält und geraspelt
2	mittelgroße Karotten, geschält und geraspelt
3	EL Sensationelle Sriracha-Sauce (siehe Seite 326), plus mehr zum Servieren
2	EL natives Olivenöl extra
¼	TL frisch gemahlener schwarzer Pfeffer, plus mehr nach Belieben
1	kleines Bund Grünkohl, Stiele entfernt, Blätter gehackt
2	kleine Knoblauchzehen, fein gehackt
½	Tasse frisches Koriandergrün, fein gehackt
1	kleine reife Avocado, entsteint, geschält und gewürfelt
3	EL ungesüßte Kokosflocken
1½	EL frisch gepresster Limettensaft
1	Limette, in Spalten geschnitten, zum Servieren

Kokosmilch, Reis und ¼ Teelöffel Salz in einem mittelgroßen Topf vermengen. Ohne Deckel bei mittlerer Hitze kochen, dabei gelegentlich umrühren. Sobald der Reis leicht zu kochen beginnt, die Hitze reduzieren und zugedeckt ca. 35 Min. weiterkochen.

Inzwischen den Backofen auf 160 °C vorheizen.

In einer großen Schüssel Brokkoli, Kartoffeln, Pastinaken, Karotten, Sriracha-Sauce, 1 Esslöffel Öl, das übrige Salz und ¼ Teelöffel Pfeffer mischen. Auf einem tiefen Backblech verteilen und 20–25 Min. rösten, bis das Gemüse goldbraun ist.

Den Grünkohl in eine zweite Schüssel geben und mit den Händen das übrige Öl und den Knoblauch unterkneten, bis die Grünkohlblätter weich werden. Koriandergrün und Avocado unterheben und nach Belieben salzen und pfeffern.

Den Reis vom Herd nehmen und mit einer Gabel auflockern, dann in der Mitte einer großen Servierplatte anrichten. Auf die eine Seite das geröstete Gemüse, auf die andere Seite den Grünkohlsalat geben. Mit Kokosflocken bestreuen und mit Limettensaft beträufeln. Zum Servieren Gemüse, Reis und Grünkohl in Servierschüsseln geben. Mit Limettenspalten garnieren und dazu noch etwas Sriracha-Sauce reichen.

2–4 PORTIONEN

KAROTTEN-ROSENKOHL-MEDLEY
mit Ahornsirup-Cashew-Dressing

Dieses Gericht ist bei meinen Kunden so beliebt, dass ich häufig Anfragen bekomme, es für ihre Partys und Familientreffen zu liefern. Am besten bereiten Sie mehr davon zu, damit noch etwas übrigbleibt. Das Rezept für das Dressing ist sehr reichlich bemessen: Sie werden also nicht alles für das Gemüse verbrauchen.

AHORNSIRUP-CASHEW-DRESSING

½	Tasse rohe Cashewkerne, 10 Min. in heißem Wasser eingeweicht, abgetropft und gespült
½	Tasse Wasser
¼	Tasse frische glatte Petersilie, fein gehackt
¼	Tasse natives Olivenöl extra
	frisch abgeriebene Schale von 1 großen Zitrone
2 ½	EL frisch gepresster Zitronensaft
1	EL Apfelessig
1	große Knoblauchzehe
2	TL Ahornsirup
1	Prise Cayennepfeffer, nach Belieben
	Meersalz und frisch gemahlener schwarzer Pfeffer, nach Belieben

KAROTTEN-ROSENKOHL-MEDLEY

7 ½	Tassen Rosenkohlröschen, halbiert
1	Bund Spargel, Enden abgeschnitten, in 2,5 cm große Stücke geschnitten
2	große Karotten, geschält und diagonal in 2,5 cm dicke Scheiben geschnitten
3	EL natives Olivenöl extra, plus mehr bei Bedarf
	Meersalz und frisch gemahlener schwarzer Pfeffer
2	Äpfel, Kerngehäuse entfernt, fein gewürfelt
3	rote Radieschen, in dünne Scheiben geschnitten

DRESSING ZUBEREITEN: Alle Zutaten für das Dressing im Mixer cremig pürieren. Mit Salz und Pfeffer abschmecken.

GEMÜSE-MEDLEY ZUBEREITEN: Den Backofen auf 200 °C vorheizen.

Rosenkohl, Spargel und Karotten mit dem Öl mischen, nach Belieben salzen und pfeffern. Das Gemüse in einer Lage auf einem tiefen Backblech verteilen und 20 Min. rösten. Dabei das Gemüse nach 10 Min. wenden, damit es nicht anbrennt.

In einer großen Schüssel das geröstete Gemüse mit Äpfeln und Radieschen mischen.

Die Gemüsemischung vorsichtig mit etwas Dressing mischen. Eine Prise Salz zugeben und erneut mischen. Falls nötig mehr Dressing nehmen. Warm oder bei Zimmertemperatur servieren. Dressingreste sind in einem verschlossenen Behälter im Kühlschrank bis zu 5 Tage haltbar.

6 PORTIONEN, ERGIBT 1 ¼ TASSEN DRESSING

WÜRZIGE CHILI-LIMETTEN-KICHERERBSEN
mit Blumenkohl-»Reis«

Getreidefreier Blumenkohl-»Reis« ist ein wunderbarer Ersatz für Reis. Sie werden ihn nie vermissen (vor allem nicht mit diesem Rezept, bei dem ich Kichererbsen als Eiweißlieferant hinzugefügt habe). Sie können den Blumenkohl zusätzlich auf einer Reibe grob reiben, bevor Sie ihn in der Küchenmaschine bei Intervallschaltung verarbeiten. Dadurch bekommt der »Reis« eine gröbere Konsistenz.

1	Tasse Kichererbsen, gekocht (siehe Seite 107)
¼	Tasse frisch gepresster Limettensaft
3	EL natives Olivenöl extra
1 ½	TL Chilipulver
¼	TL Meersalz, plus mehr nach Belieben
¼	TL frisch gemahlener schwarzer Pfeffer, plus mehr nach Belieben
1	großer Kopf Blumenkohl, in einzelne Röschen zerteilt
1	EL roher Honig
2	feste Pflaumen, entsteint und gewürfelt
1	große reife Avocado, entsteint, geschält und gewürfelt
4	Stängel frischer Schnittlauch, in feine Röllchen geschnitten
2	EL frisches Koriandergrün, fein gehackt, plus mehr zum Garnieren
2	EL frische glatte Petersilie, fein gehackt, plus mehr zum Garnieren
2	EL geschälte rohe Hanfsamen
1 ¼	TL frisch abgeriebene Limettenschale, zum Garnieren

Den Backofen auf 190 °C vorheizen. Ein tiefes Backblech mit Backpapier auslegen.

In einer großen Schüssel Kichererbsen, Limettensaft, 1 Esslöffel Öl, Chilipulver, Salz und Pfeffer vorsichtig mischen, sodass die Kichererbsen mit den Gewürzen überzogen sind. Die Mischung in einer Lage auf dem vorbereiteten Backblech verteilen. 20–25 Min. goldbraun und knusprig backen.

Die Blumenkohlröschen in zwei Portionen in der Küchenmaschine bei Intervallschaltung verarbeiten, bis sie so groß sind wie Reiskörner.

In einer kleinen Schüssel das übrige Öl, Honig und nach Belieben Salz und Pfeffer verquirlen.

Die knusprigen Kichererbsen in eine große Schüssel füllen und den Blumenkohl-»Reis«, Pflaumen, Avocado, Schnittlauch, Koriandergrün, Petersilie und Hanfsamen zugeben. Vorsichtig mit dem Honig-Olivenöl-Dressing mischen und mit Limettenschale und zusätzlichem Koriandergrün und zusätzlicher Petersilie garnieren.

4 PORTIONEN

GEPOPPTER AMARANTH-SALAT
mit Karotten-Ingwer-Dressing

Ich verwende in diesem Buch keinen Mais. Gepoppter Amaranth ist eine glutenfreie Alternative, die Sie auf dem Herd schnell selbst herstellen können. Bei diesem Rezept hat der Amaranth zwar nicht die Konsistenz wie herkömmliches Popcorn, ist aber trotzdem sehr lecker. Greifen Sie zu!

- ½ Tasse Amaranth
- 2 Tassen gemischtes Grüngemüse
- 3 große Karotten, geschält und geraspelt
- 1 rote Paprika, Samen entfernt, gewürfelt
- 1 große Salatgurke, gewürfelt
- 1 große reife Avocado, entsteint, geschält und in dünne Scheiben geschnitten
- 1 Tasse Rotkohl, gehobelt
- 2 große Frühlingszwiebeln, in dünne Ringe geschnitten
- ¼ Tasse getrocknete Cranberrys
- 2 EL geschälte rohe Sonenblumenkerne
- ½ Tasse Apfelessig
- ¼ Tasse natives Olivenöl extra
- 2 EL frisch gepresster Limettensaft
- 1 ½ TL fein geriebener frischer Ingwer
- ½ TL Mohnsamen
- Meersalz und frisch gemahlener schwarzer Pfeffer

Eine große Pfanne bei mittlerer Hitze erhitzen. Warten, bis die Pfanne so heiß ist, dass ein Wassertropfen bei Kontakt sofort verdampft. 1 Esslöffel Amaranth in die Pfanne geben. Die Pfanne 15–20 Sek. schwenken, um die Samen in Bewegung zu halten, bis der gesamte Amaranth aufgeplatzt ist. Die gepoppten Samen aus der Pfanne nehmen und mit dem übrigen Amaranth esslöffelweise ebenso verfahren.

In einer großen Schüssel gepoppten Amaranth, Grüngemüse, Karotten, Paprika, Gurke, Avocado, Kohl, Frühlingszwiebeln, Cranberrys und Sonnenblumenkerne mischen.

In einer kleinen Schüssel Essig, Öl, Limettensaft, Ingwer, Mohnsamen sowie Salz und Pfeffer verquirlen. Über den Salat träufeln und alles vorsichtig mischen. Sofort servieren.

---

4 PORTIONEN

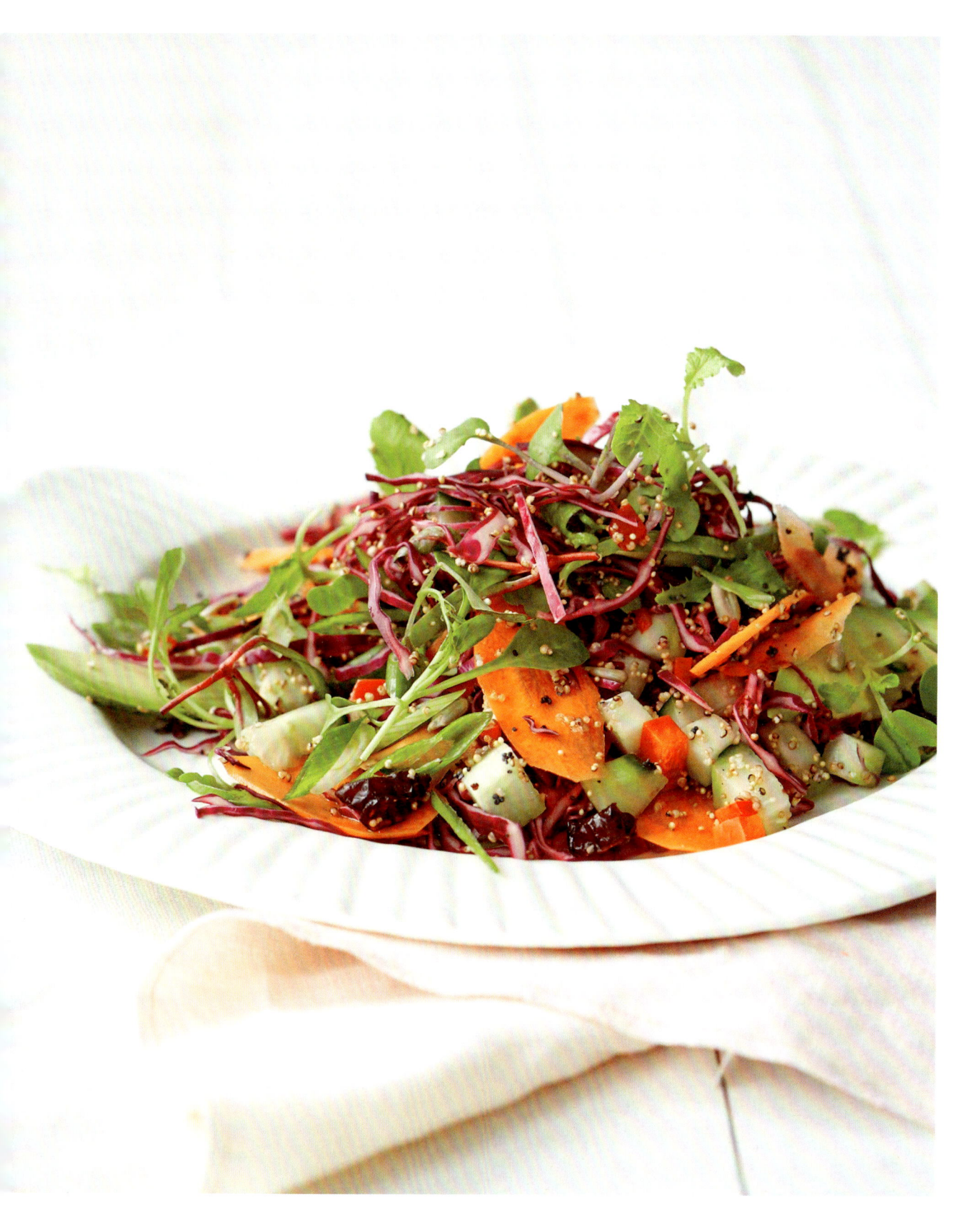

Reichhaltiges KIRSCHTOMATEN-PORTOBELLO-DHAL

Das perfekte Abendessen für Sie, wenn Sie nur 30 Min. Zeit haben. Das indische Linsengericht Dhal kann beliebig aromatisiert werden. Hier stehen die Aromen von Kreuzkümmel und Senfsamen mit einem Hauch Chilipulver im Vordergrund. Um eine sättigendere Mahlzeit daraus zu machen, habe ich noch Tomaten und Pilze hinzugefügt.

2	EL natives Olivenöl extra
1	große süße weiße Zwiebel, gewürfelt
2	Knoblauchzehen, in dünne Scheiben geschnitten
1	TL getrocknetes Basilikum
1	TL getrocknete Petersilie
1	Lorbeerblatt
½	TL gemahlener Kreuzkümmel
½	TL gelbe Senfsamen
¼	TL gemahlene Kurkuma
¼	TL Chilipulver
2	Tassen Portobello-Pilze, in Scheiben geschnitten
1	Tasse Kirschtomaten, geviertelt
1½	Tassen natriumarme Gemüsebrühe
2	Tassen gelbe Linsen, gekocht (siehe Seite 107)
1	Tasse frisches Koriandergrün, gehackt
	Meersalz

In einer großen Pfanne das Öl bei mittlerer Hitze erhitzen. Zwiebel und Knoblauch darin ca. 4 Min. anbraten, bis die Zwiebel weich und glasig ist. Basilikum, Petersilie, Lorbeerblatt, Kreuzkümmel, Senfsamen, Kurkuma und Chilipulver zugeben und unter Rühren anbraten, bis die Gewürze duften.

Pilze, Tomaten und 3 Esslöffel Brühe zugeben. Kochen, bis die Flüssigkeit verkocht ist, dann die Linsen und die übrige Brühe zugeben. Ca. 30 Min. kochen, bis das Dhal eingedickt ist. Das Lorbeerblatt herausnehmen und das Koriandergrün unterrühren. Mit Salz abschmecken und warm servieren.

4 PORTIONEN

Mehr als nur eine Beilage

Diese Gerichte sind meine Antwort auf die üblichen Beilagen. Auch wenn sie auf dem Teller nicht im Mittelpunkt stehen, können sie durchaus der beliebteste Teil der Mahlzeit sein. Im Gegensatz zu den matschigen, stärkereichen schweren Beilagen mit viel Butter und Panade, lockern diese Rezepte Ihre Mahlzeit auf, ohne sie (oder Sie) zu belasten. Die Zutaten, die hier verwendet werden, verursachen keine Entzündungen, sondern wirken sogar vorbeugend.

Ich esse gerne über den Tag verteilt kleine Häppchen, Snacks und Minimahlzeiten. Jedes dieser Gerichte ist leicht, frisch, aromatisch und steckt voller Gemüse, Kräuter, Gewürze, Körner, Obst, Nüsse und mehr, die alle vor gesunden Nährstoffen strotzen. Sie verstärken das Aroma- und Nährstoffprofil des Hauptgerichts – und ergeben für sich alleine einen leckeren Snack! Folgendes werden Sie in diesem Kapitel lernen:

- Die schnelle Zubereitung vielseitiger Beilagen und Minimahlzeiten.
- Einfache Schnellverfahren und Zeitsparer.
- Wie Sie aus einfachen Beilagen raffinierte Festtagsbeilagen machen.
- Wie Sie verschiedene Beilagen ganz einfach zu einer kompletten Mahlzeit kombinieren können.
- Wie Sie Speisen zubereiten, nach denen Sie sich wieder lebendig fühlen!

Zögern Sie nicht, kleinere Portionen zuzubereiten oder sie zu verdoppeln. Ihre Beilagen werden nie wieder zu einer Nebensächlichkeit verkommen!

Festlicher DELICATA-KÜRBIS

Ich liebe Delicata-Kürbisse, weil man sie nicht schälen muss! Runden Sie diese leckeren Kürbisringe mit meiner Traubensauce (siehe Seite 331) und Dukkah (siehe Seite 334) ab oder genießen Sie sie einfach so.

2	Delicata-Kürbisse, quer halbiert
3	EL natives Olivenöl extra
1½	EL Ahornsirup
¼	TL gemahlener Koriander
¼	TL gemahlener Kreuzkümmel, plus 1 Prise für die Kürbiskerne
¼	TL Meersalz, plus 1 Prise für die Kürbiskerne
¼	TL frisch gemahlener schwarzer Pfeffer, plus 1 Prise für die Kürbiskerne
¼	Tasse frisches Koriandergrün oder Salbei, fein gehackt, nach Belieben

Den Backofen auf 200 °C vorheizen. Zwei tiefe Backbleche mit Backpapier auslegen.

Kürbiskerne und Fasern herausschaben. Die Fasern entsorgen, die Kerne abspülen und beiseitestellen. Den Kürbis in 1,25 cm dicke Ringe schneiden.

In einer großen Schüssel Kürbisringe, Öl, Ahornsirup, Koriander, Kreuzkümmel, Salz und Pfeffer mischen, bis die Kürbisringe von den Gewürzen überzogen sind. Auf dem vorbereiteten Backblech ca. 20 Min. backen, bis der Kürbis weich ist, nach 10 Min. Backzeit wenden.

Die abgespülten Kürbiskerne auf ein vorbereitetes Backblech legen und mit Kreuzkümmel, Salz und Pfeffer bestreuen. 8–10 Min. goldbraun backen.

Kürbisringe und -kerne auf einer Servierplatte anrichten. Nach Belieben mit frischen Kräutern und gerösteten Samen bestreuen. Warm servieren.

4 PORTIONEN

GERÖSTETE SÜSSKARTOFFEL-HAPPEN
mit Presto-Pesto-Dressing

Dies ist in meinen Kochkursen eines der beliebtesten Rezepte. Es eignet sich perfekt als Nachmittagsimbiss genauso wie als Beilage. Auch als Zusatz zu Salaten ist es einfach fabelhaft!

SÜSSKARTOFFEL-HAPPEN

- 2 große Süßkartoffeln oder Yamswurzeln, geschält und in 2,5 cm große Würfel geschnitten
- 2 EL natives Olivenöl extra
- 1 EL gemahlene Leinsamen
- Meersalz und frisch gemahlener schwarzer Pfeffer

PRESTO-PESTO-DRESSING

- 4 Stängel frischer Schnittlauch, in feine Röllchen geschnitten
- 3 EL natives Olivenöl extra
- 2 EL frisches Basilikum, gehackt
- 2 EL frisch gepresster Zitronensaft
- 2 EL Wasser
- 1 kleine Knoblauchzehe, fein gehackt
- ½ TL roher Honig
- 1 Prise frisch abgeriebene Zitronenschale
- Meersalz und frisch gemahlener schwarzer Pfeffer

SÜSSKARTOFFEL-HAPPEN ZUBEREITEN: Den Backofen auf 175 °C vorheizen.

In einer großen Schüssel die Süßkartoffelwürfel, Öl, Leinsamen und nach Belieben Salz und Pfeffer vermengen. Die Mischung in einer Lage auf einem Backblech verteilen. 30–35 Min. backen, bis die Kartoffeln gar und knusprig sind. Das Blech nach 15 Min. kräftig rütteln.

Aus dem Ofen nehmen und die Kartoffeln 5 Min. abkühlen lassen.

PRESTO-PESTO-DRESSING ZUBEREITEN: Alle Dressing-Zutaten in die Küchenmaschine geben und bei Intervallschaltung gut mischen.

Die Süßkartoffel-Happen warm servieren und mit Dressing beträufeln. Pesto-Reste sind in einem verschlossenen Behälter im Kühlschrank bis zu 2 Tage haltbar.

ANMERKUNG: Das Presto-Pesto-Dressing eignet sich auch bestens als Dip (als Ersatz für milchreiche Butter) oder kann als Dressing über meine glutenfreien Pizzaböden (siehe Seite 242, 243 und 244) und über Ihrem gerösteten Lieblingsgemüse verwendet werden.

4 PORTIONEN

CHIMICHURRI-SÜSSKARTOFFEL-SALAT

Dieser farbenfrohe Salat erhält seinen besonderen Geschmack durch Chimichurri, eine Petersiliensauce mit Knoblauch. Sie passt auch wunderbar zu gerösteten Süßkartoffeln, eignet sich als Aufstrich für glutenfreie Sandwiches, als Sauce über Grillgemüse geträufelt oder als Dip für Karotten und andere knackige Gemüse. Servieren Sie diesen Kartoffelsalat als Vorspeise oder Beilage in kleinen Einweckgläsern, damit die herrlichen Farben auch zur Geltung kommen.

CHIMICHURRI-SAUCE

- ¾ Tasse frische glatte Petersilie, fein gehackt
- ¾ Tasse frisches Koriandergrün, fein gehackt
- ¼ Tasse natives Olivenöl extra
- 3 EL frisch gepresster Zitronensaft
- 6 Stängel frischer Schnittlauch, in feine Röllchen geschnitten
- 2 große Knoblauchzehen, fein gehackt
- 1 Prise rote Paprikaflocken
- Meersalz und frisch gemahlener schwarzer Pfeffer

KARTOFFELSALAT

- Meersalz
- 4 mittelgroße Süßkartoffeln, geschält und in 2,5 cm große Würfel geschnitten
- 1 große Handvoll grüne Bohnen, Enden abgeschnitten
- 1 EL Kokosöl
- 1 Schalotte, fein gehackt
- frisch gemahlener schwarzer Pfeffer, nach Belieben
- 1 Prise Chilipulver
- 1 Handvoll Rucola, zum Garnieren, nach Belieben

SAUCE ZUBEREITEN: In einer kleinen Schüssel alle Zutaten für die Sauce verquirlen. Dann mindestens 20 Min. durchziehen lassen.

SALAT ZUBEREITEN: Einen großen Topf mit Salzwasser zum Kochen bringen. Die Süßkartoffeln darin ca. 10 Min. weich kochen, dann abgießen.

In einem zweiten Topf ebenfalls Salzwasser zum Kochen bringen und die grünen Bohnen darin ca. 5 Min. weich kochen. Anschließend abgießen.

In einer großen Pfanne das Öl bei mittlerer Hitze erhitzen. Die Schalotte darin ca. 2 Min. glasig dünsten. Süßkartoffeln und Bohnen zugeben und mit Salz, Pfeffer und Chilipulver würzen. Noch 1 Min. weiterkochen, dann auf einer Servierplatte anrichten.

Chimichurri-Sauce über die Süßkartoffeln und Bohnen träufeln, nach Belieben mit Rucola garnieren und servieren. Saucenreste sind in einem verschlossenen Behälter im Kühlschrank bis zu 4 Tage haltbar.

4 PORTIONEN, ERGIBT 1 TASSE SAUCE

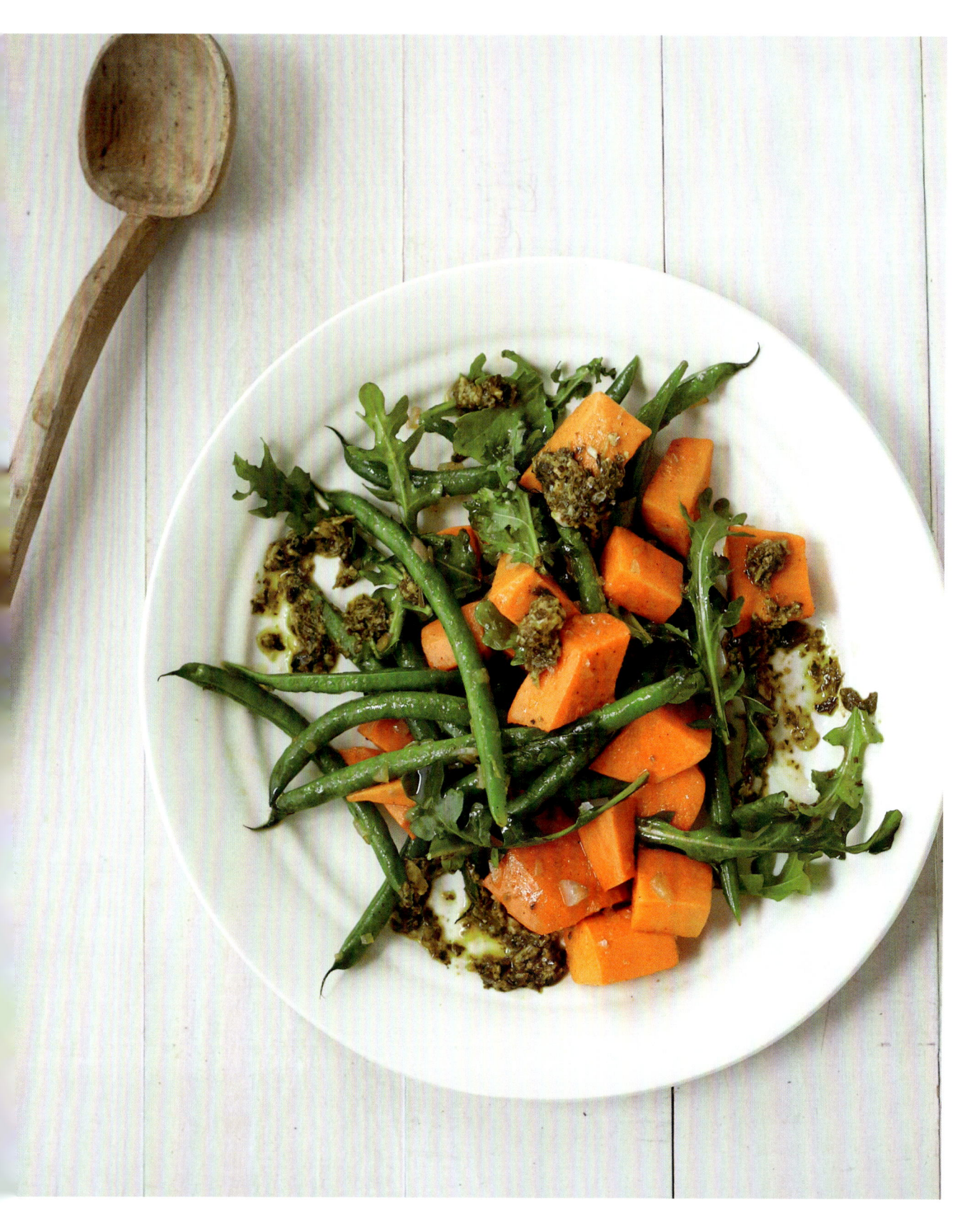

Anders als bei Oma
KARTOFFELSALAT

Ein Sommer ohne Kartoffelsalat wäre kein Sommer. Aber wer will schon Mayo, Zusatzstoffe und weiße Kartoffeln mit wenig Nährwert serviert bekommen? Ich nicht! Daher kommt hier mein sättigender Ersatz. So können Sie ein typisches Sommergericht genießen und trotzdem entsprechend Ihrer gesundheitlichen Bedürfnisse essen. Süßkartoffeln, die viele Ballaststoffe und viel Betakarotin enthalten, ersetzen die weißen Kartoffeln, grüne Bohnen und Zuckerschoten sorgen für extra Nährstoffe und das Dressing ist eine einfache Vinaigrette – Mayonnaise ist hier überflüssig.

2	große Süßkartoffeln, geschält und in 2,5 cm große Würfel geschnitten
	Meersalz und frisch gemahlener schwarzer Pfeffer
3	Tassen grüne Bohnen, Enden abgeschnitten, halbiert
2	Tassen Zuckerschoten, Enden abgeschnitten
¼	Tasse frische glatte Petersilie, fein gehackt
3	EL natives Olivenöl extra
2	EL Rotweinessig
2	EL körniger Senf
1	kleine rote Zwiebel, in dünne Scheiben geschnitten
1	Handvoll frische Kräuter (z. B. Schnittlauch, Dill, Oregano, glatte Petersilie)

Die Süßkartoffeln in einen mittelgroßen Topf geben und einige Zentimeter mit Wasser bedecken. Das Wasser großzügig salzen. Bei mittlerer Hitze zum Kochen bringen und ca. 15 Min. kochen, bis die Kartoffeln gar sind, aber nicht zerfallen. Abgießen und mit kaltem Wasser spülen, um den Garvorgang zu beenden.

Inzwischen in einem zweiten Topf Wasser zum Kochen bringen. Grüne Bohnen und Zuckerschoten darin ca. 2 Min. blanchieren, bis sie weich sind. Abgießen und ebenfalls mit kaltem Wasser spülen, um den Garvorgang zu beenden.

In einer kleinen Schüssel Petersilie, Öl, Essig, Senf sowie Salz und Pfeffer verquirlen.

In einer großen Schüssel Süßkartoffeln, grüne Bohnen, Zuckerschoten und rote Zwiebel vermengen. Mit dem Dressing beträufeln, die frischen Kräuter zugeben und alles vorsichtig mischen. Falls nötig, mit Salz und Pfeffer nachwürzen. Vor dem Servieren in den Kühlschrank geben oder bei Zimmertemperatur servieren.

6–8 PORTIONEN

Pseudo-Kartoffelpüree
GELBES SCHÄLERBSEN-KORIANDER-PÜREE

Dieses leckere Püree hat eine tolle Konsistenz, sehr ähnlich wie Kartoffelpüree, aber ganz ohne Kartoffeln! Besonders lecker sieht es mit roten Paprikaflocken aus. Servieren Sie dieses Püree als Beilage zu meinem Wohltuenden Mangold-Linsen-Auflauf (siehe Seite 251) oder dem Reichhaltigen Kirschtomaten-Portobello-Dhal (siehe Seite 266). Sie können anstelle der gelben Schälerbsen auch grüne Schälerbsen verwenden. Die gelbe Sorte ergibt jedoch ein großartiges goldenes Püree, das wirklich sensationell aussieht.

2	Tassen gelbe oder grüne Schälerbsen, gespült
3	EL natives Olivenöl extra
1	Tasse Schalotten, in dünne Scheiben geschnitten
	Meersalz, nach Geschmack
2	große Knoblauchzehen, fein gehackt
1	EL frisches Koriandergrün, fein gehackt
1½	EL frisch gepresster Zitronensaft
	frisch gemahlener schwarzer Pfeffer, nach Belieben
1	große Prise rote Paprikaflocken
1	Prise gemahlener Koriander, nach Belieben

Die Erbsen sehr weich kochen (siehe Seite 107), dann abgießen.

Inzwischen 1 Esslöffel Öl in einer Pfanne bei mittlerer Hitze erhitzen. Schalotten und Salz darin unter häufigem Rühren ca. 3 Min. glasig dünsten. Den Knoblauch zugeben und unter häufigem Rühren weitere 2 Min. dünsten.

Die gekochten Schälerbsen, die Schalottenmischung, Koriandergrün, Zitronensaft, schwarzer Pfeffer, rote Paprikaflocken, Koriander (nach Belieben) und das übrige Öl in der Küchenmaschine zu einer glatten Masse verarbeiten. Mit Salz und schwarzem Pfeffer abschmecken. Warm servieren.

2–4 PORTIONEN

GEGRILLTE BLUMENKOHLHÄPPCHEN
mit Romesco-Sauce

Diese Blumenkohlhäppchen eignen sich als besondere Vorspeise oder Beilage für Gäste oder für einen gemütlichen Abend zu Hause mit der Familie. Ich bevorzuge den Blumenkohl gegrillt, Sie können ihn aber auch im Backofen rösten.

ROMESCO-SAUCE

2	große rote Paprika, halbiert
1	große Tomate, halbiert
3	kleine Knoblauchzehen
⅓	Tasse natives Olivenöl extra, plus mehr zum Beträufeln
⅓	Tasse Pinienkerne, geröstet (siehe Seite 116)
2	EL Rotweinessig
2	TL geräuchertes Paprikapulver
¼	TL Meersalz
1	Prise Cayennepfeffer

BLUMENKOHLHÄPPCHEN

2	EL natives Olivenöl extra, plus mehr, falls der Blumenkohl geröstet wird
1	großer Kopf Blumenkohl, in mundgerechte Röschen zerteilt
4	Stängel frischer Schnittlauch, in feine Röllchen geschnitten, zum Servieren
2	EL frische glatte Petersilie, fein gehackt, zum Servieren

Sauce zubereiten: Den Backofengrill vorheizen. Die Paprika mit den Schnittflächen nach unten auf ein Backblech legen. 12 Min. grillen, bis die Haut schwarz ist. 2 Min. abkühlen lassen, dann die Paprika in eine Papiertüte füllen. Die Tüte mit einem Gummiband oder Bindfaden schließen und die Paprika darin 10 Min. abdampfen lassen. Aus der Tüte nehmen und die Haut abreiben. Die Paprika abspülen, bis die Haut vollständig entfernt ist. Die Samen entsorgen und das Fleisch würfeln.

Den Backofen auf 190 °C vorheizen. Ein Backblech mit Backpapier auslegen. Die Tomaten mit der Schnittfläche nach unten auf das Blech legen. Den Knoblauch dazugeben und beides mit Öl beträufeln. 40 Min. rösten, dann die Temperatur auf 200 °C erhöhen und weitere 20 Min. rösten. Herausnehmen und 10 Min. abkühlen lassen.

Paprika, Tomatenmischung und die übrigen Saucenzutaten in der Küchenmaschine glatt pürieren.

Häppchen zubereiten: Den Grill auf mittlerer Stufe vorheizen oder den Ofen auf 220 °C vorheizen.
Zum Grillen: Das Öl über den Blumenkohl träufeln und von jeder Seite ca. 5 Min. goldbraun grillen.
Zum Rösten: Das Öl über den Blumenkohl träufeln und auf einem Backblech verteilen. 25 Min. goldbraun rösten. Eventuell die Röschen nach der Hälfte der Röstzeit mit noch etwas Öl bestreichen. Den Blumenkohl auf einer Servierplatte anrichten.

Die Romesco-Sauce über den Blumenkohl geben, mit Schnittlauch und Petersilie garnieren und servieren. Die Sauce ist in einem verschlossenen Behälter im Kühlschrank bis zu 3 Tage haltbar.

Leckerer BLUMENKOHL-PARM

Dieser Blumenkohl-Parm, eine Abwandlung des italienischen Lieblingsgerichts meiner Familie, schmeckt wirklich wie Käse! Er enthält natürlich keine Milchprodukte, sondern erhält seine Cremigkeit durch die gemahlene Nuss- und Samenmischung. Das Rezept ist so einfach, dass es sich für ein Abendessen unter der Woche eignet. Wenn der Blumenkohl beim Schneiden auseinanderfällt, ist das nicht schlimm – dann machen Sie einfach Blumenkohl-Parm-Häppchen daraus.

- ¼ Tasse rohe Cashewkerne
- ¼ Tasse geschälte rohe Sonnenblumenkerne
- 2 EL gemahlene Leinsamen
- 2 TL getrockneter Thymian
- ½ TL Meersalz
- 1 Prise frisch gemahlener schwarzer oder weißer Pfeffer
- 1 großer Kopf Blumenkohl
- 3 EL natives Olivenöl extra

Tomatensauce aus sonnengetrockneten Tomaten (siehe Seite 328), zum Servieren

Den Backofen auf 200 °C vorheizen. Ein tiefes Backblech mit Backpapier auslegen.

In der Küchenmaschine die Cashewkerne und Sonnenblumenkerne bei Intervallschaltung fein mahlen. Die Mischung in eine flache Backform geben, dann Leinsamen, Thymian, Salz und Pfeffer unterrühren und alles gut mischen.

Den Blumenkohl in vier große dicke Scheiben schneiden (am einfachsten geht es, wenn Sie den Strunk intakt lassen, den Blumenkohlkopf aufrecht halten und senkrecht schneiden). Die Blumenkohlscheiben auf das vorbereitete Backblech legen und mit einem Küchenpinsel von beiden Seiten mit Öl bestreichen. Die Scheiben von beiden Seiten in der Leinsamen-Cashew-Mischung wälzen und wieder auf das Backblech legen. 35–40 Min. backen, bis der Blumenkohl goldbraun und weich ist. Warm servieren und dazu als Dip die Tomatensauce reichen. Reste der Sauce sind in einem verschlossenen Behälter im Kühlschrank bis zu 4 Tage haltbar.

2 PORTIONEN

PANZANELLA
mit glutenfreien Kräutercroutons, Kirschtomaten und frischen Kräutern

Panzanella (Brotsalat) in seiner herkömmlichen Form mit viel Gluten ist bei mir tabu. Aber Panzanella mit Glutenfreien Kräutercroutons (siehe Seite 198) anstelle von Brot? Das ist ein Gericht, das Sie jederzeit unbesorgt essen können. Das Rezept ist einfach zuzubereiten, und wenn Sie eingelegte Paprika verwenden, geht es sogar ganz ohne Kochen.

2	große rote Paprika oder 2 gebratene Paprika (aus dem Glas)
2	Tassen Datteltomaten, halbiert
1	Tasse Glutenfreie Kräutercroutons (siehe Seite 198)
½	Tasse Rucola
⅓	Tasse frisches Basilikum, fein gehackt
⅓	Tasse frische glatte Petersilie, grob gehackt
½	Salatgurke, geschält, entkernt und gewürfelt, nach Belieben
3	EL natives Olivenöl extra
2	EL Aceto balsamico
2	EL Schalotte, in dünne Scheiben geschnitten
1	TL Knoblauch, fein gehackt, plus mehr nach Belieben
	Meersalz und frisch gemahlener schwarzer Pfeffer

Den Backofengrill auf hoher Stufe vorheizen.

Bei Verwendung frischer Paprika diese halbieren und mit den Schnittflächen nach unten auf ein tiefes Backblech legen. 12 Min. grillen, bis die Haut schwarz ist. 2 Min. abkühlen lassen, dann die Paprika in eine Papiertüte füllen. Die Tüte mit einem Gummi oder Bindfaden verschließen und die Paprika darin 10 Min. abdampfen lassen. Dann aus der Tüte nehmen und die Haut abreiben. Die Paprika unter fließendem Wasser abspülen, bis die Haut vollständig entfernt ist. Die Samen entsorgen und das Fleisch würfeln.

In einer großen Schüssel Paprika mit Tomaten, Kräutercroutons, Rucola, Basilikum, Petersilie und Gurke (nach Belieben) vermengen.

In einer zweiten Schüssel Öl, Essig, Schalotte, Knoblauch sowie Salz und Pfeffer verquirlen. Das Dressing über die Paprikamischung träufeln und alles vorsichtig mischen. Bei Zimmertemperatur servieren.

4 PORTIONEN

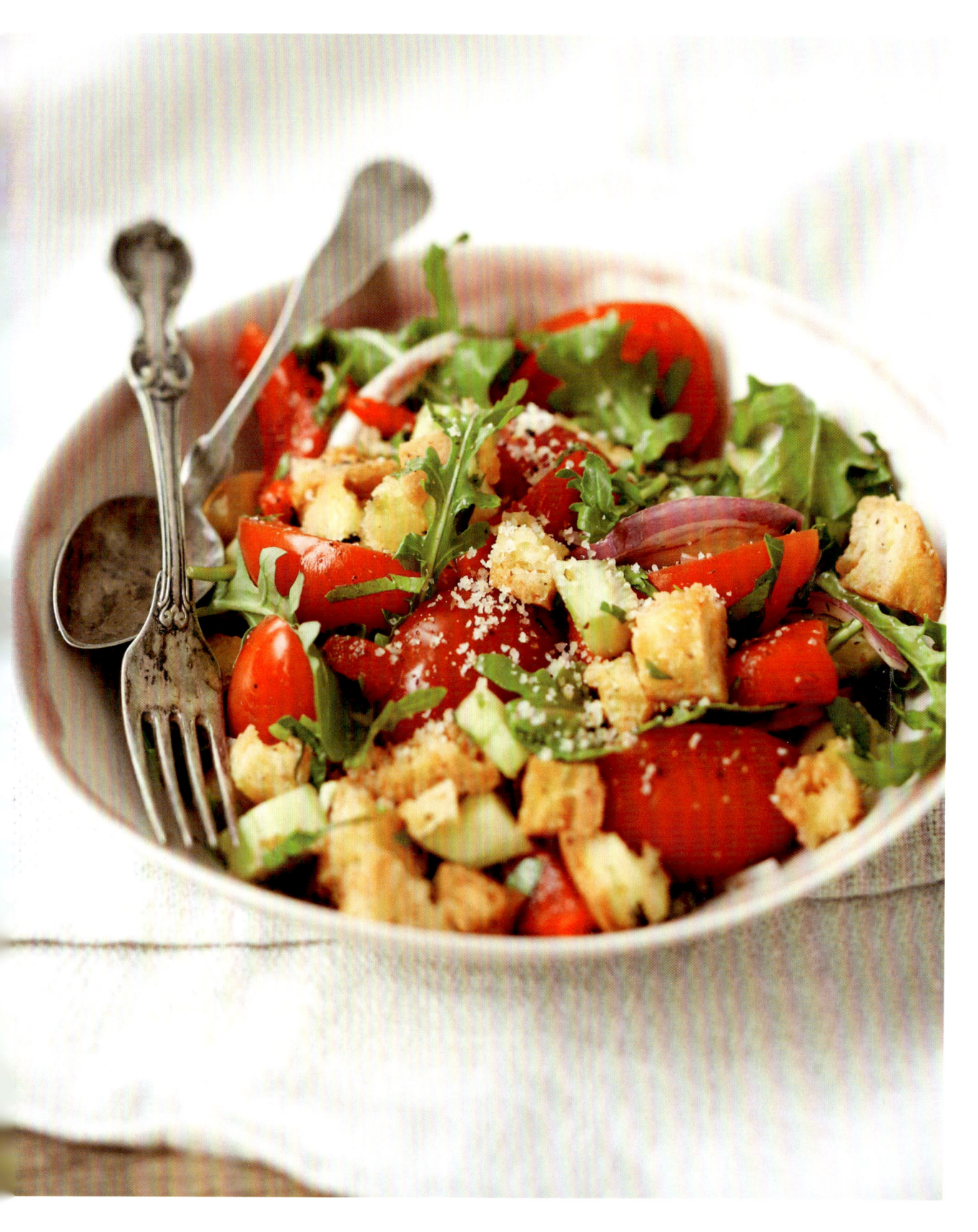

GELBE ZUCCHINI-»NUDELN« MIT BASILIKUM UND MINZE

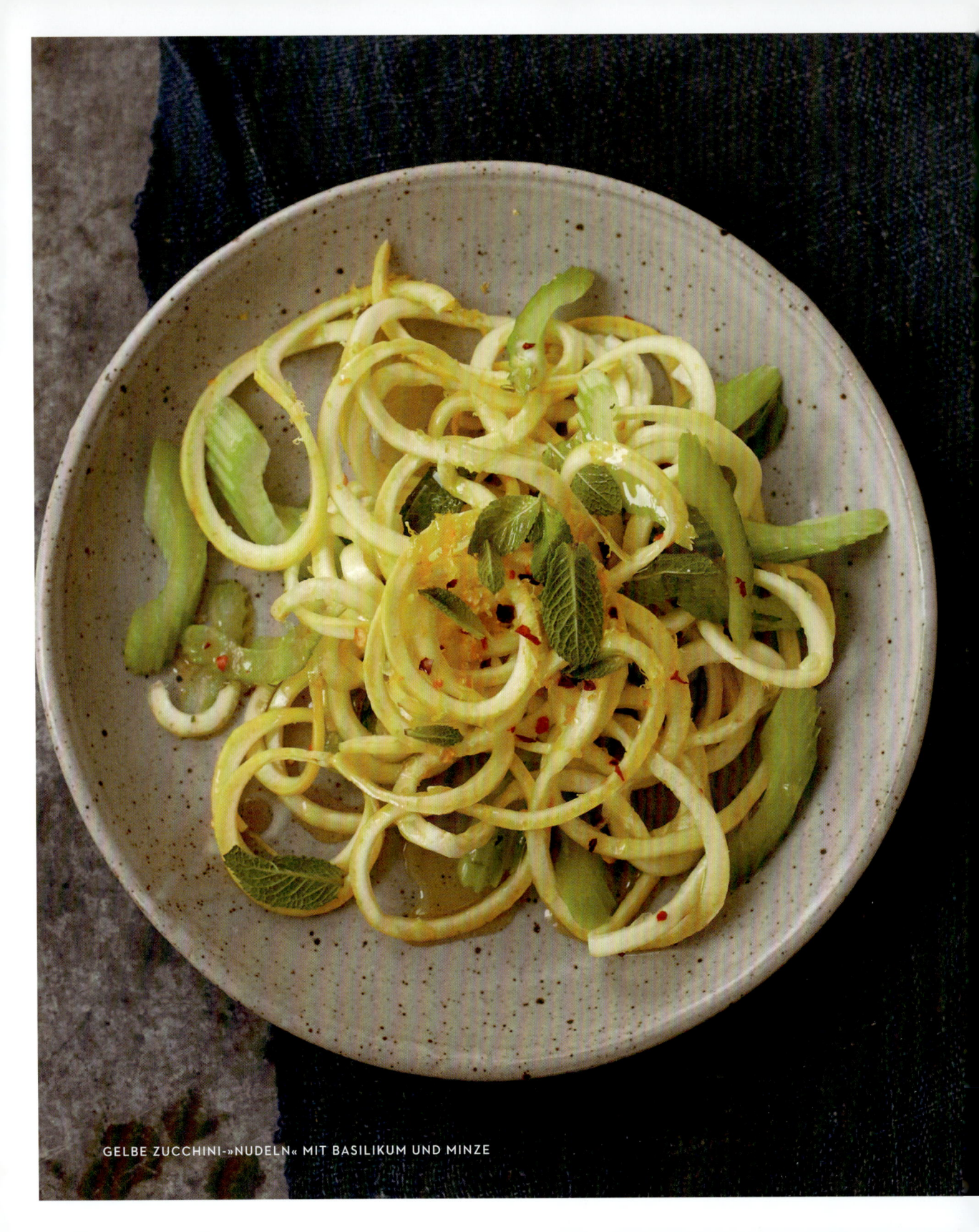

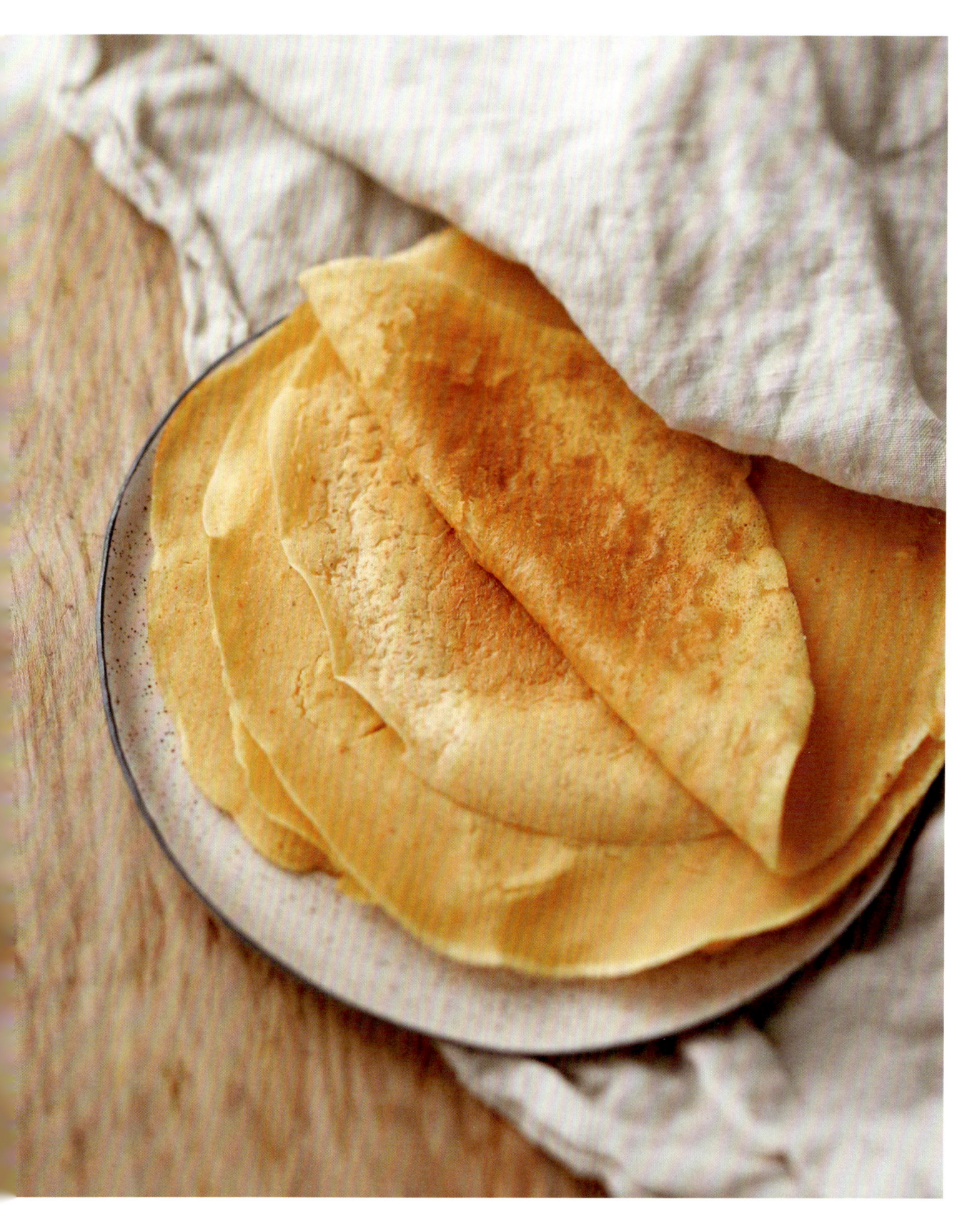

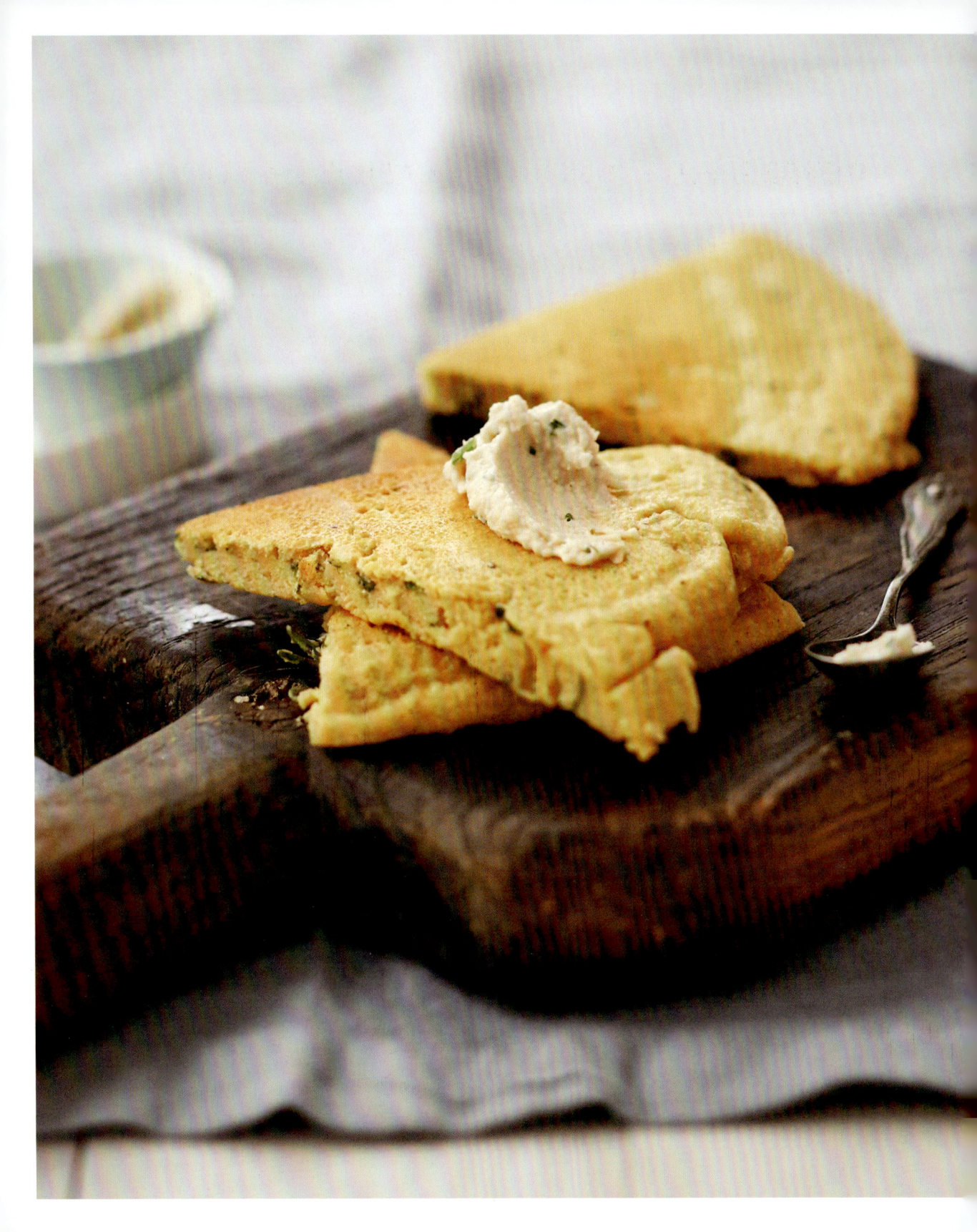

GEPFEFFERTE ROSMARIN-BASILIKUM-SOCCA

Ein weiteres herzhaftes und sättigendes Rezept, das Sie sicherlich mehrmals pro Woche zubereiten werden – legen Sie sich daher besser einen Vorrat an Kichererbsenmehl an! Das Rezept macht geradezu süchtig. Diese Socca ist weich und cremig und kann pur gegessen werden, aber auch mit meiner Sensationellen Sriracha-Sauce (siehe Seite 326) oder meinem Milchfreien cremigen Cashew-Käse (siehe Seite 316). Ich belege diese Socca auch gerne mit Pesto, Rucola und frischen Kräutern wie Petersilie und Koriandergrün.

1	Tasse Kichererbsenmehl
½	TL Meersalz
⅛	TL frisch gemahlener schwarzer Pfeffer
1 ¼	Tassen warmes Wasser
3	EL natives Olivenöl extra, plus 3 TL
1	EL frischer Rosmarin, fein gehackt
1	EL frisches Basilikum, fein gehackt
½	TL gemahlener Kreuzkümmel
⅛	TL rote Paprikaflocken

Mehl, Salz und Pfeffer in eine große Schüssel sieben. Das Wasser und 3 Esslöffel Öl mit einem Schneebesen unterrühren. Rosmarin, Basilikum, Kreuzkümmel und rote Paprikaflocken zugeben. Alles mit dem Schneebesen gut verrühren. Zugedeckt mindestens 45 Min. oder bis zu 2 Std. beiseitestellen, dann durchrühren.

Den Backofen auf 75 °C vorheizen.

Eine Pfanne bei mittlerer Hitze 2 Min. erhitzen. Dann 1 ½ Teelöffel Öl hineingeben. Die Hälfte des Kichererbsenteigs in die Pfanne geben und bei mittlerer Hitze ca. 10 Min. backen, bis die Unterseite des Fladens goldbraun ist. Mit einem breiten Spatel wenden und weitere 4–5 Min. goldbraun backen. Die Socca, in ein Baumwolltuch gewickelt, auf ein Backblech in den Backofen legen, um sie bis zum Servieren warm zu halten. Den übrigen Teig ebenso backen, dabei das übrige Öl zum Fetten der Pfanne verwenden. Die Socca warm servieren.

ERGIBT 2 STÜCK

Aromatische
MARINIERTE GERÖSTETE PAPRIKA

Diese Paprika sind weich, zart und machen süchtig. Verwenden Sie Reste vom Knoblauch-Basilikum-Öl zum Beträufeln von Salaten und Vollkorngerichten, um ohne Butter oder Sahne für einen Geschmackskick zu sorgen.

5	rote Paprika
1 ½	Tassen natives Olivenöl extra
14	große frische Basilikumblätter, fein gehackt
4	Knoblauchzehen, in dünne Scheiben geschnitten
	Meersalz
¼	TL frisch gemahlener schwarzer Pfeffer

Die Paprikaschoten ca. 8 Min. unter den Backofengrill geben. Dabei wenden, damit sie gleichmäßig rösten. In eine Schüssel legen und mit einem Deckel zudecken oder in eine Papiertüte geben und mit einem Gummiband oder Bindfaden verschließen. 30 Min. abdampfen lassen und beiseitestellen.

Die geschwärzte Haut der Paprikaschoten mithilfe eines sauberen Geschirrtuches entfernen, die Paprika aber nicht mit Wasser abspülen. Stiele und Samen entfernen, die Schoten der Länge nach halbieren und anschließend in dünne Streifen schneiden. Die Streifen in ein sauberes Einweckglas legen. Dann Öl, Basilikum, Knoblauch, Salz (¼–½ Teelöffel, nach Belieben) und Pfeffer hinzufügen. Das Glas verschließen und über Nacht in den Kühlschrank geben. Vor dem Servieren das Öl abtropfen lassen. Die Paprika ist im Öl im Kühlschrank bis zu 2 Wochen haltbar.

ERGIBT 1 GLAS (1 LITER)

Mit Rosmarin
GERÖSTETE KAROTTEN UND ROTE BETE

Ein sehr schmackhaftes Gericht in großartigen Herbstfarben. Die Kombination aus süß und herzhaft macht es zu einem Star auf jedem Tisch. Die Sultaninen geben dem Gemüse das gewisse Etwas.

4	kleine Rote Bete, geschält und halbiert
5	mittelgroße Karotten, geschält und der Länge nach halbiert
¼	Tasse Apfelessig
3	EL natives Olivenöl extra
2	EL frischer Rosmarin, fein gehackt oder 2 Stängel frischer Rosmarin
	Meersalz und frisch gemahlener schwarzer Pfeffer, nach Belieben
2	EL Sultaninen, nach Belieben

Den Backofen auf 200 °C vorheizen.

Alle Zutaten mit Ausnahme der Sultaninen auf einem großen Backblech vermengen, sodass das Gemüse mit den Gewürzen überzogen ist. 30 Min. rösten, dabei nach 15 Min. durchmischen. Aus dem Ofen nehmen und falls Rosmarinstängel verwendet wurden, diese entfernen. Rote Bete und Karotten in eine Servierschüssel füllen und nach Belieben die Sultaninen dazugeben. Warm servieren.

4 PORTIONEN

Getreidefreie
GELBE ZUCCHINI-»NUDELN« MIT BASILIKUM UND MINZE

Ein fantastisches Sommergericht mit viel Aroma, vielen Ballaststoffen und ohne Getreide. Zudem ist die Zubereitung für dieses Rezept ganz einfach: Alle Zutaten vermischen und servieren. Besser geht es nicht.

3	große gelbe Zucchini, mit einem Gemüseschäler oder Spiralschneider in dünne Streifen oder Julienne geschnitten
1	große Stange Sellerie, in dünne Scheiben geschnitten
1	EL frisches Basilikum, fein gehackt
2	TL natives Olivenöl extra
2	TL frisch gepresster Zitronensaft
1	TL frische Minze, fein gehackt
½	TL frisch abgeriebene Zitronenschale
¼	TL gemahlener Kreuzkümmel
1	Prise rote Paprikaflocken
	Meersalz und frisch gemahlener schwarzer Pfeffer, nach Belieben

In einer großen Schüssel alle Zutaten mischen und servieren.

2 PORTIONEN

Reinigende
ROHE MINZE-ZUCCHINI-»NUDELN«

Minze und Zucchini sind eine himmlische Kombination. Zucchini sind ein leichterer, aber nicht weniger sättigender Ersatz für Nudeln. Wenn Sie keinen Spiralschneider haben, verwenden Sie einen Gemüseschäler und schneiden der Länge nach »Pasta« nach Art von Pappardelle.

2	große Zucchini, mit einem Gemüseschäler oder Spiralschneider in dünne Streifen geschnitten
½	Bund Spargel, Enden abgeschnitten, in 2,5 cm große Stücke geschnitten
1	reife Avocado, entsteint, geschält und gewürfelt
3	Frühlingszwiebeln, weiße und grüne Teile in dünne Ringe geschnitten
½	Tasse grüne Erbsen, frisch oder TK und aufgetaut
¼	Tasse frische Minze, fein gehackt
3	EL natives Olivenöl extra
2	EL frisch gepresster Zitronensaft
¼	TL frisch abgeriebene Zitronenschale
¼	TL Meersalz
¼	TL frisch gemahlener schwarzer Pfeffer
1	Prise rote Paprikaflocken
1	TL Sesamsamen

In einer großen Schüssel Zucchini, Spargel, Avocado, Frühlingszwiebeln, Erbsen und Minze vermengen.

In einer kleinen Schüssel das Öl, Zitronensaft, Zitronenschale, Salz, Pfeffer und Paprikaflocken mischen. Das Dressing über die Zucchini-»Nudeln« träufeln und vorsichtig vermischen. Mit Salz und Pfeffer abschmecken und mit Sesamsamen garnieren.

4–6 PORTIONEN

Superweiche KARAMELLISIERTE ROTE ZWIEBELN

Wenn ich könnte, würde ich diese Zwiebeln auf jedes Essen geben. Ich glaube, ich mache das sogar bereits. Sie können sie zu Salaten, Frikadellen oder glutenfreiem Vollkorn wie Wildreis, Quinoa oder Hirse servieren. Sie können für dieses Rezept auch weiße, gelbe, süße und andere Zwiebelsorten nehmen, so entsteht immer wieder eine andere Art von Süße und Aroma.

- 2 EL natives Olivenöl extra
- 2 große rote Zwiebeln, in dünne Scheiben geschnitten
-   Meersalz und frisch gemahlener schwarzer Pfeffer

In einer großen Pfanne das Öl bei mittlerer Hitze erhitzen. Die Zwiebeln sowie Salz und Pfeffer in die Pfanne geben. Unter häufigem Rühren die Zwiebeln ca. 45 Min. dünsten, bis sie karamellisiert sind. Aufpassen, dass die Zwiebeln nicht verbrennen, falls nötig, die Wärmezufuhr reduzieren. Mit Salz und Pfeffer abschmecken und warm servieren.

4 PORTIONEN

Spektakuläre MIT SALZ UND PFEFFER GEBACKENE SCHALOTTEN

Ein sehr einfaches Rezept, das bei jedem Gericht für viel Aroma sorgt. Für diese schmackhaften Schalotten gibt es zahlreiche Verwendungsmöglichkeiten, z. B. in Salate geben oder als Snack mit meinem Milchfreien cremigen Cashew-Käse (siehe Seite 316) auf meinen Getreidefreien Crackern (siehe Seite 164–170) genießen.

- 4 große Schalotten, halbiert
- 1 TL natives Olivenöl extra
-   Meersalz und frisch gemahlener schwarzer Pfeffer

Den Backofen auf 175 °C vorheizen.

In einer kleinen Schüssel die Schalotten mit Öl und Salz sowie Pfeffer gut mischen. Auf ein tiefes Backblech legen und 20 Min. backen, nach 10 Min. Backzeit das Blech rütteln. Aus dem Ofen nehmen und 5 Min. abkühlen lassen. Noch warm servieren.

4 PORTIONEN

DREI VERWENDUNGSMÖGLICHKEITEN FÜR KARAMELLISIERTE ZWIEBELN

Sandwiches: Karamellisierte Zwiebeln anstelle gebratener Zwiebeln oder industriell verarbeiteter Mayonnaise auf einem glutenfreien Lieblingssandwich oder -burger verteilen.

Salatdressings: Grob gehackte karamellisierte Zwiebeln unter eine Vinaigrette rühren.

Beilagen: Karamellisierte Zwiebeln unter gekochte Linsen, Quinoa oder geröstetes Gemüse mischen.

Schnelle PORTOBELLO-PILZE MIT BALSAMICO

Diese Pilze ergeben eine schmackhafte und sehr aromatische Beilage für Ihre Lieblingsfrikadellen, glutenfreie Vollkornrezepte und sonstige Gemüsegerichte. Sie können Sie auch mit meinen Getreidefreien Crackern (siehe Seite 164–170) und meinen Milchfreien Nusskäserezepten (siehe Seite 315–318) servieren.

- 6 Tassen Portobello-Pilze, nur die Köpfe
- 1 EL natives Olivenöl extra, bei Bedarf mehr
- Meersalz und frisch gemahlener schwarzer Pfeffer
- 3 EL Aceto balsamico
- 2 EL frisch abgeriebene Zitronenschale
- 1 EL frischer Oregano, fein gehackt oder ½ TL getrockneter Oregano

Die Pilzköpfe halbieren. Sehr kleine Pilze ganz lassen.

In einer großen Pfanne das Öl bei mittlerer Hitze erhitzen. Die Pilze sowie Salz und Pfeffer zugeben und ca. 10 Min. anbraten, bis die Pilze weich und goldbraun sind. Eventuell mehr Öl zugeben. Dann den Essig zugießen und mit den Pilzen verrühren. Anschließend Zitronenschale und Oregano zufügen. Alles gut mischen. Die Pilze vom Herd nehmen und sofort servieren. Sie halten sich in einem verschlossenen Behälter im Kühlschrank bis zu 2 Tage.

4 PORTIONEN

Kräftigender KRAUTSALAT MIT KAROTTE UND INGWER

Ein fabelhafter schnell und einfach zubereiteter Krautsalat, der sich gut als Beilage eignet oder als Beigabe zu einer Vollkorn-Buddha-»Schüssel« mit gerösteten Roten Beten, Spargel, eingelegten Gurken und glutenfreiem Vollkorn wie braunem Reis, Quinoa, Hirse oder Wildreis.

- ½ Tasse natives Olivenöl extra
- 2 ½ EL Kichererbsen-Miso-Paste
- 2 EL Apfelessig
- 1 EL Coconut Aminos
- 2 TL frisch gepresster Zitronensaft
- 1 TL frischer Ingwer, geschält und fein gehackt
- ¼ TL Meersalz, plus mehr bei Bedarf
- ¼ TL frisch gemahlener schwarzer Pfeffer, plus mehr bei Bedarf
- 2 Tassen Rotkohl, gehobelt
- 1 ½ Tassen Karotten, geschält und geraspelt
- ¼ Tasse Frühlingszwiebeln, weiße und hellgrüne Teile fein gehackt
- ¼ Tasse frische Kräuter (z. B. Koriandergrün, Basilikum, glatte Petersilie oder Dill)

In einer kleinen Schüssel Öl, Miso-Paste, Essig, Coconut Aminos, Zitronensaft, Ingwer, Salz und Pfeffer zu einem Dressing verrühren.

In einer großen Schüssel Kohl, Karotten und Frühlingszwiebeln mit dem Dressing gut mischen. Die frischen Kräuter vorsichtig unterheben, mit Salz und Pfeffer abschmecken und bis zum Servieren in den Kühlschrank geben.

4 PORTIONEN

HERZHAFTE CRÊPES MIT KICHERERBSENMEHL

Das großartige Aroma von Kichererbsen wird bei diesem Rezept durch Koriander und Kreuzkümmel ergänzt. Sie können diese Crêpes zu jedem Gericht servieren. Ich verwende sie gerne, um darin Gebackene kichererbsenfreie Mini-Falafeln mit Cannellinibohnen-Zatar-Sauce (siehe Seite 248) einzurollen. Diese Kombi findet immer reißenden Absatz!

- 1 Tasse Kichererbsenmehl
- ½ TL Meersalz
- ¼ TL gemahlener Koriander
- ¼ TL gemahlener Kreuzkümmel
- ¼ TL geräuchertes Paprikapulver
- 1 Prise Chilipulver
- 1¼ Tassen Wasser
- 2 EL natives Olivenöl extra, plus mehr zum Fetten der Pfanne

In einer großen Schüssel Mehl, Salz, Koriander, Kreuzkümmel, Paprika- und Chilipulver vermengen. Mit einem Schneebesen langsam Wasser und Öl einrühren. Die Mischung mit dem elektrischen Handrührgerät auf mittlerer Stufe rühren, bis alle Zutaten vermischt sind und der Teig glatt ist.

Den Boden einer gusseisernen Pfanne leicht mit Öl fetten und bei mittlerer Hitze erhitzen. Eine dünne Schicht Teig hineingeben und 3–4 Min. backen, bis die Unterseite des Teigfladens goldbraun ist. Mit einem Spatel wenden und von der anderen Seite weitere 2 Min. goldbraun backen. Mit dem übrigen Teig wiederholen, dabei die Pfanne eventuell mit noch mehr Öl fetten. Die fertigen Crêpes aufeinanderstapeln, damit sie weich und biegsam bleiben. Sofort servieren oder bei 100 °C im Backofen bis zum Servieren warm halten.

ERGIBT 4 CRÊPES (20 CM DURCHMESSER)

MIT ROSMARIN GERÖSTETE KAROTTEN UND ROTE BETE

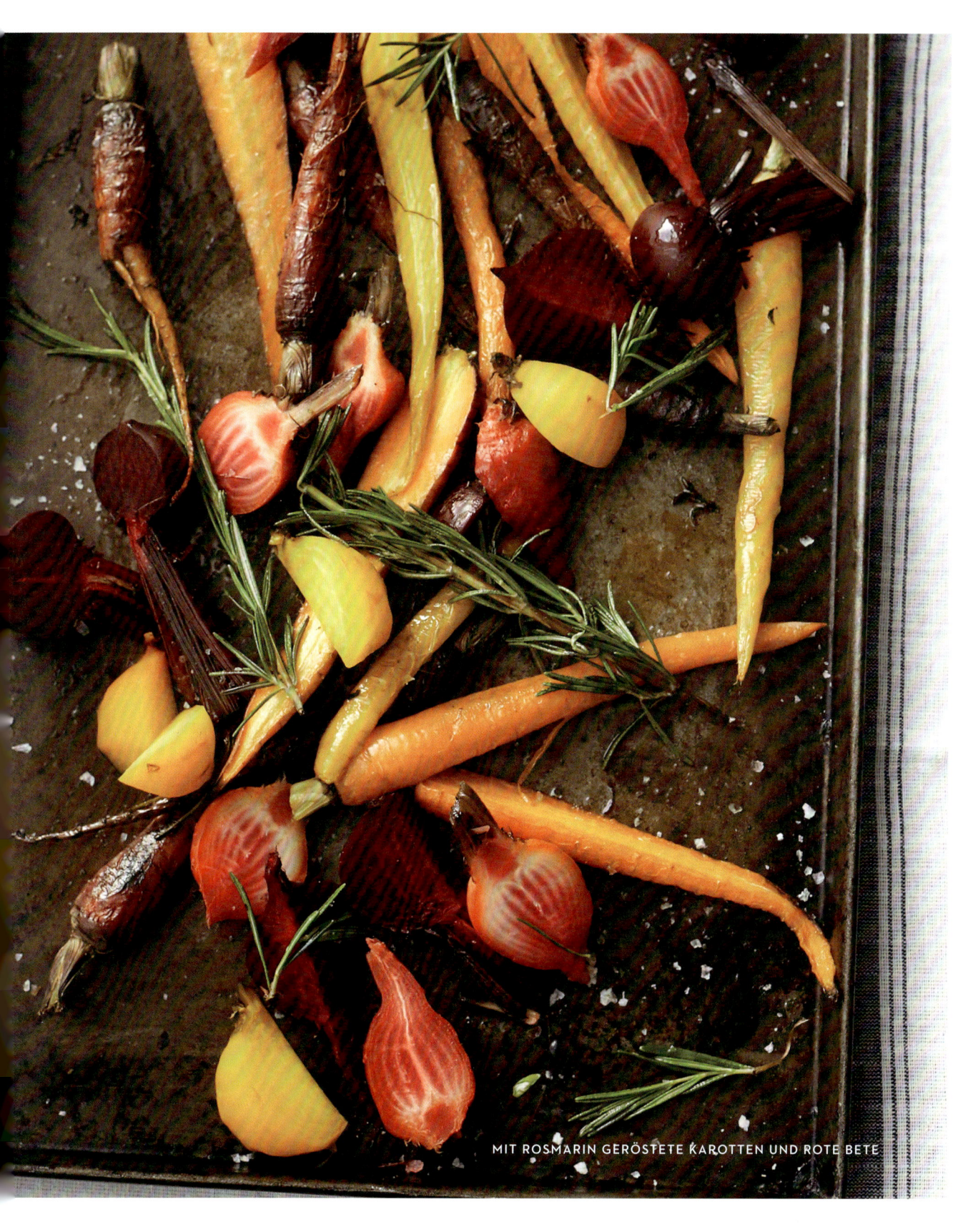

PAPRIKA UND TOMATEN VOM GRILL
mit Kräutern

Diese mit frischen Zutaten gefüllte Schüssel ist im Sommer bei meiner Familie ein Dauerbrenner. Wenn ich nach einer heißen Sommerwoche in Manhattan an die Küste fahre, ist sie ein »Muss«. Das Rezept ist aber nicht nur sommertauglich. Sie können es das ganze Jahr über zubereiten, wenn Sie Lust auf frische Aromen mit wenigen Zutaten haben. Anstelle von Basilikum können auch frischer Thymian und Estragon dafür verwendet werden. Dieses Gericht passt zudem perfekt zu meiner Vegetarischen Vorspeisenplatte (siehe Seite 72).

3	gelbe Paprika, der Länge nach halbiert
1	rote Paprika, der Länge nach halbiert
3	EL natives Olivenöl extra, plus mehr zum Fetten der Form
3	Schalen Kirschtomaten, halbiert
½	Tasse frische glatte Petersilie, fein gehackt
¾	TL Meersalz, plus mehr nach Belieben
¼	TL frisch gemahlener schwarzer Pfeffer, plus mehr nach Belieben
2	EL frisches Basilikum, Thymian oder Estragon, fein gehackt
1	Knoblauchzehe, fein gehackt

Den Backofengrill auf hoher Stufe vorheizen.

Samen und Trennwände der Paprika entfernen. Die Paprika mit der Schnittfläche nach unten auf ein tiefes Backblech legen. 12 Min. grillen, bis sie schwarz sind. 2 Min. abkühlen lassen, dann in eine Papiertüte füllen. Die Tüte mit einem Gummiband oder Bindfaden verschließen und die Paprika 10 Min. abdampfen lassen. Aus der Tüte nehmen und die verbrannte Haut der Paprika abreiben. Die Paprika unter fließendem Wasser abspülen, bis die Haut vollständig entfernt ist. In 1,25 cm breite Streifen schneiden, dann beiseitestellen.

Den Backofen auf 200 °C vorheizen. Eine 20 x 20 cm große ofenfeste Form mit Deckel mit Öl fetten.

In einer großen Schüssel Tomaten mit Petersilie, Salz und Pfeffer mischen.

In einer kleinen Schüssel Öl mit Basilikum und Knoblauch mischen sowie mit Salz und Pfeffer abschmecken.

Die Hälfte der Tomatenmischung in der Form verteilen und mit der Hälfte der Paprika belegen. Eine Lage Knoblauchmischung darübergeben, dann mit den übrigen Zutaten wiederholen. Zugedeckt 25–30 Minuten backen, bis alles weich ist. Aus dem Ofen nehmen, abkühlen lassen und zugedeckt in den Kühlschrank stellen. Gekühlt servieren.

6–8 PORTIONEN

GEGRILLTER PAK CHOI
mit cremiger Kreuzkümmel-Tahini-Sauce

Ein Frühling ohne dieses Gericht wäre keiner. Werfen Sie Ihren Grill an, dann werden Sie verstehen, was ich meine. Für dieses Gericht brauchen Sie nur 10 Min. Die einfachen Zutaten des Limetten-Dressings unterstreichen dabei die Süße des Pak Choi. Ich liebe es, wenn die Pak-Choi-Blätter beim Grillen dünn wie Papier werden – und dann im Mund schmelzen. Durch den rauchigen Geschmack der cremigen Kreuzkümmel-Tahini-Sauce wird eine perfekte Beilage daraus!

CREMIGE KREUZKÜMMEL-TAHINI-SAUCE

- 1 Tasse Tahini (siehe Anmerkung, Seite 309)
- 1 Tasse Wasser
- ¼ Tasse frisch gepresster Zitronensaft
- 3 Knoblauchzehen, grob gehackt
- ½ TL gemahlener Kreuzkümmel
- ½ TL gemahlener Koriander

PAK CHOI

- 2 EL natives Olivenöl extra
- 2 EL frisch gepresster Limettensaft
- ½ TL Meersalz
- ½ TL frisch gemahlener schwarzer Pfeffer
- 2 Köpfe Pak Choi, der Länge nach halbiert

SAUCE ZUBEREITEN: Alle Saucenzutaten in der Küchenmaschine ca. 2 Min. cremig pürieren. In einen Behälter umfüllen, diesen verschließen und bis zum Servieren in den Kühlschrank stellen. Die Sauce hält sich im Kühlschrank bis zu 4 Tage.

PAK CHOI ZUBEREITEN: Den Grill auf mittlere Stufe vorheizen.

In einer kleinen Schüssel Öl, Limettensaft, Salz und Pfeffer verquirlen. Den Pak Choi in eine flache Auflaufform geben und mit der Limettensaftmischung beträufeln. Wenden und die andere Seite des Pak Choi beträufeln. 5 Min. marinieren lassen.

Den Pak Choi auf dem Grill 8–10 Min. grillen, bis er weich ist. Wenn er sehr dick ist, nach der Hälfte der Zeit wenden, damit er gleichmäßig gart. Vom Grill nehmen, mit Kreuzkümmel-Tahini-Sauce beträufeln und warm servieren.

4 PORTIONEN, ERGIBT 2 TASSEN SAUCE

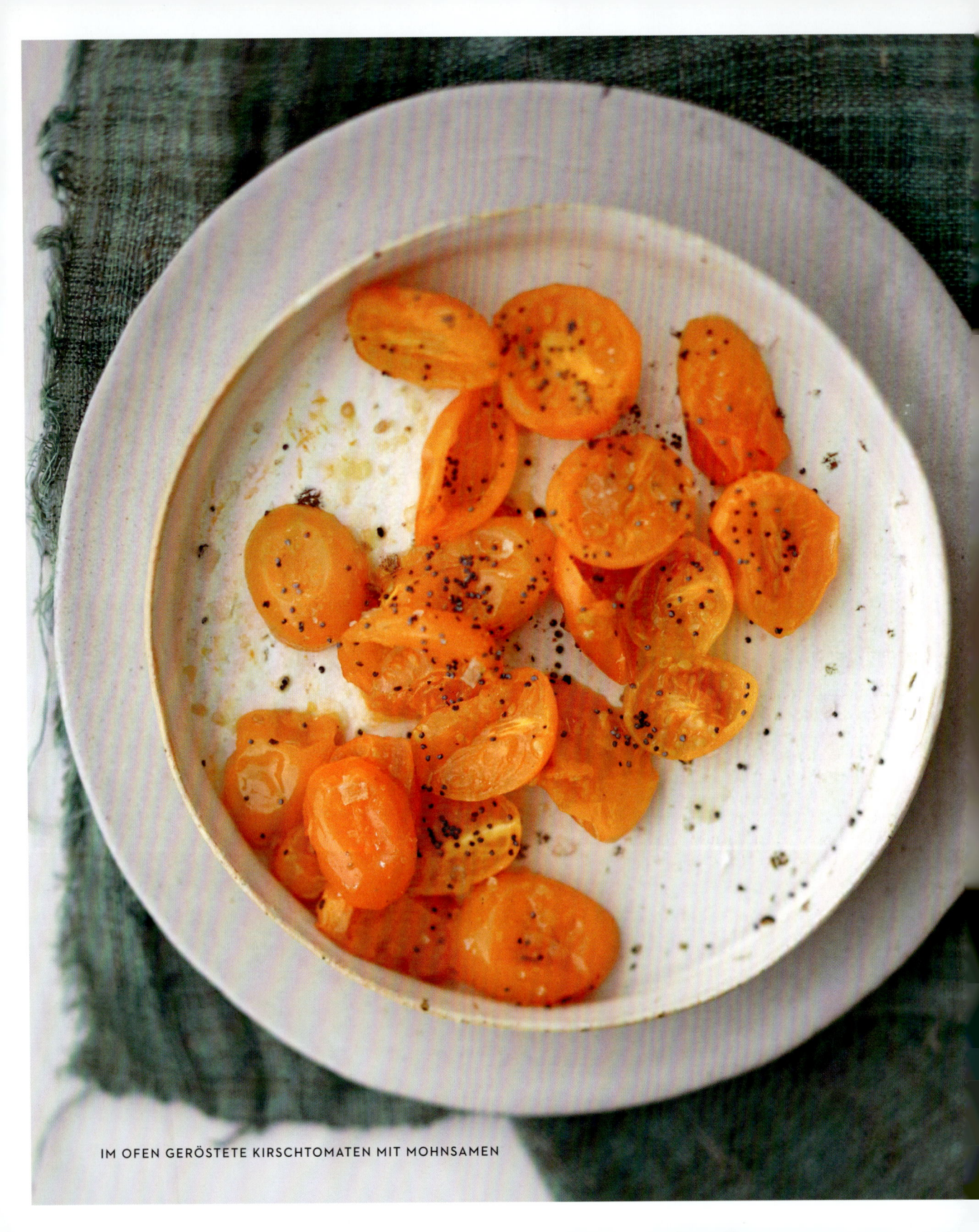

IM OFEN GERÖSTETE KIRSCHTOMATEN MIT MOHNSAMEN

IM OFEN GERÖSTETE KIRSCHTOMATEN
mit Mohnsamen

Mohnsamen werden oft unterschätzt. Sie verleihen weich gerösteten Tomaten Aroma und Konsistenz. Daher finde ich, dass sie eine tolle Zutat sind. Häufig spielen sie nur die Nebenrolle, deshalb stelle ich sie hier in den Mittelpunkt. Servieren Sie diese Tomaten zu meinem Blumenkohl-Parm (siehe Seite 275).

- 1 Schale Kirschtomaten, der Länge nach halbiert
- 2 EL natives Olivenöl extra, plus mehr bei Bedarf
- ½ TL Mohnsamen
- Meersalz und frisch gemahlener schwarzer Pfeffer

Den Backofen auf 120 °C vorheizen. Ein tiefes Backblech mit Backpapier auslegen.

Die Tomaten in einer Lage auf dem vorbereiteten Backblech verteilen. Mit Öl beträufeln und mit den Händen mischen. Mit Mohnsamen sowie Salz und Pfeffer bestreuen. Im Ofen ca. 2½ Std. rösten. Jeweils nach 1 Std. nachsehen, um sicherzustellen, dass die Tomaten nicht austrocknen. Bei Bedarf noch mehr Öl zugeben. Die fertigen Tomaten sollten sowohl außen als auch innen weich sein. Vor dem Servieren abkühlen lassen.

ERGIBT ¾ TASSE

Getreidefreie EIWEISSREICHE BRÖSEL

Verabschieden Sie sich von weißen Semmelbröseln ohne Nährstoffe und probieren Sie diese Brösel, die tatsächlich zu Ihrem Wohlbefinden beitragen. Sie schmecken sogar noch besser als gekaufte. Verwenden Sie sie auf Gemüsegratins und um Gerichten wie Pommes aus Süßkartoffeln eine knusprige Hülle zu geben. Um den Bröseln Aroma zu verleihen, einfach vor Gebrauch getrocknete Kräuter dazugeben – z. B. Kräuter der Provence, Italienische Kräutermischung, Oregano oder Rosmarin.

- 1 Tasse rohe Walnüsse
- 1 Tasse rohe Mandeln
- 1 Tasse geschälte rohe Sonnenblumenkerne
- 1 Tasse geschälte rohe Kürbiskerne
- 1 Tasse rohe Sesamsamen
- 1 Tasse gemahlene Leinsamen

Walnüsse und Mandeln in der Küchenmaschine drei- oder viermal bei Intervallschaltung zerkleinern, dann die Sonnenblumen- und Kürbiskerne dazugeben. Noch zweimal mit Intervallschaltung zerkleinern. Die Sesam- und Leinsamen zugeben und in Intervallschaltung grob zerkleinern. Die Mischung weiter in Intervallschaltung verarbeiten, bis sie fein gemahlen ist und aussieht wie Semmelbrösel. Nicht zu lange mixen, sonst erhalten Sie Nussmus. In einem verschlossenen Behälter im Kühlschrank bis zu 3 Wochen haltbar.

ERGIBT 5 TASSEN

MIT SCHWARZEM REIS GEFÜLLTER BLATTKOHL
und Weiße-Bohnen-Thymian-Tahini-Sauce

Dieses ballaststoffreiche Lieblingsgericht eignet sich perfekt für ein Abendessen unter der Woche oder am Wochenende. Die leckere Weiße-Bohnen-Sauce enthält viel frischen Thymian und kalziumreiches Tahini. Wenn Sie keinen Blattkohl bekommen können, nehmen Sie stattdessen Grünkohlblätter.

MIT REIS GEFÜLLTER BLATTKOHL

- 12 große Blattkohlblätter
- ½ Tasse brauner Reis
- 1 ½ Tassen natriumarme Gemüsebrühe
- ¼ Tasse schwarzer Reis
- 1 EL natives Olivenöl extra
- 2 mittelgroße Zucchini, fein gehackt
- ½ kleine weiße Zwiebel, gewürfelt
- 2 Knoblauchzehen, fein gehackt
- ½ Tasse frisches Basilikum, fein gehackt
- Meersalz und frisch gemahlener schwarzer Pfeffer

WEISSE-BOHNEN-THYMIAN-TAHINI-SAUCE

- 2 Tassen Cannellinibohnen, gekocht (siehe Seite 107)
- ¼ Tasse natives Olivenöl extra, plus mehr zum Beträufeln
- 2 EL frisch gepresster Zitronensaft
- 2 Knoblauchzehen
- 2 EL Wasser
- 1 EL Tahini (siehe Anmerkung, Seite 309)
- 2 Stängel frischer Thymian, Blätter abgezupft
- 1 TL Meersalz
- ¼ TL Chilipulver, plus mehr nach Belieben
- ½ Tasse rohe Mandeln, fein gehackt und geröstet (siehe Seite 116)

BLATTKOHL ZUBEREITEN: Einen großen Topf mit Wasser zum Kochen bringen. Eine Schüssel mit Eiswasser füllen und neben den Herd stellen. Den Blattkohl 1 Min. im kochenden Wasser blanchieren, dann abgießen und im Eiswasser abschrecken. Erneut abgießen und die dicken Stielenden entfernen.

In einem kleinen Topf den braunen Reis mit 1 Tasse Brühe mischen. In einem zweiten kleinen Topf den schwarzen Reis und die übrige Brühe mischen. Beide Mischungen aufkochen, die Hitze reduzieren, sodass das Wasser nur noch siedet und die Töpfe abdecken. Den Reis weich kochen (den schwarzen Reis in ca. 30 Min. und den braunen in 30–40 Min.).

In einem großen Topf das Öl bei mittlerer Hitze erhitzen. Zucchini, Zwiebel, Knoblauch und gekochten braunen und schwarzen Reis dazugeben. 2–3 Min. garen, bis die Zucchini weich sind. Das Basilikum unterrühren und 1 Min. weitergaren. Mit Salz und Pfeffer abschmecken.

SAUCE ZUBEREITEN: Alle Saucenzutaten bis auf die Mandeln in die Küchenmaschine geben und glatt pürieren, dann abschmecken. Wenn Sie die Sauce etwas schärfer möchten, mehr Chilipulver dazugeben. Nach Belieben mit noch mehr Öl beträufeln.

Die Kohlblätter auf eine Arbeitsfläche legen. Etwas Reis-Zucchini-Mischung in die Mitte jedes Blattes geben und mit gerösteten Mandeln bestreuen. Mit Tahini-Sauce beträufeln und die Blätter der Breite nach aufrollen wie ein Taco. Warm servieren.

4 PORTIONEN, ERGIBT 2 ¼ TASSEN SAUCE

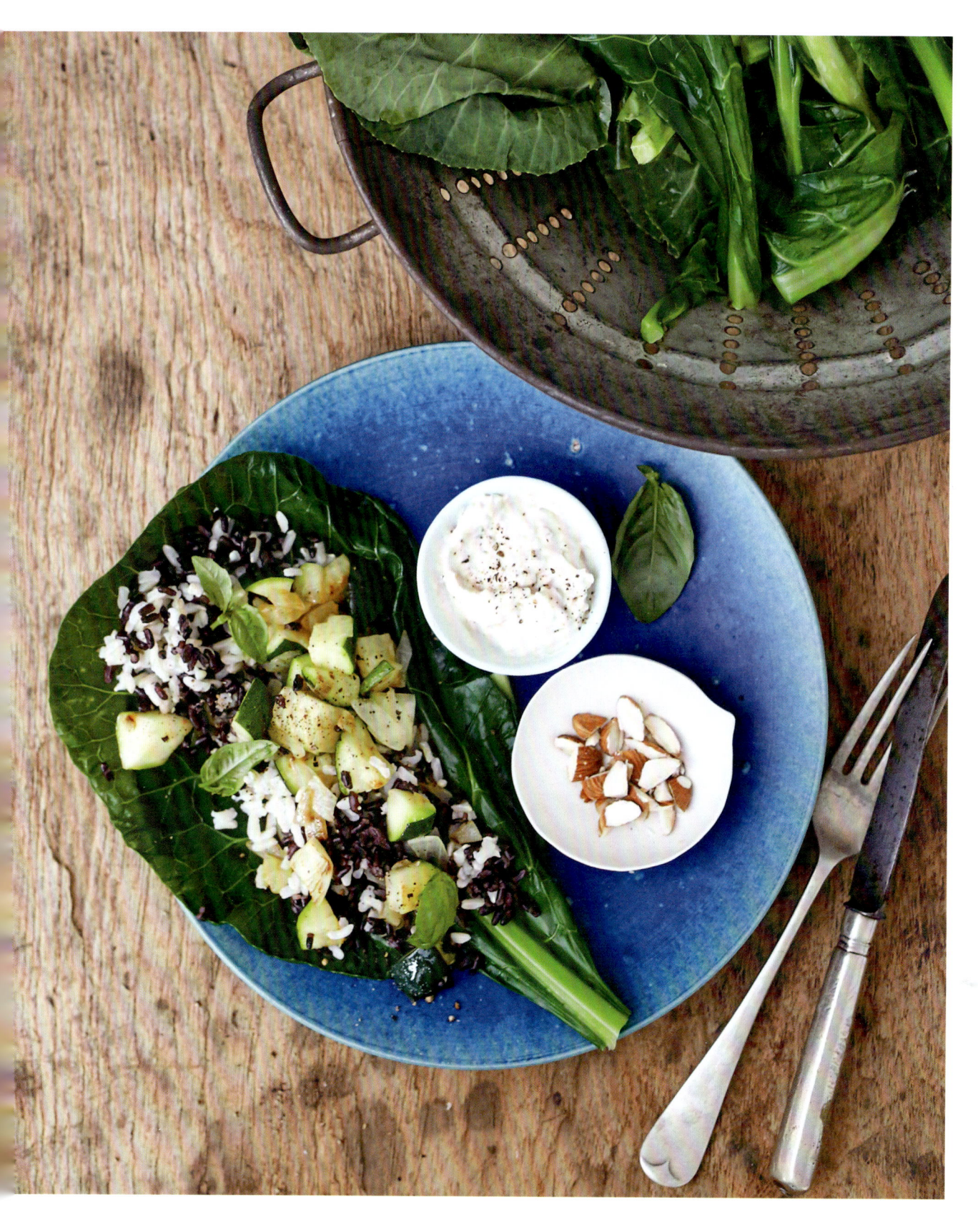

GEGRILLTE GELBE ZUCCHINI UND SPARGEL
mit Garten-Dressing

So leicht, so perfekt, so einfach. Ein weiteres sommerliches Rezept aus meinem Elternhaus. Bestens geeignet als Abendessen unter der Woche oder Mittagessen am Wochenende. Das Dressing ist neben dem Grillaroma entscheidend für dieses Rezept!

- 2 EL natives Olivenöl extra, plus mehr zum Fetten des Grillkorbs
- 3 EL frisch gepresster Zitronensaft
- 3 EL frische glatte Petersilie, fein gehackt
- 1 kleine Knoblauchzehe, fein gehackt
- ¼ TL Meersalz
- ¼ TL frisch gemahlener schwarzer Pfeffer
- 1 große rote Zwiebel, in 2,5 cm große Stücke geschnitten
- 1 große gelbe Zucchini, der Länge nach in 0,5 cm dicke Scheiben geschnitten
- 1 Bund Spargel, Enden abgeschnitten
- 1 Prise Chilipulver
- 1 Prise Paprikapulver

Den Grill auf mittlere Stufe vorheizen. Einen Grillkorb mit Öl fetten.

In einer kleinen Schüssel Öl, Zitronensaft, Petersilie, Knoblauch, Salz und Pfeffer zu einem Dressing verquirlen.

Zwiebel, gelbe Zucchini und Spargel auf einer Servierplatte anrichten und mit Chili- und Paprikapulver bestreuen. Mit den Fingern das Gemüse vorsichtig unter das Dressing arbeiten. Etwas Dressing zum Servieren zurückbehalten.

Die Zwiebelstücke im Grillkorb 4 Min. grillen, dann wenden und die Zucchini mit in den Korb geben. Weitere 4 Min. grillen. Nun die Zucchini wenden und den Spargel in den Korb geben. Alles 4 Min. grillen (die Grillzeiten können je nach Art des Grills variieren). Das Gemüse aus dem Korb nehmen, sobald es weich ist und Grillstreifen sichtbar werden. Auf der Platte anrichten und mit dem übrigen Dressing beträufeln. Warm servieren.

4 PORTIONEN

Einfache EINGELEGTE BIRNEN UND ÄPFEL

Wenn Sie dieses Rezept ausprobieren wollen, brauchen Sie ein Einweckglas mit Deckel und ausreichend Zeit, um es über Nacht im Kühlschrank zu kühlen. So können sich die Aromen am besten entfalten. Servieren Sie es zu Feiertagsessen als süß-saure Beilage oder als aromatische Beigabe zu meinen Milchfreien Nusskäsen (siehe Seite 315–318).

- 1 Tasse roher Honig
- ⅓ Tasse Apfelessig
- ¼ Tasse Aceto balsamico
- 2,5 cm frischer Ingwer, geschält und in dünne Scheiben geschnitten
- 2 Zimtstangen
- 3 Gewürznelken
- 5 schwarze Pfefferkörner
- 3 Kaiser-Alexander-Birnen, geschält, Kerngehäuse entfernt, in dünne Scheiben geschnitten
- 2 rote Äpfel, geschält, Kerngehäuse entfernt, in dünne Scheiben geschnitten

In einem großen Topf Honig, beide Essigsorten, Ingwer, Zimtstangen, Gewürznelken und Pfefferkörner vermengen. Bei mittlerer Hitze aufkochen. Birnen und Äpfel dazugeben, den Topf abdecken, die Hitze reduzieren und 20 Min. garen. Dann den Herd ausschalten und die Mischung noch 10 Min. ziehen lassen.

Die Früchte mit einem Schaumlöffel herausnehmen und in ein Einweckglas geben. Die Honigmischung über das Obst gießen (darauf achten, dass die Mischung nicht zu heiß ist, sonst springt das Glas), mit dem Deckel verschließen und über Nacht in den Kühlschrank geben. Gekühlt servieren. Im Kühlschrank bis zu 1 Woche haltbar.

ERGIBT 1 GLAS (1 LITER)

Erfrischende und stärkende Getränke

Gäbe es einen Doktortitel für die Entwicklung kreativer und nahrhafter Getränke, würde ich ihn inzwischen tragen: Vor zehn Jahren wusste ich noch nicht, was Kurkuma ist und wäre niemals auf den Gedanken gekommen, sie bei einem Getränk zu verwenden. Wenn Sie aber erst einmal angefangen haben, neue Zutaten auszuprobieren und eigene Getränke zuzubereiten, wollen Sie nie wieder auf industriell hergestellte Getränke zurückgreifen. Diese Getränke sind für sich schon etwas Besonderes. Sie helfen, den Körper mit Flüssigkeit und Energie zu versorgen und das ohne raffinierten Zucker und leere Kalorien.

Als ich mit meiner Entgiftung begann, musste ich mich daran gewöhnen, mehr zu trinken und raffinierten Zucker wegzulassen. Früher trank ich viele Sportdrinks, da ich nicht wusste, dass sie schädlich sind. Nachdem ich den Entzug von diesen industriell verarbeiteten Süßstoffen geschafft hatte, musste ich meine Geschmacksknospen erst wieder an den unverfälschten Geschmack und die Süße von Obst, Honig und Ahornsirup gewöhnen. Damals fing ich an, meine eigenen Nuss- und Samen-»Mylks« zuzubereiten und entdeckte Kräutertees. Ich hätte mir gerne auch einfach einen Chai-Tee in einem Café geholt, aber nachdem das mir immer wieder Bauchschmerzen beschert hatte, fing ich an, auch diesen selbst zuzubereiten. Diese Motivation steckt hinter jedem meiner Getränke. Haben Sie Spaß beim Ausprobieren, bereiten Sie sich hin und wieder einen »Mocktail« zu und bescheren Sie Ihren Geschmacksknospen echten Genuss. Meine Rezepte enthalten eine Reihe von Zutaten, die das allgemeine Wohlbefinden unterstützen und Entzündungen verhindern. Sie wirken zudem gegen verschiedene Symptome, von Erkältung bis zu Bauchschmerzen.

Entgiftender GRÜNER SAFT

Ich mag frische grüne Säfte (als Getränk, nicht als Ersatz für eine Mahlzeit), weil sie meinem Verdauungstrakt eine Pause von Ballaststoffen in Smoothies und anderen Lebensmitteln gönnen. Dieser grüne Saft ist einfach, aber ein perfektes Getränk für morgens oder abends vor dem Essen.

4	Tassen junge Grünkohlblätter
2	Salatgurken
2	grüne Äpfel, Kerngehäuse entfernt
4	Stangen Sellerie
1	Romana-Salatherz
1	Tasse frisches Koriandergrün
	frisch gepresster Saft von 1 Zitrone

Alle Zutaten außer dem Zitronensaft in den Entsafter geben (oder siehe unten). Den Zitronensaft unter den grünen Saft rühren und die Mischung auf zwei Gläser verteilen. Sofort servieren.

2 PORTIONEN

Koffeinfreier CHAI

Dieses Getränk ähnelt einem Chai-Tee, enthält jedoch kein Koffein. Besonders gut schmeckt es eisgekühlt an einem heißen Sommertag. Es ist sehr erfrischend und schmeckt viel gesünder als fertig gekaufte Chais mit Kuhmilch und koffeinhaltigem schwarzem Tee.

2	Tassen ungesüßte Mandelmilch
1 ½	TL Vanilleextrakt
1	TL frisch abgeriebene Orangenschale
1	TL gemahlener Zimt
¼	TL Mandelextrakt
1	Prise gemahlenes Piment
1	Prise Meersalz

Alle Zutaten in einen Mixer geben und sehr fein pürieren. In einen verschließbaren Behälter umfüllen und vor dem Servieren 2 Std. kalt stellen. Im Kühlschrank bis zu 4 Tage haltbar.

2 PORTIONEN

SIE HABEN KEINEN ENTSAFTER? KEIN PROBLEM! Wenn Sie meinen Grünen Saft zubereiten wollen, aber keinen Entsafter haben, können Sie einfach die Zutaten grob hacken und im Mixer fein pürieren. Dann ein 60 x 60 cm großes Seihtuch viermal in der Mitte falten und in eine große Schüssel legen. Das Püree in die Mitte gießen, das Tuch mit einer Hand zusammenhalten und mit der anderen Hand zusammendrehen. Dabei den Saft aus dem Fruchtfleisch pressen.

Gesunde und hausgemachte
MILCHFREIE NUSS- (UND SAMEN-)»MYLKS«

Diese »Mylks« sind die hausgemachte Variante zu fertig gekaufter Nuss- und Samenmilch. Ich verwende den Begriff »Mylk« für hausgemachte Versionen und »Milch« für fertig gekaufte Produkte, Sie können für alle Rezepte in diesem Buch, bei denen »Milch« verwendet wird, aber beide Versionen verwenden. Die Nuss- und Samen-»Mylks« können genauso eingesetzt werden wie normale Kuhmilch. Gießen Sie sie über Ihre Lieblingscerealien, verwenden Sie sie für glutenfreie Haferflocken, in Smoothies, Tee und »Mylk«-Shakes oder trinken Sie sie einfach so. Nehmen Sie für die Zubereitung einen Hochleistungsmixer! Wenn Sie eine dünnere Konsistenz bevorzugen, können Sie einfach mehr Wasser zugießen.

- 1 Tasse rohe Nüsse oder Samen (z. B. Cashewkerne, Mandeln, Haselnüsse oder Hanf)
- 7 Tassen Wasser
- 1 EL Ahornsirup, nach Belieben
- 1 Prise Meersalz, nach Belieben
- ½ TL Vanilleextrakt, nach Belieben
- ¼ TL gemahlener Zimt, nach Belieben

In einer Schüssel die Nüsse mit 4 Tassen Wasser vermengen. Beiseitestellen und einweichen (siehe Seite 116).

Die eingeweichten Nüsse abgießen und gut spülen. In einen Hochleistungsmixer füllen und die übrigen 3 Tassen Wasser zugießen. Auf hoher Stufe ca. 1 Min. mixen, bis die Nüsse gemahlen sind und die »Mylk« schaumig und weiß ist.

Mithilfe eines Nussmilchbeutels (siehe Seite 300) die »Mylk« in eine große Schüssel passieren. Den Beutel gut auspressen, um möglichst viel Flüssigkeit zu extrahieren (das Mus ist in einem Behälter im Kühlschrank einige Tage haltbar und kann zu Kokosjoghurt oder Haferflocken gegessen werden). Zum Süßen oder Aromatisieren die »Mylk« nach Belieben mit Ahornsirup, Salz, Vanille und Zimt verquirlen. Alles gut mixen. Die »Mylk« ist in einem verschlossenen Glas im Kühlschrank bis zu 4 Tage haltbar. Bei der Lagerung können sich die Bestandteile trennen, daher vor dem Servieren gut schütteln.

4 PORTIONEN

AROMA-VARIANTEN FÜR NUSS- UND SAMEN-»MYLK«

Um die ungesüßte »Mylk« zu aromatisieren, probieren Sie diese Varianten für eine Portion:

- ▸ **STRAWBERRY-»MYLK«:** In einem Mixer die Nuss-»Mylk« mit Erdbeeren (frisch oder TK) mischen. Die Mischung passieren und die Feststoffe entsorgen oder für eine Extraportion Ballaststoffe und Aroma in der »Mylk« belassen.
- ▸ **SCHOKO-»MYLK«:** Eine Prise ungesüßtes Kakaopulver, etwas Vanilleextrakt und Honig unter die »Mylk« rühren.
- ▸ **KURKUMA-HONIG-»MYLK«:** Etwas gemahlene Kurkuma und Honig unter die »Mylk« rühren.

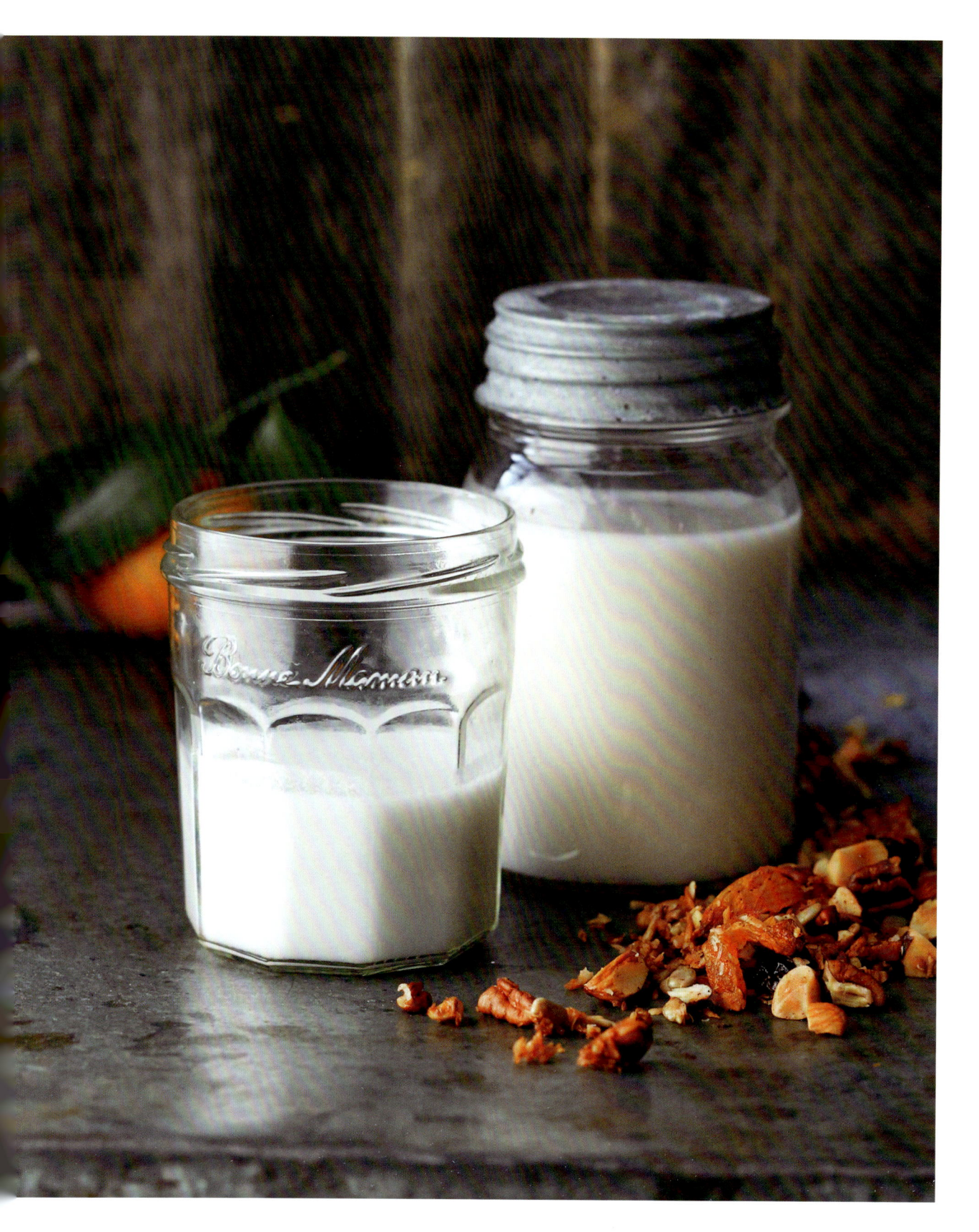

Einfache und hausgemachte
KOKOS-»MYLK«

Ich habe gerne etwas Abwechslung, daher beschränke ich mich nicht nur auf Nuss- und Samen-»Mylks«, sondern bereite auch oft Kokos-»Mylk« zu. Das Kokosmus, das dabei übrig bleibt, können Sie aufheben und auf Smoothies, glutenfreien Haferflocken oder meinen Milchfreien Eiscremes (siehe Seite 344–347) verteilen. Bitte beachten Sie, dass dieses Rezept kein Ersatz für Kokosmilch zum Kochen aus der Dose ist. Kokos-»Mylk« können Sie wie jede Nuss-»Mylk« verwenden und sie beispielsweise unter glutenfreie Haferflocken rühren, bei meinen Müslirezepten (siehe Seite 126–130) und meinem Frühstücksbecher mit schwarzem Reis und Beeren (siehe Seite 147) einsetzen oder genießen Sie sie einfach so.

1 Tasse ungesüßte Kokosflocken
1 Tasse Wasser

In einer kleinen Schüssel die Kokosflocken mit dem Wasser verrühren. 2 Std. stehen lassen, bis die Kokosflocken weich sind. In einen Mixer füllen und fein pürieren. Über einer großen Schüssel in ein doppelt gefaltetes Seihtuch oder einen Nussmilchbeutel (siehe unten) gießen. Das Tuch zusammenfassen und drehen, um möglichst viel Flüssigkeit zu extrahieren. Die »Mylk« in ein verschließbares Gefäß gießen. Sie hält sich im Kühlschrank bis zu 3 Tage. Das übrig gebliebene Mus entsorgen oder aufheben. Es hält sich in einem verschlossenen Behälter im Kühlschrank bis zu 3 Tage.

ERGIBT 1 TASSE

SEIHTUCH ODER NUSSMILCHBEUTEL Für das Passieren von Nuss-»Mylks« und zur Zubereitung meines Milchfreien Macadamia-»Rahmkäses« (siehe Seite 318) können Sie ein Seihtuch oder einen Nussmilchbeutel verwenden. Durch einen Nussmilchbeutel (ein kleiner Nylonbeutel) kann feiner passiert werden als durch ein Seihtuch, und er kann auch wiederverwendet werden. Wenn Sie jedoch lieber ein Seihtuch verwenden, legen Sie es über ein feinmaschiges Sieb in eine große Schüssel.

Erfrischende TRINKSCHOKOLADE

Wenn ich dieses Rezept zubereite, muss ich immer an Sommervormittage mit meiner Familie an der Küste denken. Wir bereiten dann oft raffinierte Smoothies zu, die bei einem Tag am Strand für Erfrischung und Sättigung sorgen. Dieser Smoothie – einfach, aromatisch und nicht zu dick – ist ein großartiger Energiespender.

- 2 große Bananen, tiefgefroren
- 2 Tassen Eis
- ¾ Tasse ungesüßte Mandelmilch
- 2 EL Mandelmus
- 1 ½ EL ungesüßtes Kakaopulver
- 2 Medjool-Datteln, entsteint
- ½ TL Vanilleextrakt
- 1 Prise Meersalz

Alle Zutaten in einen Mixer geben und fein pürieren. Auf zwei Gläser verteilen und servieren.

2 PORTIONEN

SMOOTHIE MIT NUSS-»MYLK«-EISWÜRFELN ZUBEREITEN

In einem Mixer 4 oder 5 aromatisierte Nuss-»Mylk«-Eiswürfel mit ¾ Tasse Nuss-»Mylk« und mit Honig oder Ahornsirup mischen. Nach Belieben Aroma zugeben:

- ▸ Vanille- oder Mandelextrakt
- ▸ rohes oder ungesüßtes Kakaopulver
- ▸ frische Beeren oder 1 kleine reife Banane
- ▸ cremiges Mandelmus

Milde NUSS-»MYLK«-EISWÜRFEL

Diese Eiswürfel sind perfekt in Smoothies (siehe unten) oder um meine Nuss-»Mylk« (siehe Seite 298) zu aromatisieren und zu kühlen.

VARIANTEN

ZIMT-MANDEL-EISWÜRFEL

- 1 Tasse rohe Mandeln
- 2 ½ Tassen ungesüßte Nussmilch
- ¼ TL gemahlener Zimt

KORIANDER-CASHEW-EISWÜRFEL

- 1 Tasse rohe Cashewkerne
- 2 ½ Tassen ungesüßte Nussmilch
- ¼ TL gemahlener Koriander

FENCHEL-MANDEL-EISWÜRFEL

- 1 Tasse rohe Mandeln
- 2 ½ Tassen ungesüßte Nussmilch
- ½ TL gemahlene Fenchelsamen

Eine der Varianten wählen. Die Nüsse einweichen (siehe Seite 116). Dann abgießen, gut spülen und zusammen mit der Nussmilch und den Gewürzen in einem Mixer glatt und cremig pürieren. In Eiswürfelbereiter gießen. Zugedeckt ca. 4 Std. einfrieren, bis die Würfel vollständig gefroren sind.

ERGIBT 24 STÜCK (1 ½ EISWÜRFELBEREITER)

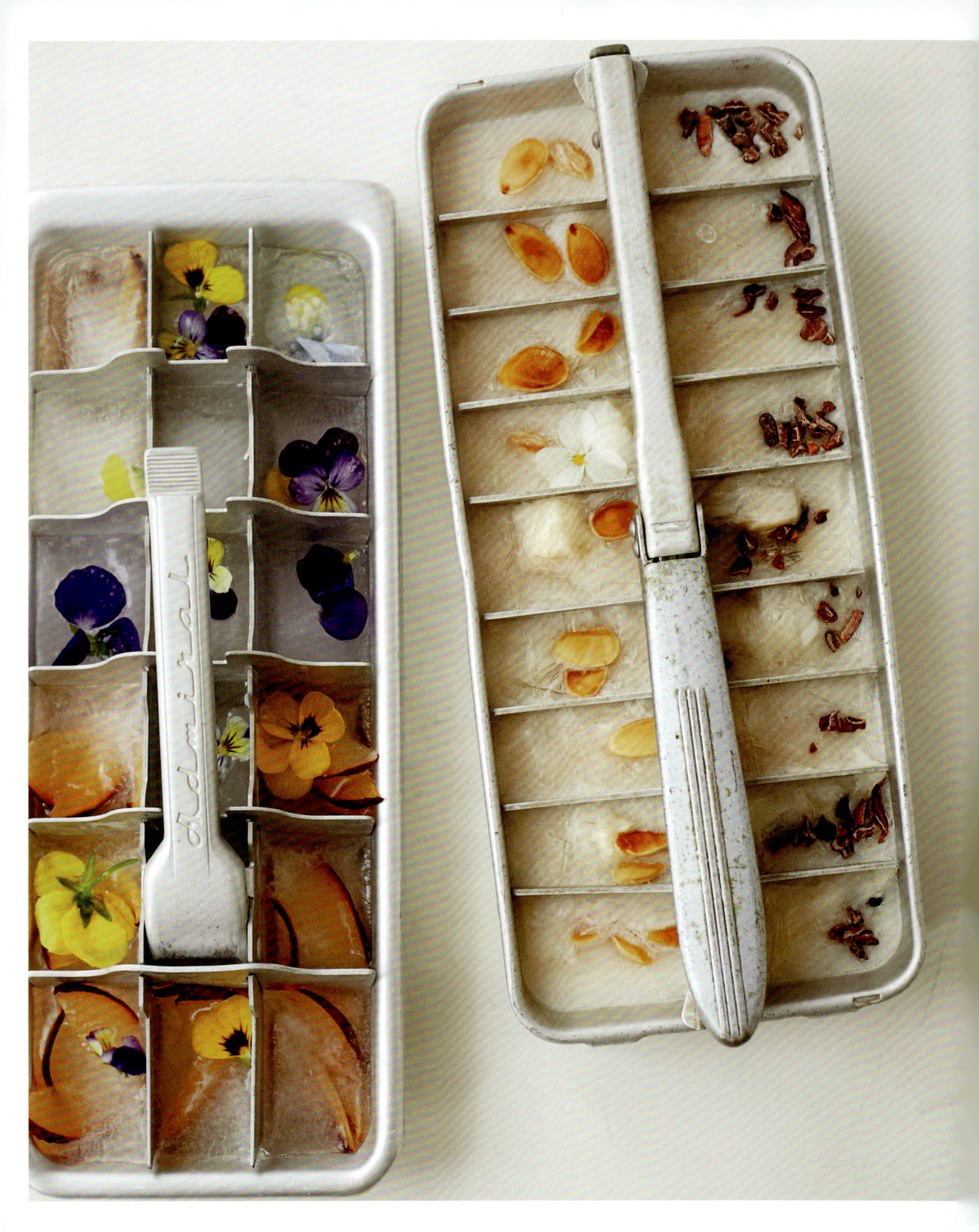

»Sonnengruß«
KÜHLENDE EISWÜRFEL

Aromatisierte Eiswürfel sind eine tolle Möglichkeit einem Smoothie, Mineralwasser, Eistee oder Wasser eine Portion Antioxidantien zuzusetzen. Sie können die Zutaten austauschen und jede der unten angegebenen Varianten für Ihren Aroma-Eiswürfel-Mix verwenden. Wenn Sie dafür Fruchtsäfte verwenden, die viel Zucker enthalten oder Kokosmilch zum Kochen (mit hohem Fettgehalt) nehmen, wird das Eis schneller schmelzen. Deshalb verwende ich für die Würfel meist ungesüßte Kräutertees oder Grüntees (bei grünem Tee auf Koffeinunverträglichkeit achten). Die Eiswürfel können Sie im Gefrierfach in einem verschlossenen Behälter aufbewahren. Ich stelle immer gleich vier Schalen her, so habe ich auch für Gäste ausreichend Eiswürfel auf Vorrat. Sie können die kleinen Eiswürfel auch jederzeit gut für »Mocktails« verwenden.

GRUNDZUTATEN

FLÜSSIGKEITEN: Kokoswasser, grüner Tee, Kräutertee, Nussmilch, Kokosmilch, Samenmilch

ENTSAFTETES GEMÜSE: Gurke, Karotte, Rote Bete, Fenchel, Sellerie

PÜRIERTES OBST: Melone, Birne, Granatapfel, Mango, Ananas, Banane, Kiwi, Beeren, Grapefruit, Nektarine, Limette, Zitrone, Orange, Blutorange, Tangerine, Clementine, Trauben, Äpfel, Pfirsiche

ZUSÄTZE

FEIN GEHACKTE FRISCHE KRÄUTER: Minze, Salbei, Rosmarin, Basilikum, Koriandergrün, Thymian, Lavendel, essbare Blüten

GEWÜRZE: gemahlener Ingwer, gemahlener Zimt, gemahlener Fenchel, gemahlenes Kardamom

SÜSSUNGSMITTEL: roher Honig, Ahornsirup, rohe Kakaonibs, Mandelblättchen

In einer kleinen Schüssel 1 $\frac{1}{3}$ Tassen Grundflüssigkeit und eine Kombination der Zusätze vermengen. Gut verrühren und in einen Eiswürfelbereiter gießen. Zugedeckt ca. 4 Std. einfrieren, bis die Eiswürfel vollständig gefroren sind.

ANMERKUNG: Auf der nächste Seite finden Sie vier Rezepte für aromatisierte Eiswürfel.

ERGIBT 16 STÜCK (1 EISWÜRFELBEREITER)

Entzündungshemmende GURKE-BASILIKUM-EISWÜRFEL

1	Tasse Salatgurke, geschält, entkernt und gewürfelt
½	Tasse Wasser
¼	Tasse frisches Basilikum, fein gehackt
1 ½	EL frisch gepresster Zitronensaft
½	TL gemahlene Kurkuma
1	Prise Meersalz

Alle Zutaten in einem Mixer vermengen und fein pürieren. In einen Eiswürfelbereiter gießen. Zugedeckt ca. 4 Std. einfrieren, bis die Eiswürfel vollständig gefroren sind.

ERGIBT 16 STÜCK (1 EISWÜRFELBEREITER)

Minzig-melonige ERDBEER-EISWÜRFEL

1 ½	Tassen Honig- oder Cantaloupe-Melone, gehackt
½	Tasse frische Erdbeeren
6	frische Minzeblätter
1	TL frisch gepresster Limettensaft
1	Prise frisch abgeriebene Limettenschale

Alle Zutaten in einem Mixer vermengen und fein pürieren. In einen Eiswürfelbereiter gießen. Zugedeckt ca. 4 Std. einfrieren, bis die Eiswürfel vollständig gefroren sind.

ERGIBT 16 STÜCK (1 EISWÜRFELBEREITER)

Erfrischend-fruchtige ENTGIFTENDE EISWÜRFEL

1 ¼	Tassen frisch gepresster Grapefruitsaft
¼	Tasse frisches Koriandergrün, fein gehackt
3	EL frisch gepresster Orangensaft

In einer Schüssel alle Zutaten vermengen. In einen Eiswürfelbereiter gießen. Zugedeckt ca. 4 Std. einfrieren, bis die Eiswürfel vollständig gefroren sind.

ERGIBT 16 STÜCK (1 EISWÜRFELBEREITER)

Kühlende WASSERMELONEN-EISWÜRFEL

2	Tassen Wassermelonen, in 1,25 cm große Würfel geschnitten

Die Wassermelonenwürfel im Mixer fein pürieren. In einen Eiswürfelbereiter gießen. Zugedeckt ca. 4 Std. einfrieren, bis die Eiswürfel vollständig gefroren sind.

ERGIBT 16 STÜCK (1 EISWÜRFELBEREITER)

Genussreicher HEISSER KAKAO

Probieren Sie für sich und Ihre Kinder doch einmal diese Alternative anstelle fertig gekaufter Kakaopulverzubereitungen, die viele Chemikalien, Milchprodukte und raffinierten Zucker enthalten. Auch perfekt geeignet nach einer strammen Wanderung, nach Spiel und Spaß im Schnee oder wenn Sie einfach einmal Lust auf einen leckeren warmen Kakao haben. Mit meiner Kokos-Schlagsahne (siehe Seite 372) wird daraus eine besondere Leckerei.

- 2 ¼ Tassen ungesüßte Mandelmilch
- 2 ½ EL ungesüßtes Kakaopulver
- 5 Medjool-Datteln, entsteint
- 1 EL Ahornsirup
- 1 TL Vanilleextrakt
- 1 Prise gemahlener Zimt
-   Kokos-Schlagsahne (siehe Seite 372), nach Belieben

Alle Zutaten außer der Kokos-Schlagsahne in einem kleinen Topf vermengen. Unter ständigem Rühren zum Sieden bringen. Vom Herd nehmen, in einen Mixer geben und fein pürieren. Auf zwei Becher verteilen, nach Belieben mit Kokos-Schlagsahne garnieren und warm servieren.

2 PORTIONEN

Aus Kindertagen ORANGENSAFT

Orangensaft für Kinder zum Frühstück hat fast in jedem Haushalt Tradition. Diese Version ist nicht nur gesund, sondern ich bin noch keinem Kind oder Erwachsenen begegnet, dem dieses Rezept nicht geschmeckt hätte. Wenn Sie keine Mandeln mögen, können Sie jede andere milchfreie Nuss- oder Samen-»Mylk« (siehe Seite 298) oder Ihre eigene Reis- oder Hafermilch verwenden. Besonders erfrischend wird das Getränk, wenn Sie die Orangen und die Milch zuvor kühlen.

- ½ Tasse ungesüßte Mandelmilch
- ¼ Tasse frisch gepresster Orangensaft
- 2 EL geschälte rohe Hanfsamen
- 1 EL Ahornsirup
- 1 TL Vanilleextrakt
- ¼ TL gemahlener Zimt
- ¼ TL frisch abgeriebene Orangenschale
- 2 Eiswürfel, zum Servieren

Alle Zutaten mit Ausnahme der Eiswürfel in einen Mixer geben und glatt pürieren. Die Eiswürfel in ein Glas geben und mit dem Orangensaft auffüllen. Sofort servieren.

1 PORTION

Heilender HALSWEH-VERTREIBER

Dieses Getränk ist sehr würzig und brennt beim Schlucken etwas, aber es wirkt gegen Halsweh und tut auch dem Darm gut! Es hat mich schon oft gerettet. Der Knoblauch hilft, schlechte Darmbakterien abzutöten, und Kurkuma bekämpft Entzündungen. Nehmen Sie bei Halsweh oder Bauchbeschwerden zweimal täglich 2 Teelöffel davon ein.

1	Knoblauchzehe, zerdrückt
1	TL gemahlene Kurkuma
2	EL frisch gepresster Zitronensaft
2	EL roher Honig, plus mehr bei Bedarf

In einer kleinen Schüssel Knoblauch und Kurkuma vermengen. Mit einer Gabel zu einer Paste zerdrücken. Zitronensaft und Honig zugeben und gut mischen. Größere Knoblauchstückchen herausnehmen. Falls dieser Mix zu würzig oder scharf ist, mehr Honig zugeben. Sofort servieren.

1 PORTION

Gegen Bauchweh INGWERTEE

Dieser Tee ist mein bestes Heilmittel bei Bauchweh. Durch die vielen Jahre mit Bauchweh, bin ich Profi darin geworden, eine Kur für meine Schmerzen zu finden. Dieses hausgemachte Elixir ist der perfekte Mageneinrenker. Der frisch gepresste Zitronensaft wirkt lindernd und reinigend.

2	Tassen Wasser
2	cm frischer Ingwer, geschält und gerieben
1	EL roher Honig, plus mehr bei Bedarf
½	TL frisch gepresster Zitronensaft

In einem kleinen Topf das Wasser bei mittlerer Hitze aufkochen. Den Ingwer in einen Becher geben und mit dem heißen Wasser auffüllen. 5–7 Min. ziehen lassen. Honig und Zitronensaft zugeben. Falls der Tee zu scharf ist, mehr Honig zugeben. Sofort servieren.

1 PORTION

Wohltuender REINIGENDER TEE

Dieser wohltuende Tee erinnert an den Herbst, kann aber bei Sommerhitze auch erfrischend sein, wenn er über Eiswürfeln serviert wird! Geben Sie eine meiner milchfreien Nuss-»Mylks« (siehe Seite 298) dazu, wenn Sie Ihren Tee sahnig mögen, oder geben Sie einige meiner »Sonnengruß«-Eiswürfel (siehe Seite 303) für extra Aroma und Antoxidantien dazu.

- 4 Tassen Wasser
- 2 TL Fenchelsamen
- 1½ TL Kreuzkümmelsamen
- 1½ TL Koriandersamen
- Honig, nach Belieben

In einem kleinen Topf das Wasser bei mittlerer Hitze zum Kochen bringen. Vom Herd nehmen und Fenchel-, Kreuzkümmel- und Koriandersamen ins Wasser geben. Zugedeckt 5 Min. ziehen lassen. Durch ein feinmaschiges Sieb abgießen (oder die Samen mittrinken) und nach Belieben Honig zugeben. In Becher füllen und warm servieren.

2 PORTIONEN

Löwenzahn- LEBER-ENTGIFTUNGSTEE

Dieser Tee wirkt leberreinigend und ist daher für eine Entgiftung perfekt geeignet. Vor meiner zehnjährigen chronischen Erkrankung hatte ich keine Ahnung, wo sich in meinem Körper die Leber befindet und welche Aufgabe sie hat. Inzwischen habe ich gelernt, wie ich meine Leber täglich dabei unterstützen kann, zur Elimination von Giftstoffen beizutragen.

- 2 Tassen Wasser
- 2 Teebeutel geröstete Löwenzahnwurzel
- ½ TL gemahlener Kardamom
- 1 Zimtstange
- frisch gepresster Zitronensaft, nach Belieben
- Honig, zum Servieren, nach Belieben

Wasser, Teebeutel, Kardamom und Zimtstange in einen kleinen Topf geben. Zugedeckt aufkochen. Die Wärmezufuhr reduzieren und 15 Min. sieden lassen. In einen großen Becher gießen, nach Belieben Zitronensaft und Honig zugeben und servieren.

1 PORTION

Dips, Aufstriche und Dressings

Wer wünscht sich nicht eine Extraportion Aroma im Essen? Nur weil ich giftfreies Essen zu mir nehme, heißt das nicht, dass meine Geschmacksknospen mit langweiligen Speisen zufrieden wären. Was ich jedoch nicht will, ist, großartiges Essen unter raffiniertem Zucker, entzündungsfördernden Zutaten und Ähnlichem zu begraben. Es ist leider eine Tatsache, dass die meisten Dressings und Saucen in den Regalen der Lebensmittelgeschäfte eher Füllstoffe als Nahrungsmittel sind. Sie sind voller chemischer Substanzen, Pflanzengummis, Zuckerzusätzen, Lebensmittelfarbstoffen und raffiniertem Tafelsalz. Werfen Sie einen Blick auf den unaussprechlichen Text auf der Rückseite einer Saucenflasche, eines Würzmittels oder einer Marinade in Ihrer Küche. Ich bezweifle, dass Sie mir sagen können, was darin alles enthalten ist!

Sie können Ihre eigenen Würzmittel ohne großen Aufwand selbst zubereiten. Fangen Sie mit einigen einfachen Grundzutaten an: hochwertigem Meersalz, frisch gemahlenem schwarzem Pfeffer, frischen und getrockneten Kräutern und frisch gepressten Zitrussäften.

Ich begann, mit Dips, Dressings und Saucen zu experimentieren, als ich eine Colitis hatte, bei der ein Bakterium (*C difficile*) im wahrsten Sinne des Wortes meinen Bauch abtötete und mich in einen gefährlichen Gesundheitszustand brachte. Ich konnte damals kaum noch Wasser verdauen! Daher bereitete ich meine Mahlzeiten in der Küchenmaschine und dem Mixer zu und entwickelte alternative Würzmittel und Saucen.

Wenn Sie Aroma und Geschmack dieser selbst zubereiteten Saucen erst einmal probiert haben, werden Sie nie mehr auf Fertigprodukte zurückgreifen wollen. Von meiner Kreuzkümmel-Cashew-Cremesauce (siehe Seite 238) bis zu meiner Milchfreien sauren Cashew-Sahne (siehe Seite 317) und dem Milchfreien »Ricotta«-Käse aus Macadamianüssen (siehe Seite 317) habe ich für jeden Geschmack und jede gewünschte Konsistenz etwas anzubieten. Sie können bei diesen Rezepten so viel variieren, wie Sie möchten, um Ihre glutenfreien Vollkornnudeln, Cracker, Gemüse oder Obst damit abzurunden. Sie können sie sogar als Dips für meine Getreidefreien Cracker (siehe Seite 164–170) und Knusprigen Brotstangen (siehe Seite 151) verwenden. Mit jedem Bissen werden Sie Geschmack und Aroma ohne Reue erleben!

ÖLFREIER TRADITIONELLER HUMMUS

Es ist fantastisch, wie viele verschiedene Sorten Hummus es heute zu kaufen gibt. Ich habe jedoch eine Vorliebe für hausgemachten Hummus, denn so können Sie die Zutaten kontrollieren. Zudem schmeckt er herrlich frisch. Dieser Hummus ist ohne Öl. Der Genuss leidet jedoch nicht darunter – er ist sogar noch köstlicher! Servieren Sie ihn als Vorspeise oder Snack mit meinen Getreidefreien Crackern (siehe Seite 164–170). Einen Farbklecks liefern Gemüse-Julienne oder Keimlinge.

- 2 Tassen Kichererbsen, gekocht (siehe Seite 107)
- ¼ Tasse frisch gepresster Zitronensaft
- 3 EL Tahini (siehe unten)
- 1 kleine Knoblauchzehe
- ½ TL Meersalz
- ½ TL frisch gemahlener schwarzer Pfeffer
- ½ TL frisch abgeriebene Zitronenschale
- 1 Prise Cayennepfeffer
- ½ Tasse warmes Wasser, nach Bedarf

Alle Zutaten mit Ausnahme des Wassers in der Küchenmaschine pürieren, dabei esslöffelweise Wasser zugeben, bis der Hummus glatt und cremig ist. Er ist in einem verschlossenem Behälter im Kühlschrank bis zu 4 Tage haltbar.

ERGIBT 1 ¾ TASSEN

TAHINI SELBST ZUBEREITEN Haben Sie vergessen, Tahini zu kaufen? Keine Sorge: Sie können es selbst herstellen! Dieses Rezept können Sie für alle meine Gerichte verwenden, bei denen »Tahini« in der Zutatenliste steht. Zunächst den Backofen auf 175 °C vorheizen. 450 g weiße Sesamsamen auf einem tiefen Backblech verteilen und 15–20 Min. rösten, bis sie goldbraun sind. Dabei alle 3 Min. wenden. Dann 40 Min. abkühlen lassen. In die Küchenmaschine geben und 25–30 Min. auf kleiner Stufe verarbeiten. Dabei immer wieder die Masse von den Rändern herunterkratzen. Nach Belieben Meersalz zugeben und die Mischung in ein Glas mit Deckel füllen. Das Tahini ist im Kühlschrank bis zu 1 Woche haltbar.

Ölfreier
HUMMUS MIT WEISSEN BOHNEN UND BASILIKUM

Mit diesem eiweißreichen cremigen Dip voller guter Zutaten fülle ich meinen Magen besonders gerne. Sie möchten Öl weglassen? Kein Problem. Der Hummus ist trotzdem reichhaltig und cremig. Etwas Aceto balsamico unterstreicht noch den pikanten Geschmack, und das frische Basilikum sorgt für einen angenehm süßen Touch. Servieren Sie den Hummus mit meinen Getreidefreien Crackern (siehe Seite 164–170) oder mit glutenfreiem Vollkorntoast für ein Sandwich.

- 2 Tassen Cannellinibohnen, gekocht (siehe Seite 107)
- ¼ Tasse frisches Basilikum, fein gehackt
- 2 ½ EL Tahini (siehe Anmerkung, Seite 309)
- 2 EL frisch gepresster Zitronensaft
- 1 ½ EL Aceto balsamico
- 1 kleine Knoblauchzehe
- ½ TL Meersalz
- ½ TL frisch gemahlener schwarzer Pfeffer
- Wasser, nach Bedarf

Alle Zutaten mit Ausnahme des Wassers in der Küchenmaschine verarbeiten, bis die Masse glatt und cremig ist. Bei Bedarf teelöffelweise Wasser zugeben. Der Hummus ist in einem verschlossenen Behälter im Kühlschrank bis zu 4 Tage haltbar.

ERGIBT 1 ¾ TASSEN

Curry-
AHORNSIRUP-HUMMUS

Ich bereite diesen Hummus gerne am Sonntagnachmittag zu und verwende ihn dann die Woche über als Snack oder Mittagessen. Mein Lieblingsessen: Gekochte und abgekühlte Quinoa auf einem Bett aus rohem Spinat, darüber kommen Gemüse (wie Paprika, Gurken, Schälerbsen und Palmherzen) und anstelle eines Dressings garniere ich alles zum Schluss mit einem Klecks dieses Hummus', das voller Aroma und Eiweiß steckt. Lecker!

- ¼ Tasse frisch gepresster Zitronensaft, plus mehr bei Bedarf
- 3 ½ EL Tahini (siehe Anmerkung, Seite 309)
- 2 EL natives Olivenöl extra
- 2 TL Ahornsirup
- 1 TL gemahlener Kreuzkümmel
- ½ TL Currypulver
- ½ TL Chilipulver
- ½ TL Meersalz, plus mehr bei Bedarf
- ¼ TL frisch abgeriebene Zitronenschale
- ¼ TL frisch gemahlener schwarzer Pfeffer, plus mehr bei Bedarf
- 2 Tassen Kichererbsen, gekocht (siehe Seite 107)
- Wasser, bei Bedarf

Alle Zutaten mit Ausnahme der Kichererbsen und des Wassers in der Küchenmaschine bei Intervallschaltung zu einer glatten Masse verarbeiten. Die Kichererbsen zugeben und alles glatt und cremig pürieren. Wenn die Konsistenz zu dick ist, geben Sie teelöffelweise Wasser (oder Zitronensaft) dazu. Eventuell mit noch etwas Salz und Pfeffer abschmecken. Der Hummus ist in einem verschlossenen Behälter im Kühlschrank bis zu 4 Tage haltbar.

ERGIBT 2 TASSEN

Kräuterfrischer LINSEN-HUMMUS

Linsen stehen bei diesem Hummus im Mittelpunkt. Sie können ihn mit Dill, Estragon oder Basilikum beliebig aromatisieren. Servieren Sie etwas davon mit Crackern oder wickeln Sie ihn in die Blätter von Grünkohl und Blattkohl. Die Blätter aufrollen und am Ende noch etwas Hummus verstreichen, um die Rolle zu »versiegeln«. Auch lecker: Kräuter-Hummus auf gebackenen Süßkartoffeln oder auf meinen Getreidefreien Crackern (siehe Seite 164–170).

- ½ Tasse getrocknete grüne Linsen
- ¼ Tasse frisch gepresster Zitronensaft
- 2 EL Tahini (siehe Anmerkung, Seite 309)
- 1 EL Schalotten, fein gehackt
- 1 kleine Knoblauchzehe
- 1 TL natives Olivenöl extra
-   Meersalz und frisch gemahlener schwarzer Pfeffer
- ¼ Tasse frischer Dill, Estragon oder Basilikum, fein gehackt
- 2 EL frische glatte Petersilie, fein gehackt

Die Linsen nach Packungsanweisung kochen. Abgießen und abkühlen lassen.

Linsen, Zitronensaft, Tahini, Schalotten, Knoblauch, Öl sowie Salz und Pfeffer in der Küchenmaschine vermengen und glatt pürieren. In eine Servierschüssel umfüllen, Dill und Petersilie unterheben. Sofort servieren. Reste halten sich in einem verschlossenen Behälter im Kühlschrank bis zu 4 Tage.

ERGIBT 1 TASSE

Cremiges TAHINI-ZAZIKI

Das Geheimnis für ein wirklich gutes Zaziki – eine Sauce aus griechischem Joghurt mit Knoblauch – besteht darin, das Wasser aus den Gurken zu bekommen. Bei diesem Rezept müssen die geraspelten Gurken für eine gewisse Zeit abtropfen. Überspringen Sie diesen Schritt nicht! Ich serviere das Zaziki mit Gemüserohkost und meinen Getreidefreien Crackern (siehe Seite 164–170). Anmerkung: Die Gurken lassen sich mit einer Vierkantreibe leichter raspeln.

- ½ Salatgurke, geraspelt
- ¼ TL Meersalz
- ⅓ Tasse Tahini (siehe Anmerkung, Seite 309)
- 3 EL Wasser
- 3 EL frisch gepresster Zitronensaft
- 4 TL frischer Dill, fein gehackt
- 1 große Knoblauchzehe, fein gehackt

In einer großen Schüssel Gurke und Salz gut vermengen. Die Schüssel zudecken und die Gurken 5 Min. ziehen lassen.

In einem Mixer Tahini mit Wasser, Zitronensaft, Dill und Knoblauch vermengen und glatt pürieren. In eine zweite Schüssel umfüllen.

Mit den Händen das Wasser aus den Gurken pressen und die Gurken abtropfen lassen. Die Flüssigkeit entsorgen. Die Gurken zur Tahini-Mischung geben und alles verrühren. Sofort servieren.

ERGIBT ¾ TASSE

TAPENADE AUS KALAMATA-OLIVEN UND CASHEWKERNEN

Diese Tapenade hat ein typisches Aroma, in das man sich nach dem ersten Löffel verliebt. Servieren Sie sie mit meiner Vegetarischen Vorspeisenplatte (siehe Seite 72) und meinen Getreidefreien Crackern (siehe Seite 164–170).

¾	Tasse rohe Cashewkerne, über Nacht in Wasser eingeweicht, abgetropft, gespült und abgetrocknet
2 ½	Tassen Kalamata-Oliven, entsteint
¼	Tasse frische glatte Petersilie, fein gehackt
5	EL frisch gepresster Zitronensaft
¼	Tasse natives Olivenöl extra
1 ¼	EL roher Honig
1	Prise frisch abgeriebene Zitronenschale

In einer Pfanne die Cashewkerne bei mittlerer Hitze 3–4 Min. trocken rösten, bis sie duften. Dabei die Pfanne gelegentlich schwenken, damit die Nüsse nicht anbrennen. In die Küchenmaschine geben und bei Intervallschaltung mahlen. Die übrigen Zutaten zugeben und bei Intervallschaltung glatt pürieren. Die Tapenade ist in einem verschlossenen Behälter im Kühlschrank bis zu 4 Tage haltbar.

ERGIBT 2 ½ TASSEN

SONNENBLUMEN-PASTE

Was eine Paste so lecker macht, ist die Konzentration der Aromen. Diese vegetarische Version ist nicht weniger intensiv im Geschmack als eine herkömmliche Paste und um ein vielfaches gesünder! Mit meinen Getreidefreien Crackern (siehe Seite 164–170) servieren.

5	Tassen Wasser
1	Tasse geschälte rohe Sonnenblumenkerne
15	sonnengetrocknete Tomaten (ohne Öl)
½	Tasse Sesamsamen
3 ½	EL natives Olivenöl extra
2 ½	EL frisch gepresster Zitronensaft
1	Knoblauchzehe, fein gehackt
1 ¼	TL roher Honig
1	TL Coconut Aminos
¼	TL Meersalz
¼	TL frisch gemahlener schwarzer Pfeffer
1	Prise frisch abgeriebene Zitronenschale
1	Prise gemahlener Koriander

Das Wasser aufkochen. 1 Tasse heißes Wasser über die Sonnenblumenkerne gießen und 2 Min. blanchieren. Abgießen und beiseitestellen.

Die übrigen 4 Tassen heißes Wasser über die Tomaten gießen und ca. 30 Min. einweichen. Abgießen, dabei 1 Tasse Einweichflüssigkeit auffangen.

In der Küchenmaschine die Sonnenblumenkerne mit den Tomaten und den übrigen Zutaten bei Intervallschaltung gut mischen. 3 Esslöffel von der Einweichflüssigkeit zugeben. Bei Bedarf esslöffelweise mehr Wasser zugeben. Sofort servieren. Die Paste hält sich im Kühlschrank bis zu 1 Woche.

ERGIBT 2 TASSEN

Einfache GUACAMOLE

Diese Guacamole eignet sich perfekt für Tacos, auf Salaten oder auf glutenfreiem Vollkorntoast. Außerdem ist sie natürlich ein toller Party-Dip, der immer ankommt – wer mag schon keine Guacamole?

4	große sehr reife Avocados, entsteint, geschält und gewürfelt
1 ¼	Tassen Dattel- oder Kirschtomaten, geviertelt
1	Bund frisches Koriandergrün, fein gehackt
½	kleine rote Zwiebel, fein gehackt
¼	Tasse frisch gepresster Limettensaft, plus 1 TL und mehr bei Bedarf
1 ¼	TL Jalapeño, Samen entfernt, sehr fein gewürfelt, nach Belieben
½	TL Meersalz, plus mehr bei Bedarf
	frisch gemahlener schwarzer Pfeffer, nach Belieben

In einer großen Schüssel alle Zutaten vermengen. Mit einer Gabel zerdrücken, bis die Masse glatt, aber noch stückig ist. Nach Belieben mehr Salz und Limettensaft zugeben. Sofort servieren.

ERGIBT 4 TASSEN

ZUSÄTZE ZUR GUACAMOLE

▸ Sensationelle Sriracha-Sauce (siehe Seite 326) oder eine andere scharfe Sauce

▸ sonnengetrocknete Tomaten, gehackt

▸ Tomatillos, gehackt

▸ Mango, Schnittlauch und Frühlingszwiebeln, fein geschnitten

Harmonische APRIKOSEN-SALSA

Diese frische, aber einfache, kräftige und gleichzeitig fruchtige Salsa kann man auch pur essen. Sie passt zudem natürlich perfekt zu glutenfreien Vollkornchips und sieht auch auf Salaten gut aus.

2	große Tomaten (z. B. eine alte Tomatensorte), gewürfelt
1	Tasse rote Paprika, gewürfelt
2	frische Aprikosen, entsteint und gewürfelt
1	TL natives Olivenöl extra
¼	Tasse Vidalia-Zwiebel, gewürfelt (alternativ: süße Zwiebel)
½	TL Chilipulver
¼	TL gemahlener Zimt
¼	TL Meersalz, plus mehr bei Bedarf
¼	TL frisch gemahlener schwarzer Pfeffer, plus mehr bei Bedarf
¼	Tasse frisches Koriandergrün, fein gehackt
2	EL frisch gepresster Limettensaft, plus ½ TL
1	Frühlingszwiebel, in feine Scheiben geschnitten, zum Servieren

In einer großen Schüssel Tomaten, Paprika und Aprikosen vermengen.

In einer Pfanne das Öl bei mittlerer Hitze erhitzen. Zwiebel, Chilipulver, Zimt, Salz und Pfeffer 7 Min. darin anbraten. Die Mischung in die Küchenmaschine geben, die Tomatenmischung, Koriandergrün und Limettensaft zugeben und bei Intervallschaltung grob verarbeiten. Mit Salz und Pfeffer abschmecken. Vor dem Servieren 2 Std. kühlen, dann mit Frühlingszwiebeln garnieren. Die Salsa ist in einem verschlossenen Behälter im Kühlschrank bis zu 2 Tage haltbar.

ERGIBT 2 ½ TASSEN

DIPS, AUFSTRICHE UND DRESSINGS

Belebende APFEL-SALSA

Vergessen Sie, was Sie über Salsa wissen – diese enthält keine einzige Tomate. Werden Sie kreativ und verwenden Sie die Salsa für Tacos, Salate, Beeren und glutenfreie Vollkornrezepte, um schnell für viel Aroma zu sorgen. Ich bin sicher, dass sie in Zukunft jeden Sommer bei Ihnen auf den Tisch kommen wird. Bei mir ist das jedenfalls so.

2	süße mittelgroße Äpfel (z. B. Pink Lady oder Fuji), Kerngehäuse entfernt, gewürfelt
½	Tasse frisches Koriandergrün, fein gehackt
5	große Frühlingszwiebeln, weiße und hellgrüne Teile in feine Röllchen geschnitten
3	EL frisch gepresster Limettensaft
4	Stängel frischer Schnittlauch, in feine Röllchen geschnitten
1	Prise Cayennepfeffer, nach Geschmack
	Meersalz und frisch gemahlener schwarzer Pfeffer, nach Belieben

In einer Schüssel alle Zutaten vermengen, dann mit Salz und Pfeffer abschmecken. Vor dem Servieren 30 Min. in den Kühlschrank geben. Schmeckt frisch zubereitet am besten.

ERGIBT 3 TASSEN

Gute-Laune- KIRSCH-SALSA

Neben der herkömmlichen Verwendung dieser Salsa zu Chips schmeckt sie auch köstlich mit gekühlter Quinoa. Eine Rezeptmenge Salsa mit 1 ½ Tassen Quinoa ergeben bereits eine leckere Beilage für 4 Personen. Achtung beim Verarbeiten der Salsa in der Küchenmaschine: Sie kann schnell wässerig werden, wenn sie zu lange bearbeitet wird.

2	Tassen frische Kirschen, entsteint und halbiert
4	Stängel frischer Schnittlauch, in feine Röllchen geschnitten
¼	Tasse rohe Walnüsse, 10 Min. in heißem Wasser eingeweicht, gut abgetropft und fein gehackt
¼	Tasse frisch gepresster Orangensaft, plus mehr bei Bedarf
¼	TL frisch abgeriebene Orangenschale
1	Prise Meersalz
1	Prise weißer Pfeffer
1	Prise Cayennepfeffer
1	EL frische Minze, gehackt, zum Servieren

Die Hälfte der Kirschen mit Schnittlauch, Walnüssen, Orangensaft, Orangenschale, Salz, weißem Pfeffer und Cayennepfeffer in der Küchenmaschine vermengen und bei Intervallschaltung grob verarbeiten. In eine Schüssel umfüllen und die übrigen Kirschen zugeben. Die Minze hinzufügen, alles gut mischen und servieren.

ERGIBT 1 ½ TASSEN

Peppiger KÄSEFREIER PARMESAN

Sie werden nicht glauben, wie sehr dieser »Käse« nach echtem Parmesan schmeckt! Es ist eine Art Wunder der modernen Küche. Halten Sie eine Portion davon im Kühlschrank vorrätig und verwenden Sie ihn wie herkömmlichen Parmesan. Anmerkung: Hanfsamen brennen schnell an. Behalten Sie sie deshalb beim Rösten gut im Blick.

- 2 EL frisch gepresster Zitronensaft
- 2 ½ TL Kichererbsen-Miso-Paste
- ½ TL Meersalz
- ¼ TL getrockneter Oregano
- ½ Tasse geschälte rohe Hanfsamen

Den Backofen auf 160 °C vorheizen.

In einer Schüssel Zitronensaft, Miso-Paste, Salz und Oregano verquirlen. Die Hanfsamen einrühren, bis sich eine Paste bildet. Die Paste in einer dünnen Schicht auf den Boden einer 22 x 33 cm großen Auflaufform streichen. 15 Min. backen, dabei alle 5 Min. umrühren. Aus dem Ofen nehmen und in der Form völlig erkalten lassen, dann in Stücke teilen. Servieren oder bis zu 5 Tage im Kühlschrank in einem verschlossenen Behälter aufheben.

ERGIBT 1 ½ TASSEN

Cremiges HONIG-MANDEL-MUS

Wenn es einen Ersatz für die klassische Erdnussbutter gibt, dann vielleicht dieses Nuss-Mus. Durch das zerlassene Kokosöl wird es supercremig und bekommt ein leichtes Kokosaroma. Schmeckt besonders lecker über meinen Gegrillten Bananen (siehe Seite 367).

- ½ Tasse Mandelmus
- 2 EL zerlassenes Kokosöl
- 2 EL Honig
- ½ TL Vanilleextrakt

In einer Schüssel alle Zutaten vermengen. Sofort verwenden oder 2 Std. in den Kühlschrank geben und vor Gebrauch 10 Min. bei Zimmertemperatur stehen lassen. Hält sich in einem verschlossenen Behälter im Kühlschrank bis zu 1 Woche.

ERGIBT ½ TASSE

NUSS-MUS AUFPEPPEN Bereiten Sie Ihre eigenen Nuss-Mus-Mischungen mit rohen Cashewkernen, Mandeln, Paranüssen, Pekannüssen, Walnüssen, Macadamianüssen, Leinsamen, Hanfsamen, Kürbiskernen und Sonnenblumenkernen zu. Wenn Ihr Nuss-Mus besonders cremig werden soll, geben Sie Kokosöl oder natives Olivenöl extra dazu. Beginnen Sie mit 1 Teelöffel und träufeln Sie das Öl bei laufender Küchenmaschine in die Mischung. Zum fertigen Nuss-Mus können Sie schwefelfreie getrocknete Früchte zugeben wie Cranberrys oder Sultaninen sowie Ahornsirup, Honig, Vanilleextrakt, rohes Kakaopulver, gemahlenen Kardamom und Zimt.

Milchfreier CREMIGER CASHEW-KÄSE

Es gibt zahlreiche Möglichkeiten, diesen milchfreien Streichkäse zu verwenden. Er dient bei vielen Rezepten in diesem Buch als Zutat und kann als Ersatz für normalen Käse bei fast allen Rezepten verwendet werden, bei denen der Käse nicht schmelzen muss.

- 1 Tasse rohe Cashewkerne, 10 Min. in kochendem Wasser eingeweicht oder 2 Std. in kaltem Wasser eingeweicht, abgetropft und gespült
- 3 EL frisch gepresster Zitronensaft
- ½ TL Meersalz
- ¼ TL frisch gemahlener schwarzer Pfeffer
  Wasser, nach Bedarf
- 2 Stängel frischer Schnittlauch, in feine Röllchen geschnitten

Cashewkerne mit Zitronensaft, Salz und Pfeffer in der Küchenmaschine glatt pürieren. Falls nötig etwas Wasser zugeben, bis eine glatte Masse entsteht.

In eine Schüssel umfüllen, den Schnittlauch unterrühren und alles gut vermischen. Der Käse ist in einem verschlossenen Behälter im Kühlschrank bis zu 1 Woche haltbar.

ERGIBT 1 TASSE

> **VARIANTEN** Für einen Cashew-Dill-»Havarti« anstelle des Schnittlauchs 1 Esslöffel gehackten frischen Dill zugeben. Für eine Kräuter-Cashew-Käserolle den Nusskäse nicht mit Wasser verdünnen. Zu einer Rolle formen, in Kräutern der Provence wälzen und in Scheiben schneiden.

Milchfreier PARANUSS-PARMKÄSE

Im Gegensatz zum Käsefreien Parmesan (siehe Seite 315), der mehrere Zutaten verlangt, besteht dieser Milchfreie »Parm« nur aus drei Zutaten (oder sogar nur zwei, wenn Sie auf den Pfeffer verzichten). Ich mag beide Käse gleich gerne, wobei dieser deutlich mehr Zeit spart.

- ½ Tasse rohe Paranüsse, 20 Min. in heißem Wasser eingeweicht, abgetropft und gespült
- ½ TL Meersalz
- 1 Prise frisch gemahlener schwarzer Pfeffer, nach Belieben

Paranüsse, Salz und nach Belieben Pfeffer in der Küchenmaschine vermengen und bei Intervallschaltung ca. 1 Min. verarbeiten, bis die Nüsse eine krümelige Konsistenz haben. Hält sich in einem verschlossenen Behälter bis zu 1 Woche im Kühlschrank.

ERGIBT ½ TASSE

Milchfreie SAURE CASHEW-SAHNE

Wohlschmeckend und säuerlich! Wer hätte gedacht, dass saure Sahne ohne Milch sogar noch besser schmeckt? Die Entwicklung dieses Rezeptes hat mein Leben verändert. Ein Klecks dieser Sahne passt perfekt auf meine Nicht aufgerollten Kürbis-Enchiladas (siehe Seite 256).

- 1 Tasse rohe Cashewkerne, über Nacht in Wasser eingeweicht, abgetropft und gespült
- 2 EL frisch gepresster Zitronensaft, plus ¼ TL
- 1 TL Apfelessig
- ¼ TL Meersalz
- 1 Prise Cayennepfeffer, nach Belieben
- 10 EL Wasser, plus mehr bei Bedarf

In einem Mixer alle Zutaten mit Ausnahme des Wassers vermengen und glatt pürieren. Bei laufendem Mixer esslöffelweise Wasser zugeben, bis die saure Sahne glatt und dick ist. Die Sahne ist in einem verschlossenen Behälter im Kühlschrank bis zu 1 Woche haltbar.

ERGIBT 1½ TASSEN

Milchfreier »RICOTTA«-KÄSE AUS MACADAMIANÜSSEN

Ein weiterer milchfreier Käse, der viel zu gut ist, um ihn sich entgehen zu lassen. Sie können ihn als Ersatz für Ricottakäse verwenden – beispielsweise unter glutenfreie Vollkornnudeln gemischt, zu geröstetem Gemüse oder mit Zimt auf Erdbeerscheiben gestrichen.

- 1 Tasse rohe Macadamianüsse
- 2 EL natives Olivenöl extra
- 2 EL frisch gepresster Zitronensaft
- ½ TL Meersalz
- ¼ Tasse Wasser
- 3 EL frische glatte Petersilie, fein gehackt, nach Belieben

Macadamianüsse mit Öl, Zitronensaft und Salz in der Küchenmaschine vermengen und bei Intervallschaltung verarbeiten, bis die Mischung fest wird. Das Wasser esslöffelweise zugeben, bis die Mischung die Konsistenz von Ricottakäse erhält. In einem verschlossenen Behälter ist der Käse bis zu 1 Woche im Kühlschrank haltbar. Vor dem Servieren nach Belieben mit Petersilie garnieren.

ERGIBT 1 TASSE

Milchfreier MACADAMIA-»RAHMKÄSE«

Für die Zubereitung dieses Käses braucht es keine Kuh – er schmeckt trotzdem fantastisch und ähnelt in verblüffender Weise echtem Rahmkäse. Sie können diesen Käse sofort essen, wenn er aus dem Ofen kommt, oder gekühlt. Er lässt sich zudem toll variieren. Sie können den Käse beispielsweise mit frischen Thymianblättern, roten Paprikaflocken, Zatar, Sesamsamen oder gehackten Nüssen bestreuen. Wenn Sie erst einmal dieses Rezept ausprobiert haben, gibt es keine Grenzen mehr.

- ¾ Tasse rohe Macadamianüsse, 12 Std. in Wasser eingeweicht, abgetropft und gespült
- 4 ½ EL Kokosöl
- frisch gepresster Saft von 1 großen Zitrone
- 1 EL Sonnenblumenkernbutter (ohne Salz oder Öl)
- 1 TL frischer Dill, gehackt
- ⅛ TL gemahlene Kurkuma
- ¾ TL Meersalz
- 3 Seihtücher (siehe Seite 300)
- frisch gemahlener schwarzer Pfeffer, zum Bestreuen

Macadamianüsse mit Öl, Zitronensaft, Sonnenblumenkernbutter, Dill, Kurkuma und Salz in der Küchenmaschine vermengen und ca. 5 Min. zu einer glatten Masse verarbeiten.

Ein großes Sieb über eine Schüssel hängen und mit zwei Lagen Seihtuch auslegen. Die Enden des Tuchs über die Seiten des Siebs hängen lassen. Die Nussmischung mit einem Löffel in das Sieb geben, die Ränder des Seihtuchs zusammenfassen, fest gegen den Käse zusammendrehen und mit einem Gummiband sichern. 10–12 Std. bei Zimmertemperatur ruhen lassen. Anschließend 1 Std. in den Kühlschrank stellen.

Den Backofen auf 150 °C vorheizen. Ein tiefes Backblech mit Backpapier auslegen.

Das Seihtuch vom Käse abnehmen und den Käse zu einem Rad formen. Mit Pfeffer bestreuen. In ein sauberes Seihtuch wickeln und auf dem Backblech ca. 30 Min. backen, bis die Mischung innen weich, außen aber fest ist. Dabei nach 15 Min. Backzeit wenden. Warm servieren oder zum Abkühlen beiseitestellen und dann in den Kühlschrank geben. In einem verschlossenen Behälter ist der Käse im Kühlschrank bis zu 1 Woche haltbar.

Anmerkung: Dieser Nusskäse lässt sich einfrieren. In Scheiben schneiden und diese bis zu 1 Monat in einem verschlossenen Behälter in der Kühltruhe aufbewahren. Jeweils so viel Scheiben auftauen, wie benötigt werden.

ERGIBT 1 KÄSERAD (280 GRAMM)

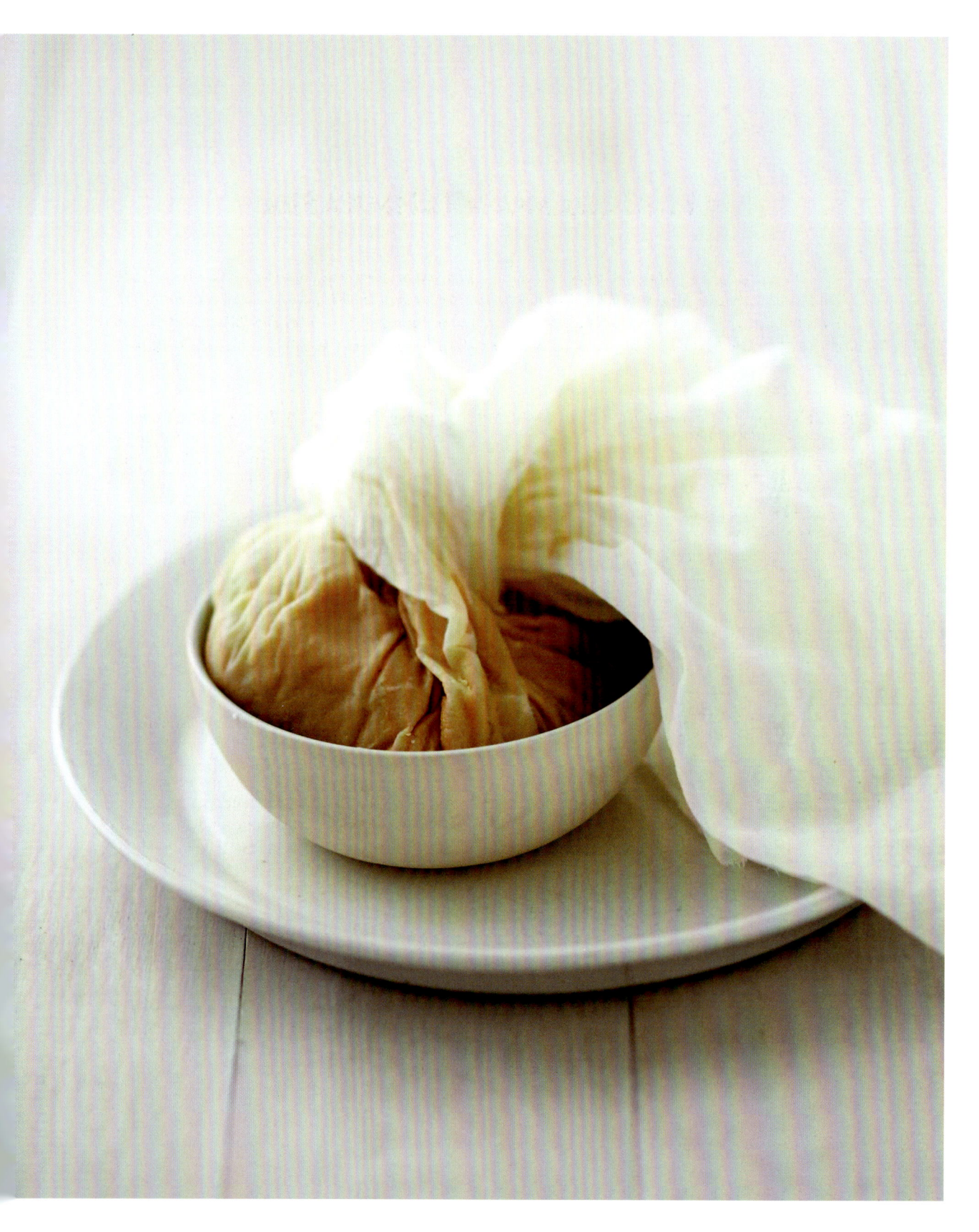

STELLEN SIE IHRE EIGENE MILCHFREIE NUSSKÄSEPLATTE ZUSAMMEN!

Eine Käseplatte ist bei jedem geselligen Beisammensein der Hit, vor allem ohne Gluten, Milchprodukte oder Soja! Hier finden Sie einige einfache Serviermöglichkeiten für Gäste. Ich serviere meine Milchfreien Nusskäsesorten (siehe Seite 315–318) gerne auf einem Holzbrett mit kleinen Schüsselchen und einem Holzmesser zum Abschneiden. Richten Sie meine Getreidefreien Cracker (siehe Seite 164–170) daneben an und garnieren Sie die Platte mit frischen Kräutern. Sie können meine Käsesorten auch mit Oliven, Trockenobst, meinen Nussrezepten (siehe Seite 148–150) und Ähnlichem kombinieren.

Serviervorschläge für meine Nusskäsesorten:

- mit Feigen, frischem Thymian und Honig

- mit Brombeeren, frischer Minze und Honig garniert, auf meinen Getreidefreien Crackern (siehe Seite 164–170)

- mit gerösteten Weintrauben und etwas frischem Thymian

- garniert mit Im Ofen gerösteten Kirschtomaten mit Mohnsamen (siehe Seite 291)

- mit gegrillten Pfirsichen, Kirschen und frischem Basilikum

- auf Zucchinischeiben serviert, beträufelt mit Presto-Pesto-Dressing (siehe Seite 269)

- mit Superweichen karamellisierten roten Zwiebeln (siehe Seite 280)

- auf gegrilltem oder getoastetem glutenfreiem Vollkornbrot mit frischem Basilikum und geröstetem Gemüse

- unter Quinoa oder anderes glutenfreies Vollkorn gemischt (siehe Seite 110)

- auf glutenfreiem Vollkorntoast mit Einfacher Guacamole (siehe Seite 313)

- auf Getreidefreien Cracker (siehe Seite 164–170) gestrichen, mit Aprikosen-Salsa (siehe Seite 313), Kirsch- (siehe Seite 314) oder Apfel-Salsa (siehe Seite 314)

- unter einen grünen Blattsalat gemischt wie meinen Butternusskürbis-Grünkohl-Salat mit Nüssen (siehe Seite 218)

- als Füllung in Endiviensalatblättern, beträufelt mit Aceto balsamico

- wie ein Burrito mit Kichererbsen, Kräutern, Chilipulver und Zitronenschale in Mangoldblätter gewickelt

- auf Apfel- oder Birnenscheiben gestrichen, bestreut mit gemahlenen Leinsamen oder Hanfsamen

- auf meine Getreidefreien Cracker (siehe Seite 164–170) gestrichen, mit meiner Tomatensauce aus sonnengetrockneten Tomaten (siehe Seite 328)

- mit Honig beträufelt zu gerösteten Pinienkernen, Medjool-Datteln oder Aprikosen

Cremige
ERSATZ-MAYO

Hausgemachte Mayonnaise ist sehr viel besser als ein Fertigprodukt. Diese einfache Variante ohne Ei ist da keine Ausnahme. Ich verwende diese Mayo gerne für Sandwiches, um jedem Bissen eine Extraportion Eiweiß und Cremigkeit zu geben. Diese Mayo passt auch zu Kartoffelsalat und anderen klassischen Gerichten mit Mayo.

- 1½ Tassen rohe Mandelblättchen
- ¾ Tasse warmes Wasser
- ¼ Tasse Apfelessig
- 2 TL frisch gepresster Zitronensaft
- 2 TL Dijon-Senf
- ½ TL Meersalz
- ½ TL frisch gemahlener schwarzer Pfeffer
- ¼ TL frisch abgeriebene Zitronenschale
- ½ Tasse natives Olivenöl extra

Alle Zutaten mit Ausnahme des Öls in einem Mixer glatt pürieren. Bei laufendem Mixer langsam das Öl zugeben, bis es nach ca. 1 Min. emulgiert und die Mischung andickt. Die Ersatz-Mayo ist in einem verschlossenen Behälter im Kühlschrank bis zu 10 Tage haltbar.

ERGIBT 2 TASSEN

Überraschend einfacher
HAUSGEMACHTER SENF

Wer mich kennt, weiß, dass ich Senf liebe wie sonst kaum jemand. In Manhattan sind deshalb alle Fächer meiner Kühlschranktür mit Senf gefüllt. Diese hausgemachte Variante ist ein wahrer Genuss! Anmerkung: Planen Sie genug Zeit ein. Der Senf muss vor dem Servieren über Nacht im Kühlschrank ziehen.

- ½ Tasse Apfelessig
- 3 EL braune Senfsamen
- 1½ EL gelbe Senfsamen
- 1 TL roher Honig
- ½ TL Meersalz
- 1 kleine Schalotte, fein gehackt
- 1 Prise frisch gemahlener schwarzer Pfeffer

In einem Weckglas mit Deckel alle Zutaten vermengen. Über Nacht in den Kühlschrank geben, dadurch können die Senfsamen weich werden und die süßen Aromen besser aufnehmen. Die Mischung in einen Mixer geben und mixen, bis der Senf andickt und die Samen aufplatzen. Der Senf hält sich in einem verschlossenen Behälter im Kühlschrank bis zu 2 Wochen.

ERGIBT ¾ TASSE

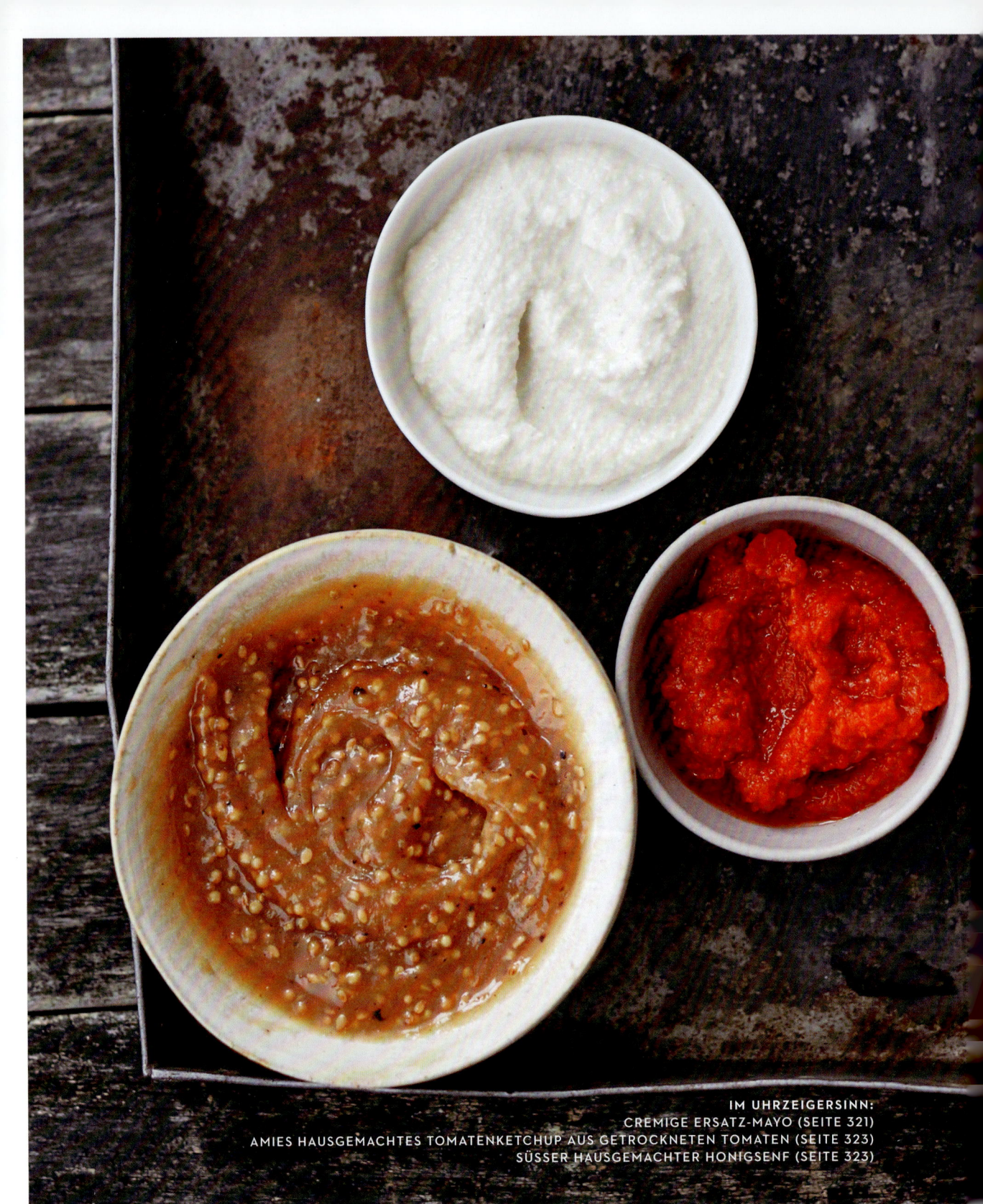

IM UHRZEIGERSINN:
CREMIGE ERSATZ-MAYO (SEITE 321)
AMIES HAUSGEMACHTES TOMATENKETCHUP AUS GETROCKNETEN TOMATEN (SEITE 323)
SÜSSER HAUSGEMACHTER HONIGSENF (SEITE 323)

Süßer, hausgemachter HONIGSENF

Als ich nach Manhattan zog, verwendete ich industriell verarbeiteten Honigsenf für alles. Als ich jedoch an einer Colitis erkrankt war, fühlte ich mich jedes Mal elend, nachdem ich diesen Senf gegessen hatte. Bei Nachforschungen stellte ich fest, dass industriell verarbeiteter Honigsenf mit fructosereichem Maissirup hergestellt wird. Ich machte mich daran, eine gesündere Alternative zu finden. Dieser leckere Aufstrich schmeckt als Ersatz für industriell verarbeiteten Senf oder Mayo großartig auf Sandwiches oder in Wraps. Um verschiedene Geschmacksrichtungen zu erzielen, einfach unterschiedliche Honigsorten verwenden.

- ½ Tasse Senfpulver
- ½ Tasse roher Honig
- 2   EL Apfelessig, plus 2 TL
- 1   EL gelbe Senfsamen
- ¼ TL frisch gemahlener schwarzer Pfeffer
- ¼ TL Meersalz
- 1   EL Sesamsamen, geröstet (siehe Seite 116)

In einem Topf alle Zutaten mit Ausnahme der Sesamsamen vermengen und bei mittlerer Hitze aufkochen. Die Hitze reduzieren und die Mischung ca. 5 Min. köcheln lassen, bis sie andickt. Die Sesamsamen unterrühren und abkühlen lassen. Der Senf ist in einem verschlossenen Behälter im Kühlschrank bis zu 4 Wochen haltbar.

ERGIBT 1 TASSE

Amies hausgemachtes TOMATENKETCHUP AUS GETROCKNETEN TOMATEN

Erinnern Sie sich an Ihre Kindertage, als Sie auf jedes Essen Ketchup gegeben haben? Mit meinem Ketchup ohne raffinierten Zucker können Sie sich wieder fühlen wie ein Kind! Genießen Sie es auf Veggie-Burgern, meinem Pfannengerührten mit Kichererbsen und Spinat (siehe Seite 141) und vielem mehr. Sonnengetrocknete Tomaten, frische Datteltomaten, Honig und Datteln sorgen für Süße, während Apfelessig und Zwiebeln die Aromen abrunden. Dieses Rezept ergibt eine größere Menge Ketchup. Sie können die Hälfte bis zu drei Monate einfrieren. Anmerkung: Für dieses Rezept benötigen Sie einen Hochleistungsmixer.

- 1½ Tassen Datteltomaten, gewürfelt
- ¾   Tasse sonnengetrocknete Tomaten (ohne Öl)
- ⅓   Tasse süße weiße Zwiebel, fein gehackt
- ¼   Tasse natives Olivenöl extra
- 5   Datteln, entsteint, 10 Min. in heißem Wasser eingeweicht und abgetropft
- 2   EL roher Honig
- 1½ EL Apfelessig
- ¼   TL Meersalz

Alle Zutaten in einen Hochleistungsmixer geben und zunächst auf niedriger Stufe grob mixen. Dann auf hoher Stufe glatt pürieren. Das Ketchup ist in einem verschlossenen Behälter im Kühlschrank bis zu 3 Wochen haltbar.

ERGIBT 1½ TASSEN

IDEEN FÜR GESUNDE SANDWICHES

Sind Sie auf der Suche nach Ideen für Ihr Mittagessen? Diese Vorschläge eignen sich perfekt für ein Picknick oder für Ihren Mittagssnack im Büro. Sie können die Sandwiches auch aufgeklappt servieren.

- Avocadoscheiben, Milchfreier Macadamia-»Rahmkäse« (siehe Seite 318), Tomatenscheiben und in Scheiben geschnittene rote Zwiebel oder Frühlingszwiebeln

- Superweiche karamellisierte rote Zwiebeln (siehe Seite 280), Rucola und Aceto balsamico mit Milchfreiem cremigem Cashew-Käse (siehe Seite 316)

- Honig-Mandel-Mus (siehe Seite 315) und Chiasamen-Beeren-Marmelade (siehe Seite 337)

- Ölfreier traditioneller Hummus (siehe Seite 309) mit frischen Bohnensprossen und Karottenscheiben

- Einfache Guacamole (siehe Seite 313) mit Tomatenscheiben

- geröstete Gelbe-Bete-Scheiben mit Birnenscheiben auf Milchfreiem cremigem Cashew-Käse (siehe Seite 316)

- gehackter Dill, Milchfreier cremiger Cashew-Käse (siehe Seite 316), Marinierte geröstete Paprika (siehe Seite 286) und Ohne Alufolie gerösteter Knoblauch (siehe Seite 337)

- zerdrückte schwarze Bohnen, Sprossen, Gurkenscheiben, Tomatenscheiben und rote Zwiebelscheiben

- kurz gebratener Grünkohl, Pilzscheiben und Marinierte geröstete Paprika (siehe Seite 286) mit Pfeffrigem Sonnenblumen-Pesto (siehe Seite 329)

- Grillgemüse (Zucchini, Kürbis und Paprika), etwas Aceto balsamico, Pfeffriges Sonnenblumen-Pesto (siehe Seite 329) und Tapenade aus Kalamata-Oliven und Cashewkernen (siehe Seite 312)

- Gebackene kichererbsenfreie Mini-Falafeln mit Cannellinibohnen-Zatar-Sauce (Seite 250), in meine Herzhaften Crêpes mit Kichererbsenmehl (Seite 282) mit Blattgemüse gewickelt

KEINE MAYO? KEIN PROBLEM!

Nachfolgend einige glutenfreie, milchfreie, eifreie und sojafreie Alternativen, die auf glutenfreien Vollkorntoast, Gemüserohkost, meine Getreidefreien Cracker (siehe Seite 164–170), meinen Herzhaften Crêpes mit Kichererbsenmehl (siehe Seite 282) oder jeder meiner leckeren Frikadellen gestrichen werden können.

- Honig-Mandel-Mus (siehe Seite 315)
- Hummus-Rezepte (siehe Seite 309–312)
- zerdrückte reife Avocado
- Hausgemachtes Kürbispüree (siehe Seite 131), unter meinen Ölfreien traditionellen Hummus gerührt (siehe Seite 309)
- Tomatensauce aus sonnengetrockneten Tomaten (siehe Seite 328)
- Sonnenblumen-Paste (siehe Seite 312)
- Pfeffriges Sonnenblumen-Pesto (siehe Seite 329)
- Einfache Guacamole (siehe Seite 313)
- Cremige Ersatz-Mayo (siehe Seite 321)
- Milchfreie saure Cashew-Sahne (siehe Seite 317)
- Milchfreie Nusskäsesorten (siehe Seite 315–318)
- Tapenade aus Kalamata-Oliven und Cashewkernen (siehe Seite 312)
- Orangenmarmelade mit Orangenschalen (siehe Seite 336)
- Rohe Erdbeer-Ingwer-Zitrus-Marmelade (siehe Seite 335)

Sensationelle SRIRACHA-SAUCE

Ich bereite gerne meine eigenen Würzmittel zu, und diese scharfe Thai-Sauce ist da keine Ausnahme. Sie hat eine angenehme Schärfe und Süße. Rühren Sie Sriracha in Nuss-Mus, Hummus und Guacamole, um einen Gemüsedip zuzubereiten, oder verwenden Sie Sriracha als Marinade für Gemüse, bevor Sie dieses grillen oder rösten. Anmerkung: Die Zubereitung dieses Rezeptes dauert 3 Tage. Sie brauchen dazu ein Einweckglas mit Deckel, einen Kaffeefilter aus Papier und ein Gummiband.

½	Tasse Apfelessig
6	Spanische Pfefferschoten, grob gehackt
2	EL Coconut Aminos
2	EL roher Honig
2	große Knoblauchzehen
¼	TL Meersalz
1	Prise Chilipulver
1	Prise rote Paprikaflocken

Alle Zutaten in der Küchenmaschine vermengen und bei Intervallschaltung grob verarbeiten, bis die Mischung eine Konsistenz wie Salsa hat. In ein Einweckglas füllen, dieses mit einem Kaffeefilter abdecken und den Filter mit einem Gummiband wie einen Deckel befestigen. Bei Zimmertemperatur 3 Tage ziehen lassen.

Die Mischung in einem Mixer glatt pürieren. Sofort servieren oder in einem verschlossenen Behälter im Kühlschrank bis zu 1 Monat aufbewahren.

ERGIBT ⅔ TASSE

Nach alter Art TOMATENSAUCE

Bei dieser süßen Tomatensauce können die Tomaten wirklich glänzen. Geben Sie nach Belieben frische Petersilie zu oder lassen Sie das Basilikum weg. Servieren Sie die Sauce auf meinen glutenfreien Pizzaböden (siehe Seite 242, 243 und 244), mit einer Schüssel glutenfreier Pasta und meinem Milchfreien Paranuss-Parmkäse (siehe Seite 316) oder als Dip für meine Knusprigen Brotstangen (siehe Seite 151) und Getreidefreien Cracker (siehe Seite 164–170).

2	EL natives Olivenöl extra
1	Knoblauchzehe, fein gehackt
3–4	große Tomaten (z. B. einer alten Tomatensorte, ca. 1,3 kg), entkernt
8	frische Basilikumblätter, fein geschnitten
	Meersalz und frisch gemahlener schwarzer Pfeffer

In einem Topf das Öl bei mittlerer Hitze erhitzen. Den Knoblauch darin 30 Sek. anbraten. Die Tomaten und das Basilikum zugeben und alles aufkochen. Unter häufigem Rühren ca. 15 Min. köcheln lassen, bis die Flüssigkeit verdampft ist.

Den Topf vom Herd nehmen und die Basilikumblätter entsorgen. Mit einem Handmixer die Sauce pürieren, anschließend den Topf wieder bei mittlerer Hitze auf den Herd stellen (wenn Sie keinen Handmixer haben, geben Sie die Sauce in einen normalen Mixer, lassen sie etwas abkühlen und pürieren sie. Anschließend wieder in den Topf geben). Salzen und pfeffern, dann warm servieren.

ERGIBT 3 TASSEN

Pfeffriges SONNENBLUMEN-PESTO

Da Brunnenkresse und Rucola perfekt für die Entgiftung sind, versuche ich, beide auf alle erdenklichen Arten zu verwenden. Mischen Sie dieses Pesto mit glutenfreien Vollkornnudeln oder Quinoa (pro Portion ¼ Tasse nehmen) oder verwenden Sie es als Belag für einen meiner Glutenfreien Pizzaböden (siehe Seite 242, 243 und 244).

½	Tasse geschälte rohe Sonnenblumenkerne
2	Tassen Brunnenkresse
2	Tassen Rucola
⅓	Tasse natives Olivenöl extra
2 ½	EL frisch gepresster Zitronensaft
2	kleine Knoblauchzehen
1	Prise rote Paprikaflocken
1 ½	EL Milchfreier Paranuss-Parmkäse (siehe Seite 316)
	Meersalz und frisch gemahlener schwarzer Pfeffer

In einer großen Pfanne die Sonnenblumenkerne bei mittlerer Hitze 2–4 Min. trocken rösten. In die Küchenmaschine geben und bei Intervallschaltung krümelig verarbeiten. Brunnenkresse, Rucola, Öl, Zitronensaft, Knoblauch und rote Paprikaflocken zugeben und alles glatt pürieren. Die Mischung in eine kleine Schüssel füllen und den Parmkäse unterrühren. Alles mit Salz und Pfeffer abschmecken. Sofort servieren oder in einem verschlossenen Behälter bis zu 2 Monate einfrieren.

ERGIBT 1 TASSE

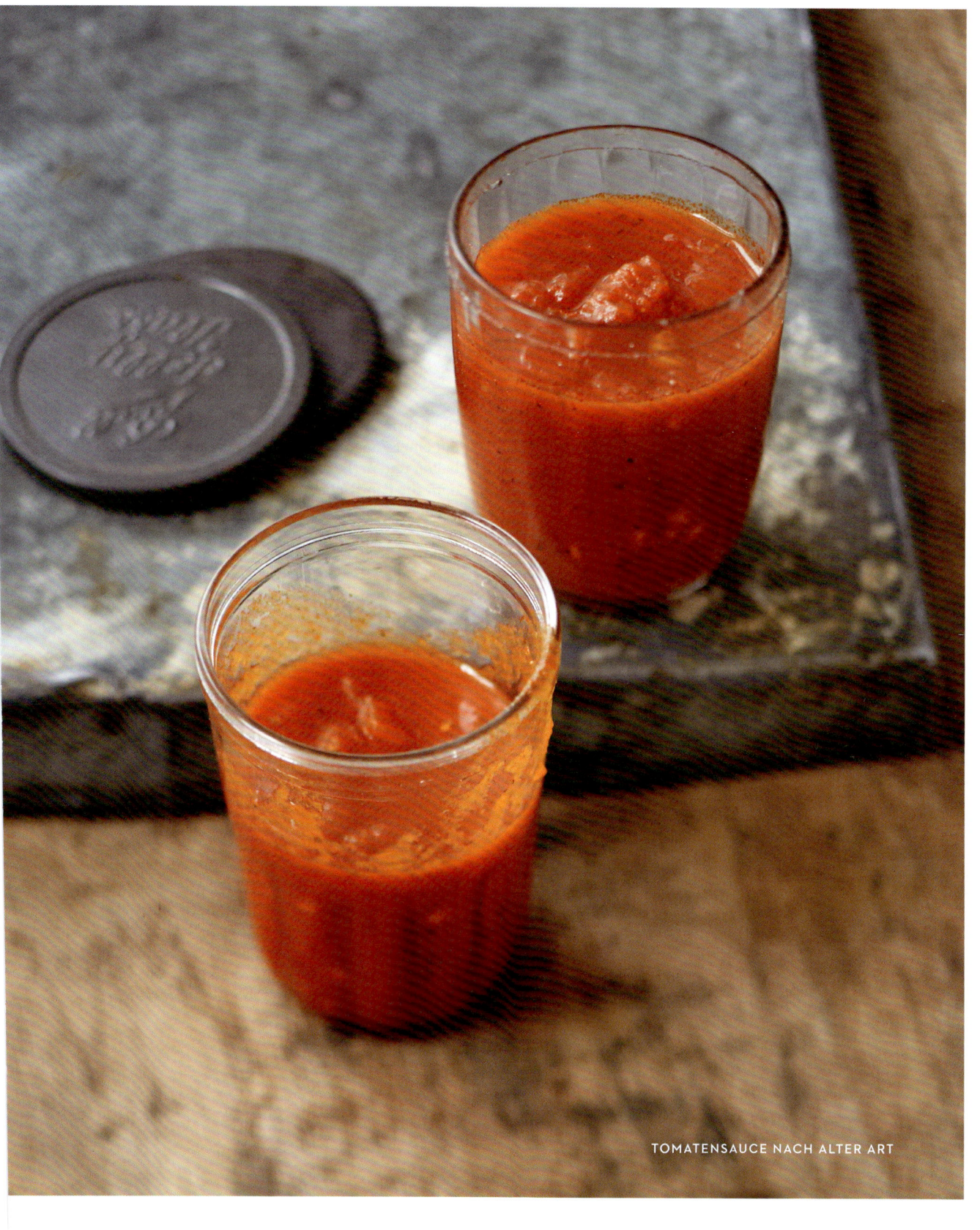

TOMATENSAUCE NACH ALTER ART

Aus sonnenge[trockneten]
TOMA[...]

Es gibt sehr viele Verwendungsmöglichkeiten f[ür ...]
Vollkornnudelsalat gemischt, auf heißen glutenfreien [...]
Bruschetta gestrichen oder über meinen Milchfreien o[der]
Getreidefreien Crackern (siehe Seite 164–170) servie[rt].
Probieren Sie sie beispielsweise auf meinen [...]

1	große rote Paprika
3	Tassen Wasser
½	Tasse sonnengetrocknete Tomaten (ohne Öl)
1 ½	Tassen Datteltomaten, gewürfelt
⅓	Tasse rote Zwiebel, gehackt
2	EL frisches Basilikum, fein gehackt
2	EL frische glatte Petersilie, fein gehackt
1	EL Sultaninen
1	Knoblauchzehe
¼	TL Paprikapulver
¼	TL Meersalz
¼	TL frisch gemahlener schwarzer Pfeffer

TIPP FÜR TOMATENSAUCEN Tomatensaucen können für empfindliche Mägen etwas zu säurehaltig sein. Um den Säuregrad zu senken und mehr Nährstoffe zu erhalten, geben Sie zu Beginn der Saucenzubereitung, wenn die Zwiebeln angebraten werden, geraspelte Karotten, Zucchini oder gehackten Grünkohl zu. Bei Bedarf können Sie auch etwas Honig zufügen.

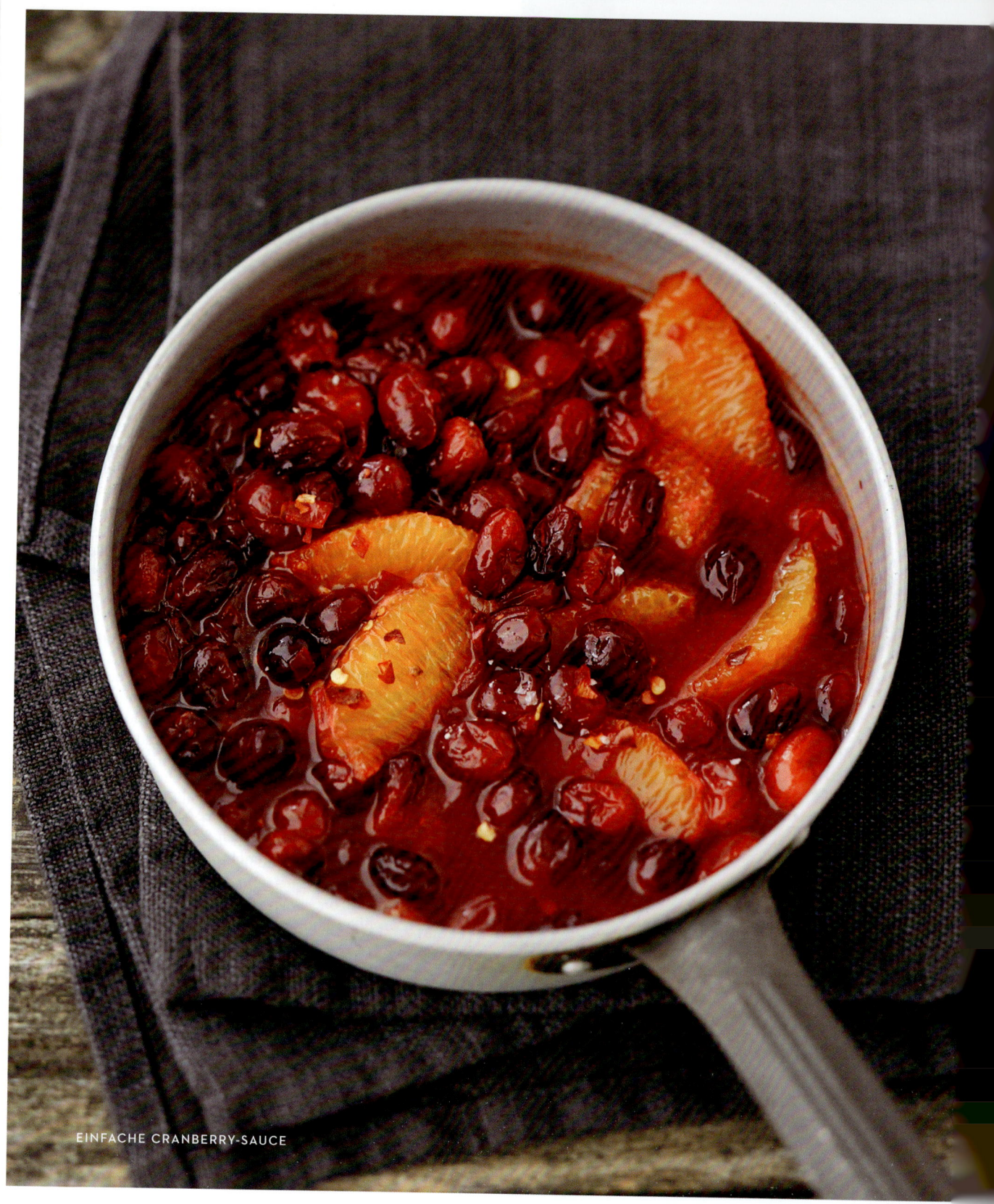

EINFACHE CRANBERRY-SAUCE

Einfache CRANBERRY-SAUCE

Ohne Cranberry-Sauce würde an Thanksgiving etwas fehlen. Die typische Cranberry-Sauce enthält jedoch viel zu viel raffinierten Zucker. Vermutlich wird es Sie nicht überraschen, dass ich bei diesem Rezept den Zucker weglasse und durch weniger Ahornsirup ersetze. Die Sauce macht sich nicht nur an Thanksgiving gut auf dem Tisch. Reste können Sie auf meinen Getreidefreien Crackern (siehe Seite 164–170) oder zu meinen Milchfreien Nusskäsesorten (siehe Seite 315–318) servieren.

2	TL natives Olivenöl extra
1	kleine Schalotte, fein gehackt
2	große Orangen
⅓	Tasse Ahornsirup
3	Tassen frische Cranberrys
1	TL Chilipulver
1	TL gemahlener Zimt
	Meersalz

In einer großen Pfanne das Öl bei mittlerer Hitze erhitzen. Die Schalotte darin ca. 3 Min. dünsten. Den Saft von einer Orange (ca. ¼ Tasse) und den Ahornsirup unterrühren. Aufkochen, die Cranberrys zugeben und alles ca. 5 Min. köcheln, bis die Cranberrys geplatzt sind und die Mischung zu reduzieren beginnt.

Die zweite Orange schälen und die Orangenspalten aus den Zwischenhäuten trennen, dabei den Saft auffangen. Die Orangenspalten und den Saft, Chilipulver, Zimt und nach Belieben Salz in die Pfanne geben und die Sauce ca. 20 Min. eindicken lassen. Warm servieren.

ERGIBT 2 TASSEN

Begeisternde TRAUBENSAUCE

Das Geheimnis dieser süßen Sauce ist Rooibos-Tee, der viele gesundheitliche Vorteile bietet und für ein köstliches und einzigartiges Aroma sorgt. Träufeln Sie diese Sauce über meinen Festlichen Delicata-Kürbis (siehe Seite 268) für ein leckeres Festtagsgericht, das Ihre Gäste lieben werden. Diese besondere Sauce passt zusammen mit meinem Dukkah (siehe Seite 334) auch gut zu geröstetem Gemüse.

2	Tassen kernlose blaue Trauben, halbiert
1	Tasse Rooibos-Tee, aufgebrüht
¼	Tasse Aceto balsamico
1	EL natives Olivenöl extra
1½	TL Dijon-Senf

In einem kleinen Topf alle Zutaten vermengen und bei mittlerer Hitze aufkochen. Ca. 15 Min. kochen, bis die Mischung eingedickt ist.

Die Hälfte der Sauce im Mixer glatt pürieren, anschließend wieder in den Topf geben. 2–4 Min. kochen, bis die Sauce angedickt ist. Sofort servieren. In einem verschlossenen Behälter ist die Sauce im Kühlschrank bis zu 3 Tage haltbar.

ERGIBT 1¾ TASSEN

DIPS, AUFSTRICHE UND DRESSINGS

CREMIGES CRANBERRY-AHORNSIRUP-DRESSING

Haselnüsse machen dieses süße Salatdressing besonders reichhaltig. Es ist Herbst pur aus dem Glas! Das Dressing schmeckt lecker zu Eichel- oder Delicata-Kürbis, Grünkohlsalat oder geröstetem Gemüse.

⅓	Tasse rohe Haselnüsse
¼	Tasse natives Olivenöl extra, plus 2 TL
½	kleine weiße Zwiebel, gewürfelt
1	Tasse frische Cranberrys
⅓	Tasse frisch gepresster Orangensaft
2 ½	EL Aceto balsamico
2	EL Ahornsirup
¾	TL frisch abgeriebene Orangenschale
¼	TL Meersalz

Den Backofen auf 175 °C vorheizen.

Die Haselnüsse in einer Schicht auf einem tiefen Backblech verteilen und 15 Min. rösten, bis sie duften. Dann herausnehmen und abkühlen lassen. Die Nüsse zwischen den Händen reiben, um die Haut zu entfernen, anschließend die Kerne hacken.

In einer großen Pfanne 2 Teelöffel Öl bei mittlere Hitze erhitzen. Die Zwiebel darin ca. 4 Min. dünsten. Die Cranberrys zugeben und ca. 4 Min. mitdünsten, bis sie weich und aufgeplatzt sind.

Die Cranberry-Mischung in einen Mixer geben, Orangensaft, Essig, Ahornsirup, Orangenschale und Salz zugeben. Bei laufendem Mixer langsam das übrige Öl zugeben. Die Masse glatt und cremig pürieren. In eine Schüssel füllen und die Haselnüsse unterrühren. Das Dressing hält sich in einem verschlossenen Behälter im Kühlschrank bis zu 4 Tage.

ERGIBT 1 ¼ TASSEN

AROMATISIERTES MEERSALZ

Stellen Sie sich vor: Es gab eine Zeit, da war das einzige Salz, das ich kannte und verwendete, raffiniertes, entzündungsförderndes Tafelsalz. Inzwischen gibt es Geschäfte, die sich den unzähligen verschiedenen Salzsorten widmen. Die folgenden drei Varianten sind nur die Spitze des Eisbergs. Werden Sie kreativ und erfinden Sie Ihre eigenen Lieblingssalze. Diese Salze passen zu so gut wie allen Gerichten und sind zudem ein hübsches Geschenk. Für noch mehr Aroma die Gewürze leicht rösten (z. B. Fenchel, Kreuzkümmel oder Koriandersamen). Einfach die Gewürze bei mittlerer Hitze in eine Pfanne geben und einige Min. trocken rösten, bis sie duften.

ZITRONEN-FENCHEL-MEERSALZ

Dieses Salz hat ein zartes Aroma. Es eignet sich perfekt für Desserts wie Trüffel, Brownies, Eiscreme und Cookies. Es macht sich aber auch gut auf dem Rand eines »Mocktail«-Glases.

- ¼ Tasse grobes rosa Himalayasalz
- 1 TL Fenchelsamen
- 1 TL getrocknete Zitronenschale

Alle Zutaten in einem Behälter mit Deckel vermengen. Gut durchmischen. Das Salz ist bei Zimmertemperatur bis zu 1 Jahr haltbar.

ERGIBT ¼ TASSE

GERÄUCHERTES KREUZKÜMMEL-MEERSALZ

Servieren Sie dieses Salz zu herzhaften Gerichten wie Avocadoscheiben oder glutenfreiem Vollkorntoast, Grillgemüse und aufgeschnittenen Tomaten sowie in Suppen und Eintöpfen.

- ¼ Tasse grobes, über Erlenholz geräuchertes Meersalz
- 1 TL Kreuzkümmelsamen

Alle Zutaten in einem Behälter mit Deckel vermengen. Gut durchmischen. Das Salz ist bei Zimmertemperatur bis zu 1 Jahr haltbar.

ERGIBT ¼ TASSE

SCHWARZES MEERSALZ MIT KORIANDER

Dieses Aromasalz habe ich auf Reisen, oder wenn ich auswärts esse, immer in einem kleinen Behälter in der Tasche. Es ist eine wunderbare Möglichkeit, dem Essen natürliches Aroma zu verleihen, ohne auf industriell verarbeitete Würzmittel, Butter und andere entzündungsfördernde Zutaten zurückgreifen zu müssen. Das Ergebnis? Ein Fest für Ihre Geschmacksknospen. Geben Sie eine Prise dieser süß-herzhaften Salzmischung zu Salaten, geröstetem Gemüse oder glutenfreien Vollkorngerichten und Sie werden angenehm überrascht sein, dass Sie keine zusätzlichen Dressings oder Saucen zu Ihrem Essen brauchen.

- ½ Tasse grobes schwarzes Hawaii-Meersalz
- 1 TL Koriandersamen

Alle Zutaten in einem Behälter mit Deckel vermengen. Das Salz ist bei Zimmertemperatur bis zu 1 Jahr haltbar.

ERGIBT ½ TASSE

DUKKAH

Diese ursprünglich aus Ägypten stammende Mischung aus gemahlenen Nüssen und Gewürzen kann über das Essen gestreut oder als Dip serviert werden. Wenn Sie sie als Dip verwenden, servieren Sie dazu eine Schale mit nativem Olivenöl extra. Sie können meine Getreidefreien Cracker (siehe Seite 164–170) oder Gemüse zuerst in das Öl und dann in das Dukkah dippen. Es kann auch gut zu Suppen, Salaten und Grillgemüse serviert oder über geröstetes Gemüse gestreut werden, kombiniert mit meiner Traubensauce (siehe Seite 331).

- ½ Tasse rohe Mandeln
- ½ Tasse rohe Pekannüsse
- ¼ TL Koriandersamen
- ¼ TL Fenchelsamen
- ¼ TL gemahlener Kreuzkümmel
- ½ TL Meersalz
- 1 Prise frisch gemahlener schwarzer Pfeffer

In einer Pfanne Mandeln und Pekannüsse bei mittlerer Hitze ca. 4 Min. trocken rösten, bis sie duften und leicht bräunen. Dabei die Pfanne gelegentlich rütteln. Anschließend abkühlen lassen.

In einer zweiten Pfanne bei mittlerer Hitze die Koriander- und Fenchelsamen ca. 3 Min. trocken rösten, dabei die Pfanne rütteln. Dann abkühlen lassen.

Die gerösteten Nüsse und Samen mit Kreuzkümmel, Salz und Pfeffer in der Küchenmaschine bei Intervallschaltung verarbeiten (nicht zu lange zerkleinern, sonst wird Nussmus daraus). In einem verschlossenen Behälter ist die Mischung bei Zimmertemperatur bis zu 1 Monat haltbar.

ERGIBT 1 ¼ TASSEN

Eingelegte MEYER-ZITRONEN

Eingelegte Zitronen schmecken, fein gehackt oder in Scheiben geschnitten, köstlich in Dressings, Dips, Pastagerichten, geröstetem Gemüse, Salaten, Saucen und Vollkorngerichten oder jedem anderen Gericht, das mit Zitronen gekocht wird. Wahrscheinlich haben Sie bereits sehr viele Rezepte für eingelegte Zitronen gelesen, aber dieses ist ohne Zuckerzusatz, mit weniger Salz als bei herkömmlichen Rezepten und sehr viel mehr Aroma, was es so einzigartig macht. Am besten keine Kardamomschoten verwenden, sondern nur ganze Kardamomsamen.

- 3 TL Meersalz
- 3 Meyer-Zitronen, senkrecht geviertelt
- frisch gepresster Saft von 4 Meyer-Zitronen
- 1 EL Kardamomsamen
- 3 Lorbeerblätter
- 3 Zimtstangen

Ein Einweckglas mit 1 Liter Füllmenge in kochendem Wasser 8 Min. sterilisieren.

Das Salz auf die Zitronenspalten streuen (pro Zitrone 1 Teelöffel). 2 Esslöffel Zitronensaft auf den Boden des Einweckglases geben. Eine Lage gesalzene Zitronenspalten und anschließend eine Lage Kardamomsamen, Lorbeerblatt und Zimtstange ins Glas schichten. Den Vorgang wiederholen, bis alle Zutaten verbraucht sind. Kräftig auf die Zitronen und Gewürze drücken, bis etwas Saft austritt und zum Schluss mit dem übrigen Zitronensaft übergießen. Das Glas mit einem Deckel verschließen und in den Kühlschrank geben. Vor Gebrauch mindestens 5 Tage im Kühlschrank ziehen lassen. Reste halten sich im Kühlschrank bis zu 2 Monate.

ERGIBT 12 STÜCK

Rohe ERDBEER-INGWER-ZITRUS-MARMELADE

Als ich Kind war, gab es mittags immer Erdnussbutter und Gelee auf Brot (mein Vater nannte die Sandwiches meiner Mutter »Wunsch-Sandwiches«, weil er sich etwas anderes wünschte). Diese Marmelade hebt Sandwiches (und Snacks) jedoch auf eine völlig neue Stufe. Geben Sie etwas davon auf meine Getreidefreien Cracker (siehe Seite 164–170) oder auf getoastetes glutenfreies Vollkornbrot zusammen mit Milchfreiem cremigem Cashew-Käse (siehe Seite 316). Datteln sind ein toller Ersatz für raffinierten Zucker. Weichen Sie sie jedoch vorher in heißem Wasser ein, damit sie sich gut verarbeiten lassen.

- 2 Tassen frische Erdbeeren, entstielt und geviertelt
- ½ Tasse Medjool-Datteln, entsteint, 10 Min. in heißem Wasser eingeweicht und abgetropft
- 2 EL Orangenschale, fein gehackt
- 2 TL frischer Ingwer, geschält, fein gerieben

Alle Zutaten in der Küchenmaschine vermengen und glatt pürieren. In einem verschlossenen Behälter ist die Marmelade im Kühlschrank bis zu 2 Tage haltbar.

ERGIBT 2 TASSEN

DIPS, AUFSTRICHE UND DRESSINGS

Mit Orangenschalen
ORANGENMARMELADE

Durch Vanilleextrakt wird aus einer gewöhnlichen eine außergewöhnliche Marmelade. Sie werden außerdem den Unterschied schmecken, wenn Sie raffinierten Zucker durch Honig ersetzen. Für einen leckeren Snack die Orangenmarmelade auf meine Getreidefreien Cracker (siehe Seite 164–170) streichen.

3	große Orangen
½	Tasse frisch gepresster Orangensaft
½	Tasse roher Honig
1	TL Vanilleextrakt

Die Orangen schälen und die Schalen streichholzdünn schneiden. Von den Orangen die weißen Häutchen entfernen und entsorgen. Die Orangenspalten trennen und mit den Schalen und dem Orangensaft in einem Topf vermengen. Bei mittlerer Hitze zugedeckt aufkochen lassen. Die Hitze reduzieren und die Marmelade 15 Min. köcheln lassen. Den Herd ausschalten und die Marmelade im Topf abkühlen lassen. In den Kühlschrank geben und zugedeckt 8 Std. oder bis zu 1 Tag ziehen lassen.

Die Marmelade aus dem Kühlschrank nehmen und Honig und Vanille unterrühren. Unter häufigem Rühren bei mittlerer Hitze aufkochen. Kochen lassen (ca. 30 Min.), bis die Marmelade so weit eingedickt ist, dass sie auf dem Rücken eines Holzlöffels liegen bleibt. Vom Herd nehmen und abkühlen lassen. In einem verschlossenen Glas ist die Marmelade im Kühlschrank bis zu 3 Wochen haltbar.

ERGIBT 1 TASSE

Rosmarin-
PFLAUMEN-MARMELADE

Diese süße Marmelade hat die Konsistenz von Apfelmus mit einem leichten, dem Gaumen schmeichelnden Hauch von Rosmarin und Kardamom. Auf glutenfreiem Vollkorntoast oder auf meinen Getreidefreien Crackern (siehe Seite 164–170) servieren.

1	Tasse Trockenpflaumen
1	Tasse Wasser
1	EL Aceto balsamico
1	TL frisch gepresster Zitronensaft
1	TL frischer Rosmarin, fein gehackt
½	TL gemahlener Kardamom
½	TL frisch abgeriebene Zitronenschale
½	TL Ahornsirup

In einem Topf alle Zutaten vermengen und bei mittlerer Hitze aufkochen. Die Hitze reduzieren und ca. 14 Min. köcheln lassen, bis die Pflaumen sehr weich und mürbe sind.

Die Mischung in einen Mixer geben und glatt pürieren. In ein Einweckglas mit Deckel umfüllen und mindestens 2 Std. oder über Nacht in den Kühlschrank geben. Gekühlt servieren. Die Marmelade hält sich im Kühlschrank bis zu 2 Wochen.

ERGIBT 1 TASSE

Chiasamen- BEEREN-MARMELADE

Die Chiasamen bilden bei dieser Marmelade eine gelartige Konsistenz, die die Zutaten zu einer streichfähigen Mischung verbindet. Mit meinen Milchfreien Nusskäsesorten (siehe Seite 315–318) auf glutenfreiem Vollkorntoast servieren.

- 1 Tasse TK-Brombeeren
- ½ Tasse TK-Himbeeren
- 2 ½ EL roher Honig, plus mehr bei Bedarf
- 2 EL frisch gepresster Zitronensaft
- 1 ¾ EL Chiasamen

In einem kleinen Topf bei geringer Hitze Brombeeren, Himbeeren, Honig und Zitronensaft vermengen. Gut mischen, dabei die Beeren mit dem Löffelrücken zerdrücken. Die Mischung 12–15 Min. erwärmen und andicken lassen. Nach Belieben mehr Honig zugeben.

Die Chiasamen unterrühren und die Mischung ca. 2 Min. weiterrühren, bis alles gut vermischt ist. Abkühlen lassen. Die Mischung in ein großes Einweckglas mit Deckel füllen. 2 Std. oder über Nacht in den Kühlschrank geben. Die Marmelade ist im Kühlschrank bis zu 2 Wochen haltbar.

ERGIBT 1 TASSE

Ohne Alufolie GERÖSTETER KNOBLAUCH

Streichen Sie diesen aromatischen, gerösteten Knoblauch auf glutenfreien Vollkorntoast oder meine Getreidefreien Cracker (siehe Seite 164–170), mischen Sie ihn unter zerdrückte Süßkartoffeln, glutenfreie Vollkornnudeln, geröstetes Gemüse oder geben Sie ihn zu Veggie-Burgern. Sie können ihn auch als Pizzabelag auf meinen Glutenfreien Pizzaböden servieren (siehe Seite 242, 243 und 244) oder ihn unter Salat oder mit nativem Olivenöl extra mischen, um ein aromatisches Knoblauchöl zu erhalten.

- 2 Knollen Knoblauch
- 1 EL natives Olivenöl extra
- ¼ TL Meersalz
- 1 Prise getrockneter Rosmarin

Den Backofen auf 200 °C vorheizen. Das obere Ende von jeder Knoblauchknolle abschneiden. Das Öl auf die nun sichtbaren Knoblauchzehen träufeln und sie mit Salz und Rosmarin bestreuen. 20–25 Min. goldbraun rösten. 5 Min. abkühlen lassen, dann warm servieren.

ERGIBT 2 KNOLLEN

Süße Leckereien

Etwas weniger Süßigkeiten täten uns allen gut, aber es kann wirklich schwer sein, Gelüste auf Süßes zu vertreiben – vor allem, wenn keine gesunden Alternativen in Sicht sind, um diese Gelüste zu stillen. Zum Glück gibt es eine bessere Möglichkeit, als den gesüßten »Sägemehlprodukten« zu erliegen, nach deren Verzehr man ins Zuckerkoma fällt.

Desserts sind üblicherweise nährstoffarm, sie enthalten wenig mehr als Mehl, Zucker und Milch. Ich habe alle meine Desserts jedoch ohne Weißmehl, raffinierten Zucker, fructosereichen Maissirup, Xanthan, Guarkernmehl, Soja, Gluten, Milchprodukte, Eier, Konservierungsstoffe, ungesunde Fette, Farbstoffe und Ähnliches kreiert. Sie enthalten stattdessen nährstoffreiche Zutaten wie Mandelmehl, Kakaopulver, Kokos, Leinsamen, Chiasamen und Hanfsamen, die für Aroma und Textur sorgen. Kein raffinierter Zucker bedeutet auch, dass es zu keinem Blutzuckeranstieg kommt, sodass diese »must-have«-Desserts eine perfekte Leckerei nach dem Essen sind. Sie werden aber auch auf Partys schnell zum Gäste-Liebling (ich erzähle immer gerne, was alles nicht in diesen Desserts enthalten ist, nachdem meine Gäste davon probiert haben – ihr Gesichtsausdruck anschließend ist unbezahlbar). Wenn Ihnen Süße wirklich sehr wichtig ist, können Sie die Desserts durch eines der erprobten Süßungsmittel (siehe Seite 35) stärker süßen, beispielsweise mit ungesüßtem Kakaopulver, Honig, Ahornsirup, frischem Obst, Kokosnuss und Zitrussäften. So führt der süße Abschluss Ihrer Mahlzeit nicht dazu, dass Sie sich voll, aufgebläht und schläfrig fühlen – sondern trägt zum gesunden Nährstoffprofil der Mahlzeit bei.

Ich habe zum Süßen dieser Rezepte nur Bio-Honig, -Datteln und -Ahornsirup verwendet. Die Rezepte enthalten viel Eiweiß, viele Ballaststoffe und Nährstoffe. Daher sind sie besser als alles, was Sie fertig kaufen können. Trotzdem empfehle ich, diese süßen Leckereien in Maßen zu genießen und nicht nach jeder Mahlzeit. Bevor wir loslegen, möchte ich Sie an einige wichtige Grundlagen erinnern.

IGNORIEREN SIE DIE KENNZEICHNUNG »ZUCKERFREI«

Wenn Sie versuchen wollen, Süßes einzuschränken, sollten Sie nicht auf »zuckerfreie« Leckereien zurückgreifen. Künstliche Süßstoffe wie Aspartam, Saccharin und Sucralose sind chemisch hergestellte, wissenschaftlich erdachte Produkte, keine Naturprodukte.

Früher war ich eine eifrige Nutzerin dieser teilweise hübsch und bunt verpackten Zuckerersatzstoffe, weil ich keine Ahnung hatte, wie schlecht sie für mich waren. Ich war auf die Werbung hereingefallen (»aus echtem Zucker hergestellt!«) und dachte, man könnte sie ohne Bedenken verwenden. Doch wenn auf einem Etikett »zuckerfrei« steht, müsste dort eigentlich »chemischer Süßstoff« vermerkt sein. Es gibt eine Reihe widersprüchlicher Berichte darüber, wie uns diese chemischen Stoffe schaden können, aber fest steht: Wenn Ihr Körper Verlangen nach etwas Süßem hat und Sie ihn mit einem synthetischen Produkt hereinlegen wollen, fällt er nicht darauf hinein, und Ihr Verlangen nach Süßem wird sogar noch schlimmer. Mein Rat: Lesen Sie die Etiketten und meiden Sie Sucralose und Aspartam und alle anderen im Labor produzierten Süßstoffe. Sie enthalten zwar vielleicht keine Kalorien, aber man sollte Kalorien auch nicht verteufeln. Ich esse lieber etwas Bio-Honig oder Ahornsirup als eine Menge Chemikalien. Stevia, ein pflanzlicher Süßstoff, dem viele Ernährungs- und Gesundheitsfachleute grünes Licht geben, ist in den meisten Fällen ebenfalls stark industriell verarbeitet. Nur wenige Produkte verwenden reinen Stevia-Extrakt, daher habe ich bei keinem meiner Rezepte Stevia verwendet.

Zögern Sie nicht, Zucker einfach wegzulassen. Oder probieren Sie stattdessen diese gesunden Alternativen: ungesüßtes Kakaopulver, frischer Karottensaft, frische Zitrussäfte wie Zitrone, Grapefruit und Orange, Nuss- oder Samenmus, ungesüßt Kokosflocken, frisches Kokos-Fruchtfleisch, Rosenwasser, Fruchtpürees und schwefelfreies Trockenobst wie Datteln, Aprikosen, Cranberrys und Kirschen.

FAKTEN ZUM ZUCKER

Selbst wenn Sie nie zur Zuckerdose greifen, nehmen Sie durch industriell verarbeitete Produkte wahrscheinlich sehr viel mehr Zucker zu sich, als Ihnen klar ist. Er findet sich in Weißmehl, Brot und Nudeln bis hin zu Getränken (vor allem Cocktails), Saucen, Würzmitteln und allem, was aus einer Flasche oder Packung kommt.

Stark raffinierte Zucker wirken im Körper entzündungsfördernd und eine Entzündung ist die Vorstufe einer Erkrankung. Entzündungen begünstigen das Wachstum schlechter Bakterien im Darm (und wie Sie bereits wissen, sind beinahe 80 Prozent Ihres Immunsystems im Darm angesiedelt). Geben Sie daher im Interesse eines gesunden Immunsystems den Zucker auf. Durch Zucker sammeln Sie nicht nur Pfunde an, sondern Sie können dadurch auch Ihre Organe belasten und den natürlichen Rhythmus Ihres Körpers stören.

Bekämpfen Sie Gelüste auf Süßes durch Eiweiß und gesunde Fette. Genießen Sie gute Fette – wie rohe Nüsse und Samen (die auch Eiweiß enthalten), natives Olivenöl extra, Vollfett-Kokosmilch, Kokosöl und Avocados – bei jeder Mahlzeit und jedem Snack. Wenn Sie sich ohne Zucker schlecht und erschöpft fühlen, könnte es sein, dass Sie eine gewisse Abhängigkeit oder Überempfindlichkeit entwickelt haben, die Sie nie bemerkt haben. Haben Sie Geduld mit sich. Wenn Sie sich erst einmal einige Tage giftfrei ernährt haben, werden Sie sich energiegeladener und wacher fühlen. Vergessen Sie nicht: Diese Gelüste haben Sie durch gewohnheitsmäßiges Essen erzeugt, daher können Sie sie sich auch wieder abgewöhnen. Weitere hilfreiche Tipps, wie Sie sich vom Zucker entwöhnen und Ihre Gelüste bekämpfen können, finden Sie auf Seite 59.

TIPPS FÜR UNWIDERSTEHLICHE MILCHFREIE EISCREME

- Vor dem Servieren das Eis aus der Kühltruhe nehmen und 5 Min. stehen lassen.
- Um Eis wirklich frisch zu halten und Gefrierbrand möglichst zu vermeiden, eine Lage Wachspapier oder Pergamentpapier auf das Eis legen und den Eisbehälter vor dem Einfrieren zudecken.
- Wichtig: Vergessen Sie nicht, die Schüssel der Eismaschine vor der Eiszubereitung über Nacht in die Kühltruhe zu stellen. Die Ausgangsbasis für Eiscreme muss mindestens 4 Std. bis 1 Tag vor der eigentlichen Eiszubereitung hergestellt werden.

PERFEKTES KÜRBIS-GELATO

Dieses Gelato schmeckt wie ein Kürbiskuchen – das Aroma ist einfach einzigartig!

2	BPA-freie Dosen Kokosmilch zum Kochen (à 380 g, Vollfettstufe), kräftig geschüttelt
½	Tasse Honig
½	Tasse Kürbispüree (aus einer BPA-freien Dose)
1	EL Ahornsirup
2	TL Vanilleextrakt
1½	TL gemahlener Zimt
1½	TL gemahlener Ingwer
⅛	TL gemahlenes Piment
⅛	TL gemahlene Nelken
⅛	TL gemahlene Muskatnuss

Mindestens 4 Std. (oder bis zu 1 Tag) vorher die Ausgangsbasis zubereiten: ½ Tasse Kokosmilch abmessen und für einen späteren Gebrauch aufheben. In einem großen Topf die übrige Kokosmilch mit Honig, Kürbispüree, Ahornsirup, Vanille, Zimt, Ingwer, Piment, Nelken und Muskatnuss verrühren.

Bei mittlerer Hitze erhitzen und unter gelegentlichem Rühren zum Kochen bringen. Die Hitze reduzieren und unter gelegentlichem Rühren 15–18 Min. köcheln lassen, bis die Mischung so dickflüssig ist, dass sie auf dem Rücken eines Holzlöffels liegen bleibt. In eine hitzebeständige Glasschüssel umfüllen und mit Wachspapier abdecken, damit sich keine Haut bildet. Die Mischung 20 Min. bei Zimmertemperatur abkühlen lassen. Im Kühlschrank 4 Std. oder über Nacht kühlen.

Die Eisbasis aus dem Kühlschrank nehmen. Die Mischung sollte so dick wie Pudding sein. In die Eismaschine gießen und nach Herstellerangabe zu Eis verarbeiten. Das Eis ist fertig, wenn es so fest wie Joghurt-Softeis ist. Sofort servieren oder in einem verschließbaren Behälter bis zu 1 Woche in der Kühltruhe lagern.

ERGIBT 2 ½ TASSEN

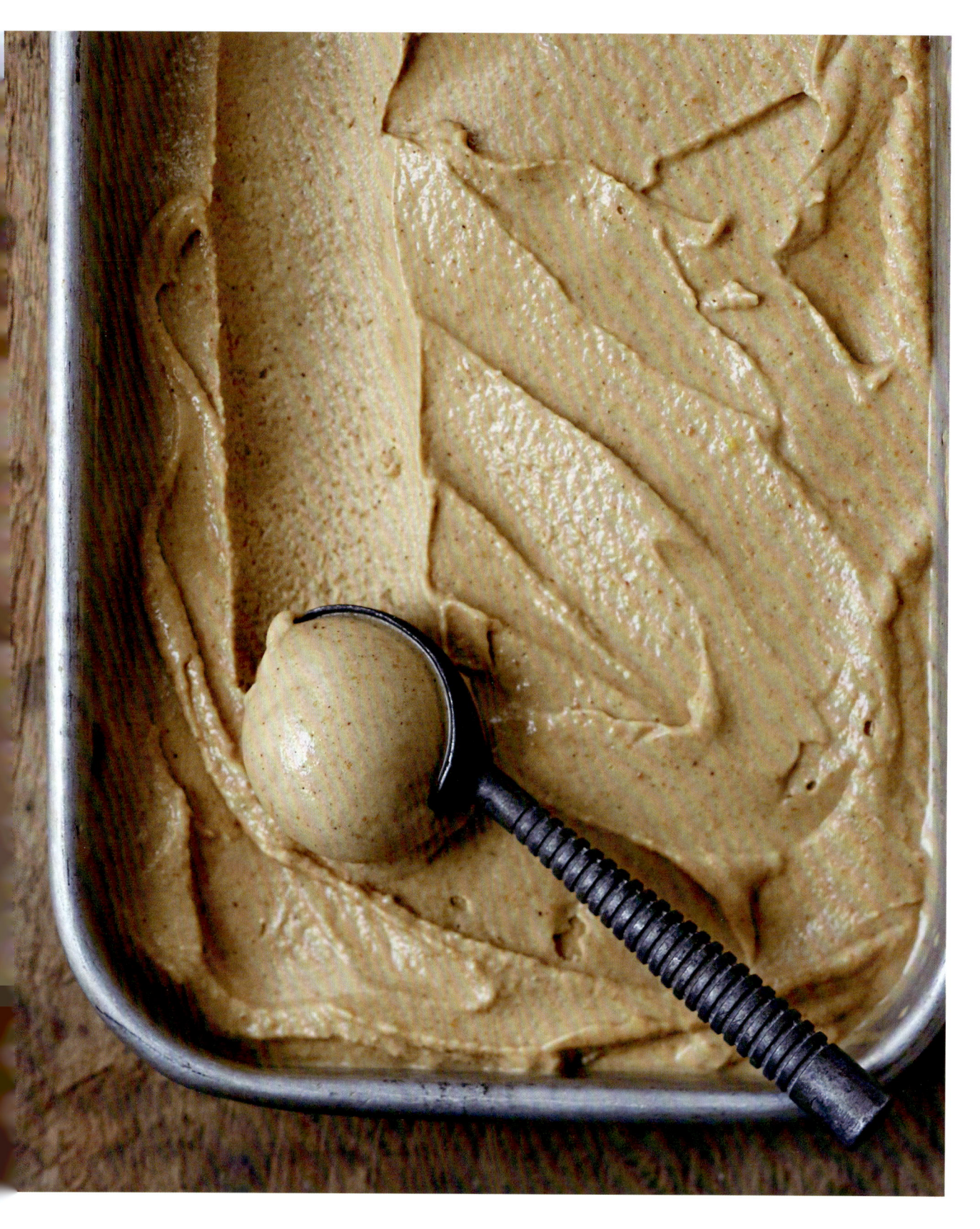

VANILLE-KOKOS
-Eiscreme

Dieses mit Vanilleschote zubereitete Eis ist eine großartige Grundlage für verschiedene Geschmacksrichtungen. Rühren Sie Ihre Lieblingsmarmelade, milchfreie Zartbitter-Schokostückchen, ungesüßtes Kakaopulver, Schokosauce (siehe Seite 375), eine andere Dessertsauce oder Marmelade unter dieses Eis – Ihrer Fantasie sind hier keine Grenzen gesetzt.

2	BPA-freie Dosen Kokosmilch zum Kochen (à 380 g, Vollfettstufe), kräftig geschüttelt
½	Tasse roher Honig
1	TL Vanilleextrakt
1	Vanilleschote, halbiert, Vanillemark ausgeschabt, Schoten aufheben

MINDESTENS 4 STD. (ODER BIS ZU 1 TAG) VORHER DIE AUSGANGSBASIS ZUBEREITEN: In einem großen Topf Kokosmilch mit Honig, Vanilleextrakt und Vanillemark verquirlen. Die Vanilleschote mit in die Mischung geben. Bei mittlerer Hitze erhitzen und unter gelegentlichem Rühren aufkochen lassen. Die Hitze reduzieren und die Mischung unter gelegentlichem Rühren ca. 15 Min. köcheln lassen, bis sie so dick ist, dass Sie auf dem Rücken eines Holzlöffels liegen bleibt. In eine hitzebeständige Glasschüssel umfüllen und mit Wachspapier abdecken, damit sich auf der Oberfläche keine Haut bildet. Die Mischung 20 Min. bei Zimmertemperatur abkühlen lassen. Anschließend in den Kühlschrank geben und 4 Std. oder über Nacht kühlen.

Die Ausgangsbasis für die Eiscreme aus dem Kühlschrank nehmen, die Vanilleschote herausnehmen und entsorgen. Die Mischung noch einmal umrühren. Sie sollte dick wie Pudding sein. Die Ausgangsbasis in die Eismaschine füllen und das Eis entsprechend den Herstellerangaben verarbeiten. Die Eiscreme ist fertig, wenn sie so fest wie Joghurt-Softeis ist. Aromazutaten während der letzten 30 Sek. in die Mischung geben. Sofort servieren oder in einem verschließbaren Behälter in der Kühltruhe bis zu 1 Woche lagern.

ERGIBT 2 ½ TASSEN

GERÖSTETES KOKOS-MACADAMIA-MUS
mit Steinobst

Dieses Mus ist eine tolle Alternative zu Erdnussbutter und kann auch zu Obst serviert werden. Es schmeckt zudem toll mit Apfel- oder Pfirsichscheiben auf glutenfreiem Vollkorntoast. Sie können dieses Rezept variieren, indem Sie den Zimt nach Belieben durch Muskatnuss, Kardamom und Piment ersetzen. Anmerkung: Dieses Rezept lässt sich am besten mit einem Hochleistungsmixer zubereiten.

- 3 Tassen ungesüßte Kokosflocken
- ¾ Tasse rohe Macadamianüsse
- ¼ TL gemahlener Zimt
- 1 Prise Meersalz
- eingemachtes Steinobst (z. B. Pfirsiche), zum Servieren
- frisches Basilikum, fein gehackt, zum Garnieren, nach Belieben

In einer großen Pfanne die Kokosflocken bei mittlerer Hitze 2–3 Min. trocken rösten, bis sie duften und goldbraun sind. In einen Mixer umfüllen. Die Pfanne kalt werden lassen und übrige Kokosflocken mit einem Küchenpapier auswischen.

In derselben Pfanne die Macadamianüsse bei mittlerer Hitze 4–5 Min. rösten, bis sie duften und goldbraun sind. Die Macadamianüsse, Zimt und Salz ebenfalls in den Mixer geben. Deckel aufsetzen und bei kleiner Stufe mixen. Allmählich die Geschwindigkeit erhöhen, bis die Mischung nach ca. 10 Min. glatt ist. Hin und wieder den Mixer ausschalten und die Masse von den Rändern nach unten kratzen. Das Mus ist fertig, wenn es dünn und flüssig ist. Abseihen, um kleine Stückchen zu entfernen.

Sofort über das Steinobst geben, nach Belieben mit Basilikum garnieren. Reste sind in einem verschlossenen Behälter bei Zimmertemperatur bis zu 1 Woche haltbar (die Mischung trennt sich bei der Lagerung, vor Gebrauch einfach durchrühren).

ERGIBT ¾–1 TASSE

FANTASTISCHE INGWER-EISCREME

Diese Leckerei ist für Ingwer-Liebhaber. Durch die Kombination von frischem und getrocknetem Ingwer erhält das Speiseeis ein intensives Ingwer-Aroma. Der Trick bei diesem Eis ist, den Ingwer lange ziehen zu lassen. Dieses Eis sorgt an heißen Sommerabenden für Abkühlung, oder Sie kombinieren es an Feiertagen mit Ihrem Lieblings-Kürbisdessert. Es ist sehr cremig – und das ganz ohne Milch.

- 2 BPA-freie Dosen Kokosmilch zum Kochen (à 380 g, Vollfettstufe), kräftig geschüttelt
- ½ Tasse roher Honig
- 2 TL gemahlener Ingwer
- 1½ TL Vanilleextrakt
- 10 cm frischer Ingwer, geschält und in Scheiben geschnitten
- Kokosflocken, geröstet (siehe Seite 122), zum Garnieren, nach Belieben

MINDESTENS 4 STD. (ODER BIS ZU 1 TAG) VORHER DIE AUSGANGSBASIS ZUBEREITEN: In einem großen Topf die Kokosmilch mit Honig, gemahlenem Ingwer und Vanille verquirlen. Die Ingwerscheiben zugeben und unterrühren. Bei mittlerer Hitze erhitzen und die Mischung unter gelegentlichem Rühren aufkochen lassen. Die Hitze reduzieren und unter gelegentlichem Rühren ca. 15 Min. köcheln lassen, bis die Mischung so dick ist, dass sie auf dem Rücken eines Holzlöffels liegen bleibt. In eine hitzebeständige Glasschüssel umfüllen und mit Wachspapier abdecken, damit sich auf der Oberfläche keine Haut bildet. Die Mischung 20 Min. bei Zimmertemperatur abkühlen lassen. Anschließend in den Kühlschrank geben und 4 Std. oder über Nacht kühlen.

Die Mischung aus dem Kühlschrank nehmen, in eine Schüssel abseihen und die Ingwerscheiben entfernen. Die Mischung sollte so dick wie Pudding sein. Die Ausgangsbasis in die Eismaschine füllen und das Eis entsprechend den Herstellerangaben verarbeiten. Die Eiscreme ist fertig, wenn sie die Konsistenz von Joghurt-Softeis hat. Sofort servieren, nach Belieben mit gerösteten Kokosflocken garnieren oder in einem verschlossenen Behälter in der Kühltruhe bis zu 1 Woche lagern.

ERGIBT 2 ½ TASSEN

WALNUSS-TOPPING Passt gut zu allen Milchfreien Eiscremes (siehe Seite 342-347).

Ergibt ½ Tasse:

¼ Tasse grob gehackte rohe Walnüsse

¼ Tasse Ahornsirup

In einem Einweckglas mit Deckel die Walnüsse mit dem Ahornsirup vermischen, bis die Nüsse vom Sirup überzogen sind. Vor dem Servieren mindestens 1 Std. bei Zimmertemperatur stehen lassen. Die Nüsse sind im Kühlschrank bis zu 3 Wochen haltbar. Vor dem Servieren die Nüsse Zimmertemperatur annehmen lassen.

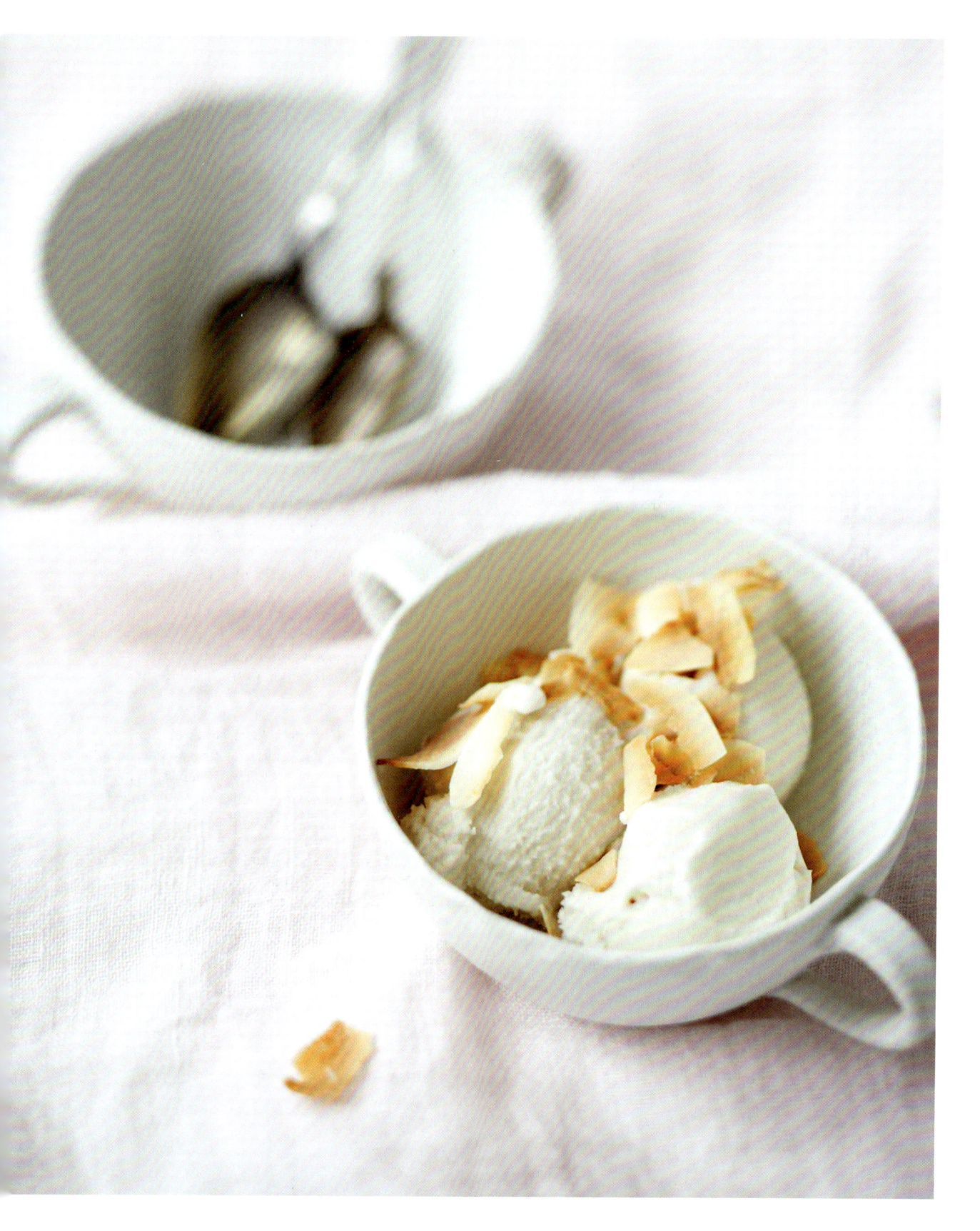

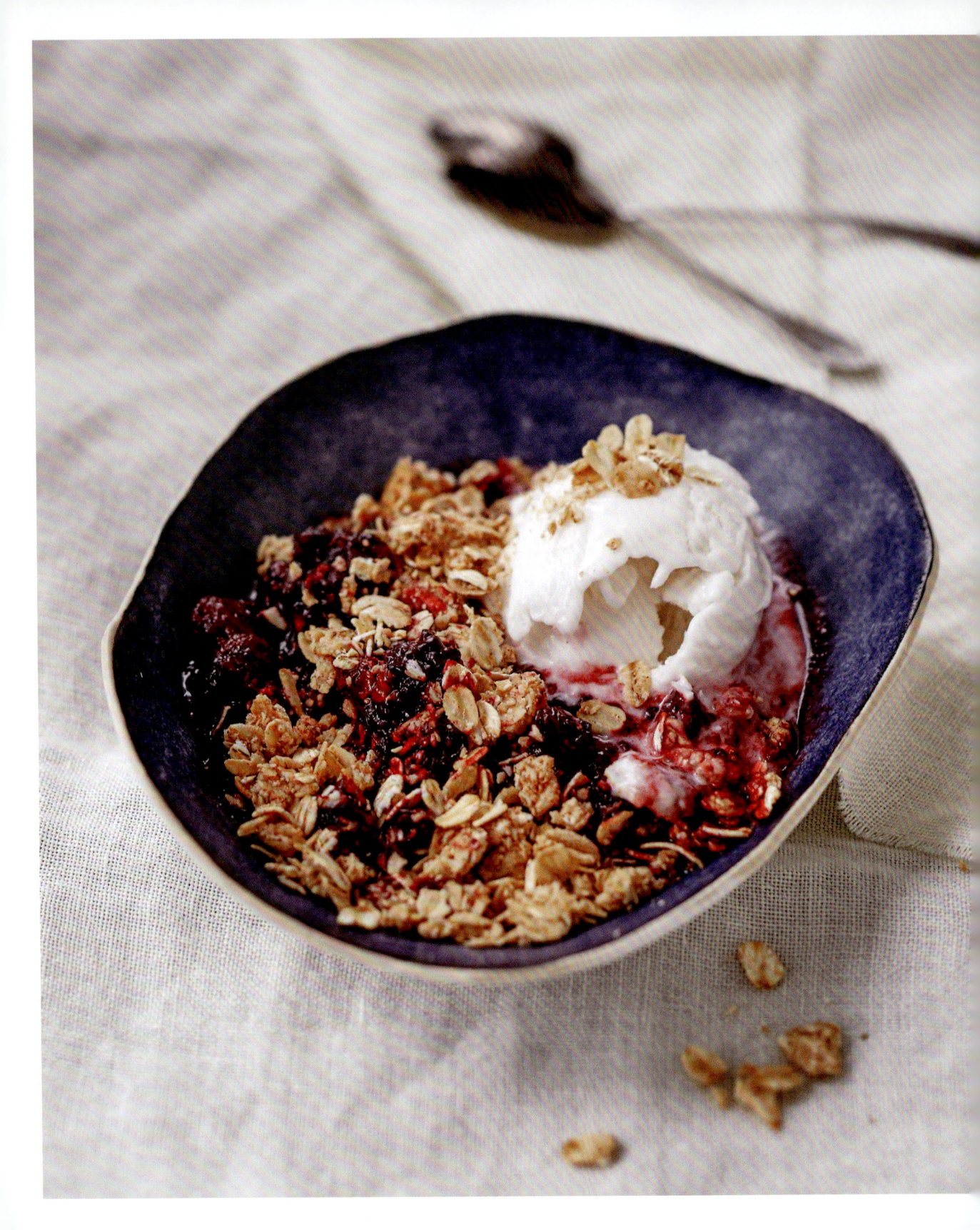

EIS MIT BEEREN-CRUMBLE

Dieses Dessert schmeckt wie ein Eisbecher in der Eisdiele. Ich bereite es geschichtet in einer Terrine zu, sodass jede Kugel ein Feuerwerk an Aroma ist. Das glutenfreie Crumble-Topping kann drei Tage im Voraus zubereitet werden. Die leckere Sauce, die ganz ohne Zucker auskommt, kann zwei Tage im Voraus zubereitet werden.

Vanille-Kokos-Eiscreme (siehe Seite 342)

BEERIGE SAUCE

- ¼ Tasse frische Brombeeren
- ¼ Tasse frische Himbeeren
- ¼ Tasse getrocknete schwarze Johannisbeeren
- ¼ Tasse Wasser

BEEREN-CRUMBLE

- 2 EL glutenfreies Hafermehl, fertig gemahlen oder selbst hergestellt (siehe Seite 47)
- 2 EL glutenfreie Haferflocken
- ½ TL zerlassenes Kokosöl
- ½ TL roher Honig
- ¼ TL gemahlener Zimt
- 1 Prise Meersalz

KOKOSÖL ZERLASSEN Kokosöl ist bei Zimmertemperatur immer fest. Sie können es entweder an einem warmen Ort oder auf dem Herd stehen lassen und zerlassen, ohne diesen einzuschalten. Falls beide Methoden nicht funktionieren, zerlassen Sie das Kokosöl bei schwacher Hitze in einem Topf auf dem Herd.

SAUCE ZUBEREITEN: In einem kleinen Topf alle Zutaten für die Sauce vermengen und bei mittlerer Hitze zum Sieden bringen. Dabei die Beeren mit dem Rücken eines Löffels zerdrücken. Ca. 15 Min. köcheln lassen, bis die Sauce so dick ist, dass sie auf dem Rücken eines Holzlöffels liegen bleibt. Dann abkühlen lassen. In einen verschließbaren Behälter umfüllen und ca. 4 Std. in den Kühlschrank geben, bis die Sauce vollständig abgekühlt ist.

BEEREN-CRUMBLE ZUBEREITEN: Den Ofen auf 175 °C vorheizen. Ein Backblech mit Backpapier auslegen.

In einer kleinen Schüssel das Hafermehl mit Haferflocken, Öl, Honig, Zimt und Salz verrühren. Die Hafermischung auf das vorbereitete Backblech streichen und 12 Min. backen, bis sie goldbraun ist. Nach der Hälfte der Zeit umrühren. Beim Herausnehmen aus dem Ofen wird sich die Mischung noch weich anfühlen, sie wird beim Abkühlen aber fest. 20 Min. abkühlen lassen. Bis zum Gebrauch in einen verschließbaren Behälter füllen.

Einige Esslöffel Sauce in einen gefriergeeigneten Behälter (Füllmenge 900 g) geben, darüber eine Schicht Vanille-Kokos-Eis und mit Beeren-Crumble bestreuen. Weitere Schichten einfüllen, dabei beliebig viel Crumble-Mischung verwenden (Sauce und Eiscreme werden vollständig aufgebraucht, vom Crumble kann etwas übrig bleiben). Mit Wachspapier oder Pergamentpapier abdecken und den Behälter in die Kühltruhe geben. Vor dem Servieren mindestens 4 Std. einfrieren.

ERGIBT 2 TASSEN CRUMBLE, 1 TASSE SAUCE

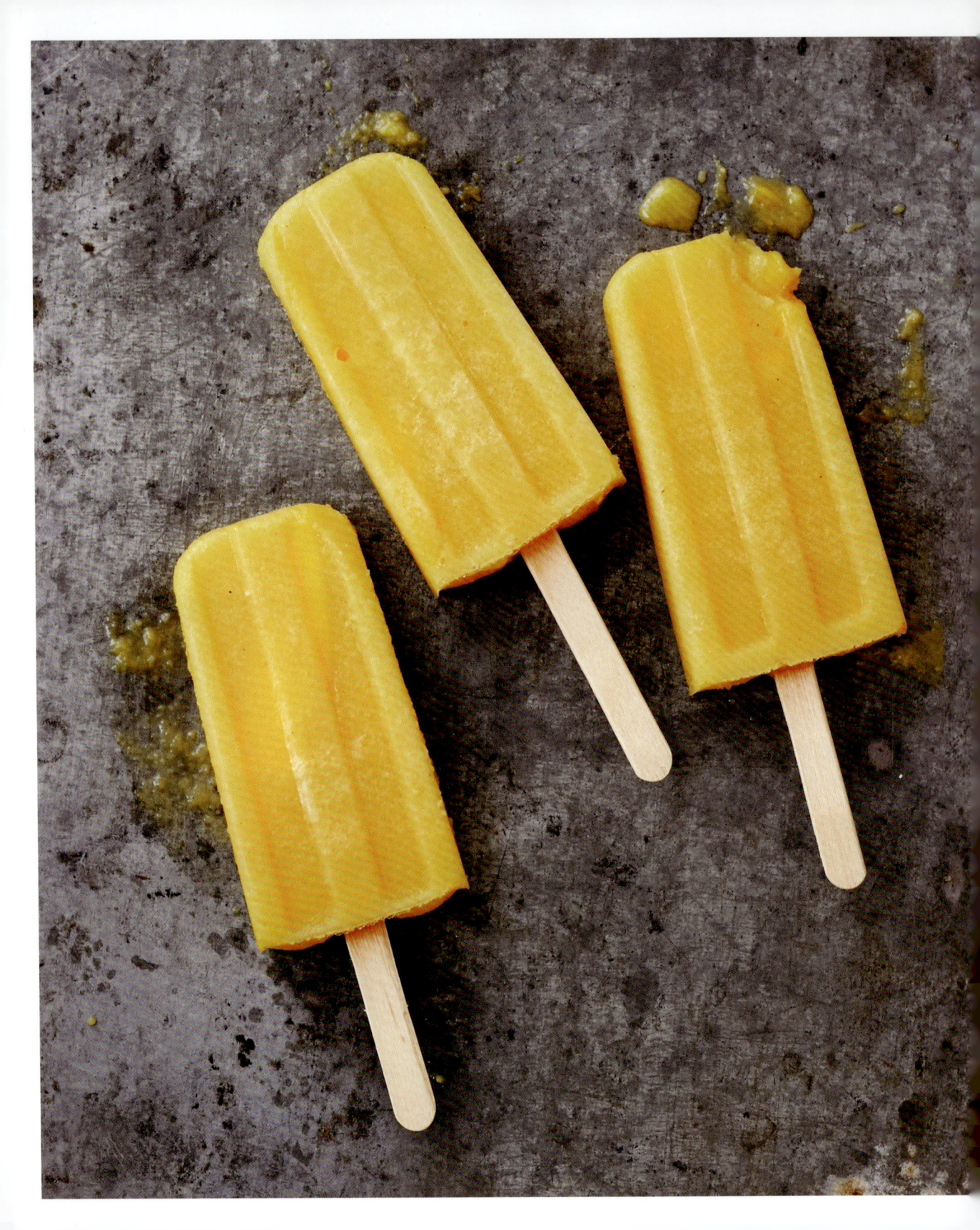

Nach Art der amerikanischen Westküste
VANILLE-MANGO-STIELEIS

Dieses sommerliche Eis am Stiel ist erfrischend und farbenfroh. Durch seine natürliche Süße wird es einfach köstlich. Wenn die Mango sehr reif und süß ist, brauchen Sie keinen Honig zuzusetzen, ist die Mango hingegen säuerlich, träufeln Sie etwas süßen Honig in die Mischung, um das Aroma auszugleichen. Sie können auch den Zimt weglassen und Limettensaft anstelle von Zitronensaft verwenden.

1 ½	Tassen frische Mango, gehackt
1	Tasse ungesüßte Mandelmilch
¼	Tasse frisch gepresster Zitronensaft
1	TL Vanilleextrakt
¼	TL Meersalz
1	Prise gemahlener Zimt
	Honig, nach Belieben

Alle Zutaten mit Ausnahme des Honigs in einem Mixer glatt pürieren. Nach Belieben Honig zugeben (zunächst erst 1 Teelöffel zufügen). Die Mischung in Stieleis-Formen gießen und mindestens 4 Std. einfrieren, bis das Eis fest ist.

Aus der Kühltruhe nehmen und die Formen 30 Sek. unter fließendes warmes Wasser halten. Sofort servieren.

ERGIBT 4 STÜCK

Kokosmilch- HIMBEER-BASILIKUM-STIELEIS

Ohne Eis am Stiel würde im Sommer etwas fehlen. Als Kind liebte ich Eis am Stiel, war aber erschrocken, als ich als Erwachsene die Zutatenliste auf der Verpackung las. Deshalb habe ich angefangen, Stieleis selbst zuzubereiten. Dieses Eis ist sehr lecker, ohne jedoch übermäßig süß zu sein. Durch das Basilikum erhält es zudem eine besondere Note.

- 1 BPA-freie Dose Kokosmilch zum Kochen (à 380 g, Vollfettstufe), kräftig geschüttelt
- 1 Tasse TK-Himbeeren
- 1 EL frisches Basilikum, fein gehackt
- 1 EL roher Honig, plus ¼ TL
- 1 Prise Meersalz

Alle Zutaten im Mixer glatt pürieren. Die Mischung auf 6 Stieleis-Formen verteilen, dabei die Formen leicht auf die Arbeitsfläche schlagen, damit Luftblasen entweichen. Ca. 8 Std. einfrieren, bis das Eis fest ist. Reste der Mischung in einem verschlossenem Behälter bis zu 3 Tage im Kühlschrank lagern und die Stieleis-Formen nach Bedarf neu damit füllen.

Das Stieleis aus der Kühltruhe nehmen und die Formen 30 Sek. unter fließendes warmes Wasser halten. Sofort servieren.

ERGIBT 6 STÜCK

BEEREN EINFRIEREN Cranberrys und Heidelbeeren können in einem verschlossenen Einweckglas in der Kühltruhe aufbewahrt werden. Empfindlichere Früchte wie Himbeeren, Brombeeren und entstielte Erdbeeren sollten in einer Lage auf ein Backblech gelegt und dann in die Kühltruhe gestellt werden. Die gefrorenen Früchte anschließend in verschließbare Einweckgläser füllen. Wenn Sie für ein Rezept aufgetaute Beeren benötigen, können Sie sie bei Zimmertemperatur 45 Min. auftauen und anschließend zum Abtropfen über einer Schüssel in ein Sieb geben. Den Saft auffangen und zum Aromatisieren von Mineralwasser verwenden.

Knusprige HAFERMÜSLI-HÄUFCHEN

Dieses Rezept entstand aus dem Versuch heraus, mein glutenfreies Lieblingsmüsli in eine häppchengroße eiweißreiche Variante umzuwandeln, die als kompakter gesunder Snack oder Dessert dienen kann. Diese Häufchen lassen sich gut mitnehmen, oder Sie geben sie als ballaststoffreichen Knusperspaß über Milchfreie Eiscreme (siehe Seite 342–347).

2	TL Kokosöl
3 ¼	Tassen glutenfreie Haferflocken
1	Tasse Mandelmus
¾	Tasse getrocknete Kirschen, gehackt
½	Tasse rohe Walnüsse, gehackt und geröstet (siehe Seite 116)
⅓	Tasse rohe Mandeln, gehackt und geröstet (siehe Seite 116)
6	EL Ahornsirup
1	Prise Meersalz

Den Backofen auf 175 °C vorheizen. Zwei große Backbleche mit Öl fetten.

In einer Schüssel die Haferflocken mit Mandelmus, Kirschen, Walnüssen, Mandeln, Ahornsirup und Salz vermengen. Alles gründlich mischen und auf die vorbereiteten Backbleche verteilen. In einer flachen Schicht auf das Blech drücken.

10 Min. backen. Die Hitze auf 160 °C reduzieren und weitere 30 Min. backen, bis die Mischung goldbraun ist. Nach der Hälfte der Zeit wenden, damit die Mischung gleichmäßig bräunt. Aus dem Ofen nehmen und 15–20 Min. abkühlen lassen. Mit den Händen in Häufchen brechen. Sie sind in einem verschlossenen Behälter bis zu 5 Tage haltbar.

ERGIBT 3 ½ TASSEN

EINFACHE ROHE SCHOKO-KOKOS-BANANEN-TORTE
mit Amies getreidefreiem Pastetenteig

Schokolade, Kokosnuss und Bananen haben Sie so noch nie erlebt. Dies ist mein Lieblingsdessert im Sommer, das ich für meine Familie bei unseren Aufenthalten an der Küste zubereite!

AMIES GETREIDEFREIER PASTETENTEIG

- 2 ½ Tassen rohe Mandeln
- 1 Tasse Medjool-Datteln, entsteint
- 1 EL Wasser
- 1 TL Vanilleextrakt
- 1 Prise Meersalz

KOKOS-BANANEN-FÜLLUNG

- 5 reife mittelgroße Bananen, in 1,25 cm große Scheiben geschnitten
- 1 Tasse Kokosmilch zum Kochen (Vollfettstufe), kräftig geschüttelt
- ¼ Tasse ungesüßtes Kakaopulver
- 1 ½ TL Vanilleextrakt
- 1 TL roher Honig
- ¼ Tasse rohe Mandeln, gehackt oder rohe Mandelblättchen
- 2 EL rohe Kakaonibs

TEIG ZUBEREITEN: Die Mandeln in der Küchenmaschine grob hacken. Bei laufender Maschine Datteln, Wasser, Vanille und Salz zugeben, bis sich ein dicker Teig bildet. Die Maschine ausschalten und bei Bedarf den Teig von den Rändern herunterkratzen.

Die Teigmischung fest in eine mit Backpapier ausgelegte 20 x 20 cm große Backform drücken, sodass Boden und Rand bedeckt sind.

TORTE ZUBEREITEN: Die Bananen mit Kokosmilch, Kakaopulver, Vanille und Honig im Mixer glatt pürieren. Die Mischung auf den Teig gießen. Mit Mandeln und Kakaonibs bestreuen. Mit Wachs- oder Pergamentpapier abdecken und mindestens 8 Std. oder über Nacht einfrieren.

Die Torte bei Zimmertemperatur mindestens 45 Min. auftauen, bis sie so weich ist, dass sie in 9 Quadrate geschnitten werden kann. Übrige Quadrate sind in einem verschlossenen Behälter bis zu 4 Tage in der Kühltruhe haltbar.

ERGIBT 9 QUADRATE

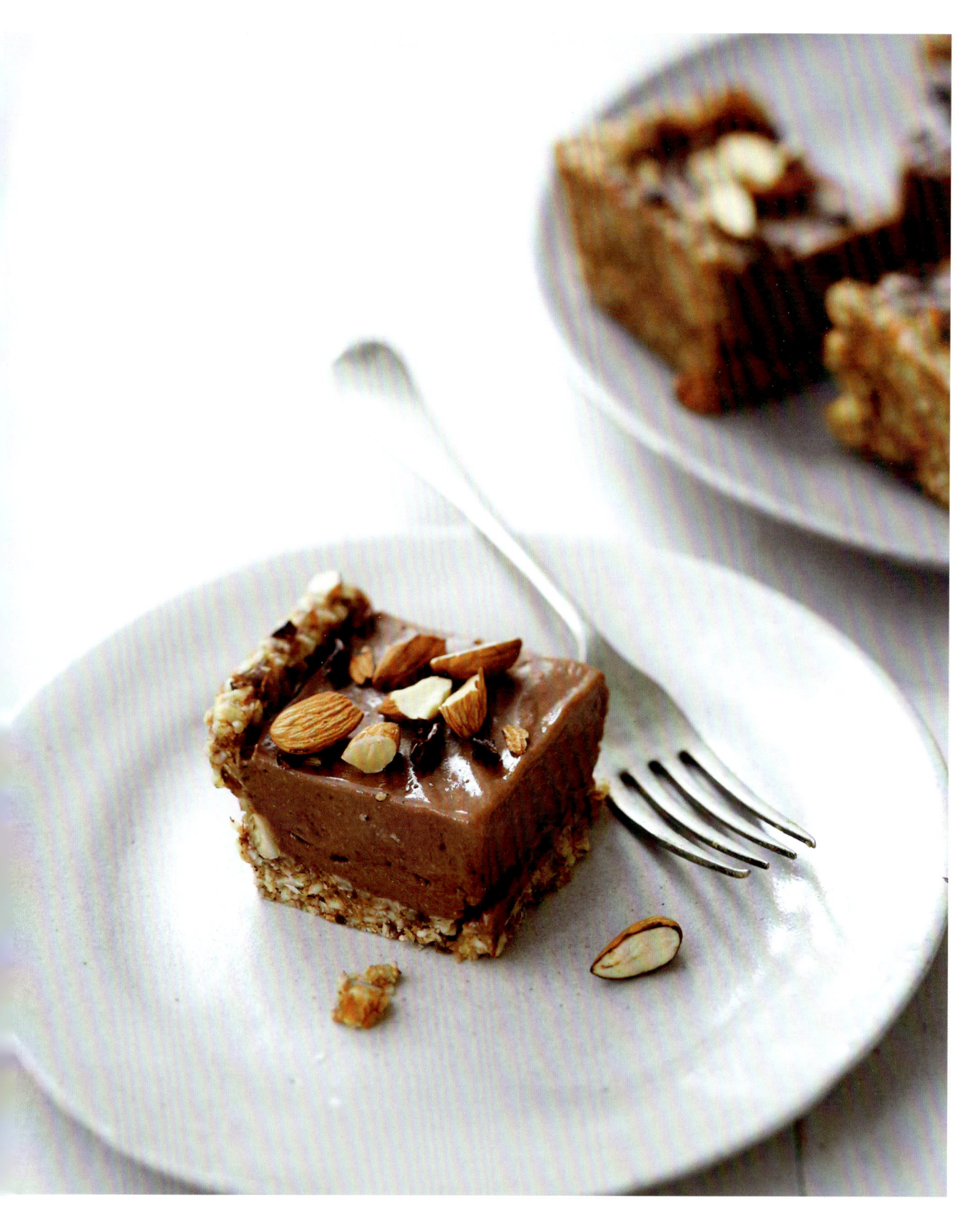

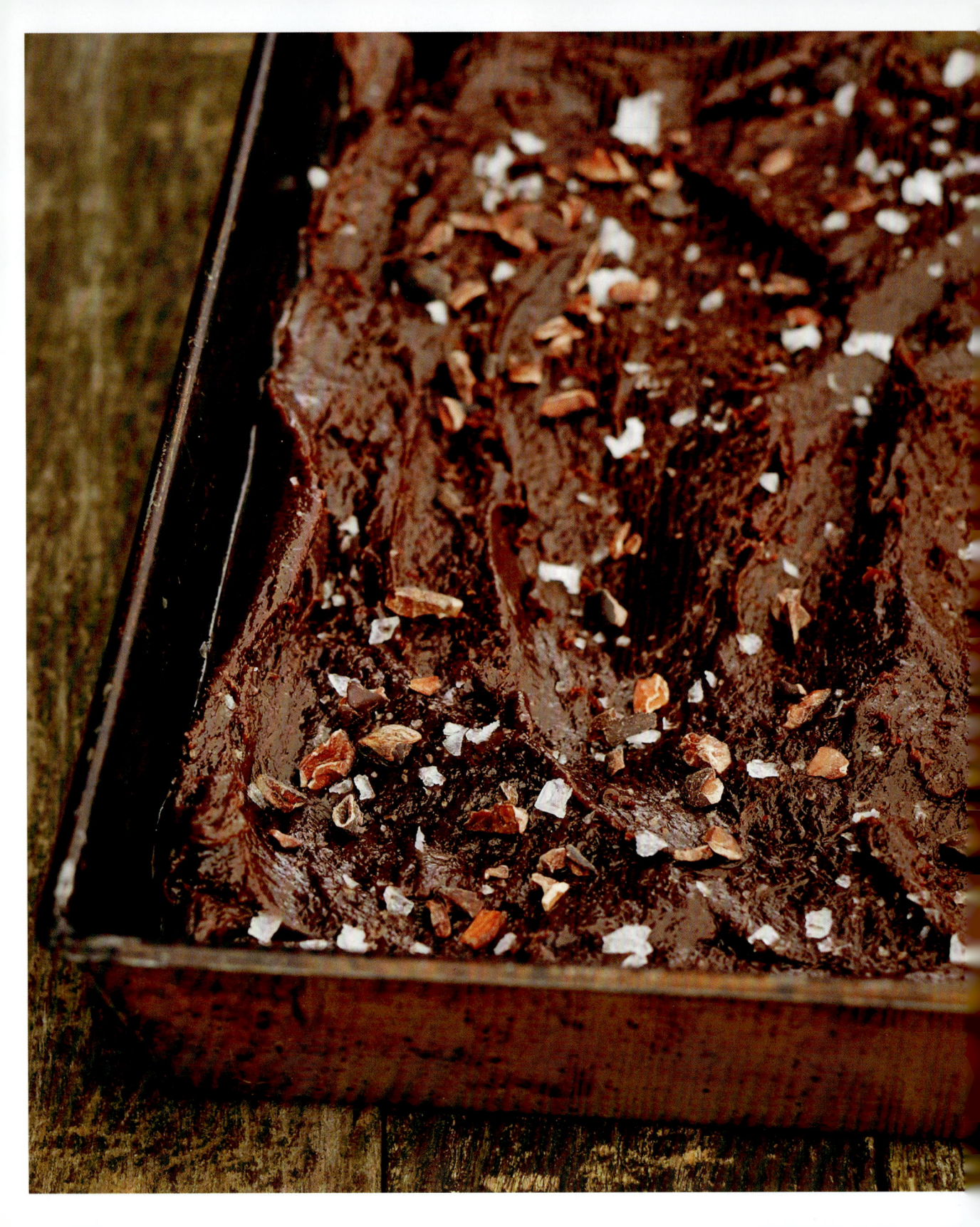

Leichte
ROHE, GETREIDEFREIE SAFTIGE BROWNIES

Diese aromatischen Brownies enthalten viel Eiweiß! Sie sind ein reichhaltiger Genuss, einfach herzustellen und passen gut zu meiner Köstlichen Cashew-Dessertcreme (siehe Seite 373) oder meinen Milchfreien Eiscremes (siehe Seite 342–347).

1 ½	Tassen Mandelmus
½	Tasse ungesüßtes Kakaopulver
½	Tasse Ahornsirup
5	EL ungesüßte Mandelmilch
3	EL zerlassenes Kokosöl
1 ½	TL Vanille- oder Mandelextrakt
¼	TL Meersalz
¼	TL gemahlener Zimt
1	Prise Cayennepfeffer
2	EL rohe Kakaonibs, zum Garnieren
	Meersalzflocken, zum Garnieren

Eine 20 x 20 cm große Backform mit Backpapier auslegen.

Alle Zutaten mit Ausnahme der Kakaonibs und der Meersalzflocken in der Küchenmaschine mischen, bis sich ein Teig bildet. Die Mischung in die vorbereitete Backform füllen. Mit Kakaonibs und Meersalzflocken bestreuen. Mit Wachspapier abdecken und ca. 2 Std. einfrieren, bis der Teig fest ist. In 12 Quadrate schneiden. Bis zum Gebrauch oder bis zu 4 Tage in der Kühltruhe lagern.

ERGIBT 12 QUADRATE

GLUTENFREIE KEKSBÄLLCHEN

Diese Kekse sind knusprig, lecker und haben gebacken einen leicht gerösteten Geschmack, sie können aber auch roh gegessen werden, wenn Sie es eilig haben. Wenn Sie kein Cashewmus bekommen, verwenden Sie einfach mehr Mandelmus.

½	Tasse glutenfreies Hafermehl, fertig gemahlen oder selbst hergestellt (siehe Seite 47)
½	Tasse weiße Sesamsamen
½	Tasse rohe Mandelblättchen
¼	Tasse gemahlene Leinsamen
3	EL Mohnsamen
1	EL frischer Rosmarin, fein gehackt
1	TL ungesüßte Kokosraspel, nach Belieben
¼	TL gemahlener Zimt
¼	TL Meersalz
½	Tasse Cashewmus
½	Tasse Mandelmus
½	Tasse Ahornsirup

In einer großen Schüssel das Hafermehl mit Sesamsamen, Mandeln, Leinsamen, Mohnsamen, Rosmarin, nach Belieben Kokosraspeln, Zimt und Salz gründlich mischen. Dann Cashewmus, Mandelmus und Ahornsirup unterrühren. 45 Min. in den Kühlschrank geben.

Den Teig aus dem Kühlschrank nehmen und mit den Händen in ca. 4 cm große Bällchen formen. Roh servieren oder im Ofen backen. Wenn Sie die Kekse roh servieren möchten, lagern Sie sie bis zum Verzehr im Kühlschrank auf zwei großen, mit Backpapier ausgelegten Blechen. Um die Kekse zu backen, den Backofen auf 175 °C vorheizen. Zwei große Backbleche mit Backpapier auslegen. Die Bällchen im Abstand von 5 cm auf die Bleche legen. Jedes Bällchen mit dem Rücken einer Gabel vorsichtig etwas flach drücken. Ca. 25 Min. backen, bis sie goldbraun sind. Aus dem Ofen nehmen und vor dem Servieren mindestens 15 Min. abkühlen lassen. Reste sind in einem verschlossenen Behälter im Kühlschrank bis zu 4 Tage haltbar.

ERGIBT 18 STÜCK

HABEN SIE MANCHMAL BAUCHSCHMERZEN? Künstliche Süßstoffe werden häufig in Verbindung mit Zuckeralkoholen verwendet wie bei Sorbitol, Mannitol, Glycerol, Maltitol etc. Diese Süßstoffe werden nicht absorbiert, weil sie nicht verdaut werden. So können sie lange im Verdauungstrakt bleiben und dabei Bauchschmerzen verursachen. Nutzen Sie stattdessen die natürliche Süße von Bio-Honig oder auch Ahornsirup, aber bitte alles in Maßen.

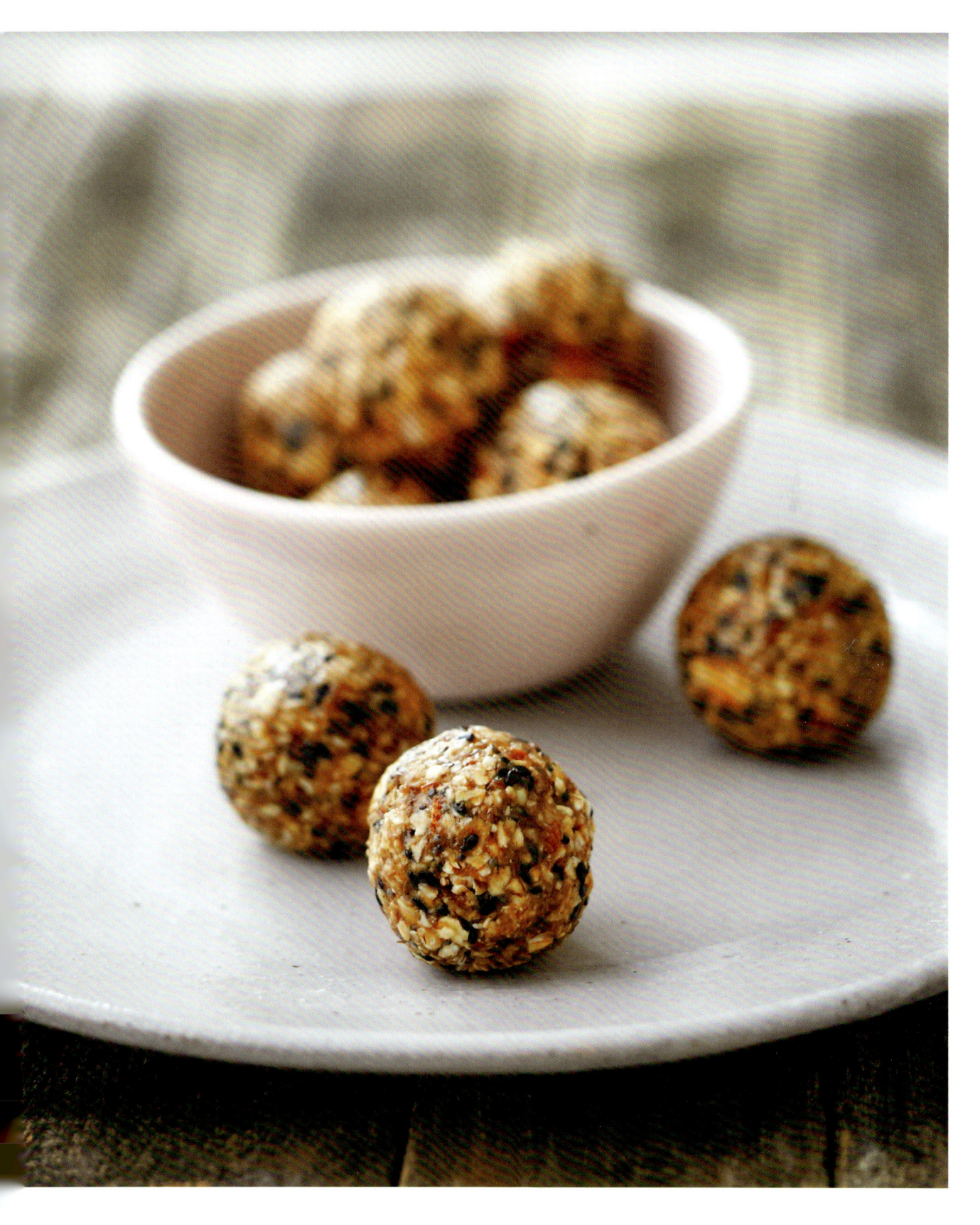

Einfache SCHOKO-MANDELMUS-BANANEN-PLÄTZCHEN

Ein eiweißreiches Plätzchen-Rezept, das einfach und lecker ist! Daher können Sie es auch einmal schnell unter der Woche zubereiten, wenn Sie Lust auf eine süße und leckere Kleinigkeit haben. Wichtig für dieses Rezept ist, dass Sie sehr reife Bananen verwenden, die zu 75 Prozent fleckig oder sogar schwarz sind. Meine Freunde wünschen sich immer, dass ich diese Plätzchen backe, wenn wir uns treffen. Sie werden sie ebenfalls lieben!

1	EL gemahlene Leinsamen
3	EL Wasser
2	große, sehr reife Bananen
½	Tasse Mandelmus
2	EL Ahornsirup
1	EL zerlassenes Kokosöl
1	TL Vanilleextrakt
2 ½	Tassen glutenfreie Haferflocken
½	Tasse gluten- und milchfreie Zartbitter-Schokostückchen
½	TL aluminiumfreies Backpulver
½	TL gemahlener Zimt
¼	TL gemahlener Kardamom
1	Prise Meersalz

Den Backofen auf 175 °C vorheizen.

In einer kleinen Schüssel die Leinsamen mit dem Wasser vermengen. 5 Min. ziehen lassen.

In einer zweiten Schüssel mit einer Gabel die Bananen zerdrücken. Mandelmus, Ahornsirup, Öl und Vanille unterrühren. Die Leinsamenmischung zugeben und alles gut mischen.

In einer weiteren Schüssel die Haferflocken mit Schokostückchen, Backpulver, Zimt, Kardamom und Salz vermengen. Die trockenen unter die feuchten Zutaten heben und vorsichtig mischen.

Mit einem Esslöffel kleine Häufchen (jeweils ca. 2 Esslöffel) Plätzchenteig auf ein tiefes Backblech setzen. 12–14 Min. backen, bis sie goldbraun und fest sind. Die Plätzchen aus dem Ofen nehmen und 5 Min. ruhen lassen. Zum vollständigen Abkühlen auf einen Gitterrost legen.

ERGIBT 20 STÜCK

Hanf-Kakao-KOKOS-TRÜFFEL

Diese kleine Leckerei ist ein toller Snack oder auch ein Dessert, wenn Sie einmal Lust auf Süßes haben. Eiweiß, Ballaststoffe, entzündungshemmende Omega-3-Fettsäuren und vieles mehr ist hier in einem Trüffel vereint!

14	Medjool-Datteln, entsteint und gewürfelt
¼	Tasse geschälte Hanfsamen
¼	Tasse ungesüßte Kokosraspel
1	EL ungesüßtes Kakaopulver
¼	TL rosa Himalayasalz
1	Prise gemahlener Ingwer

In einer großen Schüssel alle Zutaten vermengen. Mit den Händen ca. 2 Min. kneten, bis die Zutaten sich zu einem Teig verbinden.

Die Hände befeuchten, Teigstücke abteilen und in 2,5 cm große Bällchen rollen. Die Hände bei Bedarf immer wieder neu anfeuchten, damit der Teig nicht an ihnen festklebt. Mindestens 20 Min. oder bis zum Servieren in den Kühlschrank geben. Gekühlt servieren.

―――――――

ERGIBT 10 STÜCK

Zitronige KOKOSBÄLLCHEN

Diese unwiderstehliche Leckerei hat viel Ähnlichkeit mit Trüffeln und kann ein leckerer Eiweiß-Snack oder ein Dessert sein. Servieren Sie die Bällchen zum Tee, an Feiertagen und bei Partys oder zu einem Mittagessen.

1 ⅓	Tassen ungesüßte Kokosflocken
½	Tasse rohe Macadamianüsse, gemahlen
½	Tasse rohe Mandeln, gemahlen
3	EL Kokosöl
3	EL roher Honig
3	EL frisch gepresster Zitronensaft
½	TL Mandelextrakt
¼	TL Meersalz

Alle Zutaten in der Küchenmaschine vermengen und bei Intervallschaltung vorsichtig verarbeiten. Die Mischung sollte glatt, aber kein Mus sein. In eine große Schüssel umfüllen. Mit den Händen den Teig in 2–2,5 cm große Bällchen formen. 1 Std. oder bis zum Servieren in den Kühlschrank geben. Gekühlt servieren.

―――――――

ERGIBT 20 STÜCK

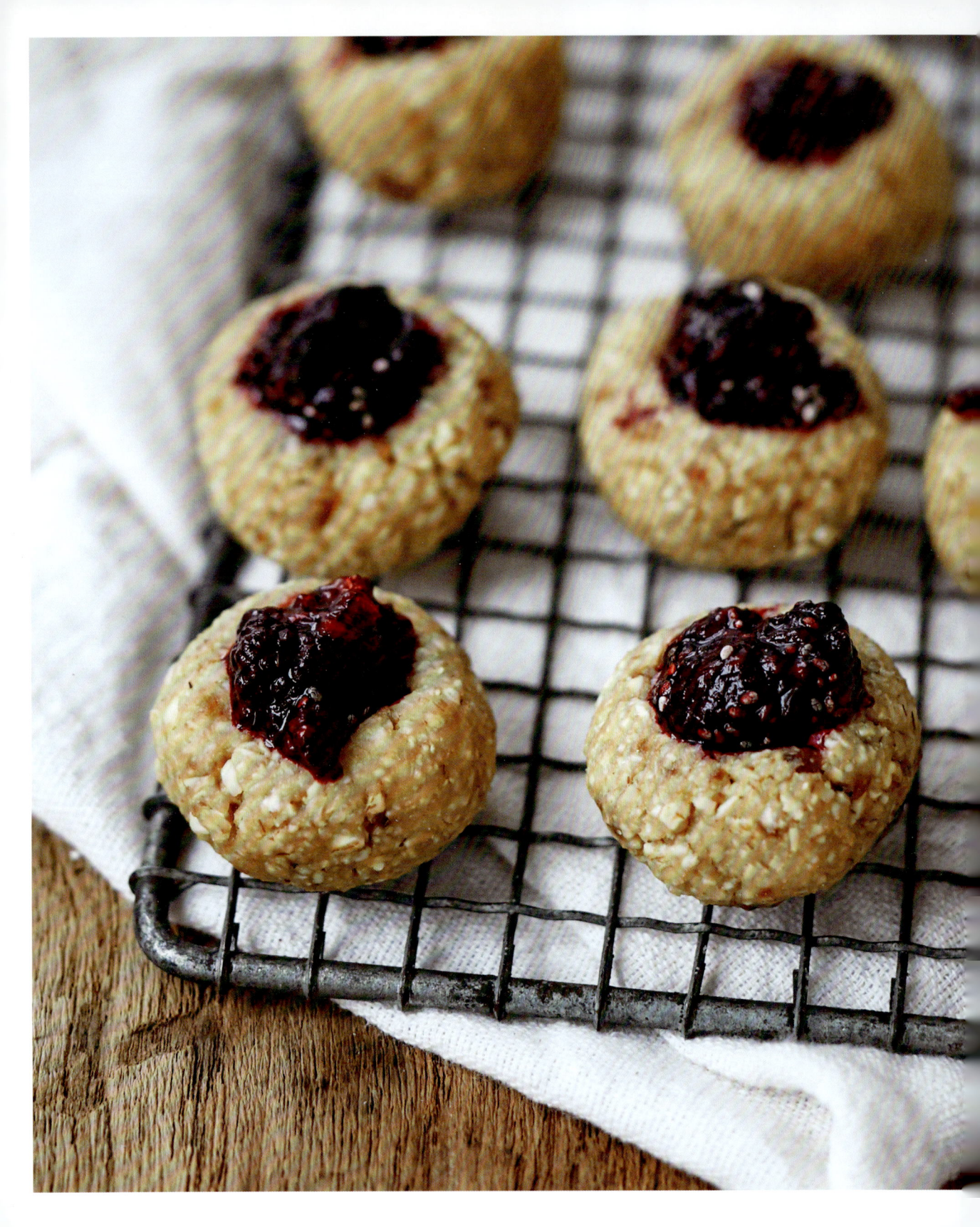

Rohe und getreidefreie
HIMBEER-DAUMENKEKSE

Diese Kekse können auf verschiedenste Arten mit Marmelade verziert werden. Die Himbeerfüllung erinnert mich an Linzer Torte, Sie können aber nach Belieben auch Erdbeer-, Aprikosen- oder schwarze Johannisbeermarmelade verwenden. Servieren Sie die Kekse bei einem Feiertagsessen oder nutzen Sie sie als gesündere Keksalternative.

⅔	Tasse rohe Cashewkerne
3	EL Rooibos-Tee, aufgebrüht, plus 1 TL
2	EL zerlassenes Kokosöl
2	Medjool-Datteln, entsteint
¼	TL Vanille- oder Mandelextrakt
¼	TL Meersalz
¾	Tasse glutenfreie Haferflocken
	Chiasamen-Beeren-Marmelade (siehe Seite 337)

Die Cashewkerne mit Tee, Öl, Datteln, Vanille und Salz in der Küchenmaschine vermengen. Die Haferflocken zugeben und weiter verarbeiten, bis die Masse einen Teig bildet. Mit den Händen den Teig in 14 sehr kleine Bällchen rollen. Auf ein mit Backpapier ausgelegtes Backblech legen und mit dem Daumen vorsichtig eine Vertiefung in jedes Bällchen drücken. Im Kühlschrank mindestens 3 Std. kühlen, bis die Bällchen fest sind.

Das Backblech aus dem Kühlschrank nehmen. In jede Mulde Chiasamen-Beeren-Marmelade füllen. Die Kekse sind in einem verschlossenen Behälter im Kühlschrank bis zu 4 Tage haltbar.

ERGIBT 14 STÜCK

Köstliches
MANDELMUS-KONFEKT

Dieses Konfekt stillt das Bedürfnis nach Süßem wirkungsvoll. Am besten bis zum Servieren in der Kühltruhe aufbewahren, da das Konfekt schnell schmilzt. Probieren Sie auch folgende Varianten: Für ein blumiges Aroma jedes Konfekt vor dem Einfrieren mit einigen getrockneten Lavendelblüten garnieren. Außerdem können Sie die Vanille durch Mandelextrakt, Orangenblütenwasser oder Rosenwasser ersetzen. Experimentieren Sie mit Gourmet-Salzen und garnieren Sie das Konfekt mit etwas aromatisiertem Meersalz. Probieren Sie auch einmal Fleur de sel oder schwarzes Meersalz.

- ½ Tasse zerlassenes Kokosöl
- ½ Tasse Mandelmus
- ½ Tasse ungesüßtes Kakaopulver
- ¼ Tasse roher Honig
- 1 ½ TL Vanilleextrakt
- 1 Prise gemahlener Zimt

Meersalz, nach Belieben

Ein Mini-Muffinblech mit 20 Mini-Papierförmchen auskleiden.

In einer großen Schüssel alle Zutaten verquirlen, bis die Mischung glatt ist. Den Teig in die Förmchen gießen und das Blech 1 Std. in die Kühltruhe geben, bis das Konfekt fest geworden ist. Zum Aufbewahren das Konfekt mit Pergamentpapier in einen verschließbaren Behälter füllen und bis zum Servieren in die Kühltruhe geben.

ERGIBT 20 STÜCK

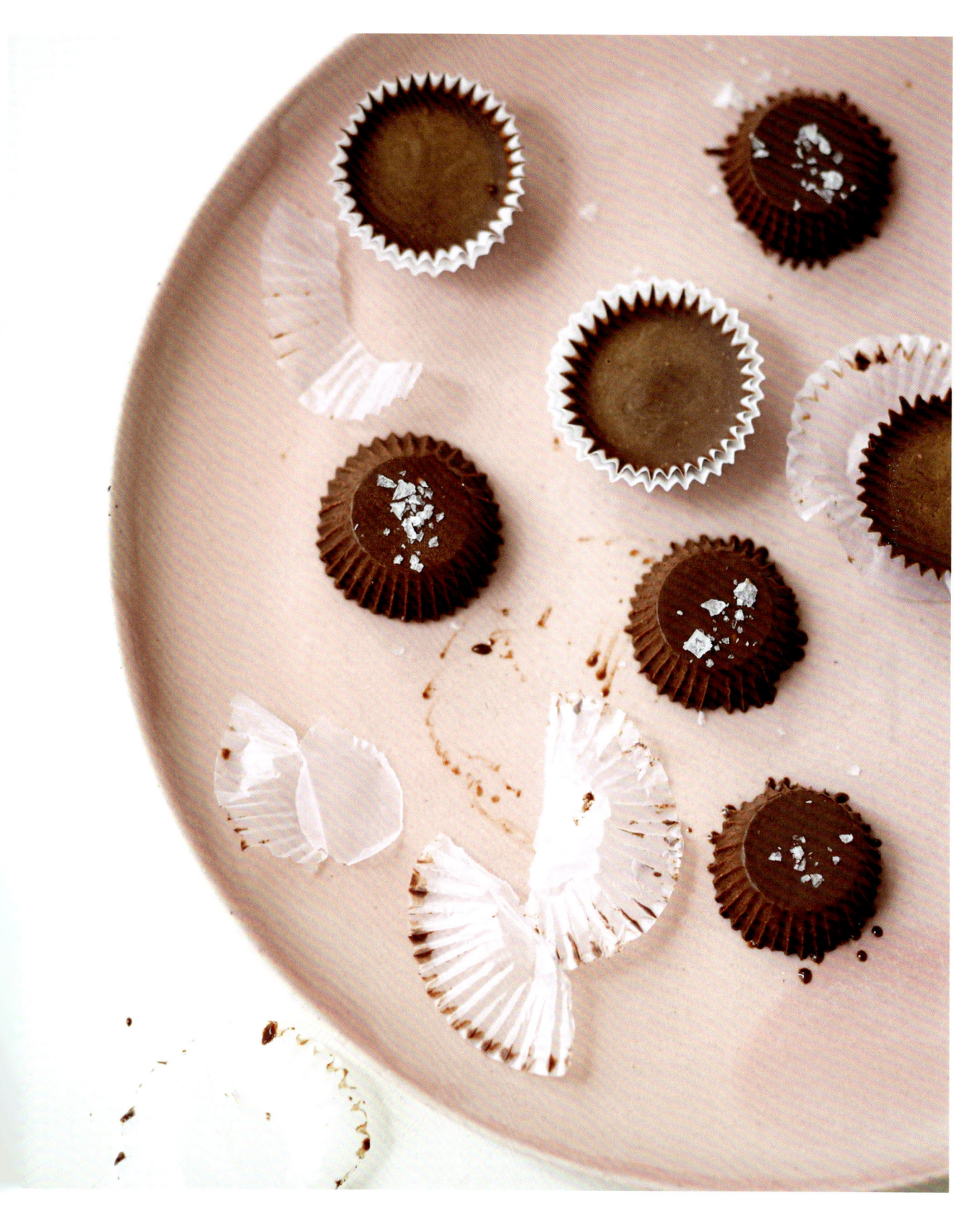

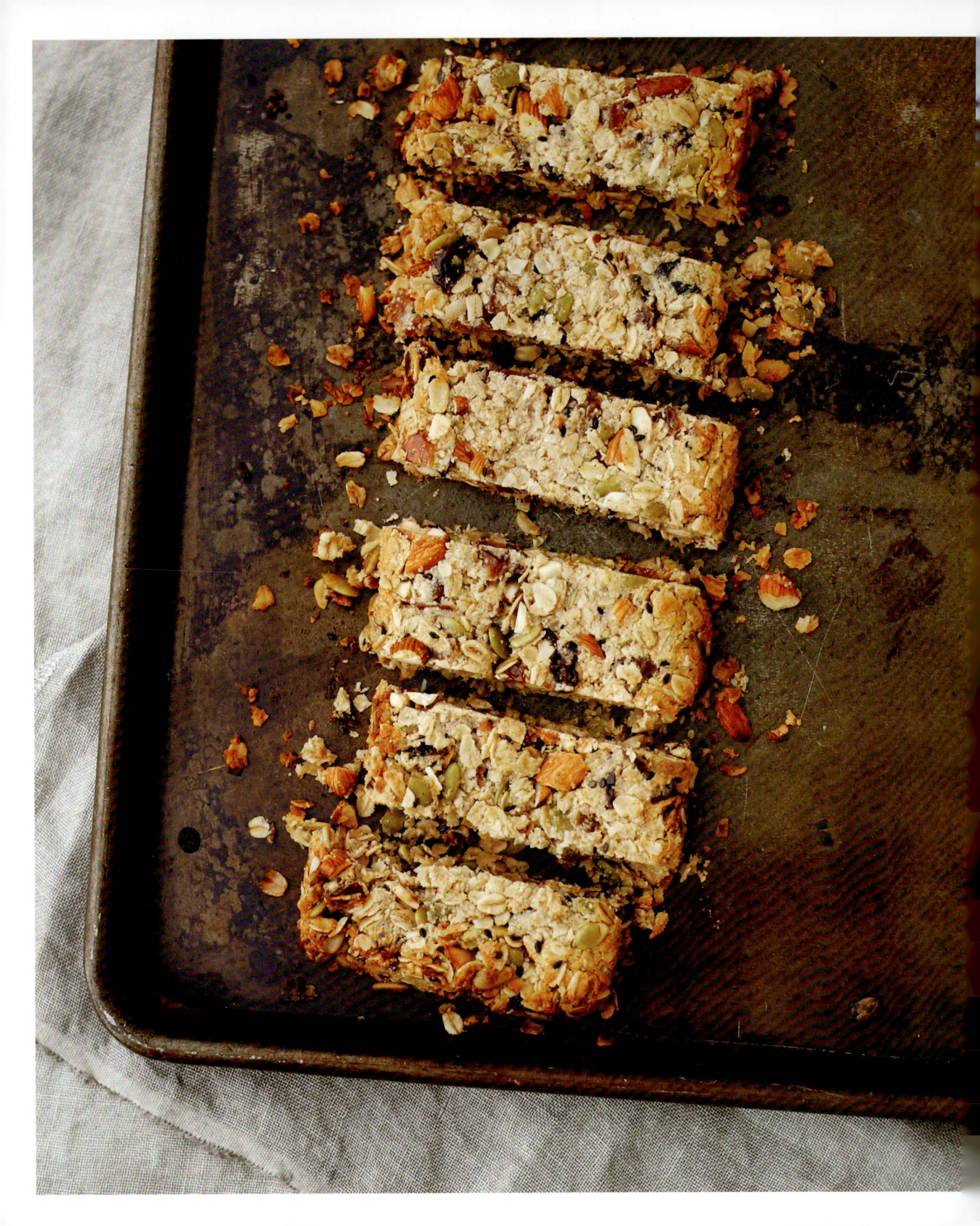

BEST-FRIEND-RIEGEL

Mit Abstand eines meiner Lieblingsrezepte in diesem Buch! Die Riegel eignen sich tagsüber wunderbar als Müsliriegel oder nach dem Essen als süße Leckerei. Diese kernigen und vollwertigen Happen zählen zu meinen besten Freunden – sie zaubern mir immer ein Lächeln ins Gesicht. Wenn Sie die Riegel für unterwegs mitnehmen, packen Sie sie in Wachspapier. Für noch mehr Aroma bestreuen Sie sie vor dem Essen mit Meersalzflocken.

2	Tassen glutenfreie Haferflocken
1	Tasse Medjool-Datteln, entsteint und gehackt
1	Tasse Cashewmus
½	Tasse getrocknete Kirschen, gehackt
½	Tasse rohe Mandelblättchen
½	Tasse geschälte rohe Kürbiskerne
1	EL Sesamsamen
1	TL gemahlener Zimt
¼	TL Meersalz
½	Tasse roher Honig
¼	Tasse Kokosöl

Den Backofen auf 175 °C vorheizen. Ein Backblech mit Backpapier auslegen.

In einer großen Schüssel die Haferflocken mit Datteln, Cashewmus, Kirschen, Mandeln, Kürbiskernen, Sesamsamen, Zimt und Salz vermengen.

In einem kleinen Topf den Honig und das Öl bei schwacher Hitze ca. 1 Min. erhitzen, bis sie geschmolzen sind. Über die Haferflockenmischung geben und alles gut vermengen. Die Masse mit einem Spatel auf das vorbereitete Blech streichen. 20 Min. goldbraun backen.

Herausnehmen und 20 Min. bei Zimmertemperatur abkühlen lassen. Ca. 30 Min. in den Kühlschrank geben, bis die Masse fest ist. In 24 Riegel schneiden und servieren. Übrige Riegel halten sich in einem verschlossenen Behälter im Kühlschrank bis zu 1 Woche.

ERGIBT 24 STÜCK

Getreidefreier
NUSSIGER APFEL-BIRNEN-CRUMBLE

Beenden Sie den Tag gesund und leicht mit einem köstlichen gebackenen Crumble ohne Getreide. Ich verwende dafür gerne verschiedene Äpfel, um das beste Aroma zu erzielen. Sie können es mit einem Mix aus Granny Smith, Gala und Honeycrisp probieren. Geben Sie etwas meiner Cashew-Mandel-Creme auf den Crumble. Damit ist der endgültige Beweis erbracht, dass Sie weder Milchprodukte noch Getreide für ein leckeres Dessert benötigen.

2	EL zerlassenes Kokosöl, plus mehr zum Fetten der Backform
4	Äpfel, geschält, Kerngehäuse entfernt, in 0,5 cm dicke Scheiben geschnitten
3	Birnen, geschält, Kerngehäuse entfernt, in 0,5 cm dicke Scheiben geschnitten
¼	Tasse frisch gepresster Orangensaft
5	EL roher Honig, zerlassen
1	EL Ahornsirup
2½	TL gemahlener Zimt
1	Prise gemahlenes Piment
1	Tasse Mandelmehl, fertig gemahlen oder selbst hergestellt (siehe Seite 47)
6	EL rohe Walnüsse, fein gehackt
	Cashew-Mandel-Creme (siehe Seite 373)

Den Backofen auf 175 °C vorheizen. Eine Backform mit 25 cm Durchmesser mit Öl fetten.

In einer großen Schüssel Äpfel, Birnen, Orangensaft, 2 Esslöffel Honig, Ahornsirup, Zimt und Piment vermengen, bis Äpfel und Birnen mit der Mischung überzogen sind. Die Masse in die vorbereitete Form füllen und diese auf ein großes tiefes Backblech stellen, um den Saft aufzufangen, der eventuell aus der Form tropft. 40 Min. im Ofen goldbraun backen.

Inzwischen in einer großen Schüssel Mandelmehl, 4 Esslöffel Walnüsse, den übrigen Honig und das Öl gut mischen. Nachdem die Obstmischung gebacken ist, die Mandelmehlmischung darüber verteilen. Die Form wieder in den Ofen geben und weitere 15–20 Min. goldbraun backen. Aus dem Ofen nehmen und mit etwas Cashew-Mandel-Creme und den übrigen Walnüssen garnieren. Warm servieren.

4 PORTIONEN

Luxuriöser KARDAMOM-JASMIN-MILCHREIS

Meine himmlische milchfreie Alternative zu einem Dessertklassiker, den ich immer essen wollte, aber nie konnte, weil er viel Sahne enthält. Warm oder gekühlt servieren.

- 3 Tassen ungesüßte Mandelmilch
- ⅓ Tasse Jasminreis oder brauner Reis
- 1 Prise Meersalz
- ½ Tasse Ahornsirup
- ½ getrocknete Cranberrys oder getrocknete Kirschen, grob gehackt, nach Belieben
- 1 ½ TL Vanilleextrakt
- 1 TL ungesüßte Kokosflocken
- 1 TL gemahlener Zimt
- ¼ TL gemahlener Kardamom

In einem kleinen Topf die Mandelmilch mit Reis und Meersalz bei mittlerer Hitze aufkochen. Die Hitze reduzieren und den Reis ohne Deckel unter häufigem Rühren ca. 25 Min. köcheln lassen, bis er weich ist.

Ahornsirup, nach Belieben Cranberrys, Vanille, Kokosflocken, Zimt und Kardamom unterrühren. Offen 5–7 Min. köcheln lassen, bis der Reis andickt, aber nicht austrocknet. Sofort servieren oder zugedeckt 4 Std. in den Kühlschrank geben. Reste mit Wachspapier abdecken, damit sich keine Haut bildet.

ERGIBT 2 TASSEN

Reife GEGRILLTE BANANEN

Oh, là là! Zusammen mit meiner Köstlichen Cashew-Dessertcreme (siehe Seite 373), Vanille-Kokos-Eiscreme (siehe Seite 342) und frischen Kirschen könnte dies glatt als Bananensplit durchgehen!

- 2 ½ EL zerlassenes Kokosöl
- 1 EL ungesüßte Kokosflocken
- 1 EL gemahlener Zimt
- ¼ TL gemahlener Koriander
- 4 große reife Bananen
- 2 EL gluten- und milchfreie dunkle Schokolade, gehobelt, nach Belieben

Den Grill auf mittlere Stufe vorheizen.

Das Öl auf einen tiefen Teller geben, auf einem zweiten Teller die Kokosflocken mit Zimt und Koriander mischen. Die Bananen zuerst in dem Öl und anschließend in der Kokosmischung wälzen. Auf den Grill geben und 3–4 Min. grillen. Wenden und noch ca. 3 Min. grillen, bis Röststreifen entstehen und die Bananen weich sind. Die Bananen herunternehmen, auf einen Servierteller geben und nach Belieben mit Schokolade bestreuen. Warm servieren.

4 PORTIONEN

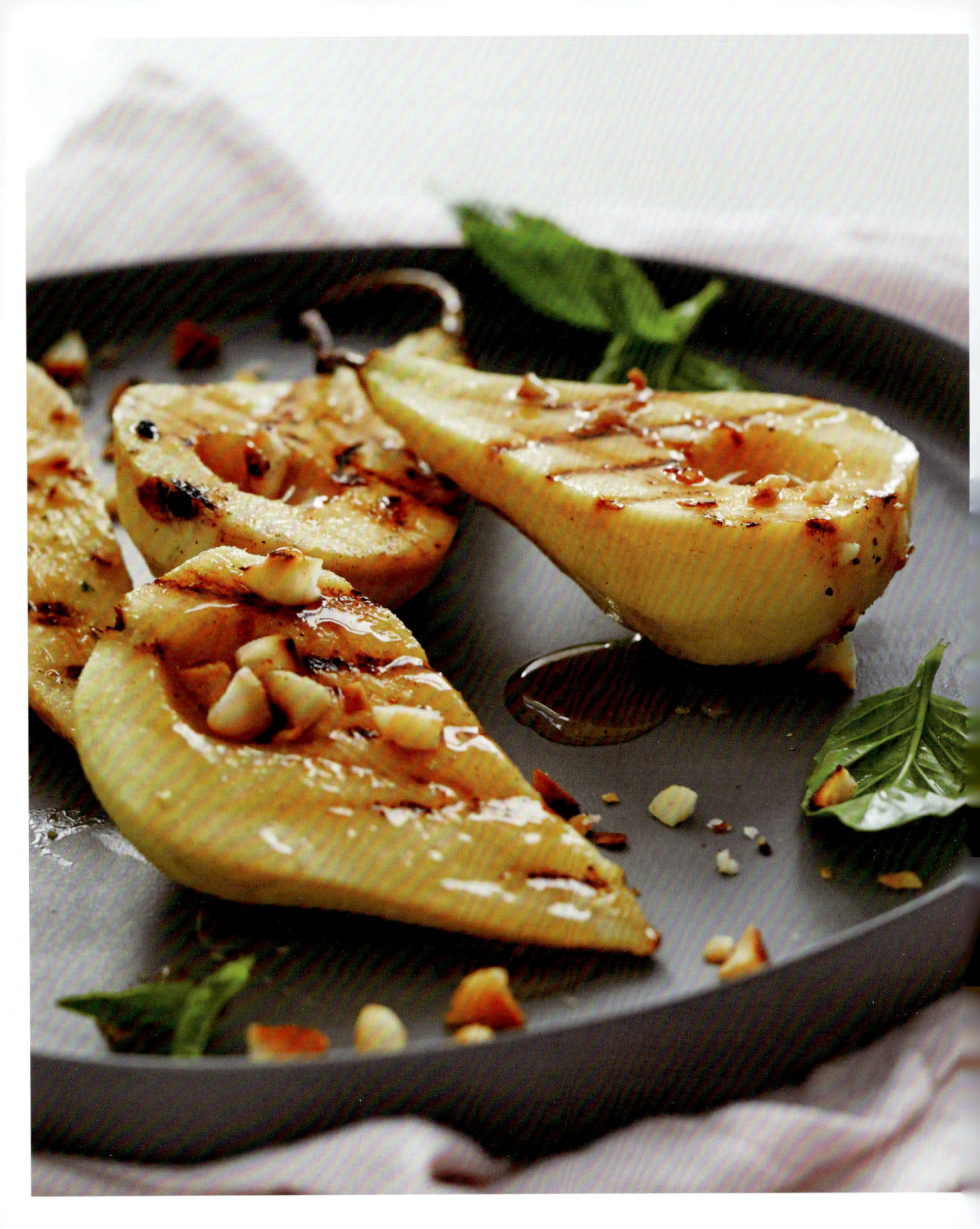

GEGRILLTE KAISER-ALEXANDER-BIRNEN
mit Kardamomglasur

Lecker und einfach! Die perfekte Möglichkeit, Birnen zu verarbeiten, die bei Ihnen in der Küche herumliegen. Kardamom und Honig geben diesem Dessert ein leicht süßes Aroma, das toll zu den warmen, weichen gegrillten Birnen passt. Nach Belieben können Sie mit etwas fein gehacktem frischem Basilikum für einen zusätzlichen Farbtupfer sorgen. Die Glasur schmeckt auch über rohen Nüssen unglaublich lecker.

2	reife Kaiser-Alexander-Birnen, geschält, halbiert, Kerngehäuse entfernt, Stiele belassen
½ TL	zerlassenes Kokosöl
1 EL	roher Honig
¼ TL	gemahlener Kardamom
1	Prise gemahlener Zimt
1	Prise Meersalz
3 EL	rohe Macadamianüsse, fein gehackt, zum Garnieren
1	Prise frisches Basilikum, fein gehackt, zum Garnieren, nach Belieben

Den Grill auf mittlere Stufe vorheizen.

Die Birnenhälften mit Öl einreiben und mit der Schnittfläche nach unten auf den Grill legen. Ca. 20 Min. grillen, bis sie weich sind und Röststreifen entstehen. Auf eine Servierplatte legen.

In einer kleinen Schüssel den Honig mit Kardamom, Zimt und Salz gut mischen. Über die Birnen träufeln. Mit Macadamianüssen und nach Belieben Basilikum garnieren. Warm servieren.

---

4 PORTIONEN

Leckeres und einfaches BANANENBROT

Dieses klassische Bananenbrot erhält durch Kakaopulver, Mandeln, Apfelmus und Sonnenblumenkerne sein besonderes Aroma. Es ist köstlich und sättigend. Servieren Sie es mit cremigem Mandelmus zum Frühstück, als Snack oder Dessert. Dieses Rezept ist mit wenig Aufwand verbunden und wird daher sicherlich Ihr neues Standard-Dessert werden.

- ¼ Tasse zerlassenes Kokosöl, plus mehr zum Fetten der Form
- 3 große reife Bananen, zerdrückt
- ¼ Tasse ungesüßtes Apfelmus
- 3 EL Ahornsirup
- 2 TL Vanilleextrakt
- 3 Tassen glutenfreies Hafermehl, fertig gemahlen oder selbst hergestellt (siehe Seite 47)
- ½ Tasse rohe Mandelblättchen
- ¼ Tasse geschälte rohe Sonnenblumenkerne
- 1½ TL aluminiumfreies Backpulver
- 1 TL ungesüßtes Kakaopulver
- 1½ TL gemahlener Zimt
- 1 TL Natron
- ½ TL Meersalz
- Mandelmus, zum Servieren

Den Backofen auf 175 °C vorheizen. Eine Kastenform mit Öl fetten.

Die Bananen mit Öl, Apfelmus, Ahornsirup und Vanilleextrakt in der Küchenmaschine mischen. Die Mischung in eine große Schüssel umfüllen.

In einer zweiten Schüssel das Hafermehl mit Mandeln, Sonnenblumenkernen, Backpulver, Kakaopulver, Zimt, Natron und Salz mischen. Die trockenen Zutaten unter die feuchten Zutaten heben und vorsichtig verrühren. In die vorbereitete Kastenform füllen und 1 Std. backen, bis das Brot goldbraun und fest ist. Aus dem Ofen nehmen und vor dem Servieren mindestens 20 Min. abkühlen lassen. In Scheiben schneiden und mit Mandelmus servieren.

ERGIBT 1 BROT

Macadamianuss-Karotte-Zucchini-Hafer-»BROT«-PUDDING

Gemüse zum Dessert? Warum nicht. Durch die Kombination aus weichen Haferflocken und knackigen Zucchini und Karotten mit herzhaften Macadamianüssen und süßen getrockneten Cranberrys wird dieses Dessert der Knaller! Reste können Sie am nächsten Tag zum Frühstück essen. Sie locken Sie auch an einem kühlen Morgen aus dem Bett.

3	EL zerlassenes Kokosöl, plus mehr zum Fetten der Backform
1	Tasse rohe Macadamianüsse
1	EL gemahlene Leinsamen
3	EL Wasser
3	große Bananen
2	Tassen glutenfreie Haferflocken
2	TL gemahlener Zimt
1	TL aluminiumfreies Backpulver
¼	TL gemahlene Muskatnuss
¼	TL Meersalz
1¼	Tassen ungesüßte Mandelmilch
¼	Tasse Ahornsirup
1½	TL Mandelextrakt
2	große Karotten, geschält und geraspelt
1	kleine Zucchini, geraspelt
½	Tasse rohe Mandelblättchen
⅓	Tasse getrocknete Cranberrys
	Köstliche Cashew-Dessertcreme (siehe Seite 373)

Den Backofen auf 175 °C vorheizen. Eine 20 x 20 cm große Backform mit Öl fetten.

Die Macadamianüsse auf ein tiefes Backblech legen und im Backofen 5–10 Min. rösten, bis sie goldbraun sind und Öl austritt. Achtung, dass dabei die Nüsse nicht verbrennen! Herausnehmen und abkühlen lassen. Dann die Nüsse grob hacken.

In einer kleinen Schüssel Leinsamen und Wasser mischen. 5 Min. beiseitestellen, bis eine breiige Mischung entsteht.

Die Bananen in die Form geben und mit einer Gabel zerdrücken, bis sie den Boden bedecken.

In einer großen Schüssel die gehackten Nüsse mit Haferflocken, Zimt, Backpulver, Muskatnuss und Salz vermengen.

In einer dritten Schüssel die Mandelmilch mit Ahornsirup, Öl, der Leinsamenmischung und Mandelextrakt verquirlen. Karotten, Zucchini, Mandeln und getrocknete Cranberrys unterheben. Die feuchte Mischung zu der trockenen Haferflockenmischung geben und alles gut vermengen.

Den Teig über die zerdrückten Bananen in der Backform gießen. Die Backform auf ein tiefes Backblech stellen und in den Ofen schieben. 45 Min. backen, bis die Mischung goldbraun und fest ist. Aus dem Ofen nehmen und vor dem Servieren mindestens 15 Min. abkühlen lassen. Warm und mit etwas Cashew-Dessertcreme servieren.

6–8 PORTIONEN

Durchschlagender Erfolg
KOKOSSCHLAGSAHNE

Ein Rezept für Schlagsahne ohne Milchprodukte und raffinierten Zucker? Das gibt es, und es schmeckt einfach lecker. Dies ist eine tolle Möglichkeit, herkömmliche Schlagsahne zu imitieren. Dieses Rezept verursacht keine Bauchschmerzen und kein Aufgeblähtsein! Verwenden Sie es als raffinierten Abschluss Ihrer Lieblingsdesserts. Servieren Sie Reste der Kokosschlagsahne zum Frühstück auf Waffeln oder meinen Bananen-Mandel-Pfannkuchen (siehe Seite 140). Sie schmeckt auch herrlich auf meinem Genussreichen heißen Kakao (siehe Seite 305). Denken Sie daran, die Kokosmilch über Nacht (mindestens 12 Std.) zu kühlen, bevor Sie mit diesem Rezept beginnen. Ich habe immer einige Dosen Kokosmilch zum Kochen im Kühlschrank, damit sie für verschiedene Rezepte jederzeit gekühlt und gebrauchsfertig sind und ich nicht warten muss.

- 1 BPA-freie Dose Kokosmilch (à 380 g, Vollfettstufe), über Nacht im Kühlschrank gekühlt
- 2 EL roher Honig
- 1½ TL Vanilleextrakt oder Aromaextrakt (z. B. Rosen- oder Orangenblütenwasser)
- ½ Vanilleschote, halbiert, Vanillemark ausgeschabt, nach Belieben
- 1 Prise gemahlener Zimt
- 1 Prise Meersalz, nach Belieben

Die Rührbesen der Küchenmaschine und die dazugehörige Schüssel (oder eine Schüssel, wenn Sie einen Handmixer verwenden) 15 Min. in die Kühltruhe geben.

Die Dose mit Kokosmilch aus dem Kühlschrank nehmen. Die obere dicke Schicht (Kokossahne) abschöpfen und das Kokoswasser darunter entsorgen (oder für einen späteren Gebrauch aufheben). Die Kokossahne in die gekühlte Schüssel geben. Honig, Vanilleextrakt und -mark nach Belieben sowie Zimt zugeben und auf hoher Stufe ca. 8 Min. schlagen, bis sich weiche Spitzen bilden. Nach Belieben Salz zugeben. Sofort servieren oder in einem verschlossenen Behälter im Kühlschrank bis zu 4 Tage aufbewahren. Die Sahne wird im Kühlschrank fest, daher muss sie nach dem Kühlen und vor dem Servieren erneut geschlagen werden.

ERGIBT 1 TASSE

Köstliche CASHEW-DESSERTCREME

Diese reichhaltige und sahnige milchfreie Creme passt perfekt zu meinem Getreidefreien nussigen Apfel-Birnen-Crumble (siehe Seite 366) und anderen Desserts mit gebackenem Obst. Verwenden Sie die Creme statt Schlagsahne. Besonders lecker ist sie auf frischem Obst. Für verschiedene Geschmacksrichtungen können Sie Kakaopulver, Zimt oder ein anderes Lieblingsgewürz zugeben.

- 1 Tasse rohe Cashewkerne, 4 Std. in kaltem Wasser oder 10 Min. in heißem Wasser eingeweicht, abgetropft und gespült
- ½ Tasse Wasser
- 2 EL roher Honig
- 1¼ EL zerlassenes Kokosöl
- 1½ TL Vanilleextrakt
- 1 Prise Meersalzflocken
- 1 Prise ungesüßtes Kakaopulver oder gemahlener Zimt, nach Belieben

Alle Zutaten in der Küchenmaschine 3–4 Min. zu einer glatten, cremigen Mischung verarbeiten. Gekühlt servieren. In einem verschlossenen Behälter ist die Creme im Kühlschrank bis zu 4 Tage haltbar.

ERGIBT 1⅓ TASSEN

Großartige CASHEW-MANDEL-CREME

Servieren Sie diese köstliche milchfreie Creme statt Schlagsahne. Die herrlich sahnige Konsistenz passt perfekt zu frischem Obst und meinen Rohen, getreidefreien saftigen Brownies (siehe Seite 355). Als süße Sommerleckerei dippe ich gerne frische Erdbeeren in diese Creme. Anmerkung: Für dieses Rezept brauchen Sie einen Hochleistungsmixer.

- ½ Tasse rohe Cashewkerne, über Nacht in Wasser eingeweicht, abgetropft und gespült
- ½ Tasse rohe Mandelblättchen, über Nacht in Wasser eingeweicht, abgetropft und gespült
- 1 Tasse ungesüßte Mandelmilch
- ½ EL Ahornsirup
- ½ EL roher Honig
- ½ TL Vanilleextrakt
- ⅛ TL gemahlener Zimt
- 1 Prise Meersalz

Die Cashewkerne und Mandeln in einem Hochleistungsmixer mahlen. Die übrigen Zutaten zugeben und weitermixen, bis die Mischung dick wie Sahne ist. Sie ist in einem verschlossenen Behälter im Kühlschrank bis zu 3 Tage haltbar.

ERGIBT 1½ TASSEN

Extradicke »CHEESECAKE«-CREME

Wenn Sie den Geschmack von Cheesecake vermissen, finden Sie hier ein rohes, veganes, milchfreies, sojafreies und glutenfreies Dessert. Es bringt Ihren Geschmacksknospen das Aroma des echten Cheesecake zurück, jedoch ohne die damit verbundenen Bauchschmerzen. Servieren Sie diese Creme auf meinem Getreidefreien nussigen Apfel-Birnen-Crumble (siehe Seite 366) mit frischen Früchten.

2 ½	Tassen rohe Cashewkerne, 2 Std. oder über Nacht in Wasser eingeweicht, abgetropft, gespült und trocken getupft
1	Tasse Wasser
½	Tasse roher Honig
1	Prise frisch abgeriebene Zitronenschale
¼	Tasse frisch gepresster Zitronensaft
1 ½	TL Vanilleextrakt
1	Prise Meersalz
¼	Tasse zerlassenes Kokosöl

Die Cashewkerne mit Wasser, Honig, Zitronenschale, -saft, Vanille und Salz in der Küchenmaschine 1–2 Min. zu einer glatten Masse verarbeiten. Bei laufender Maschine langsam das Kokosöl dazugeben und alles glatt pürieren. Vor dem Servieren 1 Std. in den Kühlschrank geben. Reste sind in einem verschlossenem Behälter im Kühlschrank bis zu 4 Tage haltbar.

ERGIBT 3 ⅓ TASSEN

WEITERE SERVIERVORSCHLÄGE:

▸ Erdbeer-Cheesecake: Erdbeermarmelade + extradicke »Cheesecake«-Creme

▸ Heidelbeer-Cheesecake: Eingemachte Heidelbeeren + extradicke »Cheesecake«-Creme

▸ Schoko-Cheesecake: Ungesüßtes Kakaopulver + extradicke »Cheesecake«-Creme

Zitrone-Cashew-DESSERTCREME

Diese zitronige milchfreie Creme passt besonders gut zu frischen Beeren wie Erdbeeren, Heidelbeeren und Himbeeren. Die luftige süße Wolke nimmt es locker mit den chemisch verarbeiteten, aufgeschlagenen Toppings im Kühlregal auf.

- 1 Tasse rohe Cashewkerne, 2 Std. oder über Nacht eingeweicht, abgetropft, gespült und trocken getupft
- ½ Tasse Wasser
- 1 TL frisch abgeriebene Zitronenschale
- 2½ EL frisch gepresster Zitronensaft
- 2 EL roher Honig

Alle Zutaten in die Küchenmaschine geben und 1–2 Min. glatt und cremig mixen. Gekühlt servieren. Reste halten sich in einem verschlossenen Behälter im Kühlschrank bis zu 3 Tage.

ERGIBT 2 ⅓ TASSEN

Leichte SCHOKOSAUCE

Kokosöl ist zauberhaft! Wird es bei dieser einfachen Schokosauce verwendet und über Eis serviert, wird die Sauce fest. Sie können die Sauce auch über frische Erdbeeren und Ananasscheiben träufeln. Wenn Sie die Sauce zu meinen Milchfreien Eiscremes (siehe Seite 342–347) servieren, lassen Sie das angerichtete Eis mit der Sauce 1–2 Min. stehen, bis die Sauce fest wird.

- ⅓ Tasse Kokosöl
- 6 EL ungesüßtes Kakaopulver
- 2½ EL Ahornsirup
- ¼ TL Vanilleextrakt
- 1 Prise Meersalz

In einem kleinen Topf das Kokosöl bei geringer Hitze zerlassen. Vom Herd nehmen, dann Kakaopulver, Ahornsirup, Vanille und Salz unterrühren. Weiterschlagen, bis die Mischung glatt ist. Sofort servieren. In einem verschlossenen Behälter ist die Sauce im Kühlschrank bis zu 2 Tage haltbar. Wenn sie fest wird, den Behälter in eine Schüssel warmes Wasser stellen und 5 Min. erwärmen, dabei häufig umrühren, bis die Sauce wieder cremig ist.

ERGIBT ¾ TASSE

VARIANTEN

▸ Zimt, Kardamom oder Cayennepfeffer für einen würzigen Kick zugeben

▸ Anstelle von Vanilleextrakt Orangen- oder Mandelextrakt zugeben

▸ Für noch mehr Geschmack hochwertiges Kakaopulver verwenden

Klassischer SCHOKO-HASELNUSS-AUFSTRICH

Dieser italienisch inspirierte Haselnussaufstrich ist fantastisch. Verabschieden Sie sich von industriell verarbeitetem Nutella und begrüßen Sie diesen wohlschmeckenden Schokoladenaufstrich in Ihrem Leben. Er ist perfekt geeignet als Aufstrich auf glutenfreiem Vollkorntoast, auf meinen Bananen-Mandel-Pfannkuchen (siehe Seite 140), meinen milchfreien Eiscremes (siehe Seite 342–347) und meinen Karottenmuffins »Morgenglück« (siehe Seite 135). Sie können den Aufstrich, kombiniert mit der Köstlichen Cashew-Dessertcreme (siehe Seite 373), auch auf glutenfreien Keksen servieren.

1¾	Tassen rohe Haselnüsse
½	Tasse zerlassenes Kokosöl
2½	EL ungesüßtes Kakaopulver
2½	EL roher Honig
¼	TL Meersalz

Den Backofen auf 175 °C vorheizen.

Die Haselnüsse auf einem tiefen Backblech verteilen und im Backofen ca. 10 Min. rösten, bis sie duften. Anschließend 10 Min. abkühlen lassen. Die Nüsse zwischen den Fingern reiben, um die Häutchen zu entfernen.

Die Haselnüsse mit Öl, Kakaopulver, Honig und Salz in der Küchenmaschine 3–4 Min. glatt pürieren. Der Aufstrich ist in einem verschlossenen Behälter im Kühlschrank bis zu 5 Tage haltbar.

ERGIBT 1¾ TASSEN

ANHANG

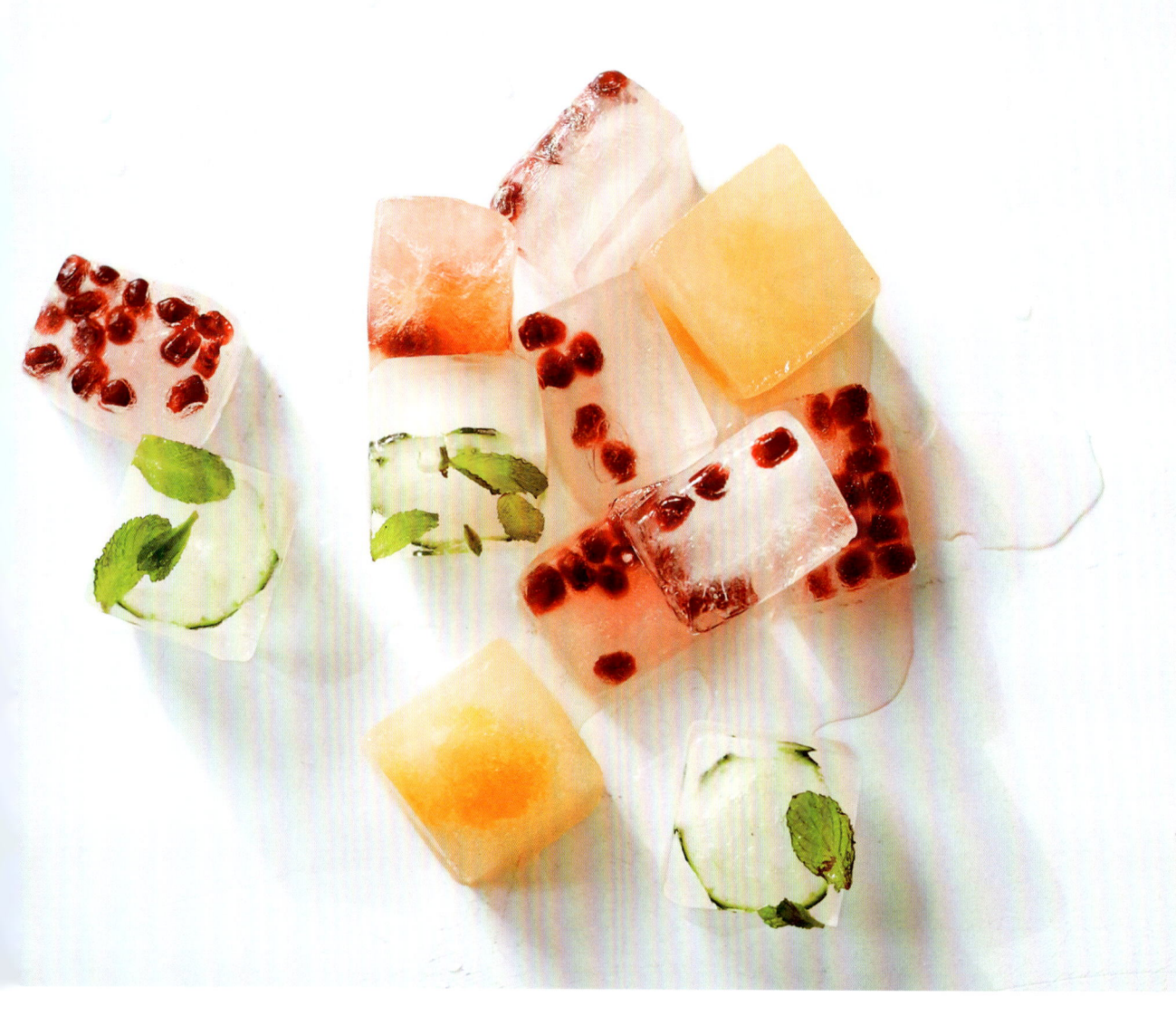

Essensplan für die 2-Wochen-Entgiftung

Dieser Essensplan für die 2-Wochen-Entgiftung soll Ihnen beim Start in Ihre 21-Tage-Eliminationsdiät helfen, damit Sie sich nicht überfordert fühlen, wenn Sie herausfinden müssen, was Sie wie und wann essen sollen! Sie werden Ihren Körper »resetten«, indem Sie Nahrungsmittel eliminieren, die Entzündungen und unerwünschte Symptome verursachen. Der Essensplan enthält viele nährstoffreiche Lebensmittel, nach deren Genuss Sie Ergebnisse spüren werden. Diese Lebensmittel eliminieren toxische Auslöser und beseitigen Symptome, die Sie möglicherweise kennen wie Aufgeblähtsein, Blähungen, Arthritis, Akne etc. Sie müssen keine Kalorien zählen. Sie essen fünfmal täglich eine Portion der vorgeschlagenen Rezepte in diesem Essensplan: Frühstück, Snack, Mittagessen, Snack, Abendessen, nach Belieben ein Dessert und wärmende Getränke. Die vielen Varianten sorgen dafür, dass Ihnen das Essen nicht langweilig wird und Sie keine Lust bekommen, sich eine Tüte Kartoffelchips einzuverleiben! Sie können nach Belieben mehr Gemüse essen. Snacks, optionale Desserts und Getränke finden Sie auf Seite 374. Besuchen Sie meine Website TheHealthyApple.com/EatingClean, dort finden Sie eine Einkaufsliste für die erste und die zweite Woche sowie für Getränke, Snacks und Desserts. Diese Liste können Sie ausdrucken und zum Einkaufen mitnehmen.

Entgiftung 1. Woche

Tageszeit	Tag 1	Tag 2	Tag 3	Tag 4	Tag 5	Tag 6	Tag 7
Beim Aufstehen	Woltuender reinigender Tee (siehe Seite 307) oder warmes Wasser mit Zitrone	Löwenzahn-Leberentgiftungstee (siehe Seite 307) oder warmes Wasser mit Zitrone	Woltuender reinigender Tee (siehe Seite 307) oder warmes Wasser mit Zitrone	Löwenzahn-Leberentgiftungstee (siehe Seite 307) oder warmes Wasser mit Zitrone	Woltuender reinigender Tee (siehe Seite 307) oder warmes Wasser mit Zitrone	Löwenzahn-Leberentgiftungstee (siehe Seite 307) oder warmes Wasser mit Zitrone	Woltuender reinigender Tee (siehe Seite 307) oder warmes Wasser mit Zitrone
Frühstück	Entgiftender grüner Saft (siehe Seite 297) und Über Nacht zubereiteter Frühstücksbecher mit schwarzem Reis und Beeren (siehe Seite 146)	Macadamia-Haferflocken-Pfanne (siehe Seite 131)	Mango-Kokossahne-Parfait (siehe Seite 143)	Cremiger Chia-Pudding zum Frühstück (siehe Seite 120)	Hirse-Gemüse-Tacos auf zweierlei Art (siehe Seite 138)	Entgiftender grüner Saft (siehe Seite 297) und Reichhaltiges Kokosmüsli mit Pfirsichen (siehe Seite 123)	Umwerfender roher Pekannuss-Walnuss-Pflaumen-Crumble (siehe Seite 144)
Mittagessen	Gemüsefrikadellen in Mangoldblättern (siehe Seite 240)	Cremige Estragon-Blumenkohlsuppe mit Kichererbsen (siehe Seite 193) (Rest vom 1. Tag)	Karotten-»Fettuccine« mit sonnengetrockneten Tomaten und Kürbiskernen (siehe Seite 230)	Gekneteter Grünkohlsalat mit pikanten Haselnüssen (siehe Seite 209)	Estragon-Grapefruitsalat mit Macadamia-Ahornsirup-Dressing (siehe Seite 224)	Reinigende rohe Zucchini-Minze-»Nudeln« (siehe Seite 279)	Rohe Jicama-Romanasalat-Wraps mit Dill-Limetten-Dressing (siehe Seite 178)
Abendessen	Cremige Estragon-Blumenkohlsuppe mit Kichererbsen (siehe Seite 193)	Würzige Chili-Limetten-Kichererbsen mit Blumenkohl-»Reis« (siehe Seite 263)	Gartenkräuter-Ratatouille ohne Aubergine (siehe Seite 239)	Portobello-Frikadellen in Mangoldhülle gefüllt mit milchfreiem cremigem Cashew-Käse (siehe Seite 234)	Mini-Frikadellen aus schwarzem Reis und Mandeln in Radicchio-Hülle (siehe Seite 233)	Marokkanische Kichererbsen-Pfannenpizza (siehe Seite 247)	Wohltuender Mangold-Linsen-Auflauf (siehe Seite 251)

Entgiftung 2. Woche

Tageszeit	Tag 1	Tag 2	Tag 3	Tag 4	Tag 5	Tag 6	Tag 7
Beim Aufstehen	Wohltuender reinigender Tee (siehe Seite 307) oder warmes Wasser mit Zitrone	Löwenzahn-Leberentgiftungstee (siehe Seite 307) oder warmes Wasser mit Zitrone	Wohltuender reinigender Tee (siehe Seite 307) oder warmes Wasser mit Zitrone	Löwenzahn-Leberentgiftungstee (siehe Seite 307) oder warmes Wasser mit Zitrone	Wohltuender reinigender Tee (siehe Seite 307) oder warmes Wasser mit Zitrone	Löwenzahn-Leberentgiftungstee (siehe Seite 307) oder warmes Wasser mit Zitrone	Wohltuender reinigender Tee (siehe Seite 307) oder warmes Wasser mit Zitrone
Frühstück	Über Nacht zubereiteter Frühstücksbecher mit schwarzem Reis und Beeren (siehe Seite 146)	Herzhafte Haferflocken mit Pilzen, Grünkohl und karamellisierten Zwiebeln (siehe Seite 125)	Energiespendendes Ahornsirup-Cranberry-Amaranth-»Müsli« (siehe Seite 130) mit Mandelmilch und frischem Obst	Cremiger Chia-Pudding zum Frühstück (siehe Seite 120)	Verlockender Banane-Mandel-Pfannkuchen (siehe Seite 140)	Huevos Rancheros ohne Ei (siehe Seite 141)	Getreidefreie goldene Cracker mit Kräutern der Provence (siehe Seite 169) mit Mandelmus und Bananenscheiben
Mittagessen	Unglaublich leckerer Cranberry-Curry-Waldorf-Salat (siehe Seite 212)	Cremiger Cashew-Caesar-Salat mit Grünkohl (siehe Seite 217)	Kirschtomaten-Portobello-Dhal (siehe Seite 258) (Rest vom 1. Tag)	Salat mit gerösteten Zwiebeln und Erbsen mit frischer Minze und cremigem Mandel-Dressing (siehe Seite 215)	Kokos-Curry-Karotten-Suppe (siehe Seite 205)	Mit Sriracha geröstete Wildreis-Buddha-Schüssel (siehe Seite 261) (Rest vom 5. Tag)	Rohes und getreidefreies Zucchini-Pad-Thai (siehe Seite 232)
Abendessen	Reichhaltiges Kirschtomaten-Portobello-Dhal (siehe Seite 266)	Karotten-Rosenkohl-Medley mit Ahornsirup-Cashew-Dressing (siehe Seite 262)	Gemüseschüssel mit viel Brokkoli und Delicata-Kürbis mit Tahini-Dressing (siehe Seite 258)	Reinigende rohe Zucchini-»Nudeln« (siehe Seite 279)	Mit Sriracha geröstete Wildreis-Buddha-Schüssel (siehe Seite 261)	Nicht aufgerollte Kürbis-Enchiladas mit milchfreier saurer Cashew-Sahne (siehe Seite 256)	Zitronen-Basilikum-Hirse-Frikadellen mit wunderbarer Mango-Salsa (siehe Seite 237)

Snacks, Desserts und wärmende Getränke

Nachfolgend einige meiner Lieblingssnacks, -leckereien und -getränke, die Ihnen durch Ihren Entgiftungsplan helfen. Beachten Sie, dass Dessert und Getränke nach Belieben gewählt werden können (nachfolgend werden nur einige Optionen angegeben). Desserts können Sie an Tagen genießen, an denen Sie für etwas Süßes in Stimmung sind, ohne deshalb die Entgiftung aufs Spiel zu setzen – aber nicht jeden Abend!

	Tag 1	*Tag 2*	*Tag 3*	*Tag 4*	*Tag 5*	*Tag 6*	*Tag 7*
Snacks	Rohe geschichtete Haferflockenquadrate (siehe Seite 158)	Gesprenkelte Sesam-Mandel-Häufchen (siehe Seite 148) mit einem Apfel	Getreidefreie perfekte Petersilien-Sonnenblumen-Cracker (siehe Seite 164) mit Ölfreiem Hummus mit weißen Bohnen und Basilikum (siehe Seite 310)	Blanchierte Mandeln mit Meersalz (siehe Seite 150) mit einer Handvoll frischer Trauben	Cremiges Tahini-Zaziki (siehe Seite 311) und in Scheiben geschnittene Rohkost (Zucchini, Gurken, Karotten)	Karottenmuffins »Morgenglück« (siehe Seite 135)	Getreidefreie perfekte Petersilien-Sonnenblumen-Cracker (siehe Seite 164) mit Ölfreiem Hummus mit weißen Bohnen und Basilikum (siehe Seite 310)
Desserts (Entscheiden Sie selbst, an welchen Abenden Sie auf ein Dessert verzichten)		Kokos-Schlagsahne (siehe Seite 372) mit frischen Beeren	Glutenfreie Keksbällchen (siehe Seite 356)	Knusprige Hafermüsli-Häufchen (siehe Seite 351)	Kokosmilch-Himbeer-Basilikum-Stieleis (siehe Seite 350)	Zitrone-Cashew-Dessertcreme (siehe Seite 375) mit frischen Beeren	
Wärmende Getränke (Wählen Sie Ihr Abendgetränk aus diesen 3 Optionen)			Gesunde entgiftende Gemüsebrühe (siehe Seite 202)	Koffeinfreier Chai (siehe Seite 297), gekühlt oder leicht erwärmt	Milchfreie Nuss- (und Samen-) »Mylk« (siehe Seite 298) mit Zimt, gekühlt oder leicht erwärmt		

Vorratsliste für entzündungsbekämpfende Lebensmittel

GEMÜSE (BIO)

Alfalfa-Sprossen

Artischocken

Bambussprossen

Blätter der Roten Bete

Blattkohl

Blattsalat, alle Sorten, dunkelgrün, hellgrün und rotblättrig (kein Eisbergsalat)

Blumenkohl

Brokkoli

Brunnenkresse

Chicoree

Chinakohl

Daikon-Rettich

Endivie

Eskariol (glatte Endivie)

Farnspitzen

Fenchel

Frühlingszwiebeln

Grünkohl, alle Sorten (Palmkohl etc.)

Gurken

Karotten

Knoblauch

Knollensellerie

Kohl, weiß und rot

Kohlrabi

Kürbis, Sommer- und Wintersorten (Eichel-, Butternusskürbis etc.)

Lauch

Löwenzahnblätter

Mangold, alle Farben

Meeresgemüse (Dulse, Nori, Kombu, Kelp, Wakame)

Mizuna (Japanischer Senfkohl)

Nesseln

Nordamerikanischer Ramp-Lauch

Okra

Oliven (aus dem Glas)

Pak Choi und anderes asiatisches Grüngemüse

Paprika (rot, grün, orange, gelb)

Pastinaken

Pilze

Radicchio

Radieschen

Radieschengrün

Rhabarber

Romanasalat

Rosenkohl

Rote Bete

Rüben

Rübstiel

Rucola

Sareptasenf (Rutenkohl)

Schalotten

Schnittlauch

Spargel

Spinat

Sprossen

Stangensellerie

Steckrüben

Stielmus

Süßkartoffeln

Tomaten

Tomatillos

Topinambur

Yambohne

Yamswurzel

Zucchini

Zwiebeln

OBST (BIO)

Acaifrucht

Ananas

Äpfel

Aprikosen

Avocados

Bananen

Birnen

Blutorangen

Brombeeren

Cantaloupe-Melonen

Cranberrys

Datteln

Erdbeeren

Feigen, frische

Goji-Beeren

Granatapfel

Grapefruit

Guave

Heidelbeeren

Himbeeren

Honigmelone

Kaki

Kirschen

Kiwi

Kokosnuss

Limetten

Mango

Nektarinen

Orangen

Papayas

Pfirsiche

Pflaumen

Quitten

Schwarze Johannisbeeren

Sternfrucht

Tangerinen

Trauben

Trockenobst ohne Schwefel/ohne Zuckerzusatz/Zusatzstoffe

Wassermelone

Weinbeeren

Zitronen

Zuckermelone

Zwetschgen

UNGESALZENE ROHE NÜSSE UND SAMEN (BIO)

Cashewkerne

Chiasamen

Hanfsamen

Haselnüsse

Kürbiskerne

Leinsamen, gemahlen

Macadamianüsse

Mandeln

Nuss- und Samenmus (Mandel, Cashew, Paranuss,

Pekannuss, Walnuss, Kürbiskerne, Sesam, Sonnenblumenkerne)
Paranüsse
Pekannüsse
Pinienkerne
Sesamsamen
Sonnenblumenkerne
Tahini (Sesampaste)
Walnüsse

BOHNEN UND HÜLSENFRÜCHTE (BIO)

Alle Bohnen und Hülsenfrüchte mit Ausnahme von Erdnüssen wie:

Erbsen (grüne, Zuckererbsen und Zuckerschoten)
Kichererbsen
Linsen

KRÄUTER UND GEWÜRZE (BIO)

Ancho-Pfeffer, gemahlen
Basilikum
Cayennepfeffer
Chilipulver
Chilischoten, rote und grüne
Chipotlepulver
Currypulver
Dill
Estragon
Fenchelsamen
Fünfgewürz
Garam Masala
Gewürznelken
Gomasio
Ingwer, frischer und gemahlener
Kardamom
Kerbel
Knoblauch, frischer
Koriander, Körner und gemahlen

Kreuzkümmel
Kurkuma
Lorbeerblätter
Majoran
Meersalz
Minze
Muskatnuss
Oregano
Paprikapulver
Petersilie
Pfefferkörner, rot und schwarz
Rosmarin
Rote Paprikaflocken
Safran
Salbei
Schwarzer Pfeffer, frisch gemahlen
Selleriesamen
Senfpulver
Senfsamen
Sternanis
Thymian
Zimt, Stangen oder gemahlen
Zitronengras

WÜRZMITTEL (BIO)

Aceto balsamico
Ahornsirup
Amies hausgemachtes Tomatenketchup aus getrockneten Tomaten (siehe Seite 323)
Amies Senfrezepte (Süßer, hausgemachter Honigsenf, siehe Seite 323 und Hausgemachter Senf, siehe Seite 321)
Apfelessig, roher und ungefilterter
Avocado-Öl
Coconut Aminos
Dulse-Flocken
Eingelegtes Gemüse
Gemüsebrühe, natriumarme

Hanföl
Honig, roher
Kakaonibs
Kakaopulver
Kakaopulver, ungesüßtes
Kichererbsen-Miso-Paste
Kimchi
Kokos, ungesüßte Flocken und Raspel
Kokosjoghurt
Kokosnussfleisch, frisches
Kokosöl
Leinsamenöl
Mandelextrakt
Mandeljoghurt
Medjool-Datteln
Meerrettich
Natives Olivenöl extra
Rotweinessig
Salsa
Sauerkraut
Senf, Dijon-Senf oder körniger Senf
Sensationelle Sriracha-Sauce (siehe Seite 326) oder scharfe Sauce
Tomaten, sonnengetrocknet oder aus dem Glas
Vanilleextrakt
Weißweinessig

SUPERFOODS (BIO)

Blaugrüne Algen
Chlorella
Spirulina

GLUTENFREIES GETREIDE (BIO)

Amaranth
Braune Reis-Nudeln
Buchweizen
Hafer, glutenfreie Flocken und Hafergrütze
Hirse

Quinoa (weiß, rot)
Reis (schwarz, wild, braun)
Reis-Couscous
Sorghum-Hirsen
Teff (Zwerghirse)

MILCHFREIE MILCH, UNGESÜSST (BIO)

Cashewmilch
Hafermilch, glutenfreie
Hanfmilch
Kokosmilch
Kokosmilch zum Kochen (in BPA-freien Dosen), Vollfettstufe und light
Mandelmilch
Reismilch

GETRÄNKE (BIO)

Aloe-vera-Saft
Frisch gepresste grüne Säfte
Gefiltertes/gereinigtes Wasser
Grüner Tee (enthält Koffein)
Kokoswasser
Kräutertees
Mineralwasser

MEHL (BIO)

Glutenfreies Hafermehl (siehe Seite 47)
Kichererbsenmehl
Kokosmehl
Mandelkleie
Mandelmehl (siehe Seite 47)

Tests der Ganzheitlichen und Funktionellen Medizin

Westliche Schulmediziner führen normalerweise nur Standarduntersuchungen von Blut und Urin durch. Dabei werden weder Toxine nachgewiesen, die sich mit der Zeit ansammeln und Ihnen schaden können, noch wird ein möglicher Mangel an Vitaminen und Mineralstoffen näher untersucht.

Ich empfehle Ihnen, mit einem Arzt der Ganzheitlichen und Funktionellen Medizin zu arbeiten, um an die Wurzel aller Symptome zu kommen, die Sie bei sich beobachten. Meine Website *TheHealthyApple.com* enthält weitere Informationen über die Ganzheitliche und Funktionelle Medizin. Die folgenden Tests ersetzen keine gründliche medizinische Untersuchung. Eventuell müssen weitere Tests angeordnet werden, die hier nicht aufgeführt sind. Einige der hier verwendeten Begriffe sind Ihnen vielleicht nicht geläufig. Lassen Sie sich davon jedoch nicht entmutigen: Legen Sie diese Liste Ihrem Ganzheitlichen Arzt vor. Er weiß, welche Tests bei Ihnen erforderlich sind.

Vorbeugende Laboruntersuchungen: Durch sie kann Folgendes untersucht und nachgewiesen werden: Großes Blutbild, metabolische Screeninguntersuchungen (CMP), Nährstoffmangel wie Mangel an 25-OH Vitamin D, Vitamin B12, Folsäure, Ferritin, Magnesiumspiegel in den roten Blutkörperchen (Magnesiummangel tritt häufig bei Stress und schlechter Ernährung auf), Quecksilber- (Hg) und Blei- (Pb) Gehalt im Blut sowie Homocystein, Lipoprotein und hochempfindliches CRP (C-reaktives Protein).

Allergie-Bluttests: Serum IgE; ImmunoCAP für Nahrungsmittel-, Umwelt- und Schimmelallergien; Genova Diagnostics IgG4 Lebensmittelallergie-Test; Antigliadin-Antikörper; Antikörper gegen Endomysium (IgA); Antikörper gegen Transglutaminase (Glutenüberempfindlichkeit); MELISA-Test (Metallallergie).

Sie können Allergien auch durch Hauttests entdecken – dabei werden spezifische Antigene oder Allergieauslöser (Nahrungsmittel, Schimmelpilze, Pollen etc.) durch Provokations- oder Neutralisationstests nachgewiesen.

TESTS ZUR NAHRUNGSMITTELÜBEREMPFINDLICHKEIT: Cyrex-Labs-Array-10-Tests auf eine Reaktion des Immunsystems gegenüber 180 rohen, gekochten und verarbeiteten Nahrungsmitteln. Dieser Test zeigt Ihnen, welche Nahrungsmittel in Ihrem Körper Entzündungen hervorrufen. Genova Diagnostics bietet auch Tests für IgE- und IgG-Antikörper an. IgG-Tests untersuchen den Antikörperspiegel im Vollblut und können ein Anzeichen für eine verzögerte Überempfindlichkeit sein (also für eine Allergie, die nicht innerhalb von 1–3 Tagen nach Allergenexposition Symptome verursacht). Eine IgE-Allergie ist eine allergische Sofortreaktion und kann Hautrötungen und sogar Anaphylaxie auslösen. Durch diese Blutuntersuchung wird geprüft, wie Ihr Immunsystem auf Eiweiße in verschiedenen Nahrungsmitteln, von Getreide über Milchprodukte und Gemüse bis zu Kaffee, Kräutern und Gewürzen reagiert. Der aktuelle Standard ist dabei eine Eliminationsdiät (siehe Seite 30). Für eine umfassendere Analyse bitten Sie Ihren Arzt jedoch um einen Cyrex-Array-10-Test.

TEST EINER NEBENNIERENRINDENSCHWÄCHE: Dabei wird zu vier verschiedenen Tageszeiten der Kortisolspiegel (Stresshormon) gemessen und zweimal das DHEA. Die Nebennieren spielen eine große Rolle im Heilungsprozess. Eine Heilung ist nur möglich, wenn die Nebennieren gesund sind und Ihr Körper sich nicht im Kampf- oder-Fluchtmodus befindet. Dieser Test ist beispielsweise über Genova Diagnostics zu beziehen.

TEST AUF ORGANISCHE SÄUREN: Durch diesen Test können Sie Nahrungsergänzungsmittel zusammenstellen, die genau auf Ihre Bedürfnisse zugeschnitten sind. So müssen Sie nicht blind irgendwelche Nahrungsergänzungsmittel einnehmen. Der Test hilft auch, Bereiche zu erkennen, die pathophysiologisch bedenklich sind. Er soll die Stoffwechselabbauprodukte nachweisen. Hohe oder niedrige Blutspiegel können vielfältige Informationen liefern, zum Beispiel, ob bei der Produktion von mitochondrialem ATP oder bei den Darmbakterien und -hefen ein Ungleichgewicht besteht. Sobald Ihnen die Ergebnisse vorliegen, können Sie nachgewiesene Nährstoffmängel ausgleichen. Gehen Sie die Ergebnisse mit Ihrem Arzt durch, er kann Ihnen für Ihre spezielle Situation Empfehlungen geben. Dieser Test ist beispielsweise über Genova Diagnostics zu beziehen.

TEST FÜR DAS LEAKY GUT SYNDROM (DURCHLÄSSIGE DARMWAND): Dieser Test wird beispielsweise von Genova Diagnostics angeboten. Dabei erfahren Sie, ob Sie eine durchlässige Darmwand haben, was zu Entzündungen und Nahrungsmittelempfindlichkeiten führt.

SCHILDDRÜSENTEST: Dieser Test untersucht Parameter wie TSH, freies T3, freies T4 und Reverse T3 sowie TPO-Antikörper und Thyroglobulin-Antikörper. Im Wesentlichen zeigt Ihnen dieser Test, wie gut Ihre Schilddrüse arbeitet und ob eine Über- oder Unterproduktion von Hormonen vorliegt.

GASTROINTESTINALER FUNKTIONSTEST: Dieser Test bestimmt die guten und schlechten Bakterien in Ihrem Verdauungssystem. Er sucht auch nach Hefepilzen und Parasiten und deckt einen Mangel an Magensäure und Bauchspeicheldrüsenenzymen auf. Der Test ist über das Genova Diagnostics GI Effects Profile verfügbar.

TEST AUF HOCHEMPFINDLICHES C-REAKTIVES PROTEIN: Dieser Test weist eine Entzündung in Ihrem Körper nach und findet den Grund dafür heraus. Kommt sie von Nahrungsmittelempfindlichkeiten, Nährstoffmangel oder einer Parasiteninfektion? Den CRP-Test führt ein örtliches Labor durch.

JODSPIEGEL-TEST: Eine gesunde Schilddrüse braucht ebenso Jod wie fast jede andere Körperzelle, insbesondere die Speicheldrüsen, Brustdrüsen, Eierstöcke und die Gebärmutter. Jodtests sind schwierig und umstritten. Morgenurin- oder Serumthyroglobulinuntersuchungen können helfen. Die Jodbestimmung im 24-Stunden-Urin ist noch keine Standarduntersuchung.

TEST AUF LYME-BORRELIOSE: Diese Tests untersuchen anhand einer Antikörperproduktion, ob Sie mit *Borrelia burgdorferi* (Lyme-Borreliose) in Kontakt gekommen sind und sich eine damit verbundene Infektion zugezogen haben. Dazu gehören IGenex oder SUNY Stony Brook Lyme Western Blot IgG/IgM, Babesia-Antikörper IgG/IgM, Bartonella-Antikörper IgG/IgM und Ehrlichia-Antikörper IgG/IgM.

TEST AUF NEUROTRANSMITTER: Dieser Test misst die Spiegel der chemischen Botenstoffe Epinephrin, Norepinephrin, Serotonin und Dopamin in Ihrem Körper und Ihrem Gehirn. Er bestimmt, ob diese Neurotransmitter ausgeglichen sind. Dies kann auch durch den Organix-Test für organische Säure durch Genova Diagnostics bestimmt werden. Beachten Sie, dass nicht alle Ärzte diese Urintests auf Neurotransmitter befürworten.

STUHLTESTS: Diese Tests untersuchen Ihre Verdauung und wie gut Sie Nahrung aufnehmen. Dabei können auch möglicherweise vorhandene Parasiten und schlechte Bakterien entdeckt werden. Die umfassende Stuhlanalyse von Genova (CDSA 2.0) und Tests auf Parasiten untersuchen die Verdauung und Nahrungsaufnahme und das eventuelle Vorhandensein von Parasiten. Die Genova Diagnostics GI-Effects-Stuhlanalyse untersucht beispielsweise die Verdauung und Absorption von Nahrungsbestandteilen und das eventuelle Vorhandensein von Parasiten anhand einer Genprobe (die manche für genauer halten). Der Hämoccult-Test untersucht auf Blut im Stuhl.

TEST AUF QUECKSILBER UND ANDERE SCHWERMETALLE: Der Verzehr von zu viel quecksilberreichem Fisch, Amalgam-Zahnfüllungen und weitere Umweltquellen können zu einer Ansammlung von Schwermetallen im Körper führen. Der einzige zuverlässige Test ist ein 24-Stunden-Urin-Challenge-Test mit einem Chelatbildner wie DMSA. Genova Diagnostics und andere Labore bieten diesen Test an. Auf Seite 96 finden Sie eine Tabelle von Schwermetallen und möglichen Expositionsquellen.

TEST ZUM VERHÄLTNIS ZWISCHEN OMEGA-3- UND OMEGA-6-FETTSÄUREN: Ein guter Hinweis auf eine Entzündung ist das Verhältnis zwischen Omega-3- und Omega-6-Fettsäuren. Verschiedene Labore wie Genova führen Analysen der Fettsäuren in den roten Blutkörperchen durch.

MINERALSTOFFANALYSE: Dabei werden die Spiegel von Magnesium, Zink, Chrom, Selen etc. gemessen.

TEST AUF VITAMIN D: Viele Menschen leiden unter Vitamin-D-Mangel und wissen es nicht einmal. Dieser Test sagt Ihnen, ob Sie mehr Vitamin D brauchen. Der Test wird auch als 25-OH-Vitamin-D-Test bezeichnet.

MTHFR-METHYLIERUNGSTEST: Der offizielle Name lautet Methylenetetrahydrofolat-Reduktase oder abgekürzt MTHFR. Bei diesem DNA-Test wird auf die Genmutationen C677T und A1298C untersucht. Diese Variationen im MTHFR-Gen führen typischerweise zu einer niedrigeren Enzymaktivität. Dies bedeutet einfach ausgedrückt, dass Menschen mit diesen Variationen möglicherweise höhere Folsäure-Dosen benötigen, weil ihr Stoffwechsel Folsäure (synthetisch) unzureichend in Folat (die biologisch aktive Form dieses Nährstoffs) umwandelt. Da Folat für die Krankheitsvorbeugung sehr wichtig ist und mit wiederholten Fehlgeburten und weiteren Fruchtbarkeitsproblemen in Zusammenhang gebracht wurde, wird der Test häufig als einfache Untersuchungsmethode empfohlen, die dem Arzt weitere Informationen über seinen Patienten liefert. Viele ganzheitlich arbeitende Ärzte empfehlen Frauen im gebärfähigen Alter (mit oder ohne Kinderwunsch), zur Schwangerschaftsvorbereitung Folat, nicht Folsäure einzunehmen, da ein großer Teil der Bevölkerung eine oder beide dieser Mutationen aufweist.

Die C677T-Variante ist dabei offenbar ein größeres Risiko als die A1298C-Variante. Wenn Sie homozygoter Träger sind (also beide C677T-Mutationen haben) ist die Zuführung von Folat (und anderen methylierten B-Vitaminen) sogar noch wichtiger. Erhöhte Homocysteinspiegel und Herzerkrankungen sind mögliche Nebenwirkungen einer MTHFR-Mutation, insbesondere der C677T-Mutation. Einzelne Nucleotid-Mutationen der MTHFR-DNA verhindern, dass die aufgenommenen Mengen an Folat, B12 und B6 optimal verwertet werden. Ihr Ganzheitlicher Arzt kann dies durch einen Bluttest nachweisen. Über den Nutzen dieses Tests ist schon viel bekannt, die praktische Anwendung dieser Information ist jedoch wegen der genetischen Zusammenhänge sehr kompliziert. Bitten Sie Ihren Arzt um den MTHFR-Test (teilen Sie ihm sowohl die komplette Bezeichnung als auch die Abkürzung mit). Falls bei Ihnen diese Mutation vorliegt, bitten Sie Ihren Arzt anschließend um Multivitaminpräparate, die die methylierte Form der B-Vitamine, insbesondere B9 oder Folat (nicht die synethische Folsäure), enthalten.

TESTS AUF HORMONUNGLEICHGEWICHT: Männer können sich auf Testosteron, Estradiol, DHEA-S und IGF-1 testen lassen. Frauen können sich dagegen auf Estradiol, Gesamt-Östrogen, Progesteron, Testosteron und DHEA-S testen lassen. Beide Geschlechter sollten sich auch auf SHBG testen lassen, um sicherzugehen, dass dieser Wert nicht niedrig ist. Dies könnte ein Zeichen für Insulinresistenz sein.

URINTEST AUF OXIDATIVEN STRESS: Dieser Test wird beispielsweise von Genova Diagnostics angeboten. Er sagt Ihnen, ob Sie mehr Antioxidantien in Ihre Ernährung aufnehmen müssen.

Arbeitsgemeinschaft unabhängiger Laborärzte, www.aula-online.de

Berufsverband deutscher Laborärzte, www.bdlev.de

Cyrex Laboratories, www.joincyrex.com

Genova Diagnostics, www.gdx.net

Danksagung

In diesem Buch steckt viel Herzblut, aber ich war an der Fertigstellung nicht alleine beteiligt. Alle, die mit mir daran gearbeitet haben, können stolz darauf sein.

Zuerst möchte ich meiner Agentin Joy Tutela danken, dass sie dazu beigetragen hat, dieses Buch bei Houghton Mifflin Harcourt unterzubringen. Eine Umarmung geht an meinen fabelhaften Redakteur im Verlag, Justin Schwartz, für seine Beratung und Klugheit, die aus dem letzten Entwurf ein Buch gemacht hat. Danke, dass Sie an mich geglaubt haben, Sie sind großartig. Vielen Dank an das gesamte Team von Houghton Mifflin Harcourt mit Cindy Brzostowski und Marina »Meatball« Padakis.

Colleen M. Story, danke für Redaktion, Rat und einfach alles! Zusätzlicher Dank geht an Rachel Holtzman, Nora Isaacs, Daryn Eller, Terri Trespicio und Hillari Dowdle für die große Hilfe bei der Redaktion. Danke an Anthony Hawkins und Lindsay Dahl für die fachliche Beratung zur Toxizität von Schönheitsprodukten. Dank auch an Laura Enoch und Maria Whitas, dass sie als Rezepttester meine rechte Hand waren und für ihre tolle Freundschaft und Unterstützung. Vielen Dank an meine weiteren Rezepttester Claudia Bellini, Caitlin Tralka, Lisa Rector und Tom Harnett. Besonderer Dank geht an mein fantastisches Fotoshooting-Team: Lauren Volo, Mariana Velasquez, April Valencia und Austin Reavis.

Ich danke allen Ärzten für Ganzheitliche Medizin, die mir geholfen haben, am Leben zu bleiben: Dr. Sid Baker, Dr. Morton Teich, Dr. Jeffrey Morrison, John Fallon, Dr. Allan Warshowsky, Dr. Richard Horowitz, Dr. Susan Blum, Dr. Benjamin Ascher, Geri Brewster, Shane Hoffman und Reid Winich. Allen Fachleuten, die freundlicherweise das Kapitel über die medizinischen Tests überarbeitet haben: Dr. Jeffrey Morrison, Dr. Allan Warshowsky und Lizzy Swick, MS, RDN – vielen Dank für die fachliche Unterstützung. Danke an Dr. Mark Hyman und Dhru Purohit für ihren Glauben an mich und für das tolle Vorwort und die ständige Unterstützung. Ich bin Ihnen ewig dankbar dafür. Und meiner lieben Freundin Kirstin Boncher bin ich von Herzen dankbar für ihre Freundschaft, ihr medizinisches Wissen und ihre Liebe, die mir geholfen haben, wieder gesund zu werden!

Meine tiefste Dankbarkeit gilt meiner tollen Mutter – danke für deine bedingungslose Liebe und für deine unermüdlichen Bemühungen, in Lebensmittelgeschäfte zu gehen und alle Nahrungsmittel und Vorräte zu kaufen, die ich gebraucht habe, als ich so krank war. Danke, dass ich mich an deiner Schulter ausweinen durfte, wenn ich die Hoffnung verlor. Ich danke meinem Vater für seine Unterstützung während meiner Jahre chronischer Schmerzen, die uns einander letztlich näher gebracht haben. Danke, dass du zum Frühstück meine Brokkolirezepte probiert hast! Ich danke auch meiner Schwester Aly, Tante Val, Onkel Mike, Onkel Larry und meinen Freundinnen Alyssa MacKenzie, Jennifer Kass und Meredith Campbell, dass sie mir zugehört, mich verstanden, meine Hand gehalten und mir im Kampf gegen chronische Schmerzen geholfen haben – ich liebe euch.

Eine riesiges Dankeschön auch allen Lesern meines Blogs *TheHealthyApple.com* und meinen Followern von @*TheHealthyApple* auf Facebook, Twitter, Instagram, Pinterest, Google+, und Tumblr! Allen, die an mich, mein Wissen über Entgiftung und meine Rezepte glauben – ohne euch wäre ich nicht dorthingekommen, wo ich heute bin. Danke für eure Unterstützung, eure Kommentare, eure Liebe und euer Vertrauen.

Eine heilende Umarmung!
xox

REGISTER

A

Ahornsirup
    Ahornsirup-Cashew-Dressing, 262
    Curry-Ahornsirup-Hummus, 310
    Geröstete Pekannüsse mit Ahornsirup und Sriracha, 150
    Macadamia-Ahornsirup-Dressing, 224
    Walnuss-Topping, 344
Algen, 44. *Siehe auch* Nori
Amaranth, 108
    Ahornsirup-Cranberry-Amaranth-Müsli, 130
    Gepoppter Amaranth-Salat mit Karotten-Ingwer-Dressing, 264, 265
    Kochtabelle, 114–115
Äpfel
    Apfel-Salsa, 314
    Cranberry-Curry-Waldorf-Salat, 212, 213
    Eingelegte Birnen und Äpfel, 295
    Entgiftender grüner Saft, 297
    Gebackener Haferbrei mit Kokos und Apfel, 122
    Getreidefreier nussiger Apfel-Birnen-Crumble, 366
    Karotten-Rosenkohl-Medley mit Ahornsirup-Cashew-Dressing, 262
Aprikosen
    Amies Getreidefreies Müsli, 128, 129
    Aprikosen-Salsa, 313
Arme Ritter, brotfreie, mit Kokos-Vanille, 136, 137
Artischocken, gegrillt, mit Honig-Minze-Dip, 181
Ätherische Öle, 86
Auswärts essen, 70–71
Avocados, 47
    Einfache Guacamole, 313
    Guacamole, 254
    Hausgemachte Tortilla-Party-Schüssel, 172, 173
    mit Kräutern und Zitronen-Dressing, 179
    Nori-Wraps »Sunrise« mit würzigem Tahini-Dressing, 176, 177

B

Bananen
    Bananenbrot, 370
    Bananen-Mandel-Pfannkuchen, 140
    Cranberry-Gewürz-Quinoa-Auflauf, 134
    Einfache rohe Schoko-Kokos-Bananen-Torte mit Amies Getreidefreiem Pasteteteig, 352, 353
    Erfrischende Trinkschokolade, 301
    gegrillte, 367
    Karottenmuffins »Morgenglück«, 135
    Macadamianuss-Karotte-Zucchini-Hafer-»Brot«-Pudding, 371
    Schoko-Mandelmus-Bananen-Plätzchen, 358
Basilikum
    Basilikumhirse für ein Picknick, 220, 221
    Gelbe Zucchini-»Nudeln« mit Basilikum und Minze, 278, 279
    Gepfefferte Rosmarin-Basilikum-Socca, 284, 285
    Geröstete Tomaten-Basilikum-Suppe mit glutenfreien Kräutercroutons, 198, 199
    Gurke-Basilikum-Eiswürfel, 304
    Nektarine-Basilikum-Hirse-Salat, 220
    Ölfreier, traditioneller Hummus, 310
    Presto-Pesto-Dressing, 269
    Sommerzucchini-Suppe mit frischem Basilikum, 189
    Wärmendes süßes Basilikum-Curry mit Rosenkohl und Hirse, 257
    Zitrone-Basilikum-Hirse-Frikadellen mit wunderbarer Mango-Salsa, 236, 237
Beeren. *Siehe auch* spezifische Beeren
    Chiasamen-Beeren-Marmelade, 337
    einfrieren, 350
    Eis mit Beeren-Crumble, 346, 347
    Nusskäse und Beeren auf Toast, 156, 157
    Über Nacht zubereiteter Frühstücksbecher mit schwarzem Reis und Beeren, 146
Bete
    Mit Rosmarin geröstete Karotten und Rote Bete, 286, 287
    Rote-Bete-Cremesuppe mit Honig-Chili-Tortillastreifen, 200, 201
Bettwäsche, 93–94
Bewegung/Sport, 26–27, 28
Biologische Lebensmittel, 27, 49
Birnen
    Birne-Fenchel-Suppe, 203
    Cranberry-Gewürz-Quinoa-Auflauf, 134
    Eingelegte Birnen und Äpfel, 295
    Gegrille Kaiser-Alexander-Birne mit Kardamomglasur, 368, 369
    Geröstete Butternusskürbissuppe mit Mohnsamen- und Ahornsirup-Balsamico-Einlage, 192
    Heidelbeer-Birnen-Haferflocken-Auflauf, 132, 133
    Nussiger Apfel-Birnen-Crumble, 366
Blattkohl, mit schwarzem Reis gefüllt und mit Weiße-Bohnen-Thymian-Tahini-Sauce, 292, 293
Blumenkohl
    Blumenkohl-Parm, 275
    Cremige Estragon-Blumenkohl-Suppe mit Kichererbsen, 193
    Gegrillte Blumenkohlhäppchen mit Romesco-Sauce, 274

Pizzaboden aus Sesam- und Mohnsamen und Blumenkohl, 243
Würzige Chili-Limetten-Kichererbsen mit Blumenkohl-»Reis«, 263

Bohnen. *Siehe auch* Kichererbsen, Grüne Bohnen
Cannellinibohnen-Zatar-Sauce, 250
einweichen, 105–106
Frühlingsgemüse-Paella, 229
Geröstetes Wintergemüse mit Cannellinibohnen, 259
Hausgemachte Tortilla-Party-Schüssel, 172, 173
im Voraus kochen, 102
kochen, 106–107
Nicht aufgerollte Kürbis-Enchiladas mit milchfreier saurer Cashew-Sahne, 256
Ölfreier Hummus mit weißen Bohnen und Basilikum, 310
Weiße-Bohnen-Chili, einfaches marokkanisches, 206
Weiße-Bohnen-Thymian-Tahini-Sauce, 292, 293

Brokkoli
Brokkoli-Pesto, 216
Gemüseschüssel mit viel Brokkoli und Delicata-Kürbis und Tahini-Dressing, 258
Mit Sriracha geröstete Wildreis-Buddha-Schüssel, 260, 261

Brösel, getreidefreie, eiweißreiche, 291

Brot
Bananenbrot, 370
Gepfefferte Rosmarin-Basilikum-Socca, 284, 285
Herzhafte Crêpes mit Kichererbsenmehl, 282, 283
Karottenmuffins »Morgenglück«, 135
Knusprige Brotstangen einmal anders, 151
Nusskäse und Beeren auf Toast, 156, 157
Süße-Erbsen-Crostini mit milchfreiem cremigem Cashew-Käse, 182, 183

Brownies, rohe, getreidefreie saftige, 354, 355

Brunnenkresse
Pfeffriges Sonnenblumen-Pesto, 329
Büro-Entgiftung, 87–97

C

Cashewkerne
Ahornsirup-Cranberry-Amaranth-Müsli, 130
Ahornsirup-Dressing, 262
Blumenkohl-Parm, 275
Cashew-Caesar-Dressing, 217
Cashew-Dessertcreme, 373
Cashew-Dill-»Havarti«, 317
Cashew-Käse, milchfreier, cremiger, 316
Cashew-Mandel-Creme, 373
»Cheesecake«-Creme, 374
Chia-Pudding zum Frühstück, 120, 121
Gebackene kichererbsenfreie Mini-Falafeln mit Cannellinibohnen-Zatar-Sauce, 248, 249
Himbeer-Daumenkekse, 360, 361
Karotten-Cashew-Kräuter-Sauce, 242
Kokos-Chili-Cashewkerne, 252, 253
Koriander-Cashew-Eiswürfel, 301
Kreuzkümmel-Cashew-Cremesauce, 238
Milchfreie saure Cashew-Sahne, 317
Süße-Erbsen-Crostini mit milchfreiem cremigem Cashew-Käse, 182, 183
Tapenade mit Kalamata-Oliven und Cashewkernen, 312
Zitrone-Cashew-Dessertcreme, 375
Zucchini-Ingwer-Cashew-Pesto auf Zucchinischeiben, 174, 175

Chai, koffeinfrei, 297

Chiasamen
Chia-Pudding zum Frühstück, 120, 121
Chiasamen-Beeren-Marmelade, 337
Getreidefreie goldene Cracker mit Kräutern der Provence, 166, 169

Chili, einfaches marokkanisches Weiße-Bohnen-, 206
Chimichurri-Sauce, 270, 271
Cracker, getreidefreie, 45

Mehrkorn-, 166, 170
mit Ahornsirup-Kürbis-Aufstrich und karamellisierten roten Zwiebeln, 162, 163
mit Hanfsamen, 165, 168
mit Hanfsamen, Kichererbsen-Miso und Cranberrys, 166, 167
mit Kräutern der Provence, 166, 169
Petersilie-Sonnenblumen-, 164, 165
Zitrone-Pfeffer-Mandel-, 165, 170

Cranberrys
Ahornsirup-Cranberry-Amaranth-Müsli, 130
Cranberry-Ahornsirup-Dressing, 332
Cranberry-Curry-Waldorf-Salat, 212, 213
Cranberry-Gewürz-Quinoa-Auflauf, 134
Cranberry-Grünkohl-Salat mit Walnüssen und Brokkoli-Pesto, 216
Einfache Cranberry-Sauce, 330, 331
Energieriegel, 146
Getreidefreie Cracker mit Hanfsamen, Kichererbsen-Miso und Cranberrys, 166, 167

Crêpes, herzhafte, mit Kichererbsenmehl, 282, 283
Crostini, süße-Erbsen-, mit milchfreiem cremigem Cashew-Käse, 182, 183

Croutons
glutenfreie Kräutercroutons, 198, 199
mit Ahornsirup geröstete Kichererbsen-Croutons, 152
Paprika-Kichererbsen-Croutons, 152

Curry
Curry-Ahornsirup-Hummus, 310
Curry-Cranberry-Waldorf-Salat, 212, 213
Kokos-Curry-Karotten-Suppe, 205
Linsensuppe mit Curry, 194

D

Dips und Aufstriche. *Siehe auch* Hummus; Salsa

Amies hausgemachtes Tomatenketchup aus getrockneten Tomaten, 322, 323
Chiasamen-Beeren-Marmelade, 337
Einfache Guacamole, 313
Einfacher, ohne Alufolie gerösteter Knoblauch, 337
Erdbeer-Ingwer-Zitrus-Marmelade, 335
Ersatz-Mayo, 321, 322
Guacamole, 254
Hausgemachter Senf, 321
Honig-Mandel-Mus, 315
Milchfreie saure Cashew-Sahne, 317
Orangenmarmelade mit Orangenschalen, 336
Rosmarin-Pflaumenmarmelade, 336
Schoko-Haselnuss-Aufstrich, klassischer, 376
Sonnenblumenpastete, 312
Süßer, hausgemachter Honigsenf, 322, 323
Tahini-Zaziki, 311
Tapenade aus Kalamata-Oliven und Cashewkernen, 312
Vorschläge für, 325
DNA, 24, 28
Dressings
Ahornsirup-Cashew-Dressing, 262
Cashew-Caesar-Dressing, 217
Cranberry-Ahornsirup-Dressing, cremiges, 332
Geröstetes Kokos-Macadamia-Mus mit Steinobst, 343
Heidelbeer-Estragon-Dressing, 180
Himbeer-Ingwer-Dressing, 222, 223
Macadamia-Ahornsirup-Dressing, 224
Mandel-Dressing, cremiges, 214, 215
Tahini-Dressing, 258
Sonnenblumen-Dressing, 188
Würziges Tahini-Dressing, 176, 177
Dukkah, 334
Duschvorhänge, 94

E

Ei-Ersatz, 37
21-Tage-Eliminationsdiät, 30–40
Eis am Stiel
Kokosmilch-Himbeer-Basilikum-Stieleis, 350
Vanille-Mango-Stieleis, 348, 349
Eiscreme
Fantastische Ingwer-Eiscreme, 344, 345
mit Beeren-Crumble, 346, 347
Perfektes Kürbis-Gelato, 340, 341
Tipps für unwiderstehliche milchfreie, 340
Vanille-Kokos-Eiscreme, 342
Eiswürfel
entgiftende, 304
Erdbeer-, 304
Gurke-Basilikum-, 304
Nuss-»Mylk« 301
»Sonnengruß«-, 302, 303
Wassermelonen-, 304
Eiweiß (Protein), 34, 42
Eliminationsdiät zur Entgiftung, 30–40
Enchiladas, nicht aufgerollte Kürbis-, mit milchfreier saurer Cashew-Sahne, 256
Entgiftung
allgemeiner Überblick, 18–21
auf Reisen, 67–70
Austauschprodukte, 52–53
beim Essen im Lokal, 70–71, 75
einfache Strategien, die funktionieren, 98
21-Tage-Eliminationsdiät, 30–40
Essensplan für die 2-Wochen-Entgiftung, 379–82
Fragebogen zur Toxizität, 23–24
Körperpflegeprodukte, 76–86
Küche vorbereiten für die Entgiftung, 41–60
Vorratsliste für entzündungshemmende Lebensmittel, 383–84
wenn Gäste kommen, 71–75
Wiedereinführung von Lebensmitteln in den Speiseplan, 62–66
Zuhause und Büro, 87–97
Entzündung, 61, 62, 339, 383–84
Enzyme, 29
Erbsen
Frühlingsgemüse-Paella, 229
Frühlingssuppe mit Koriander, Lauch und Erbsen, 204
Kartoffelsalat, 272
Salat mit gerösteten Zwiebeln und Erbsen mit frischer Minze und cremigem Mandel-Dressing, 214, 215
Süße-Erbsen-Crostini mit milchfreiem cremigem Cashew-Käse, 182, 183
Erdbeeren
Erdbeer-Eiswürfel, 304
Erdbeer-Ingwer-Zitrus-Marmelade, 335
Essgelüste, 36, 59–60
Essigreiniger, einfacher, 101
Estragon-Blumenkohl-Suppe mit Kichererbsen, cremig, 193
Etiketten verstehen, 57–59

F

Falafeln, gebackene kichererbsenfreie Mini-, mit Cannellinibohnen-Zatar-Sauce, 248, 249
Farbe, 94
Fenchel
Birne-Fenchel-Suppe, 203
Fenchel-Mandel-Eiswürfel, 301
Tacos mit Sommerpfirsich, geröstetem Fenchel und Quinoa, 254, 255
Wohltuender, reinigender Tee, 307
Zitronen-Fenchel-Meersalz, 333
Festtagsessen, 73–75
Fette, in der Ernährung, 56–57
Fladenbrot, antioxidatives Wildreis-, mit Kichererbsen-Knoblauch-Sauce, 235
Fleisch, Anmerkung zu 33, 37
Frikadellen
Frikadellen, Mini-, aus schwarzem Reis und Mandeln in Radicchio-Hülle, 233
Gemüsefrikadellen in Mangoldhülle, 240, 241
Portobello-Frikadellen in Mangoldhülle, gefüllt mit milchfreiem cremigem Cashew-Käse, 234
Zitrone-Basilikum-Hirse-Frikadellen mit wunderbarer Mango-Salsa, 236, 237

G

Ganzheitliche und Funktionelle Medizin, 19, 385–87
Garage, 93
Gäste bewirten, Tipps, 71–75
Gelato, Perfektes Kürbis-, 340, 341

Gemüse. *Siehe auch* spezifische Sorten
    Dreckiges Dutzend, 56
    Entgiftende Gemüsebrühe, 202
    Frühlingsgemüse-Paella, 229
    Gemüseabfälle verwerten, 103
    Gemüsepasta mit Rübstiel, 227
    Nachtschattengemüse, 29, 32
    putzen von, 101
    Saubere Fünfzehn, 56
    vor dem Kochen rösten, 102
    während der Eliminationsdiät zur Entgiftung, 34
Getränke. *Siehe auch* Eiswürfel, »Mylk«
    Entgiftender grüner Saft, 297
    Erfrischende Trinkschokolade, 301
    Halsweh-Vertreiber, 306
    Heißer Kakao, 305
    Ingwertee bei Bauchweh, 306
    Koffeinfreier Chai, 297
    Löwenzahn-Leberentgiftungstee, 307
    Nuss-»Mylk«-Smoothies, Zubereitung, 291
    Orangensaft, 305
    »Sonnengruß«-Eiswürfel, 302, 303
    Während der Eliminationsdiät zur Entgiftung, 34
    Wohltuender, reinigender Tee, 307
Getreide. *Siehe auch* spezifische Sorten
    Arten von, 108–109
    einweichen, 107–108
    Kochen, 109–111
    Kochtabelle, 112–115
    Rösten vor dem Kochen, 111
    Serviervorschläge, 101, 110
    während der Eliminationsdiät zur Entgiftung, 34
Giftfrei essen, 74. *Siehe auch* Entgiftung
Glutenersatz, 37
Grapefruit
    Estragon-Grapefruit-Salat mit Macadamia-Ahornsirup-Dressing, 224
    Grapefruit-Eiswürfel, 304
    Gekneteter Grünkohlsalat mit pikanten Haselnüssen, 209
Grüne Bohnen
    Chimichurri-Süßkartoffel-Salat, 270, 271
    -Chips, 161
    Gegrillte grüne Bohnen, Schalotten und Frühlingszwiebeln mit Romesco-Sauce, 179

    Kartoffelsalat, anders als bei Oma, 272
Grüngemüse. *Siehe auch* spezifische Sorten
    Grünes Blattgemüse, waschen, 101
Grünkohl/Palmkohl
    Butternusskürbis-Palmkohl-Salat, 218, 219
    Cranberry-Grünkohl-Salat mit Walnüssen und Brokkoli-Pesto, 216
    Cremiger Cashew-Caesar-Salat mit Grünkohl, 217
    Entgiftender grüner Saft, 297
    Gekneteter Grünkohlsalat mit pikanten Haselnüssen, 209
    Gelbe Zucchini-Macadamia-Grünkohl-Schiffchen, 184, 185
    Getreidefreie »Bruschetta« mit gegrilltem Grünkohl, Süßkartoffel und Sonnenblumen-Dressing, 188
    Herzhafte Haferflocken mit Pilzen, Grünkohl und karamellisierten Zwiebeln, 124, 125
    kneten, 102
    Marokkanische Kichererbsen-Pfannenpizza, 246, 247
    Mit Sriracha geröstete Wildreis-Buddha-Schüssel, 260, 261
    Nicht aufgerollte Kürbis-Enchiladas mit milchfreier saurer Cashew-Sahne, 256
Guacamole, 254
    Einfache, 313
Gurke
    -Basilikum-Eiswürfel, 304
    Basilikumhirse für ein Picknick, 220, 221
    Entgiftender grüner Saft, 297
    Gepoppter Amaranth-Salat mit Karotte-Ingwer-Dressing, 264, 265
    Gurken-Kräuter-Sommersalat, 211
    Mandel-Walnuss-Dip, 159
    Mango-Salsa, 236, 238
    Nori-Wraps »Sunrise« mit würzigem Tahini-Dressing, 176, 177
    Quinoa-Taboulé mit Kokos-Chili-Cashewkernen, 252, 253
    Pikantes Honigmelonen-Gurken-Gazpacho, 196, 197
    Rohe Jicama-Romanasalat-Wraps mit Dill-Limetten-Dressing, 178
    Tahini-Zaziki, 311

H
Hafer
    Beeren-Crumble, 346, 347
    Best-Friend-Riegel, 364, 365
    Brotfreie Arme Ritter mit Kokos-Vanille, 136, 137
    Energieriegel, 146
    Gebackener Haferbrei mit Kokos und Apfel, 122
    glutenfreier, 108
    Hafermehl, selbst herstellen, 47
    Hafermüsli-Häufchen, 351
    Heidelbeer-Birnen-Haferflocken-Auflauf, 132, 133
    Herzhafte Haferflocken mit Pilzen, Grünkohl und karamellisierter Zwiebel, 124, 125
    Himbeer-Daumenkekse, 360, 361
    Kochtabelle, 112–13
    Kokosmüsli mit Pfirsichen, 123
    Macadamia-Haferflocken-Pfanne, 131
    Macadamianuss-Karotte-Zucchini-Hafer-»Brot«-Pudding, 371
    Rohe geschichtete Haferflockenquadrate, 158
    Schoko-Mandelmus-Bananen-Plätzchen, 358
Hanfsamen
    Getreidefreie Cracker mit Hanfsamen, Kichererbsen-Miso und Cranberrys, 166, 167
    Hanf-Kakao-Kokos-Trüffel, 359
    Käsefreier Parmesan, 315
    Runde Cracker mit Hanfsamen, 165, 168
Haselnüsse
    Gekneteter Grünkohlsalat mit pikanten Haselnüssen, 209
    Haselnuss-Oregano-»Streusel«, 153
    Schoko-Haselnuss-Aufstrich, 376
Haus und Wohnung entgiften, 87–97
Heidelbeer
    Heidelbeer-Birnen-Haferflocken-Auflauf, 132, 133
    Heidelbeer-Estragon-Dressing, 180
Himbeeren
    Himbeer-Basilikum-Stieleis, 350
    Himbeer-Daumenkekse, 360, 361
    Himbeer-Ingwer-Dressing, 222, 223
Hirse, 108

Basilikumhirse für ein Picknick, 220, 221
Gemüsefrikadellen in Mangoldblättern, 240, 241
Hirse-Gemüse-Tacos auf zweierlei Art, 138, 139
Kochtabelle, 112–13
Nektarine-Basilikum-Hirse-Salat, 220
Wärmendes süßes Basilikum-Curry mit Rosenkohl und Hirse, 257
Zitronen-Basilikum-Hirse-Frikadellen mit wunderbarer Mango-Salsa, 236, 237

Honig
Honig-Mandel-Mus, 315
Süßer hausgemachter Honigsenf, 322, 323

Huevos Rancheros, 141
Hülsenfrüchte. *Siehe auch* Bohnen; Linsen
Antioxidatives Wildreis-Fladenbrot mit Kichererbsen-Knoblauch-Sauce, 235
eingeweicht, kochen, 106–107
Gelbes Schälerbsen-Koriander-Püree, 273

Hummus
Curry-Ahornsirup-Hummus, 310
Kräuterfrischer Linsen-Hummus, 311
Ölfreier Hummus mit Weißen Bohnen und Basilikum, 310
Ölfreier traditioneller Hummus, 309

I

Ingwer
Fantastische Ingwer-Eiscreme, 344, 345
frischer, 45
Ingwertee gegen Bauchweh, 306

J

Jicama-Romanasalat-Wraps, rohe, mit Dill-Limetten-Dressing, 178

K

Kakao, 45
Karotten
Gemüsefrikadellen in Mangoldblättern, 240, 241
Gepoppter Amaranth-Salat mit Karotten-Ingwer-Dressing, 264, 265
Geröstetes Wintergemüse mit Cannellinibohnen, 259
Karotten-Cashew-Kräuter-Sauce, 242
Karotten-»Fettuccine« mit sonnengetrockneten Tomaten und Kürbiskernen, 230, 231
Karottenmuffins »Morgenglück«, 135
Karotten-Rosenkohl-Medley mit Ahornsirup-Cashew-Dressing, 262
Kokos-Curry-Karotten-Suppe, 205
Köstliche Quinoa-Pizza mit Karottenstreifen und Schalotten, 244, 245
Krautsalat mit Karotte und Ingwer, 281
Macadamianuss-Karotte-Zucchini-Hafer-»Brot«-Pudding, 371
Mit Rosmarin geröstete Karotten und Rote Bete, 286, 287
Mit Sriracha geröstete Wildreis-Buddha-Schüssel, 260, 261
Nori-Wraps »Sunrise« mit würzigem Tahini-Dressing, 176, 177
Rohe Romanasalat-Sommerrollen mit Mandel-Walnuss-Dip, 159
Rohe Jicama-Romanasalat-Wraps mit Dill-Limetten-Dressing, 178

Kartoffeln. *Siehe auch* Süßkartoffeln
Käse, milchfrei
Cashew-Dill-Havarti, 317
Cremiger Cashew-Käse, 316
Käsefreier Parmesan, 315
Macadamia-»Rahmkäse«, 318, 319
Milchfreier Nusskäse, 45
Milchfreier Nusskäse und Beeren auf Toast, 156, 157
Nusskäseplatte, Serviervorschläge für, 320
Paranuss-Parmkäse, 316
»Ricotta«-Käse aus rohen Macadamianüssen, 317
Süße-Erbsen-Crostini mit milchfreiem cremigem Cashew-Käse, 182, 183

Kekse. *Siehe auch* Riegel
Glutenfreie Keksbällchen, 356, 357
Himbeer-Daumenkekse, 360, 361

Keller, 93

Ketchup, Amies hausgemachtes aus getrockneten Tomaten, 322, 323
Kichererbsen
Cranberry-Curry-Waldorf-Salat, 212, 213
Cremige Estragon-Blumenkohl-Suppe mit Kichererbsen, 193
Curry-Ahornsirup-Hummus, 310
Gemüsefrikadellen in Mangoldblättern, 240, 241
Huevos Rancheros, 141
Kichererbsen-Knoblauch-Sauce, 235
Marokkanische Kichererbsen-Pfannenpizza, 246, 247
Mit Ahornsirup geröstete Kichererbsen-Croutons, 152
Ölfreier traditioneller Hummus, 309
Paprika-Kichererbsen-Croutons, 152
Pfannengerührtes mit Kichererbsen und Spinat, 141
Würzige Chili-Limetten-Kichererbsen mit Blumenkohl-»Reis«, 263

Kichererbsenmehl
Gepfefferte Rosmarin-Basilikum-Socca, 284, 285
Herzhafte Crêpes mit Kichererbsenmehl 282, 283

Kichererbsen-Miso-Paste, 44
Getreidefreie Cracker mit Hanfsamen, Kichererbsen-Miso und Cranberrys, 166, 167
Käsefreier Parmesan, 315
Sojafreie Kichererbsen-Miso-Suppe, 195

Kirschen
Best-Friend-Riegel, 364, 365
Hafermüsli-Häufchen, 351
Kirsch-Salsa, 314
Quinoa-Kirsch-Pekannuss-Salat, 225

Knoblauch
Halsweh-Vertreiber, 306
Ohne Alufolie gerösteter Knoblauch, 337

Kochen
bevor es los geht, 100
Gemüseabfälle verwerten, 103
hausgemachte Küchenreiniger, 100–101
Resteverwertung, Ideen für, 104
stressfreie Zubereitung, 101–102

Koffein-Ersatz, 37

Kohl
   Gemüseschüssel mit viel Brokkoli und Delicata-Kürbis mit Tahini-Dressing, 258
   Krautsalat mit Karotte und Ingwer, 281
   Nori-Wraps »Sunrise« mit würzigem Tahini-Dressing, 176, 177
   Rohe Jicama-Romanasalat-Wraps mit Dill-Limetten-Dressing, 178
Kokosnuss
   Amies getreidefreies Müsli, 128, 129
   Brotfreie Arme Ritter mit Kokos-Vanille, 136, 137
   Coconut Aminos, 48
   Einfache rohe Schoko-Kokos-Bananen-Torte mit Amies getreidefreiem Pastetenteig, 352, 353
   Energieriegel, 146
   Gebackener Haferbrei mit Kokos und Apfel, 122
   Geröstetes Kokos-Macadamia-Mus mit Steinobst, 343
   Hanf-Kakao-Kokos-Trüffel, 359
   Kokos-Chili-Cashewkerne, 252, 253
   Kokos-Curry-Karotten-Suppe, 205
   Kokosflocken, 48
   Kokosflocken rösten, 122
   Kokosmilch, 48
   Kokosmüsli mit Pfirsichen, 123
   Kokos-»Mylk«, 300
   Kokosöl, 48
   Kokosöl zerlassen, 347
   Kokosschlagsahne, 372
   Kokoswasser, 48
   Mango-Kokossahne-Parfait, 142, 143
   Reichhaltige Mango-Kardamom-Walnuss-Riegel, 154, 155
   Vanille-Kokos-Eiscreme, 342
   Zitronige Kokosbällchen, 359
Koriander
   Koriander-Cashew-Eiswürfel, 301
   Schwarzes Meersalz mit Koriander, 334
Koriandergrün
   Chimichurri-Sauce, 270, 271
   Frühlingssuppe mit Koriander, Lauch und Erbsen, 204
   Gelbes Schälerbsen-Koriander-Püree, 273

Körperpflegeprodukte, 76–86
Kräuter. *Siehe auch* spezifische Sorten
   frische, Faustregel, 55
   getrocknete, Faustregel, 55
   Gurken-Kräuter-Sommersalat, 211
   Kräuterfrisches Linsen-Hummus, 311
   Mangold-Gartenkräuter-Pasta, 228
   Panzanella mit glutenfreien Kräutercroutons, Kirschtomaten und frischen Kräutern, 276, 277
   waschen, 101
Krautsalat mit Karotte und Ingwer, 281
Kreuzkümmel
   Cremige Kreuzkümmel-Tahini-Sauce, 289
   Geräuchertes Kreuzkümmel-Meersalz, 333
   Kreuzkümmel-Cashew-Cremesauce, 238
Küchenutensilien entgiften, 88–89
Kürbis
   Butternusskürbis-Grünkohl-Salat mit Nüssen, 218, 219
   Delicata-Kürbis, 268
   Gartenkräuter-Ratatouille ohne Aubergine, 239
   Gegrillte gelbe Zucchini und Spargel mit Garten-Dressing, 294
   Gelbe-Zucchini-Macadamia-Grünkohl-Schiffchen, 184, 185
   Gelbe Zucchini-»Nudeln« mit Minze und Basilikum, getreidefrei, 278, 279
   Geröstete Butternusskürbissuppe mit Mohnsamen- und Ahornsirup-Balsamico-Einlage, 192
   Getreidefreier Butternusskürbis-Pizzaboden mit Karotten-Cashew-Kräuter-Sauce, 242
   Großartige Brotscheiben mit Ahornsirup-Kürbis-Aufstrich mit karamellisierten roten Zwiebeln, 162, 163
   Hausgemachtes Kürbispüree, 131
   Hirse-Gemüse-Tacos auf zweierlei Art, 138, 139
   Macadamia-Haferflocken-Pfanne, 131
   Nicht aufgerollte Kürbis-Enchiladas mit milchfreier saurer Cashew-Sahne, 256

   Nori-Wraps »Sunrise« mit würzigem Tahini-Dressing, 176, 177
   Perfektes Kürbis-Gelato, 340, 341
   Salbei-Kürbis-Sauce, 329
Kürbiskerne
   Best-Friend-Riegel, 364, 365
   Eiweißreiche Brösel, 291
   Gebackene kichererbsenfreie Mini-Falafel mit Cannellinibohnen-Zatar-Sauce, 248, 249
   Mehrkorn-Cracker, 166, 170
   Runde Cracker mit Hanfsamen, 165, 168
Kurkuma, 44
   Halsweh-Vertreiber, 306

L

Lauch
   Frühlingssuppe mit Koriander, Lauch und Erbsen, 204
   putzen, 204
Lavendel-Mandel-Schönheitspeeling, Amies, 86
Leaky-Gut-Syndrom (durchlässige Darmwand), 26
Lebensmittel einkaufen, 43–44, 46, 57–59
Lebensmittel(über)empfindlichkeiten, 26, 62
Leinsamen
   Eiweißreiche Brösel, 291
   Gebackene kichererbsenfreie Mini-Falafeln mit Cannellinibohnen-Zatar-Sauce, 248, 249
   Getreidefreie Cracker mit Hanfsamen, Kichererbsen-Miso und Cranberrys, 166, 167
   Goldene Cracker mit Kräutern der Provence, 166, 169
   Mehrkorn-Cracker, 166, 170
Linsen
   Kirschtomaten-Portobello-Dhal, 266
   Kräuterfrischer Linsen-Hummus, 311
   Linsensuppe mit Curry, 194
   Mangold-Linsen-Auflauf, 251
Löwenzahn-Leberentgiftungstee, 307
Luft, ungesunde, 95

M

Macadamianüsse
  Geröstetes Kokos-Macadamia-Mus mit Steinobst, 343
  Macadamia-Ahornsirup-Dressing, 224
  Macadamia-Haferflocken-Pfanne, 131
  Macadamianuss-Karotte-Zucchini-Hafer-»Brot«-Pudding, 371
  Macadamia-»Rahmkäse«, 318, 319
  »Ricotta«-Käse aus rohen Macadamianüssen, 317
  Zitronige Kokosbällchen, 359
Mandeln
  Amies getreidefreies Müsli, 128, 129
  Amies Mandel-Lavendel-Schönheitspeeling, 86
  Bananen-Mandel-Pfannkuchen, 140
  Best-Friend-Riegel, 364, 365
  Blanchierte Mandeln mit Meersalz, 150
  Cashew-Mandel-Creme, 373
  Cremiges Mandel-Dressing, 214, 215
  Dukkah, 334
  Einfache rohe Schoko-Kokos-Bananen-Torte mit Amies getreidefreiem Pasteteteig, 352, 353
  Eiweißreiche Brösel, 291
  Ersatz-Mayo, 321, 322
  Fenchel-Mandel-Eiswürfel, 301
  Gesprenkelte Sesam-Mandel-Häufchen, 148, 149
  Glutenfreie Keksbällchen, 356, 357
  Hafermüsli-Häufchen, 351
  Honig-Zimt-Quinoa-Müsli, 126, 127
  Knusprige Brotstangen einmal anders, 151
  Kokosmüsli mit Pfirsichen, 123
  Mandelmehl, selbst herstellen, 47
  Mandelmus-Konfekt, 362, 363
  Mandel-Walnuss-Dip, 159
  Mango-Kokossahne-Parfait, 142, 143
  Mini-Frikadellen aus schwarzem Reis und Mandeln in Radicchio-Hülle, 233
  Schoko-Mandelmus-Bananen-Plätzchen, 358
  Zimt-Mandel-Eiswürfel, 301
  Zitronen-Pfeffer-Mandel-Cracker, 165, 170
  Zitronige Kokosbällchen, 359
Mango
  Mango-Kokossahne-Parfait, 142, 143
  Mangosalat mit Himbeer-Ingwer-Dressing und gerösteten Sonnenblumenkernen, 222, 223
  Mango-Salsa, 236, 238
  Reichhaltige Mango-Kardamom-Walnuss-Riegel, 154, 155
  Traumsalat mit Mango und viel Grün mit Glutenfreien Kräutercroutons, 224
  Vanille-Mango-Stieleis, 348, 349
Mangold
  Gemüsefrikadellen in Mangoldblättern, 240, 241
  Hirse-Gemüse-Tacos auf zweierlei Art, 138, 139
  Mangold-Gartenkräuter-Pasta, 228
  Mangold-Linsen-Auflauf, 251
  Portobello-Frikadellen in Mangoldhülle gefüllt mit milchfreiem cremigem Cashew-Käse, 234
Marmeladen
  Chiasamen-Beeren-Marmelade, 337
  Orangenmarmelade mit Orangenschalen, 336
  Rohe Erdbeer-Ingwer-Zitrus-Marmelade, 335
  Rosmarin-Pflaumen-Marmelade, 336
Meersalz
  Geräuchertes Kreuzkümmel-Meersalz, 333
  Schwarzes Meersalz mit Koriander, 334
  Zitronen-Fenchel-Meersalz, 333
Melone
  Erdbeer-Eiswürfel, 304
  Pikante Honigmelone-Gurken-Gazpacho, 196, 197
  Wassermelonen-Eiswürfel, 304
Methylierung, 15
Milchprodukte, Ersatz für, 33, 34
Minze
  Gelbe Zucchini-»Nudeln« mit Basilikum und Minze, 278, 279
  Honig-Minze-Dip, 181
  Rohe Minze-Zucchini-»Nudeln«, 279
Miso. *Siehe auch* Kichererbsen-Miso-Paste
Möbel, 97

Mohnsamen
  Geröstete Butternusskürbissuppe mit Mohnsamen- und Ahornsirup-Balsamico-Einlage, 192
  Glutenfreie Keksbällchen, 356, 357
  Im Ofen geröstete Kirschtomaten mit Mohnsamen, 290, 291
  Pizzaboden aus Sesam- und Mohnsamen und Blumenkohl, 243
MTHFR-Mutation, 15
Muffins, Karotten- 135
Müsli
  Ahornsirup-Cranberry-Amaranth-Müsli, 130
  Amies getreidefreies Müsli, 128, 129
  Hafermüsli-Häufchen, 351
  Honig-Zimt-Quinoa-Müsli, 126, 127
  Kokosmüsli mit Pfirsichen, 123
»Mylk«
  Aroma-Optionen, 298
  Kokos-»Mylk«, 300
  Milchfreie hausgemachte Nuss-(und Samen-)»Mylk«, 298, 299
  Nuss-»Mylk«-Eiswürfel, 301

N

Nährstoffmangel, 26
Nektarine-Basilikum-Hirse-Salat, 220
Nori
  Nori-Chips, Zubereitung, 45
  Nori-Wraps »Sunrise« mit würzigem Tahini-Dressing, 176, 177
  Sojafreie Kichererbsen-Miso-Suppe, 195
Nüsse. *Siehe auch* Nuss- (und Samen)-»Mylks«, 298, 299
  einweichen, 116
  rösten und toasten ohne Fettzugabe, 116
  rohe Nüsse, 47
  während der Eliminationsdiät zur Entgiftung, 34
Nuss-Mus, aromatisieren, 315
  Honig-Mandel-Mus, 315

O

Obst. *Siehe auch* spezifische Sorten
  Dreckiges Dutzend, 56
  Saubere Fünfzehn, 56

Steinobst, geröstetes Kokos-Macadamia-Mus mit, 343
während der Eliminationsdiät zur Entgiftung, 34
waschen, 101

Öle
als Feuchtigkeitsspender für die Haut, 86
während der Eliminationsdiät, 34

Olive, 45
Tapenade mit Kalamata-Oliven und Cashewkernen, 312

Orangen
Cranberry-Sauce, 330, 331
Mango-Kokossahne-Parfait, 142, 143
Orangenmarmelade mit Orangenschalen, 336
Orangensaft, 305

P

Pad-Thai, Zucchini-, 232
Paella, Frühlingsgemüse-, 229
Pak Choi, gegrillter, mit cremiger Kreuzkümmel-Tahini Sauce, 289
Panzanella mit glutenfreien Kräutercroutons, Kirschtomaten und frischen Kräutern, 276, 277

Paprika
Aromatisch marinierte geröstete Paprika, 286
Gartenkräuter-Ratatouille ohne Aubergine, 239
Gepoppter Amaranth-Salat mit Karotten-Ingwer-Dressing, 264, 265
Goldene Paprikasuppe, 190, 191
Hirse-Gemüse-Tacos auf zweierlei Art, 138, 139
Panzanella mit glutenfreien Kräutercroutons, Kirschtomaten und frischen Kräutern, 276, 277
Paprika und Tomaten vom Grill mit Kräutern, 288
Pfirsich-Rucola-Salat, 210, 211
Romesco-Sauce, 274
Sensationelle Sriracha-Sauce, 326

Paranüsse
Amies getreidefreies Müsli, 128, 129
Gebackene kichererbsenfreie Mini-Falafel mit Cannellinibohnen-Zatar-Sauce, 248, 249
Paranuss-Parmkäse, 316

Pasta
Gemüsepasta mit Rübstiel, 227
Mangold-Gartenkräuter-Pasta, 228

Pekannüsse
Amies getreidefreies Müsli, 128, 129
Dukkah, 334
Geröstete Pekannüsse mit Ahornsirup und Sriracha, 150
Quinoa-Kirsch-Pekannuss-Salat, 225
Quinoa-Müsli, Honig-Zimt-, 126, 127
Roher Pekannuss-Walnuss-Pflaumen-Crumble, 144, 145

Pesto
Brokkoli-Pesto, 216
Pfeffriges Sonnenblumen-Pesto, 329
Presto-Pesto-Dressing, 269
Zucchini-Ingwer-Cashew-Pesto auf Zucchinischeiben, 174, 175

Petersilie
Chimichurri-Sauce, 270, 271
Perfekte Petersilie-Sonnenblumen-Cracker, 164, 165
Quinoa-Taboulé mit Kokos-Chili-Cashewkernen, 252, 253

Pfannkuchen, Bananen-Mandel-, 140

Pfirsiche
Gegrillter Pfirsich und Zucchinispalten mit milchfreiem Cashew-Käse mit Honig-Chili-Sauce, 186, 187
Kokosmüsli mit Pfirsichen, 123
Pfirsich-Rucola-Salat, 210, 211
Tacos mit Sommerpfirsich, geröstetem Fenchel und Quinoa, 254, 255

Pflaumen
Pflaumen-Marmelade, Rosmarin-, 336
Roher Pekannuss-Walnuss-Pflaumen-Crumble, 144, 145

Pilze
Gebackene kichererbsenfreie Mini-Falafeln mit Cannellinibohnen-Zatar-Sauce, 248, 249
Herzhafte Haferflocken mit Pilzen, Grünkohl und karamellisierten Zwiebeln, 124, 125
Hirse-Gemüse-Tacos auf zweierlei Art, 138, 139
Kirschtomaten-Portobello-Dhal, 266
Marokkanische Kichererbsen-Pfannenpizza, 246, 247
Mini-Frikadellen aus schwarzem Reis und Mandeln in Radicchio-Hülle, 233
Portobello-Frikadellen in Mangoldhülle gefüllt mit milchfreiem cremigem Cashew-Käse, 234
Portobello-Pilze mit Balsamico, 281

Pizza
Getreidefreier Butternusskürbis-Pizzaboden mit Karotten-Cashew-Kräuter-Sauce, 242
Glutenfreier Pizzateig, 45
Köstliche Quinoa-Pizza mit Karottenstreifen und Schalotten, 244, 245
Marokkanische Kichererbsen-Pfannenpizza, 246, 247
Pizzaboden aus Sesam- und Mohnsamen mit Blumenkohl, 243

Präbiotika und Probiotika, 28

Pudding
Chia-Pudding zum Frühstück, 120, 121
Kardamom-Jasmin-Milchreis, 367
Macadamianuss-Karotte-Zucchini-Hafer-»Brot«-Pudding, 371

Q

Quinoa, 108–109
Cranberry-Gewürz-Quinoa-Auflauf, 134
Honig-Zimt-Quinoa-Müsli, 126, 127
Kochtabelle, 112–113
Quinoa-Kirsch-Pekannuss-Salat, 225
Quinoa-Pizza mit Karottenstreifen und Schalotten, 244, 245
Quinoa-Taboulé mit Kokos-Chili-Cashewkernen, 252, 253
Tacos mit Sommerpfirsich, geröstetem Fenchel und Quinoa, 254, 255

R

Ratatouille, Gartenkräuter-, ohne Aubergine, 239
Reinigungsmittel

einfacher Essig, 101
einfaches Allzweckreinigungsmittel, 101
entgiften, 89–91
   selbst hergestellt, 91, 101
   Zutaten für selbst hergestellte Reinigungsmittel, 90
Reinigungstipps, 91–92
Reinigungsutensilien, 91
Reis. Siehe auch Wildreis
   brauner Reis, 108
   Frühlingsgemüse-Paella, 229
   Frühstücksbecher mit schwarzem Reis und Beeren, 146
   Kardamom-Jasmin-Milchreis, 367
   Kochtabelle, 114–115
   Mini-Frikadellen aus schwarzem Reis und Mandeln in Radicchio-Hülle, 233
   Mit schwarzem Reis gefüllter Blattkohl mit Weiße-Bohnen-Thymian-Tahini-Sauce, 292, 293
   schwarzer Reis, 108
Reisen, Tipps für, 67–70
Riegel
   Best-Friend-Riegel, 364, 365
   Energie-Riegel, 146
   Mango-Kardamom-Walnuss-Riegel, 154, 155
   Rohe geschichtete Haferflockenquadrate, 158
   Rohe, getreidefreie saftige Brownies, 354, 355
Romanasalat
   Grüner Saft, 297
   Rohe Jicama-Romanasalat-Wraps mit Dill-Limetten-Dressing, 178
   Rohe Romanasalat-Sommerrollen mit Mandel-Walnuss-Dip, 159
Rosenkohl
   Geröstetes Wintergemüse mit Cannellinibohnen, 259
   Karotten-Rosenkohl-Medley mit Ahornsirup-Cashew-Dressing, 262
   Rosenkohl-Chips, 160
   Wärmendes süßes Basilikum-Curry mit Rosenkohl und Hirse, 257
Rosmarin
   Gepfefferte Rosmarin-Basilikum-Socca, 284, 285
   Mit Rosmarin geröstete Karotten und Rote Bete, 286, 287

Rosmarin-Pflaumen-Marmelade, 336
Rübstiel, Gemüsepasta mit, 227
Rucola
   Pfeffriges Sonnenblumen-Pesto, 329
   Pfirsich-Rucola-Salat, 210, 211

S

Salat-Dressings. *Siehe auch* Dressings
Salate
   Basilikumhirse für ein Picknick, 220, 221
   Butternusskürbis-Palmkohl-Salat, 218, 219
   Chimichurri-Süßkartoffel-Salat, 270, 271
   Cranberry-Curry-Waldorf-Salat, 212, 213
   Cranberry-Grünkohl-Salat mit Walnüssen und Brokkoli-Pesto, 216
   Cremiger Cashew-Caesar-Salat mit Grünkohl, 217
   Estragon-Grapefruit-Salat mit Macadamia-Ahornsirup-Dressing, 224
   Fünf-Minuten-Salate, 104
   Gekneteter Grünkohlsalat mit pikanten Haselnüssen, 209
   Gepoppter Amaranth-Salat mit Karotten-Ingwer-Dressing, 264, 265
   Gurken-Kräuter-Sommersalat, 211
   Kartoffelsalat, anders als bei Oma, 272
   Mangosalat mit Himbeer-Ingwer-Dressing und gerösteten Sonnenblumenkernen, 222, 223
   Nektarine-Basilikum-Hirse-Salat, 220
   Panzanella mit glutenfreien Kräutercroutons, Kirschtomaten und frischen Kräutern, 276, 277
   Pfirsich-Rucola-Salat, 210, 211
   Quinoa-Kirsch-Pekannuss-Salat, 225
   Salat mit gerösteten Zwiebeln und Erbsen mit frischer Minze und cremigem Mandel-Dressing, 214, 215
   Traumsalat mit Mango und viel Grün und glutenfreien Kräutercroutons, 224
   Zubereitungstipps, 208
Salsa
   Apfel-Salsa, 314

Aprikosen-Salsa, 313
Kirsch-Salsa, 314
Mango-Salsa, 236, 238
Pico de Gallo, 250
Samen. *Siehe auch* spezifische Samen
   einweichen, 116
   ohne Fett geröstet und getoastet, 116
   roh, 47
   Samen- (und Nuss-)»Mylks«, 298, 299
   während der Eliminationsdiät zur Entgiftung, 34
Sandwich-Vorschläge, 324
Saucen. *Siehe auch* Pesto; Salsa
   Cannellinibohnen-Zatar-Sauce, 250
   Chimichurri-Sauce, 270, 271
   Cranberry-Sauce, 330, 331
   Cremige Kreuzkümmel-Tahini-Sauce, 289
   Gegrille grüne Bohnen, Schalotten und Frühlingszwiebeln mit Romesco-Sauce, 179
   Honig-Minze-Dip, 181
   Karotten-Cashew-Kräuter-Sauce, 242
   Kichererbsen-Knoblauch-Sauce, 235
   Kreuzkümmel-Cashew-Cremesauce, 238
   Mandel-Walnuss-Dip, 159
   Romesco-Sauce, 274
   Salbei-Kürbis-Sauce, 329
   Schokosauce, 375
   Sensationelle Sriracha-Sauce, 326
   Tomatensauce aus sonnengetrockneten Tomaten, 328
   Tomatensauce nach alter Art, 326, 327
   Traubensauce, 331
   Weiße-Bohnen-Thymian-Tahini-Sauce, 292, 293
Saure Sahne, milchfreie Cashew-, 317
Schädlinge, 93
Schälerbsen
   Antioxidatives Wildreis-Fladenbrot mit Kichererbsen-Knoblauch-Sauce, 235
   Gelbes Schälerbsen-Koriander-Püree 273
Schalotten
   Gegrillte grüne Bohnen, Schalotten und Frühlingszwiebeln mit Romesco-Sauce, 179

Mit Salz und Pfeffer gebackene Schalotten, 280
Schimmelpilze, 97
Schlaf, 28
Schokolade
    Einfache rohe Schoko-Kokos-Bananen-Torte mit Amies getreidefreiem Pastetenteig, 352, 353
    Hanf-Kakao-Kokos-Trüffel, 359
    Heißer Kakao, 305
    Knusprige Brotstangen mit Schokolade beträufelt, 151
    Mandelmus-Konfekt, 362, 363
    Rohe, getreidefreie saftige Brownies, 354, 355
    Schoko-Haselnuss-Aufstrich, 376
    Schoko-Mandelmus-Bananen-Plätzchen, 358
    Schokosauce, 375
    Trinkschokolade, 301
Schönheitspeeling, Amies, mit Mandel und Lavendel, 86
Schönheitsprodukte zum Selbermachen, 84–86
Schwermetalle, toxische, 96
Senf
    Senfsamen, 44
    Hausgemachter Senf, 321
    Süßer hausgemachter Honigsenf, 322, 323
Sesam-(Samen)
    Eiweißreiche Brösel, 291
    Gebackene kichererbsenfreie Mini-Falafel mit Cannellinibohnen-Zatar-Sauce, 248, 249
    Gesprenkelte Sesam-Mandel-Häufchen, 148, 149
    Glutenfreie Keksbällchen, 356, 357
    Perfekte Petersilie-Sonnenblumen-Cracker, 164, 165
    Pizzaboden aus Sesam- und Mohnsamen mit Blumenkohl, 243
    Tahini selbst zubereiten, 309
Snack-Ersatz, 58
Snacks, für unterwegs, 68
Socca, gepfefferte Rosmarin-Basilikum-, 284, 285
Soja-Ersatzprodukte, 37
Sommerrollen, rohe Romanasalat-, mit Mandel-Walnuss-Dip-Sauce, 159
Sonnenblumenkerne
    Amies getreidefreies Müsli, 128, 129
    Blumenkohl-Parm, 275
    Eiweißreiche Brösel, 291
    Goldene Cracker mit Kräutern der Provence, 166, 169
    Mangosalat mit Himbeer-Ingwer-Dressing und gerösteten Sonnenblumenkernen, 222, 223
    Perfekte Petersilie-Sonnenblumen-Cracker, 164, 165
    Pfeffriges Sonnenblumen-Pesto, 329
    Sonnenblumen-Dressing, 188
    Sonnenblumen-Paste aus getrockneten Tomaten, 312
Spargel
    Frühlingsgemüse-Paella, 229
    Gegrillte gelbe Zucchini und Spargel mit Garten-Dressing, 294
    Karotten-Rosenkohl-Medley mit Ahornsirup-Cashew-Dressing, 262
Spinat
    Einfaches marokkanisches Weiße-Bohnen-Chili, 206
    Gemüseschüssel mit viel Brokkoli und Delicata-Kürbis mit Tahini-Dressing, 258
    Huevos Rancheros, 141
    Pfannengerührtes mit Kichererbsen und Spinat, 141
Sriracha
    Geröstete Pekannüsse mit Ahornsirup und Sriracha, 150
    Sensationelle Sriracha-Sauce, 326
Stress, 26
Suppen
    Birne-Fenchel-Suppe, 203
    Cremige Estragon-Blumenkohl-Suppe mit Kichererbsen, 193
    Entgiftende Gemüsebrühe, 202
    Frühlingssuppe mit Koriander, Lauch und Erbsen, 204
    Geröstete Butternusskürbissuppe mit Mohnsamen- und Ahornsirup-Balsamico-Einlage, 192
    Geröstete Tomaten-Basilikum-Suppe mit glutenfreien Kräutercroutons, 198, 199
    Goldene Paprikasuppe, 190, 191
    Kichererbsen-Miso-Suppe, 195
    Kokos-Curry-Karotten-Suppe, 205
    Linsensuppe mit Curry, 194
    Pikantes Honigmelonen-Gurken-Gazpacho, 196, 197
    Rote-Bete-Cremesuppe mit Honig-Chili-Tortillastreifen, 200, 201
    Sommerzucchini-Suppe mit frischem Basilikum, 189
Süßkartoffeln
    Chimichurri-Süßkartoffel-Salat, 270, 271
    Gemüsefrikadellen in Mangoldblättern, 240, 241
    Geröstete Süßkartoffel-Happen mit Presto-Pesto-Dressing, 269
    Getreidefreie »Bruschetta« mit Grünkohl, Süßkartoffel und Sonnenblumen-Dressing, 188
    Kartoffelsalat, anders als bei Oma, 272
    Wärmendes Süßes Basilikum-Curry mit Rosenkohl und Hirse, 257
Süßstoffe, künstliche, 35, 356

T

Taboulé, Quinoa-, mit Kokos-Chili-Cashewkernen, 252, 253
Tacos
    Hirse-Gemüse-Tacos auf zweierlei Art, 138, 139
    Tacos mit Sommerpfirsich, geröstetem Fenchel und Quinoa, 254, 255
Tahini
    Cremige Kreuzkümmel-Tahini-Sauce, 289
    Tahini selbst zubereiten, 309
    Tahini-Dressing, 258
    Tahini-Zaziki, 311
    Weiße-Bohnen-Thymian-Tahini-Sauce, 292, 293
    Würziges Tahini-Dressing, 176, 177
Tapas-Vorschläge, 72
Tapenade mit Kalamata-Oliven und Cashewkernen, 312
Teff (Zwerghirse), 109
    Kochtabelle, 114–115
Teppiche, 92
Tomaten
    Amies hausgemachtes Tomaten-ketchup aus getrockneten Tomaten, 322, 323
    Aprikosen-Salsa, 313

Avocados mit Kräutern mit Zitronen-Dressing, 179
Basilikumhirse für ein Picknick, 220, 221
Gartenkräuter-Ratatouille ohne Aubergine, 239
Geröstete Tomaten-Basilikum-Suppe mit glutenfreien Kräutercroutons, 198, 199
Getreidefreie Cracker mit Hanfsamen, Kichererbsen-Miso und Cranberrys, 166, 167
Hausgemachte Tortilla-Party-Schüssel, 172, 173
Im Ofen geröstete Kirschtomaten mit Mohnsamen, 290, 291
Karotten-»Fettucine« mit sonnengetrockneten Tomaten und Kürbiskernen, 230, 231
Kirschtomaten-Portobello-Dhal, 266
Mit Chipotle »frittierte« grüne Tomaten, 161
Panzanella mit glutenfreien Kräutercroutons, Kirschtomaten und frischen Kräutern, 276, 277
Paprika und Tomaten vom Grill mit Kräutern, 288
Pico de Gallo, 250
Quinoa-Tabouleé mit Kokos-Chili-Cashewkernen, 252, 253
Rohe Romana-Sommerrollen mit Mandel-Walnuss-Dip, 159
Sonnenblumenpaste, 312
Tomatensauce aus sonnengetrockneten Tomaten, 328
Tomatensauce nach alter Art, 326, 327
Torte, einfache rohe Schoko-Kokos-Bananen-, mit Amies getreidefreiem Pastetenteig, 352, 353
Tortillas. *Siehe auch* Tacos
  Hausgemachte Tortilla-Party-Schüssel, 172, 173
  Honig-Chili-Tortillastreifen, 200, 201
  Huevos Rancheros, 141
  Nicht aufgerollte Kürbis-Enchiladas mit milchfreier saurer Cashew-Sahne, 256
Toxine
  Akkumulation von, 24
  Auslösende Lebensmittel, 28–29, 32
  Auswirkungen auf die DNA, 24
  Quellen für, 23–29
Traubensauce, 331

U
Umweltgifte, 28

V
Vanille-Kokos-Eiscreme, 342

W
Walnüsse
  Cranberry-Grünkohl-Salat mit Walnüssen und Brokkoli-Pesto, 216
  Eiweißreiche Brösel, 291
  Hafermüsli-Häufchen, 351
  Mandel-Walnuss-Dip, 159
  Mango-Kardamom-Walnuss-Riegel, 154, 155
  Mehrkorn-Cracker, 166, 170
  Roher Pekannuss-Walnuss-Pflaumen-Crumble, 144, 145
  Walnuss-Topping, 344
Wäsche, 92–93
Wassermelonen-Eiswürfel, 304
Weizen-Ersatzprodukte, 37
Wildreis, 109
  Antioxidatives Wildreis-Fladenbrot mit Kichererbsen-Knoblauch-Sauce, 235
  Kochtabelle, 114–115
  Mit Sriracha geröstete Wildreis-Buddha-Schüssel, 260, 261

Z
Zaziki, Tahini-, 311
Zimmerpflanzen, 95
Zimt, 45
  Zimt-Mandel-Eiswürfel, 301
Zitronen
  Avocados mit Kräutern und Zitronen-Dressing, 179
  Halsweh-Vertreiber, 306
  Meyer-Zitronen, 335
  Zitrone-Cashew-Dessertcreme, 375
  Zitronen-Basilikum-Hirse-Frikadellen mit wunderbarer Mango-Salsa, 236, 237
  Zitronen-Fenchel-Meersalz, 333
  Zitronige Kokosbällchen, 359
Zucchini
  Gartenkräuter-Ratatouille ohne Aubergine, 239
  Gegrillter Pfirsich und Zucchinispalten mit milchfreiem Cashew-Käse und Honig-Chili-Sauce, 186, 187
  Gelbe Zucchini-»Nudeln« mit Basilikum und Minze, 279
  Karottenmuffins »Morgenglück«, 135
  Macadamianuss-Karotte-Zucchini-Hafer-»Brot«-Pudding, 371
  Sommerzucchini-Suppe mit frischem Basilikum, 189
  Zucchini-Ingwer-Cashew-Pesto auf Zucchinischeiben, 174, 175
  Zucchini-Pad-Thai, 232
Zucker
  Gelüste auf Zucker/Süßes, 59–60, 339
  künstliche Zuckerersatzstoffe meiden, 339, 356
  versteckte Bezeichnungen für Zucker, 35
  Zuckerersatzstoffe, 33, 59
2-Wochen-Essensplan zur Entgiftung, 379–382
Zwiebeln
  Gegrillte Vidalia-Zwiebeln mit Heidelbeer-Estragon-Dressing, 180
  Großartige Brotscheiben mit Ahornsirup-Kürbis-Aufstrich mit karamellisierten roten Zwiebeln, 162, 163
  Herzhafte Haferflocken mit Pilzen, Grünkohl und karamellisierten Zwiebeln, 124, 125
  Salat mit gerösteten Zwiebeln und Erbsen mit frischer Minze und cremigem Mandel-Dressing, 214, 215
  Superweiche karamellisierte rote Zwiebeln, 280